JN051012

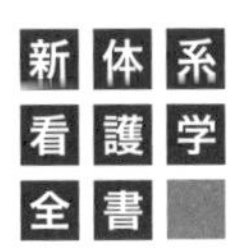

地域·在宅看護論

地域·在宅看護論

まえがき

人口減少や超高齢化，少子化が進むわが国では，人々の健康を守り，生活の質を維持・改善するために，ケアに関する情報管理や技術は急速に進歩してきている。また，人々の生き方や価値観については，一層多様化が進み，人々の療養の場は医療機関のみでなく居宅や施設などに拡大してきており，多彩な分野と地域の人々とともにつくる地域包括ケアシステムの構築が進められている。

このような背景をうけ，令和４(2022)年度の看護基礎教育カリキュラム改正では，これまでの「在宅看護論」から「地域・在宅看護論」に改められた。この「地域・在宅看護論」では，学生が地域の人々の暮らしの理解を深め，地域で提供される多様な看護を学ぶことが強調されることになった。

本書の前身誌である「在宅看護論」(第５版) では，療養者とその家族，多職種ケアチーム，地域全体のケアシステムを俯瞰した考え方を充実して学習できるように編集につとめてきた。今回のカリキュラム改正を受けて，第６版では，本書のこれまでの特徴を活かして，地域看護の要素を一層充実させた。

具体的には，まず，第１章に地域における生活と健康とそれを支えるケアに関する解説を新たに設け，学生が低学年のうちから多職種とともに地域の人々の生活の質をまもる看護観を修得できることをねらっている。また，第２章では地域・在宅看護に必要な理念やモデルなどの解説に看護への活用例を加えることによって，学生の看護に対する基本的な考え方を培えるようにしている。

第二に，看護の立場から地域全体をみる視点を強化した。地域・在宅看護においては，個別の対象者に効果があった看護がほかの対象者に活用され，やがて地域全体に波及し，最終的に社会資源として定着し，地域で提供されるケアの質が向上するという実践知がある。したがって，本書では個別の対象者や家族への看護をとおして，地域全体の人々の健康や生活の質をとらえること，地域全体のケアシステムを構築するための支援の基本についての解説を強化した。なぜなら，地域で看護を提供することは，地域を看護することにほかならないためである。

そのほかの特徴としては，訪問看護についての記述も引き続き手厚く解説し，変化しつづけるケアの動向を踏まえた要素を加えた。具体的には，これからの訪問看護を担う看護職に必要な福祉関連制度や療養移行支援の考え方について解説し，さらには，訪問看護実践で重視されている慢性疾患療養者，医療的ケア児，複雑困難事例への看護の解説を追加した。訪問看護は，すでに地域・在宅看護実践では，主要で，なくてはならない看護活動として定着しており，一層の発展が求められるためである。

また，従来どおり，本書では，看護を志す読者が，地域・在宅看護の基本的な知識や考え方を系統だって修得できることを目指している。看護師国家試験の出題基準を踏まえた内容であることに加え，多様な事例や話題をふんだんに提供することによって，学生が興味深く学べることを意図している。さらに，地域・在宅看護関連科目を日常的に教授している教育者や，地域・在宅看護実践のエキスパートの方々に執筆いただくことで，学生が幅広く学べるように配慮した。

人々が，自分の暮らしの場で医療や介護を受けたいと思ったときやより健康的に生活を送りたいと思ったとき，その望みをかなえる専門職として，看護職の役割が期待されている。地域・在宅看護は，入院中における看護と比べて，対象となる人々がもつ力を最大限に引き出し，主体性と満足感のある生活を送ることを重視する看護である。この地域・在宅看護に特徴的なアプローチは，看護の本質であり，原点であると確信している。

一方で，地域・在宅看護実践は，社会の動向とともに様々な形態に変貌し，発展する特徴がある。地域・在宅看護は，変化する人々のケアニーズを鋭敏にとらえて，新しい看護やケアを創造する看護でもある。この地域・在宅看護に特徴的な実践の発展のしかたは，看護全体の未来を牽引する力であると信じている。

本書を発刊するにあたって，わかりやすい教材をつくることにご尽力いただいた執筆者の方々，機会を与えてくださったメヂカルフレンド社に心より御礼申し上げる。地域・在宅看護を学ぶテキストとしてふさわしい内容と自負する一方で，本書をご活用いただき，引き続き，忌憚のないご意見をいただければ幸いである。

最後に，本書で学ぶことによって，地域・在宅看護の意義を知り，魅力を感じていただくこと，さらには，将来のわが国の看護実践や知の体系を一層豊かにする人材育成の一助となることを，願ってやまない。

2021年12月

河野あゆみ

執筆者一覧

編集

河野あゆみ　大阪公立大学看護学部地域包括ケア科学分野教授

執筆（執筆順）

河野あゆみ　大阪公立大学看護学部地域包括ケア科学分野教授
塚﨑　恵子　金沢大学医薬保健研究域保健学系教授
尾﨑　章子　東北大学大学院医学系研究科保健学専攻老年・在宅看護学分野教授
吉行　紀子　大阪公立大学看護学部地域包括ケア科学分野研究員
岡本双美子　大阪公立大学看護学部地域包括ケア科学分野准教授
成瀬　昂　東京大学大学院医学系研究科附属グローバルナーシングリサーチセンター特任准教授
三輪　恭子　大阪公立大学看護学部生活支援看護科学分野在宅看護学教授
立石　容子　株式会社コメディカハピネス訪問看護ステーション代表取締役
福島奈緒美　大阪府和泉市役所福祉部障がい福祉課
濱吉　美穂　佛教大学保健医療技術学部看護学科老年看護学領域准教授
牛久保美津子　群馬大学大学院保健学研究科在宅看護学教授
池田　直隆　大阪公立大学看護学部特任講師
丸山加寿子　大阪公立大学院看護学研究科後期博士課程
丸尾　智実　神戸市看護大学療養生活看護学領域在宅看護学分野准教授
片倉　直子　神戸市看護大学療養生活看護学領域在宅看護学分野教授
田中　陽子　畿央大学大学院健康科学研究科准教授
吉岡　京子　東京大学大学院医学系研究科地域看護学分野准教授
松原みゆき　日本赤十字広島看護大学看護学部看護学科准教授
藤田　倶子　千里金蘭大学大学院看護学研究科教授
小林　愛　ケアプロ訪問看護ステーション東京保健師
白井みどり　大阪公立大学大学院看護学研究科看護学専攻教授
加茂ふみ子　株式会社ファミリー・ホスピス　ファミリー・ホスピス平野ハウスホーム長／在宅看護専門看護師
飯坂　真司　淑徳大学看護栄養学部栄養学科准教授
井上　高博　名古屋市立大学大学院看護学研究科看護学部在宅看護学准教授

目次

第 1 章

地域における生活と健康

この章では

- 看護からみた地域のとらえ方を理解する。
- 地域で暮らしている人々の生活とその多様性を理解する。
- 地域の環境が生活や健康に及ぼしている影響を理解する。
- 生活や健康をめぐる社会の動向の概要を理解する。
- 生活と健康を支えるケアとは何かを理解する。
- 地域における生活と健康を支えるケアの種類を理解する。

I 地域の人々の生活と健康

A 地域とは

1. 地域とは

人々は地域で生活・暮らし（人として生きるための活動を意味する）を営んでおり，生活のありようと健康状態は密接に関連している。地域で暮らす人々の生活と健康を守る支援は，看護の本質であり，看護学の観点で地域をとらえることが重要である。

地域について世界保健機関（World Health Organization；WHO）では「地理的に区切られた範囲に暮らす人々の集団」[1]と定義しており，これらの人々の集団は共通の文化，価値観，規範をもつことが多いと説明している。

看護学では，地域は「地理的に区切られた範囲に暮らす共通の特徴をもつ人々，またはその人々をとりまく環境」ととらえられ，一般的には行政や医療機関等がサービスを提供する範囲やその対象となる人々を意味する[2]。地域の構成要素には，①人々がいること，②区切られた場所であること，③共通した目的や機能，価値観などがあることがあげられる[3), 4]。地域によく似た言葉として，エリアやコミュニティなどの言葉がある。**エリア**は地理的に区切られた範囲や空間のことを意味し，**コミュニティ**は共通の特徴をもつ人々の集団を意味する。

2. エリアとしての地域

保健医療福祉分野におけるエリアとしての地域の水準例として，様々な規模や機能があげられる（図1-1）。

人々に最も身近な地域としては，たとえば自治会区域や小学校区などがあり，この範囲で地域行事の案内の知らせや，災害の対応を行うことが多い。また，日常生活圏域，サービス提供圏域などは，人々が生活範囲としてイメージしやすく，一次医療圏（身近な医療を提供する範囲）と重なることもある。市町村，医療圏や保健所管轄区域，都道府県などは行政組織による指示系統が整っている，規模や機能をもっているエリアである。

3. コミュニティとしての地域

コミュニティとは絆や仲間意識がある人々など，地理的範囲を超えてつくっている社会を指す。たとえば家庭，職場，学校，地域社会，ソーシャル・ネットワーキング・サービスなど，同じ目的・関心をもつ仲間によるコミュニティがあり，そこで人々の生活が営まれている。また，家庭で暮らし，学校に通い，地域社会の活動に参加するなど，多くの人々

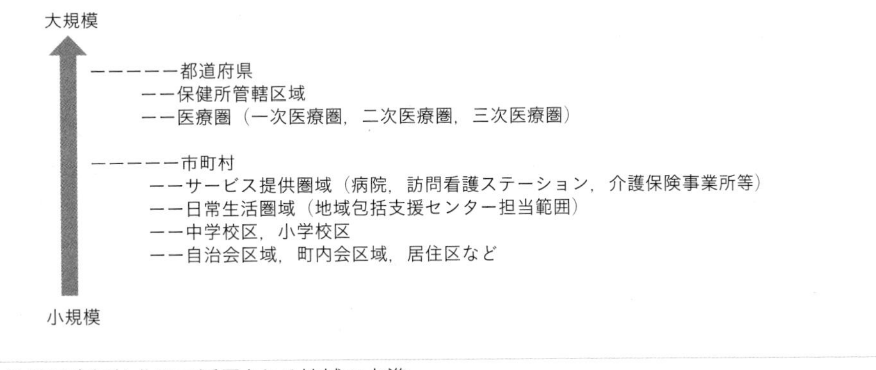

図 1-1 保健医療福祉分野で活用される地域の水準

は複数のコミュニティに属しながら，生活を送っている。

1 家庭

家庭は，人々が生まれたときから属しており，最も身近で小さな生活コミュニティである。家庭では家族が生活し，安らぎを感じ，様々な課題を乗り越える。人々は家庭生活を送ることにより，社会性を培い，世代交代をしながら，新しい生活を営み続ける。

2 職場

職場は，人々の労働の場であり，労働の対価として収入を得て生活を営むことを目的に人々が帰属している。職場は仕事をとおして自己実現を図る場であり，職業は，人の生涯にとって大きな意味をもつ。多くの職場では，人々は人間関係をもちながら働く。

3 学校

学校は，幼児，児童，生徒，学生の教育の場であり，幼稚園，小学校，中学校，高等学校，職業訓練学校，大学など様々な教育機関が含まれる。人は学校での集団生活，人とのかかわりや教育をとおして，将来，社会で生活を営むための基礎となる教養や社会性を身につける。

4 地域社会

代表的な**地域社会**とは，地区単位で存在している自治会や多様な住民組織（老人会，青年会，地区社会福祉協議会［地区社協］など）があげられ，人々は地域交流によって生きがいや楽しみをもち，地域の一員であることを認識する。また，農業協同組合（農協，JA）などの地域産業を支える組織は，直接，労働環境や収益に影響を及ぼす機能をもつ。

5 仲間

共通の目的や活動をもつ**仲間**は，対面やソーシャル・ネットワーキング・サービスによるコミュニケーションを通して，多様な形で存在する。たとえば，宗教や政党など共通の価値観をもつ仲間，共通の趣味や学習を楽しむ仲間，患者会，遺族会，子育てサークルの仲間などがあげられる。人は仲間とかかわり，生きることの意味や楽しみを見いだす。

B 地域における生活と健康

1. 看護学からみた地域のとらえ方

看護学から地域をとらえるときには，地域に暮らす人々の**生活**と**健康**を中心にみることが必要である。人々の生活と健康の決定要因には生物学的な要因以外に社会的要因があげられる。その地域の物理的環境と社会的環境が相互に関連し合いながら，その地域の**文化**や**人々同士の関係性**がはぐくまれ，人々の生活と健康のありようが形成される（図 1-2）。

ただ，この地域のとらえ方は看護の観点からみたものである。経済分野から地域をとらえる際は産業や経済を中心に置き，まち興しの観点からは慣習や地域行事を中心に置くことになるため，専門分野や学問分野などによって地域のとらえ方が変わることに留意する。

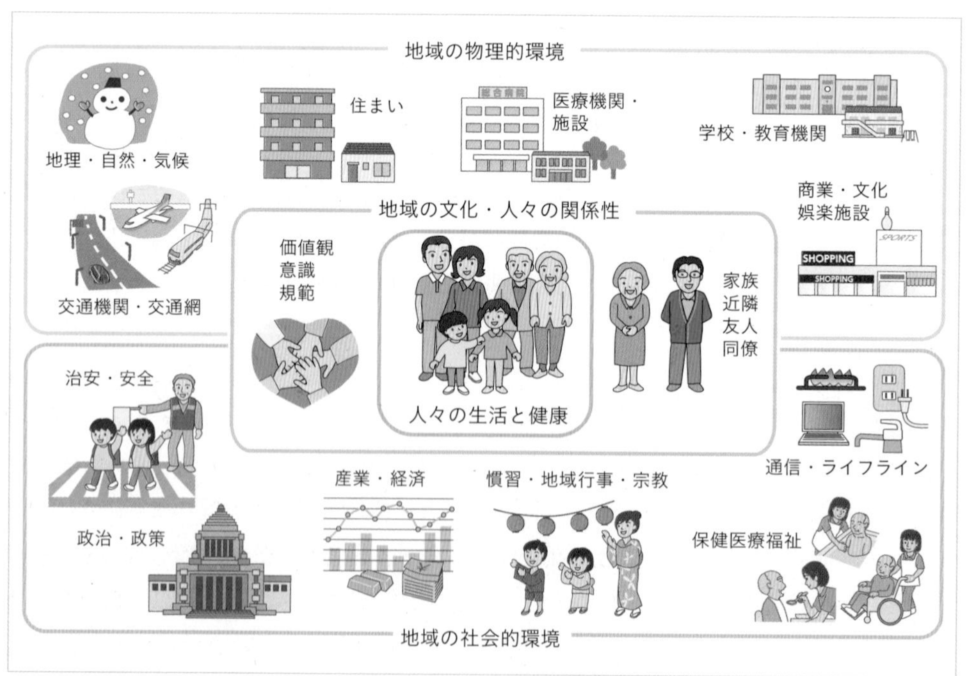

図 1-2 看護の観点からみた地域のとらえ方

2. 多様なライフコースをたどる人々の生活と健康

人々の生活と健康をとらえる際には，①家事，余暇，就労などの生活行動，②食事，運動，衛生管理や受診などの健康行動，③心身の疾患・症状・障害の状況や身体活動状況，などの面から把握する。そのほかに，地域全体の人々の生活と健康を表すわかりやすい指標としては，人口動態・人口静態・健康指標（死亡率，罹患率，平均寿命など）などがあげられる。

人々は，家庭，職場，学校，地域社会のそれぞれのコミュニティで，他の人々とは異なるその人だけの生涯を送りオリジナルの人生を送っている。このような一人ひとりの多様な人生の道筋に着目した考え方を**ライフコース***という。

人は，人生の伴侶をみつけること，子どもを産み育てること，学ぶこと，働くこと，病の克服や病・障害と共に生きること，病気の人の世話や介護をすること，家族や親しい人と死別すること，老いること，最期を迎えることなど健康に関する様々な**ライフイベント**をとおし，関係する人々と支え合いながら自らの生きる意味を選択する。従来，人は，夫婦家族制を原則とした家族ライフサイクルをだれしもが同じようにたどるとされてきた。

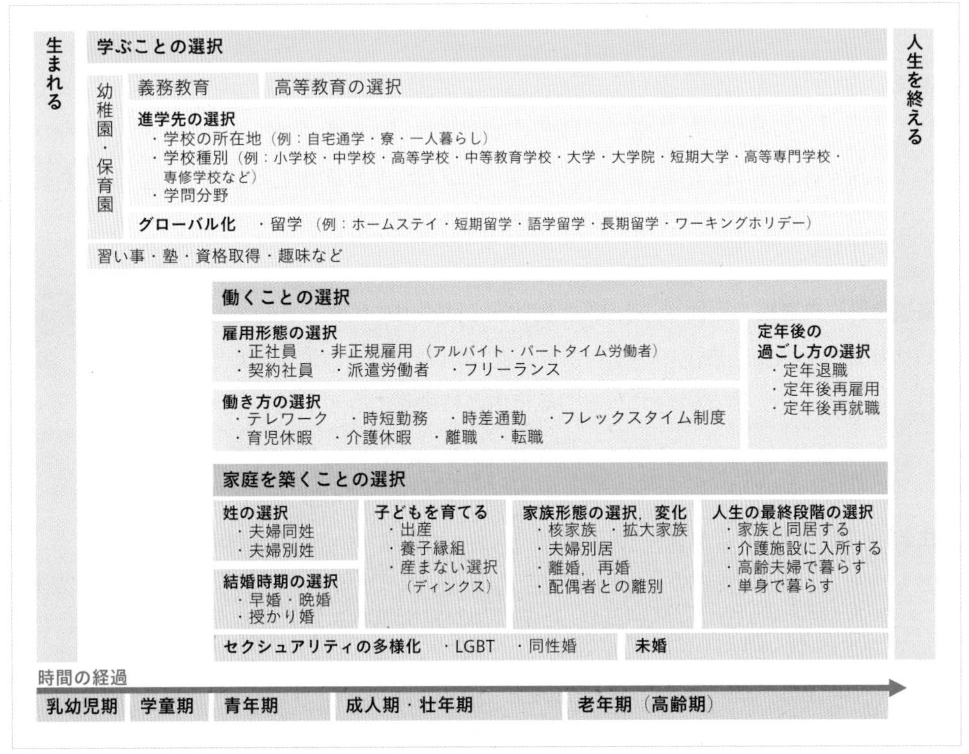

図1-3　人々が歩む多様なライフコース

＊ **ライフコース**：1980年代以降に家族社会学の分野で，伝統的な性別や年代による役割に基づく家族ライフサイクルに代わり，用いられるようになった考え方である。米国の心理学研究者エルダーは「個人が年齢別の役割やできごとを経ながらたどる人生の道筋」と定義している。

しかし，近年では，結婚をしない，子どもを産まない，離婚や再婚をするなどの様々なライフスタイルがみられる。現代社会では人々のライフコースの**多様性**（ダイバーシティ，図1-3）を尊重し，看護を提供することが必要である。

地域には，人種や民族，セクシャリティ，社会階層，思想信条，障害の程度などにおけるマジョリティ（多数者）に対して**マイノリティ**（少数者）に相当する人々が暮らしている。たとえば，外国人材の在留資格要件の緩和により，日本語を母国語としない人々や外国の文化教育背景をもつ人々が地域で暮らしている。セクシャリティについては**LGBT**（レズビアン，ゲイ，バイセクシュアル，トランスジェンダーなど）と称する性的指向と性自認についての少数者が，近年社会で認められるようになってきた。マイノリティと称される人々は，これまで偏見をもたれたり，疎外されてきたことから，社会に立ち向かう運動を行ってきた経緯があり，そのライフコースの多様性を正しく理解することが必要である。

3. 地域の物理的環境と生活・健康

物理的環境とは，地域の物理的構成要素などいわばハードウェアに相当する地域の環境である。

1　地理・自然・気候

地理・自然・気候は健康と生活に関連している。たとえば猛暑により熱中症や脱水などが起こるほか，人々は屋外活動を避け閉じこもりがちな生活になる。大気汚染や花粉の飛散によりアレルギーなどが起こるために，人々は掃除や洗濯などの生活行動を工夫する。

2　交通機関・交通網

交通機関や**交通網**が利便であれば，手間なく目的地に移動できるため，人々の生活は効率的になる。公共交通機関のバリアフリー化や道路の整備が進んでいれば，車椅子（いす），歩行器，ベビーカーが必要な場合であっても自由に移動ができる生活が実現する。

3　住まい

住まいには一軒家，集合住宅，持ち家，賃貸などがあり，家族形態や生活に応じて選ぶ。子どもが独立し，配偶者を失った後の高齢者が大きな一軒家を管理することが難しくなり，

健康の社会的決定要因：Social Determinants of Health

健康の社会的決定要因とは，WHO（1998年）による健康は社会全体の状況に左右されるという考え方である。ストレスの大きい職場や家庭環境，望ましくない教育，貧困や失業，偏見や排除，不十分な社会的関係，飲酒・薬物・喫煙などへの依存，望ましくない食糧の質や流通，不十分な公共交通機関により，人々の健康状態は悪化する。

転倒や火災などの不慮の事故などが起こりやすいことがある。わが国には持ち家価値を置くこともあるが，健康生活管理能力の変化に合わせて住まいを変える場合もある。

4 医療機関・福祉施設

医療機関や**福祉施設**の設置数が多く，アクセスが良ければ人々は健康管理をしやすく，安心感をもって生活しやすい。医療機関では，病院，診療所，診療科の種類，福祉施設では通所施設，居住施設，相談施設の種類なども，人々の生活や受診行動に影響を及（およ）ぼす。

5 学校・教育機関

学校や**教育機関**の数，種類，アクセスの良さは，特に子どもを育てる家庭では重要である。多くの人は安心な環境で，子どもに良質な教育を提供したいという意向をもっている。学校は子どもや親が仲間をつくり，保健・健康管理に関する教養を得る場でもある。

6 商業・文化娯楽施設

商業施設（商店街，ショッピングセンターなど）や**文化娯楽施設**（公園，プール，会館など）の数，種類，アクセスの良さは，生活に影響する。これらの施設のバリアフリー化などが整備されていれば，高齢者や障害者が自由に買い物や娯楽を行うことができ，生活の楽しみや豊かさにつながる。

4. 地域の社会的環境と生活・健康

地域の**社会的環境**とは，地域の機能や活動など，ソフトウェアに相当するものである。

Column

多様なライフコースと家族

昭和時代の高度経済成長期に標準的な家族形態となった核家族（両親と未婚の子どもが暮らす）のほかに，家族形態は多様化している。

①シングル：晩婚や非婚により一人で暮らす
②パラサイトシングル：未婚や未就業のままの子どもが親と暮らす
③ひとり親家族：離婚や養子縁組，人工授精などにより授かった子どもと，一人の親が暮らす。
④ステップファミリー：離別・死別後に親が再婚し，以前の配偶者やパートナーの子どもや養子縁組による子どもと親が暮らす
⑤事実婚：婚姻届を提出していないカップルが事実上の夫婦として暮らす
⑥ディンクス：意識して子どもをつくらず，夫婦が共働きをして暮らす
⑦同性婚：同性同士がパートナーとして暮らす。わが国では法的に認められてないが，一部の自治体は同性パートナー条例を定めている

1　治安・安全

地域の**治安**が良く安全であることは，生活を営むうえでの基本である。わが国の治安は比較的良いが，窃盗(せっとう)や暴力・暴言などの犯罪，交通事故などが多発する地域もある。治安が悪い地域では，生活の基盤がおびやかされ，人々は気持ちが荒(すさ)みやすい。

2　政治・政策

都道府県や市町村の**政治**や**政策**のあり方や決定過程は，人々の生活と健康のあり方に直接的に影響する。各自治体の政策や計画に，生活と健康の質を考慮しているか，どの程度の予算を投入しているかによって，大きく変わる。

3　産業・経済

人々が従事する**産業**の構造によって，その生活や健康は異なる。第一次産業（農林水産業），第二次産業（製造業，建設業），第三次産業（小売業，金融業，情報通信業，運輸業）のうち，第一次・第二次産業は地域に密着して展開される。**経済**の水準が高ければ，人々の生活や健康は良好になる。

4　慣習・地域行事・宗教

地域の**慣習**や**宗教**は人々の生活や健康に影響する。冠婚葬祭の際には，その地域の慣習や宗教の手順に沿って進められることがある。祭りやイベントなどの**地域行事**は，人々の生活の目標や楽しみになっていることがある。

5　通信・ライフライン

電話，インターネットなどの**通信**，電気，ガス，上下水道などの**ライフライン**の整備状況は，生活の基盤である。台風や地震などの自然災害により，ライフラインが遮断されることで，健康がおびやかされる。障害者で医療機器を使用している人々などの命はライフラインと直結していることを忘れてはならない。

6　保健医療福祉

保健医療福祉サービスの地域での提供状況は，人々の生活と健康に大きく関係する。病気，老化，出産などの際には何らかの保健医療福祉サービスが必要であるが，健康であっても疾患予防・健康増進のための資源を活用することが重要である。

5. 地域の文化・関係性と生活・健康

地域の文化とは人々の間で共有される①価値観，意識，規範などであり，関係性とは，②人々同士の関係性，すなわち家族，近隣の人々，友人，同僚などとのかかわりを意味する。

人々の生活や健康への意識，健康に関する価値観や規範への認識によって，生活行動や健康行動は異なる。すべての人々は1人で生きられず，必ず周囲の人を支えたり，支えられたりして，生活を営んでいる。家族や周囲の人々との関係性は，生活と健康の質を決める重要な要素である。

II 生活と健康をめぐる動向

A 人口・世帯に関する動向

1. 人口の動向

日本の人口構造は，少子超高齢化と人口減少が大きく進展してきている。日本の**高齢化率***は2021（令和3）年には28.9％となった[5)]。**期間合計特殊出生率***は1974（昭和49）年までは2.00以上であったが，その後低下し続け，2005（平成17）年に1.26と過去最低となった後，わずかに上昇したが，2021（令和3）年には1.30（概数）であり，依然として低い[6)]。**高齢者***数は当面増加し，2035年には国民のほぼ3人に1人は高齢者になる（32.8％）と推計され，1人当たりの医療費などが最も高い年代である**後期高齢者率**が増加する傾向が続く（図1-4）。

2. 世帯の動向

図1-5に示すとおり[7)]，わが国の平均世帯人員数や多世代による家族構成の世帯は減少する一方である。1989（平成元）年では，平均世帯人員は3.10人であり，夫婦と未婚の子のみ世帯（39.3％）と三世代世帯（14.2％）など多世代による世帯が過半数を占めていた。しかし，2019（令和元）年には，平均世帯人員数は2.39人となり，単独世帯（28.8％）と夫婦のみの世帯（24.4％）など単一世代による世帯が過半数を占めている。

＊ **高齢化率**：人口に占める65歳以上の高齢者の割合である。高齢化率が7％を超えた社会を高齢化社会，14％を超えた社会を高齢社会，21％を超えた社会を超高齢社会という。

＊ **期間合計特殊出生率**：15～49歳までの1人の女性が，その年次の年齢別出生率で一生の間に産むと仮定した子どもの数を意味する。これが人口置換水準（日本の2018［平成30］年の値は2.07である）を下回る状態が継続すると，人口が減少する。

＊ **高齢者**：わが国では高齢者は65歳以上の者，前期高齢者を65～74歳の者，後期高齢者を75歳以上の者としている。

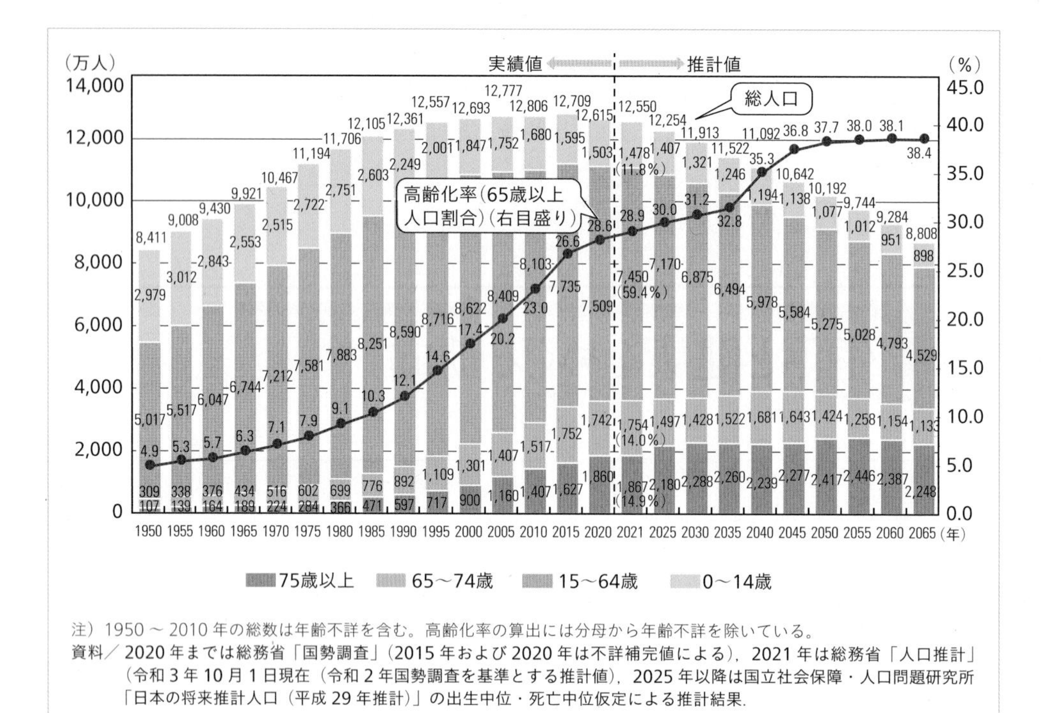

注）1950～2010年の総数は年齢不詳を含む。高齢化率の算出には分母から年齢不詳を除いている。

資料／2020年までは総務省「国勢調査」（2015年および2020年は不詳補完値による），2021年は総務省「人口推計」（令和3年10月1日現在（令和2年国勢調査を基準とする推計値），2025年以降は国立社会保障・人口問題研究所「日本の将来推計人口（平成29年推計）」の出生中位・死亡中位仮定による推計結果.

図1-4 日本の人口構成の推移と将来推計

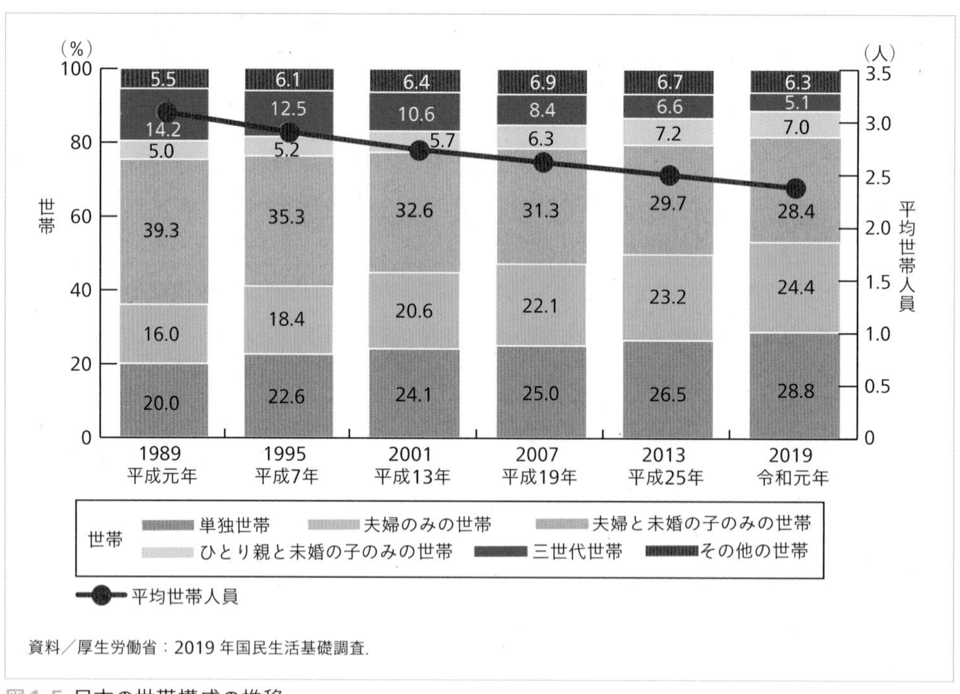

資料／厚生労働省：2019年国民生活基礎調査.

図1-5 日本の世帯構成の推移

B 健康に関する動向

その国や地域の健康水準を把握する総合的指標として，一般に**乳児死亡率***や**平均寿命***が活用されている。日本の乳児死亡率は，1950（昭和25）年以降下がり続け，2021（令和3）年は出生1000に対して1.7（概数）であり，世界的に最も良好である。近年，早期新生児死亡率が大きく低下してきている。乳児死亡の原因で最も多いのは「先天奇形，変形及び染色体異常」（2020［令和2］年，36.0%）である[8]。

日本の平均寿命は，1950（昭和25）年は男性58.00歳，女性61.50歳であったが，2020（令和2）年の簡易生命表では，男性81.56歳，女性87.71歳と，日本は世界有数の長寿国となった[9]。人生100年時代といわれるようになり，**健康寿命***を延ばすことが目標となっている。なお，日常生活に制限のある期間（平均寿命と健康寿命との差）は，日本では，2019（令和元）年の時点で男性が8.73年（平均寿命81.41歳，健康寿命72.68歳），女性が12.07年（平均寿命87.45歳，健康寿命75.38歳）であり[10]，短いとはいえない。

1950年代以降は，日本の医療や生活水準の向上により，結核による死亡が大きく減少し，1990（平成2）年以降は悪性新生物や心疾患による死亡が主なものとなっている。日本の疾病構造の中心は，感染症など（急性に経過する疾患）から，生活習慣病など（慢性に経過する疾患）に移行している。

C 医療・介護提供体制の方向性

社会保障制度の支え手であった生産年齢人口が減り，疾病構造の多様化，医療技術の進歩，人々の健康や医療への意識などが変化してきている。このような動向を踏まえ，人々の自立と尊厳を支えるケアを安定的に提供できるよう，持続可能性の高い医療・介護提供体制を確保する必要がある。

医療介護総合確保推進法（2014年制定）では，**病床の機能分化**・連携を進め，在宅医療・介護サービスの充実を図るために，**地域医療構想**を策定し，あるべき提供体制を構築することとなっている（図1-6）[11]。団塊の世代が75歳以上になる2025年には，医療介護ニーズの絶対数は増大する。そこで，地域医療構想では，高度急性期・急性期病床を約3割縮減し，回復期病床を約3倍に拡充する機能分化を行う一方，慢性期医療については，慢性期病床を約2割縮減し，介護施設や在宅医療等を拡充し，約30万人分の慢性期疾患にあ

* **乳児死亡率**：出生1000に対する生後1年未満の死亡数のことである。なお，出生1000に対する生後1週未満の死亡数を早期新生児死亡率，生後4週未満の死亡数を新生児死亡率という。
* **平均寿命**：その1年間における死亡状況が今後変化しないと仮定したときに，各年齢の者がその後平均して生きられる年数を平均余命といい，0歳の平均余命を平均寿命という。
* **健康寿命**：世界保健機関（WHO）が2000（平成12）年に提唱した考え方であり，心身ともに自立して健康的に生活できる期間を意味する。

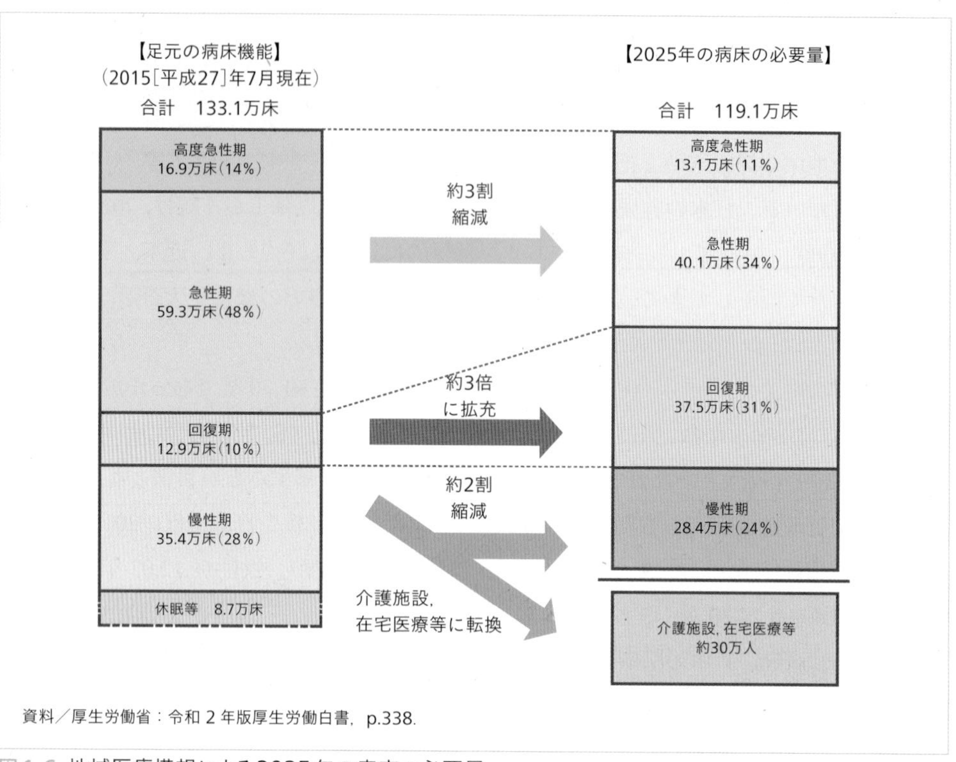

図1-6　地域医療構想による2025年の病床の必要量

る人々のケアを見込んでいる。

高齢化により日本は死亡者が増え，「多死社会」を迎える。1975（昭和50）年より前は自宅での死亡者が多かったが，医療体制の整備や家族介護状況の変化から，2010（平成22）年には大部分の者が病院などで死亡している。しかし，これからは2030年までに約40万人の死亡者の増加が推計されており，看取り先の確保は，急務の課題である。医療機関の病床数を増やすには限界があるため，施設や自宅におけるケアの確保が必要である。

平均在院日数*については，2020（令和2）年は28.3日（一般病床は16.5日）であり，1995（平成7）年の44.2日（一般病床は33.7日）に比べ，短縮している[12]。これは医療技術が進歩し，外来通院などにより自宅で医療管理ができることになったこと，**診断群分類別（diagnosis procedure combination：DPC）による医療費の定額払い制度***の導入などが影響している。

一方で，2019年の経済協力開発機構（Organisation for Economic Co-operation and Development：OECD）36か国の平均在院日数は7.6日であり，これに比べて日本の一般病床の平均在院日数（2019年は16.0日）は，いまだ非常に長い[13]。

＊ **平均在院日数**：総数には一般病床，精神病床，結核病床，療養病床，介護病床の在院日数が含まれる。

＊ **DPCによる医療費の定額払い制度**：医療費の支払い制度の一つであり，診断名と医療行為の組み合わせで分類した区分により決めた金額で，入院患者1日当たりの定額払いを行う制度のことである。2003（平成15）年より，急性期入院医療機関などで導入が始まった。

III 生活と健康を支えるケア

A 地域の人々の生活と健康を支えるケア

地域においては，人々の生活と健康を支えるために，多彩な分野から援助を提供したり，地域で暮らす人々同士が互いに気配りや配慮をしたりする**ケア**が必要である。ケアとは，狭義には「看護」や「介護」，中間的なものとしては「世話」，広義には「配慮」，「心遣(づか)い」，「注意（関心）」を含む[14]。医療では，ケアは，キュア（病因を除去するための治療的行為）と対比され，他者に関心を寄せ，配慮や世話を行う看護の特徴を表す言葉とされてきている。

しかし，地域におけるケアとは，看護のみではなく，生活の場で提供する医療介護福祉サービスや社会的サービス，住民相互の助け合いによる世話や配慮を広く含む。また，住環境の支援，財産管理などを含む法的支援，就労や教育を含む社会関係の支援などが，ケアには含まれる。

地域の人々の生活と健康を支えるケアには，大きく分けて，**フォーマルなケア**と**インフォーマルなケア**がある。フォーマルなケアは，医療介護福祉ケアなど，公的制度によるサービスや利用者が代価を支払って受けるサービスなどを意味する。インフォーマルなケアとは，人々が相互に助け合うかかわりを意味する。また，これらのケアを人々がうまく利用できるように，人々がケアの利用方法を相談したり，ケアを調整・連携したりするしくみが必要である。

B 人々の住まい

1. 居宅（自宅）

地域に暮らす大部分の人々は，生活の本拠となる住居に暮らしている。日本では，住民基本台帳法に基づき，各市区町村に**住民登録**を行い，**住所地**を定めることになっている。

Column

住所地の確定

ホームレスの人々や，事実上ネットカフェなどで寝泊まりをしている人々については，本人に聞き取りなどを行い，当該市区町村に照会し，住所地を確認する。その方法をとっても住所地を確認できない場合は，一時的な宿泊場所（旅館業法による簡易宿所，生活保護法による宿泊提供施設，社会福祉法による無料低額宿泊所，生活困窮者一時宿泊施設など）の管理者の同意のもと，そこを生活の本拠である住所として，住民票を作成できる。

しかし，なかには，住所地が不明な者もいるため，医療介護福祉ケアを提供する際に，時としてその対象者の住所地を確定することから支援することがある。

2. 高齢者の住まい

高齢化に伴い，高齢者のための様々な住まいが提供されてきている。介護の必要度からみた高齢者の住まいや施設を図 1-7 に示す。介護が必要であっても人々が自宅で住み続ける意向があり，介護が必要な状態になった際には，介護サービスを使いながら生活を続けることができる。

高齢者用の住まいを選択する際には，元気で自立している場合は**サービス付き高齢者向け住宅**（**サ高住**），**住宅型や介護付きの有料老人ホーム**などで暮らすことが選択できる。これらの住まいでは介護等が必要になった場合，原則，個別に入居者が介護サービスを契約して利用することができる。最近では，サ高住や有料老人ホームで介護サービスを利用しながら，人生の最期を過ごす例がある。また，生活援助が必要であり，経済的困窮の状態の場合は，老人福祉法による軽費老人ホームなどの制度があるが，実態としては多くはない。

3. 介護・福祉施設など

高齢者などに介護が必要になった場合は，介護保険法による**認知症高齢者グループホー**

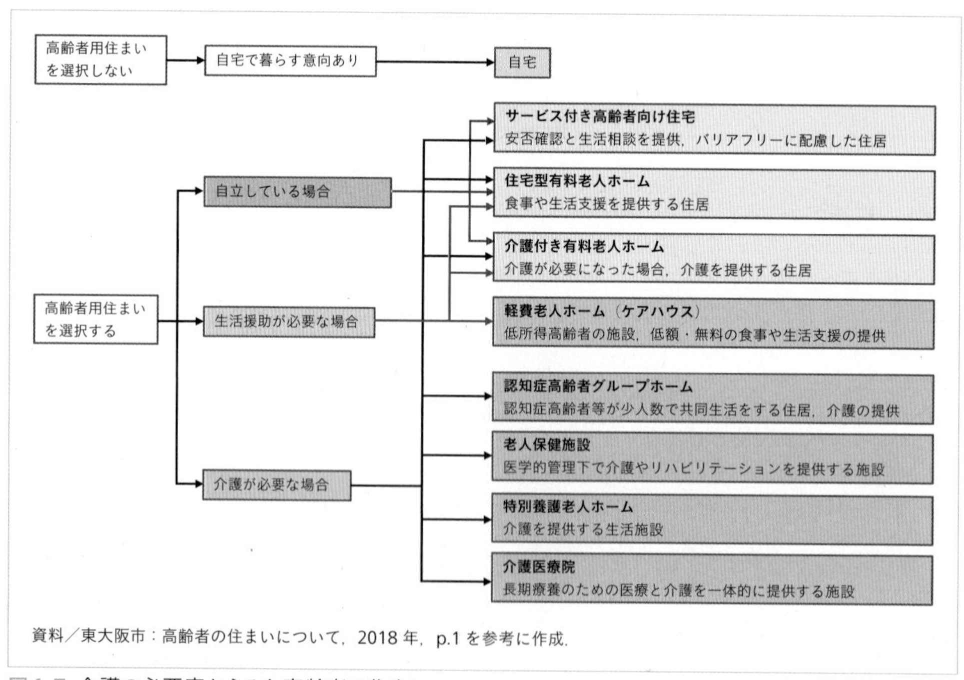

図 1-7 介護の必要度からみた高齢者の住まい

ム，**老人保健施設**，**特別養護老人ホーム**，**介護医療院**などの施設に入居することがある。特に特別養護老人ホームで最期まで暮らし，看取られることが近年ではみられている。そのほかに，障害者施設（根拠法は障害者総合支援法），児童養護施設（根拠法は児童福祉法）などは，介護や生活支援が必要な人々が生活する施設としてあげられる。また，療養者が施設等に短期間入所し，日常生活の世話を受けて，一時的に生活する**ショートステイ**というケアがある。

C 医療介護福祉ケア

1. 診療

病床の機能分化が進むなか，基幹病院や各診療所で医師が提供する診療は多様化している。病院や診療所での入院・外来診療のほか，外来受診が困難な人々には，訪問診療や往診が提供される。**訪問診療**は計画的に服薬処方，検査，医療処置が提供されるものであり，一般的な頻度は2週間に1回程度である。**往診**は療養者が急変したときに療養者などの求めに応じて，医師が緊急的に療養者宅を訪問し，診療を行うことを意味する。

診療には総合診療と専門診療がある。**総合診療**とはどのような疾患や状態にも対応し，必要に応じて専門診療につなぐ役割をもつ，人々の生活に身近な診療であり，**かかりつけ医**，**家庭医**などとよばれる。**専門診療**とは，特定の疾患に対して専門的な診療や高度な先端医療を提供する。

2. 訪問看護

訪問看護は，歴史的には医師の往診に看護師が伴ってきたことから発展してきた。看護師が療養者の住まいを訪問し，日常生活の援助や生活・疾病管理に関するアドバイス，医療的ケアなどを提供する。多くは医療保険や介護保険などにより報酬を得て運営されている（第3章-Ⅲ「訪問看護の制度と機能」参照）。

大きくは**訪問看護ステーション**から訪問看護を提供する場合と，診療所などから訪問看護を提供する場合がある。対象者は，中重度の障害や疾患のある療養者であることが多い。近年では，療養者の自宅に限らず，高齢者用の住まいや施設などの入居者に対し訪問することが徐々に増えてきている。

3. リハビリテーション

リハビリテーションは理学療法士，作業療法士，言語聴覚士などのリハビリテーション専門職（リハビリ職）によって提供されるケアである。地域でのリハビリテーションには，対象者が日帰りで通う**通所リハビリテーション**とリハビリ職が療養者などの住まいを訪問するリハビリテーションがある。なお，訪問型のリハビリテーションには，訪問看護ステーションのリハビリ職が提供するもの（制度上，訪問看護とよぶ）と，病院・診療所・介護医療院・老人保健施設のリハビリ職が提供するもの（**訪問リハビリテーション**とよぶ）などがある。

リハビリテーションの具体的なケア内容には，機能訓練（歩行，寝返り，起き上がり，立ち上がりなど），生活動作訓練（食事，排泄，着替えなど），言語・嚥下機能の訓練を提供することのほか，住宅改修や福祉用具の活用方法についてのアドバイスが含まれる。

4. 訪問介護

訪問介護では支援が必要な人々に対して，主に介護保険法や障害者総合支援法に基づいて，**訪問介護員**（ホームヘルパー）*が身体介護や生活援助を，提供するケアである。

身体介護とは，生活動作を自分でできない人のからだに直接接触して行う介助のことであり，食事，入浴，排泄，整容，体位交換，清拭，洗髪などの介助を意味する。通院のための乗降介助（乗車・降車・移送・受診手続き介助など）も含む。**生活援助**とは，利用者本人や家族が家事を行うことが困難な場合の日常生活の援助のことであり，調理，洗濯，住居の掃除や，整理・整頓，生活必需品の買い物などを含む。

5. 通所ケア

通所ケアでは，人々が施設などに通い，日中を過ごし，食事，排泄や入浴の世話，リハビリテーション，健康管理，レクリエーションやアクティビティ，参加者同士の交流などが提供される。

通所ケアには，介護保険法や障害者総合支援法などの様々な根拠法がある。通所ケアのうち，**デイサービス**は日常生活の世話を受ける**通所介護**を，**デイケア**は**通所リハビリテーション**を意味する。これらの通所ケアには，送迎サービスを伴うため，交通機関を利用できない療養者などが居宅では受けにくいケアを受けられる。たとえば，居宅での入浴が困難である足が不自由な高齢者が，デイサービスではスタッフに見守られながら安全に入浴することができる。

Column

介護職の医行為

喀痰を吸引すること，胃瘻・腸瘻・経鼻経管栄養で流動食を投与することは，療養生活では頻繁に行われる一般的な医行為である。これらの医行為は，対象者の家族などが行う場合は，対象者が特定の相手に限られるため法的制限はない。しかし，介護職が利用者に医行為を行う場合は法的制限があるため，実務者研修を修了し，都道府県知事から認定された場合や一部の介護福祉士のみ実施できる。

---

* **訪問介護員**（ホームヘルパー）：訪問介護員になるためには，介護職員初任者研修（旧ヘルパー2級に相当，全130時間の講義を受講）や介護職員実務者研修（旧ヘルパー1級に相当，全450時間）を経て認定されること，もしくは，介護福祉士法による国家資格である介護福祉士であることが必要である。

療養者が通所ケアに通うことにより，家族は介護から物理的に一時的に解放され，リフレッシュをしたり，休息をとったりできるため，通所ケアは**レスパイトケア**としての役割がある。

6. 地域福祉ケア

地域福祉ケアを提供する主な機関に**社会福祉協議会**がある。社会福祉協議会とは**社会福祉法**に基づく**地域福祉事業**の推進や住民参加の援助を目的とする社会福祉法人であり，市区町村社会福祉協議会と都道府県社会福祉協議会があり，一般的に「社協」と呼ばれる。地域によっては，自治会・学校区単位の「地区社協」という，住民により構成される組織があるが，これは原則，法人格をもっていない組織である。

社協では，認知症，知的障害，精神障害などの判断能力が不十分な人々に，**日常生活自立支援事業**（福祉サービスや苦情解決制度の利用，行政手続きの援助や日常的な金銭管理）などを行っている。ほかに，経済的な困窮者などへの貸付支援，小中学校での福祉教育などを行っている。また，住民ボランティアと協力して，高齢者，障害者，親子などが気軽に集まるサロン活動や見守り活動，ボランティアの登録や活動先の紹介などを実施している。

D インフォーマルなケア

1. 仲間同士の支え合い

インフォーマルなケアとして，共通の健康課題や体験を有する仲間同士の支え合いがあげられる。具体的には，患者会，家族会，介護者の会，遺族会，子育てサークルなどがある。仲間で集まり，疾患や障害，介護や死別，育児などの経験を分かち合い，その悩みや情報を共有したり，勉強会などを行ったりする。対面して集まることもあれば，ソーシャル・ネットワーキング・サービスをとおしてつながっていることもある。

このように，人生のなかで障害や問題に直面し，同じ立場や課題を経験してきたことを生かして仲間として支えること[15)]を**ピアサポート**という。ピアサポートとは人はだれでも自分で課題を解決していく力や，他者を支援したり支援されたりすることができる力をもっているという考え方に基づくものである。専門職による支援のみに頼るのではなく，その経験を経た当事者同士で助け合うことはインフォーマルなケアである。

2. 住民組織による支え合い

住民組織には，地縁による自治会・町内会，老人クラブ，子ども会，婦人会，自主防災団などの組織や，行政からの依頼や委嘱による**民生委員・児童委員***，健康づくり推進員，母子保健推進員などがある。なお，行政からの依頼や委嘱による住民組織の活動は，その内容によって，フォーマルなケアとして位置づけられることもある。また，地域の職域を基盤とした商工会，農業協同組合（農協，JA）などが地域での支え合いに機能していることがある。

これらの住民組織では，住民自らが地域のことを考えて，人々の生活と安全を確保する考え方（自助）に基づき活動が展開されている。その活動形態は，地域の事情やそこに暮らす人々の生活様式により多種多様である。たとえば，町内会や婦人会の協力による子どもたちの登校時の見守りパトロールや，高齢者などへの安否確認のための戸別訪問，祭りなど地域行事に伴う住民間の交流などをとおして，様々な支え合いを行っている。

近年，高齢化，住民の地縁に対する関心の低下，ライフスタイルの変化などから，住民組織の担い手が不足したり，自治会などへの加入率が減少したりと，住民組織活動を維持することに工夫が必要になってきている。また，行政と連携した活動では，住民から行政サービスの延長と受け取られ，活動に対して強い「やらされ感」をもつことがある。住民が仕事ではないことにかかわる動機は，他者とのつながりと他者への感謝，活動の楽しさややりがい，人とのつながり，居心地の良さなど，多様であることを想定する。

3. 地域の集い・サロン・通いの場

地域には，人々が気軽に集まり，自由に参加できる**集いやサロン**，**通いの場**がある。住民組織，ボランティア組織，非営利民間組織（Non-Profit Organization：NPO），社会福祉法人や医療法人など様々な団体が地域貢献活動の一部として行っていたり，行政の保健福祉事業として裏付けされていることが多い。これらの活動の多くは，営利活動ではないため，参加は無料であったり，茶・菓子代などの実費のみを支払ったりすることが多い。

また，多世代での交流，仲間づくりや居場所づくり，体操などの健康づくりなど様々な目的があり，飲食やアクティビティを伴うものなど，内容や形態も多種多様である。たとえば，子ども食堂，オレンジ（認知症）カフェ，高齢者サロン，まちの保健室などが例としてあげられる。このような地域の集いの場では，人々が自由に集まって，仲間をつくることによって，人々はやりがいや生活の楽しみを見いだしたり，お互いに見守り，助け合ったりする機会をもつことができる。

E ケアの導入，調整，連携

1. ケアの導入

医療介護福祉ケアを人々が利用する際には，主治医や担当看護師，担当介護支援専門員

* **民生委員・児童委員**：民生委員は民生委員法に基づき，厚生労働大臣から委嘱された非常勤の地方公務員であり，無報酬でボランティアとして活動している。民生委員は児童福祉法による児童委員を兼ねることとなっている。民生委員・児童委員は，見識があり，地域の実情をよく知り，社会福祉の推進に熱意のある人が委嘱される。担当区域の住民の相談に応じ，高齢者や障害者世帯の見守りや安否確認を行う。

のほか，なじみの専門職や家族などから勧められることが多い。インターネットなどでケアに関する情報を得ることができるが，地域特有の状況や具体的な手続きは，各担当機関に直接出向いたほうがよく理解できることが多い。最近ではケアの内容が専門的になっているため，一般の人々が理解することが難しく，かみ砕いた説明が必要である。各医療機関や事業所でも市区町村の保健福祉部門，地域包括支援センターなどで，ケアの利用について相談をすることができる。

2. ケアの調整

人々が利用するケアは多種多様であり，利用方法など複雑になってきているため，対象者のニーズを把握したうえで，ケアを調整することが必要である。これを**ケアマネジメント**とよぶ（第4章-Ⅲ「ケアマネジメント」参照）。

介護保険法によって要介護認定を受けた者等に対するケアマネジメントは，**介護支援専門員**（通称：**ケアマネジャー**）が**居宅介護支援事業所**（通称：**ケアプランセンター**）や**地域包括支援センター**に所属して，提供している。障害者総合支援法によるケアマネジメントは，**相談支援専門員**などが実施している。

介護支援専門員は，対象者や家族の相談に乗りながら，必要なケアを提案し，**ケアプラン**を作成する。また，そのケアプランに沿って，ケアを受けられるように，調整をする。さらには，対象者を訪問し，ケアプランによって適切なサービスが提供されているのか，対象者は満足しているのか，状況や病状は変化していないか，定期的にケアプランを見直す（モニタリング）。

医療機関から退院する際に**地域連携**（**もしくは退院支援**）**部門**の看護師やソーシャルワーカーが行う退院支援は患者が他の医療機関や住まいに移行するにあたって必要なケアを調整するため，広い意味でのケアマネジメントである。

3. ケアの連携

地域のなかで，ケアを円滑に連携できるように，医療介護福祉ケア機関と住民組織，そのほかの様々な機関は，協働しながら活動をしている。このようなしくみを**ケアシステム**という。ケアシステムは，実践のなかで自然にかたちづくられるが，意図して形成していく場合もある。

地域では，市区町村行政の保健福祉部門や地域包括支援センターなど，公共性のある機関がケアを連携できるしくみをつくっていることが多い。たとえば，その地域の医療介護福祉専門職や住民組織などとの顔の見える関係をつくり，研修や事例検討会などを行うなどの活動を展開している。また，医療機関の地域連携部門などが中心になり，その医療圏内にある事業者や患者などと連携できるネットワークをつくっていることもある。

文献

1） World Health Organization：A Glossary of terms for Community Health Care and Services for Old Persons, WHO Centre for Health Development Ageing and Health Technical Report Vol5, 2014. https://apps.who.int/iris/handle/10665/68896（最終アクセス日：2021/1/9）
2） Stanhope, M. & Lancaster, J.：Public Health Nursing; Population-Centered Health Care in the Community, Tenth commemorative edition, Elsevier, 2020, p.370-394.
3） 前掲書 2）.
4） 都筑千景：地域特性がみえてくる地域診断，医歯薬出版，2020，p.1-6.
5） 内閣府：令和 2 年版高齢社会白書，2020．https://www8.cao.go.jp/kourei/whitepaper/w-2020/zenbun/pdf/1s1s_01.pdf（最終アクセス日：2021/1/22）
6） 厚生労働統計協会編：国民衛生の動向 2022/2023，厚生労働統計協会，2022, p.49-50.
7） 厚生労働省：2019 年国民生活基礎調査，2019．https://www.mhlw.go.jp/toukei/saikin/hw/k-tyosa/k-tyosa19/dl/02.pdf（最終アクセス日：2021/1/30）
8） 前掲書 6），p.68.
9） 前掲書 6），p.73.
10）内閣府：令和 4 年版高齢社会白書，2022．https://www8.cao.go.jp/kourei/whitepaper/w-2022/zenbun/pdf/1s2s_02.pdf（最終アクセス日：2022/9/26）
11）厚生労働省：第 7 章国民が安心できる持続可能な医療・介護の実現：令和 2 年版厚生労働白書，2020．https://www.mhlw.go.jp/stf/wp/hakusyo/kousei/19/index.html（最終アクセス日：2021/01/30）
12）厚生労働省：令和 2（2020）年医療施設（静態・動態）調査（確定数）・病院報告の概況．https://www.mhlw.go.jp/toukei/saikin/hw/iryosd/20/dl/03byouin02.pdf（最終アクセス日：2022/9/26）
13）OECD：5. Access：Affordability, Availability and use of Services：Health at a Glance 2021：OECD Indicators, OECD Publishing, 2021, p.140-143. https://www.oecd-ilibrary.org/sites/e5a80353-en/index.html?itemId=/content/component/e5a80353-en.（最終アクセス日：2022/9/26）
14）広井良典：ケアを問い直す，ちくま新書，1997，p.7-20.
15）岩崎香, 秋山剛, 山口創生, 他：障害者ピアサポートの専門性を高めるための研修の構築．日本精神科病院協会雑誌, 36（10）：20-25，2017.

参考文献

・佐伯和子：地域保健福祉活動のための地域看護アセスメントガイド，第 2 版，医歯薬出版，2018.
・グレン・H・エルダー，ジャネット・Z・ジール編著，正岡寛司，藤見純子訳：ライフコース研究の方法：質的ならびに量的アプローチ，明石書店，2003.
・武田裕子，大滝純司：新体系看護学全書：健康支援と社会保障制度①医療学総論第 1 版，メヂカルフレンド社，2020.

第 2 章

地域・在宅看護の基盤

この章では

- 地域・在宅看護の目的と位置づけを理解する。
- 地域・在宅看護の機能や実践内容の概要を理解する。
- 地域・在宅看護の対象とは何かを理解する。
- 地域・在宅看護の対象を理解するためのモデルや理論を理解する。
- 地域・在宅看護の理念に関する基本的事項を理解する。
- 地域・在宅看護の理念と看護実践との関連を理解する。
- 地域・在宅看護活動の変遷やその特徴を理解する。
- 地域・在宅看護活動の発展を促進する要素を理解する。
- 地域・在宅看護の基本となる倫理を理解する。

I 生活と健康を支える地域・在宅看護

A 地域・在宅看護の定義と位置づけ

1. 地域・在宅看護の定義と目的

人々は疾病や健康障害があっても，自分らしく暮らすことによって，良い人生を送ることができる。すべての人々は，最も望ましい生活の場を自ら選んでいる。

地域・在宅看護（community & home health nursing）とは，あらゆる年代の，疾病や健康障害のある人々やそのリスクの高い人々とそれを取り巻く家族，地域の人々に対して，生活の場で提供する看護と定義する。また，地域・在宅看護は，看護職が提供するケアの一つである。地域・在宅看護の目的は，対象の**生活の質**（**quality of life**；**QOL**）*をより良く保つことと日常生活が自立することであり，医療ケアや生活支援，リハビリテーション，看取りの支援を実践する。地域・在宅看護の特徴としては，次の点があげられる。

①近接性：対象である人々にとって身近であり，気軽にアクセスできる看護である。

②継続性：それぞれの病期やライフコースにわたって継続的に人々に提供する看護である。

③包括性：対象者やその家族のすべての健康課題に対して提供する看護である。

④協働性：地域のなかの他のケア機関や住民と協働し，そのしくみをつくる看護である。

⑤文脈性：個々の対象者の意向，個別性やこれまでの文脈（ものごとの背景）を重視する看護である。

また，本書では，**訪問看護**は看護職が療養者の生活の場に出向いて，保険給付などを伴って提供する看護ととらえ，地域・在宅で提供される看護の形態の一つとして位置づける。

2. 地域・在宅看護とヘルスケアシステム

地域における**ヘルスケアシステム***には1次予防，2次予防，3次予防の段階[1]があり，次のように分類できる。

①1次予防：ある特定の疾病を予防する特異的予防（予防接種など）と不特定多数の疾病に対する抵抗力の向上を目指す健康増進（健康教育など）を目的とした活動である。

②2次予防：早期発見（健康診断など）と早期治療による健康障害の進展防止を目的とし

---

* **生活の質**：クオリティ・オブ・ライフとよぶ。生活の質や人生の質のことであり，医療やケアにおいて，対象者の延命や疾患の治癒のみに着目するのではなく，その人らしい生き方や生活のしかたを追求しようとする考え方である。

* **ヘルスケアシステム**：すべての人々に対して，健康増進や疾病の予防，早期発見と早期治療，機能障害防止とリハビリテーションを図るために行われる，一連の包括的な医療や保健に関するケアシステムのことである。

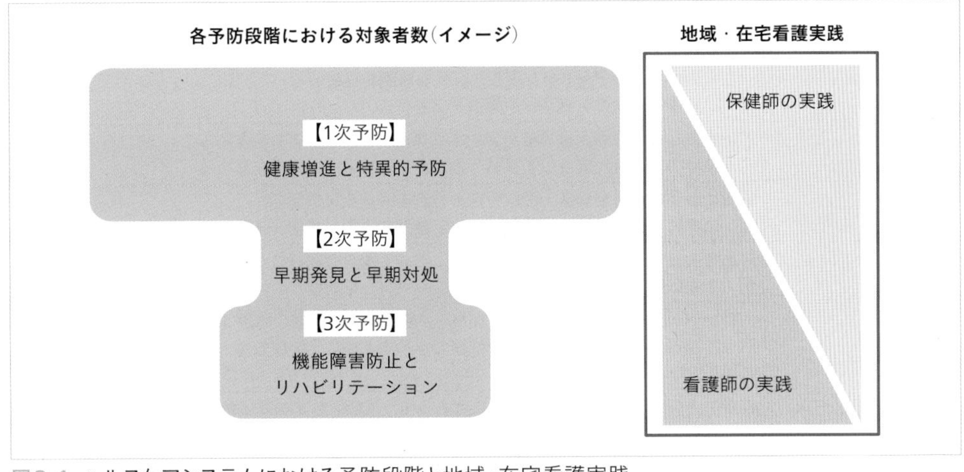

図2-1 ヘルスケアシステムにおける予防段階と地域・在宅看護実践

た活動である。

③**3次予防**：機能障害防止（悪化を防止する適切な治療など）やリハビリテーションをとおして，QOLの向上や社会復帰を目指した活動である。

ヘルスケアシステムの予防段階と地域・在宅看護実践の関係を図2-1に示す。予防の各段階では，1次予防の対象者が大多数を占める。医療やケアが濃厚に必要な2次予防の対象者の絶対数は少ない。一方で，3次予防の対象者数は，2次予防の対象者数よりは多いと考えられる。

日本では地域・在宅看護を担(にな)う看護職として，主には**看護師***と**保健師***があげられる。地域でのケアニーズの多様化が進むなか，現代のわが国では，看護師と保健師の看護実践における機能分化が明確になってきている。地域のなかでの**看護師**の実践は，ヘルスケアシステムにおいて2次予防や3次予防に重点が置かれた活動と位置づけることができる。一方，**保健師**の実践は，1次予防や2次予防を中心として展開されているのが実情であるが，このような区分けは，時代や人々のケアニーズの変化とともに変貌してきた経緯があり，またこれからも変化する可能性がある。

B 地域・在宅看護の機能

1. 地域・在宅看護の機能

地域・在宅看護では，まず，個人やその家族を対象として，生活の場において，対象者とその家族の価値観や生活歴を重視し，個別の看護を提供することがあげられる（①個別

* **看護師**：保健師助産師看護師法第5条では，「看護師」とは，厚生労働大臣の免許を受けて，傷病者若しくはじよく婦に対する療養上の世話又は診療の補助を行うことを業とする者をいう。
* **保健師**：保健師助産師看護師法第2条では，「保健師」とは，厚生労働大臣の免許を受けて，保健師の名称を用いて，保健指導に従事することを業とする者をいう。

表2-1 地域・在宅看護における看護職の役割と実際例

役割	看護の説明と実際例
ケア提供者	対象者のニーズをアセスメントし，必要な看護を提供する。 例：要介護高齢者の全身清拭や褥瘡ケアを行う。
ケア調整者	対象者に必要な医療介護福祉ケアやインフォーマルなケアを調整する。 例：独居の障害者が安心して移動できるよう福祉用具の利用を勧める。
教育者	療養に必要な知識や健康・医療管理の方法を対象者に教える。 例：退院に際して必要な服薬管理方法を療養者本人に説明する。
カウンセラー	対象者の気持ちを把握し，ケアや医療に関する適切な選択について相談に乗る。 例：老親の施設入所について悩む子どもの気持ちを把握して，相談に乗る。
協働者	他の在宅ケア提供者と連携をとりながら，協働して対象者に看護を提供する。 例：呼吸器を装着している小児が学校で学べるように，学校教師，養護教諭，主治医，両親と話し合い，連携する。
権利擁護者	自らニーズを伝えられない対象者に代わって，人間としての基本的なニーズを守る。 例：入浴をしたがらない重度認知症高齢者の洗髪をする。
コンサルタント	地域のニーズを把握するために調査などを行い，事業の改善策などを提案する。 介護サービスを受けている高齢者の家族の満足度を調査し，改善策を検討する。

支援)。また，個別の看護のみでは療養者などを支えることは難しく，関連する職種や関係者と連携しながら看護を提供する（②ケアチームづくり)。医療機関での看護と最も異なる点として，地域・在宅看護では看護が独立したサービスとして経済的代価や施策が裏づけされ，一つの事業として運営されることが多い（③事業運営)。また，その地域における健康課題や生活課題が解決されるために関連する機関に働きかけ，ケアシステムをつくることも含まれる（④ケアシステムづくり)。

地域・在宅看護実践は多岐にわたる（表2-1)。しかし，これらの役割は実践のなかでの人間関係によって決まり，曖昧(あいまい)な要素を含むため，看護職が周囲の期待に沿っていないと感じ，葛藤(かっとう)したり，負担に思うことがある[2)]。したがって，看護技術以外に，安定した人間関係を築く力や明確な看護観をもつことが必要である。

2. 日本における地域・在宅看護実践と提供機関

看護師の職場は病院，保健師の職場は保健所や行政機関というイメージを多くの人がもっている。しかし，図2-2に示すように，看護師の病院就業者は6割であり，診療所，居宅サービス等，訪問看護ステーションや施設など，生活の場で看護を提供している看護

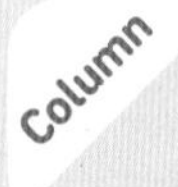

ヘルスケアシステムの予防の段階と地域・在宅看護実践の例

日本での予防の段階と地域・在宅看護実践の関係について具体例をあげる。たとえば，健康な人々に対する禁煙に関する健康教育は，1次予防であり，保健師が行っている。一方，慢性閉塞性肺疾患の患者に対する禁煙に関する健康教育は，3次予防であり，訪問看護師が訪問のなかで実践している。しかし，保健師という国家資格制度はわが国特有の制度である。たとえばアメリカでは保健師という資格はなく，nurseが公衆衛生分野で働いている場合，public health nurseとよんでいる。

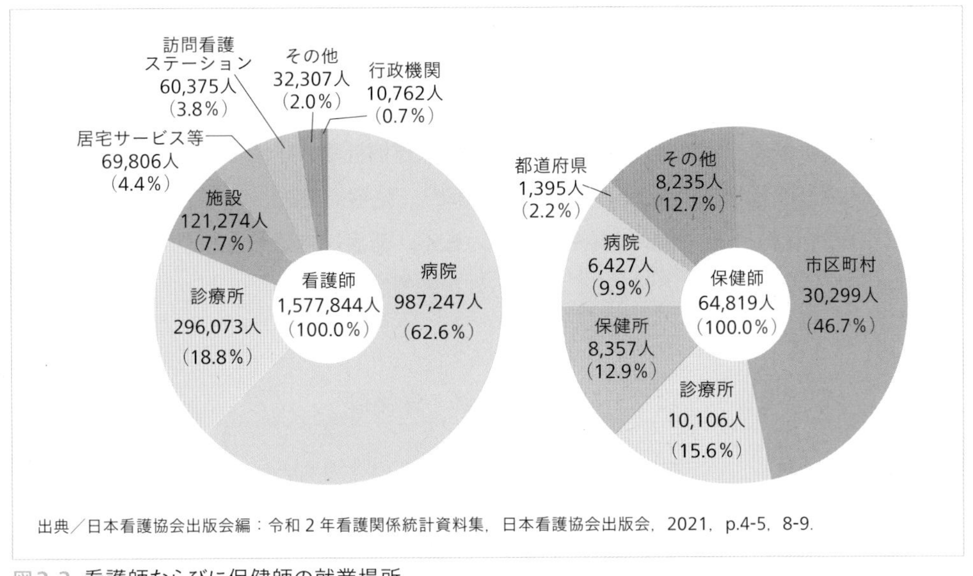

図2-2 看護師ならびに保健師の就業場所

師が相当数いることがわかる。保健師についても，保健所，都道府県，市区町村などの行政機関就業者は６割にとどまっており，医療機関や施設など多様な場で就業している[3]。

地域・在宅看護実践は，人々のケアニーズ，社会情勢，医療介護福祉制度などの変化によって，ダイナミックに変貌する特色がある。地域・在宅看護実践を担う看護職の呼称，所属する機関，実践内容など，時代の変遷とともに，多様化してきている。

1 訪問看護師

訪問看護ステーションや診療所などの訪問看護部門から，**訪問看護師**として療養者に看護を提供する。訪問による看護のみでなく，看護小規模多機能型居宅介護（介護保険の地域密着型サービスであり，「看多機」とよばれている）として，宿泊や通所に伴う看護を提供している事業所もある。

2 医療機関の退院支援・退院調整看護師

退院支援や**退院調整**は，医療機関の地域連携部門などの看護師が担当している。退院支援看護師とよばれていることが多い。個別のケア調整のみでなく，医療圏内のケア機関と連携するケアシステムづくりに携わっていることもある。

3 地域包括支援センターの保健師・看護師

地域包括支援センターでは，保健師（もしくは地域ケア・地域保健・公衆衛生業務経験のある看護師）が配置され，高齢者への相談，予防活動，圏域内のケアシステムづくりを行っている。地域包括支援センターでは，保健師を設置上必要な職種として設置することになっているが，保健師の確保が困難なため，約４割は看護師が就業している[4]。

4 保健所などの保健師

公費医療＊[5] の対象疾患などについては，**保健所**などから保健師等が療養者に訪問指導を行う。公費医療には感染症法（結核など），精神保健福祉法，生活保護法（生活保護の医療扶助），障害者総合支援法（障害者の自立支援医療など），児童福祉法（小児慢性特定疾患治療研究事業など），母子保健法（未熟児の養育医療など）のほか，難病対策である特定疾患治療研究事業などの予算措置によるものがある。これらは行政側が医療機関などに委託し，その医療機関の看護師等が訪問している場合もある。

5 介護・福祉施設・介護サービスの看護師・保健師

通所介護や通所リハビリテーション，訪問入浴などの介護サービスを提供する際に，看護師がバイタルサインの測定や，簡単な健康相談や健康チェックなどを行っている。また，介護・福祉施設においても看護師等が配置され，利用者の健康管理を行っている。たとえば，施設入所者に対して看護師が服薬管理，褥瘡（じょくそう）ケアなどの医療処置のほか，受診の付添い，容態の急変時の対応や看取りを行う場合もある。

6 外来の看護師

医療機関などの外来では，看護師は診察の前後に患者の話を聞いたり，問診を行ったりしたうえで，患者が診察や検査を円滑に行えるようにする。また，診察の前後に，看護師が患者・家族から療養や生活に関する相談を受けることもある。受診予約日に来診しなかった患者や受診を中断している患者に対しては，何らかの問題が起こり受診していないことも考えられるため，電話などで状況を確認することがある。**アウトリーチ**＊として外来から訪問などを行い，支援を提供している場合がある。

C 地域・在宅看護の対象

地域・在宅看護では，**①対象者個人，②対象者の家族，③対象者を取り巻く地域**を看護の対象とする。訪問看護やケアマネジメント，退院支援などにおける個別支援は，対象者個人とその家族に対して看護が提供される。ケアチームづくりは，対象者個人，家族，支援を提供するケア機関を中心に展開される。また，良質で持続可能なケアが提供できるように，対象者個人・家族ならびにケア機関を取り巻く地域全体に向けて，ケアシステムづくりが行われる。

＊ **公費医療**：医療保険を補完する形で国民の医療費を補助する制度である。税を財源として，主に都道府県によって給付が行われる。

＊ **アウトリーチ**：支援が必要であっても支援が届かない人，自ら支援を求めない人がいる。ケアを提供する専門職が患者の来訪を待つだけではなく，情報を収集したり，訪問に出向くなど，積極的に働きかけるアプローチを意味する。

地域・在宅看護の対象者は，生活の場で暮らす，乳幼児から高齢者まで全ての世代の，あらゆる疾病や健康障害がある人々やそのリスクの高い人々と健康な人々である。

しかし，地域・在宅看護実践の多くの対象者は，①慢性的な健康障害などによりケアが必要な者，②難病や悪性腫瘍など進行性の疾病をもつ者，③死を迎えるためのケアが必要な者，④健康障害の予防や管理が必要な者である。これらの特徴から考えると，地域・在宅看護の対象者の大部分は高齢者であり，健康や生活に関する複数の問題や課題を有していることが多い。また，重度心身障害児や精神障害者などへの専門的な地域・在宅看護活動も着目されている。

対象者を意味する用語として，療養者や利用者という言葉がある。**療養者**という場合は，疾病や健康障害がある者や療養することが生活の基本となっている者を意味する。**利用者**という言葉は，訪問看護を始め，フォーマルなケアのサービスを利用している者に限定される。**地域・在宅看護の対象者**には，サービスを利用していない潜在的なニーズをもつ者も含まれる。

このように地域・在宅看護の対象は，生活機能の水準やライフコース，健康障害の程度など多様である。しかし，どのような対象であっても，生活を支える視点や**システム***として対象をとらえる視点は共通に必要である。

D 対象を理解するモデル

1. 国際生活機能分類

地域・在宅看護では対象者個人をとらえる際に，病態や健康障害とともに**生活機能***を理解することが必要である。その理解に活用できるモデル（モデルとは考え方を意味する）として，**国際生活機能分類**（**International Classification of Functioning, Disability and Health**：

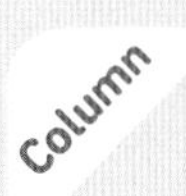

国際生活機能分類の活用例

がん末期の小康状態（＝健康状態）にある40歳代の女性（＝個人因子）が，訪問看護や訪問介護などのサービスや夫の支援（＝環境因子）を受けながら，一定の判断力（＝心身機能・身体構造）をもって簡単な家事や子どもの世話を行い（＝活動），家庭内で主婦としての役割を果たしている（＝参加）。

＊ **システム**：様々な要素が相互に，また複雑に関連しながら成り立っているしくみのことである。物事をシステムとしてとらえた場合，問題や課題に対応するときに，全体との関係性を考慮して解決を図ることができる。

＊ **生活機能**：人が生きるための機能全体のことであり，日常生活を自立して営む能力のことである。生活機能には，歩行，移動，排泄，食事，入浴，更衣，整容などの**基本的日常生活動作**（basic activities of daily living；BADL）に加えて，交通機関の利用，電話の応対，買い物，家事，服薬管理，金銭管理などの**手段的日常生活動作**（instrumental activities of daily living；IADL）や，より複雑な生活関連動作や状況対応能力など高次の機能が含まれる。

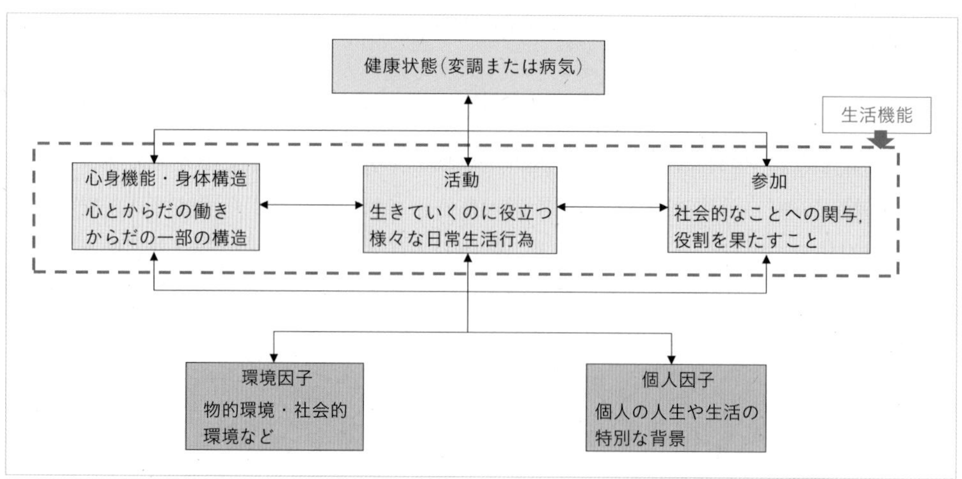

図 2-3 国際生活機能分類による対象者のとらえ方

ICF）[6]があげられる。国際生活機能分類は，2001 年の WHO 総会で採択されたものであり，健康とは単に疾病や症状がないだけではなく，生活機能が高い水準にあることを意味する[7]。

国際生活機能分類では，図 2-3 に示すとおり，生活機能を「**心身機能・身体構造**」（心とからだの働き，からだの一部の構造），「**活動**」（歩行，家事などの様々な日常生活行為），「**参加**」（仕事や家庭内での役割など社会的なことへの関与）の 3 種類の概念でとらえ，これらは相互に関連している。さらには，「健康状態」（疾病や外傷，加齢），「環境因子」（建物などの物的環境や，社会制度や介護体制などの社会的環境），「個人因子」（年齢，性別，価値観など個人の人生や生活の特別な背景）が生活機能に相互に影響し合っている。

国際生活機能分類により，対象者の弱みと，強みに注目し，人の生活全体を理解できる。また，国際生活機能分類は，ケアに携わる専門職の共通言語として活用でき，専門職間の協働や連携を行いやすい[8]。

2. カルガリー家族看護モデル

地域・在宅看護において，家族の全体像を把握し，援助方法を導き出す[9]ためには家族アセスメントモデルを用いるとよい。代表的なものとして，カルガリー家族看護モデルを紹介するが，ほかにフリードマン家族アセスメントモデル，ハンソンの家族アセスメント・介入モデル，渡辺式家族アセスメント・支援モデルなどがある。

カルガリー家族看護モデル[10]は，カナダのカルガリー大学のライト（Wright, L,M.）とリーヘイ（Leahey, M.）が家族療法の影響を受けて，看護に活用できるモデルとして開発した。このモデルは家族アセスメントモデルと家族介入モデルから構成され，その特徴は，家族は自ら回復できる存在ととらえていることである。

カルガリー家族看護モデルでは，図 2-4 に示すように，家族の構造面，発達面，機能面の大項目があり，さらにこれらを 26 項目に細分化してアセスメントし，家族に起きてい

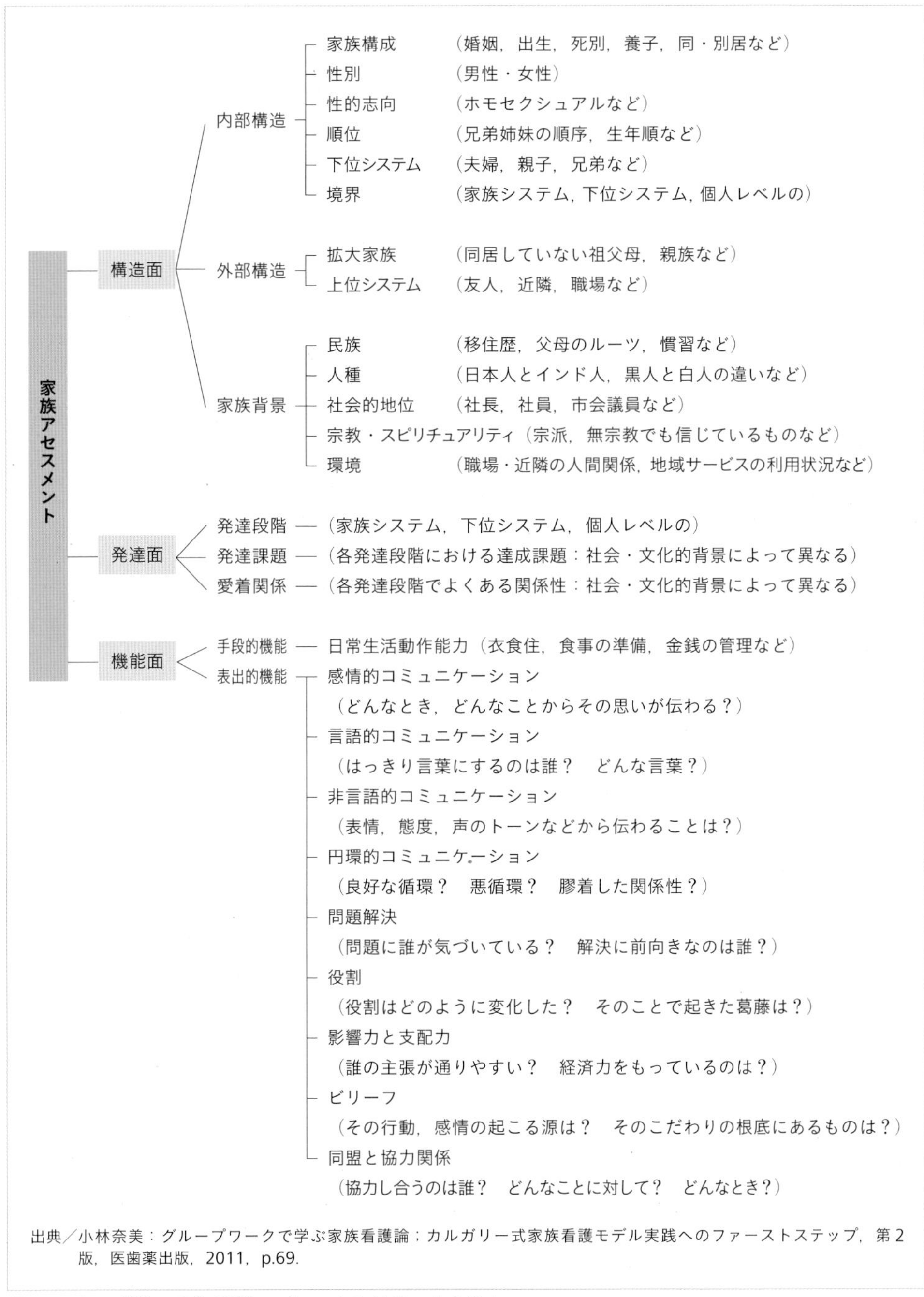

出典／小林奈美：グループワークで学ぶ家族看護論；カルガリー式家族看護モデル実践へのファーストステップ，第2版，医歯薬出版，2011，p.69.

図2-4 カルガリー家族看護モデルによる対象のとらえ方

る悪循環を明らかにする。カルガリー家族看護モデルでは悪循環を断ち切るために，家族介入モデルを用いた家族面談を行う。この面談では，円環的質問を使い，家族の認知，行動，感情に働きかける。円環的質問とは，家族の話す内容から家族に質問し，家族はそれに回答するという一連の会話の流れを意味する。この手法をとることにより，家族は自分たちに起きている問題に気づき，自ら解決方法を見いだすことができるとされている。

3. ニューマン・システムモデル

地域・在宅看護の対象である個人，家族，地域・コミュニティをシステムとして理解する際には，**ニューマン・システムモデル**[11]を活用できる。このシステムモデルは，もともと，ニューマン（Neuman, B.）が，対象者個人や家族，組織などを対象として考案したものであるが，このモデルを基盤として，地域を対象とした**コミュニティ・アズ・パートナーモデル**[12), 13]が考案された。

ニューマン・システムモデルでは，システム理論に基づき，図2-5のように対象をとらえることができる。「基本構造とエネルギー源」は，自我構造や基本機能など核となる部分であり,「通常の防御ライン」によって外界から守られている。それに加え，対象が「抵抗ライン」を多く有するほうが，外界からのストレッサーによる「基本構造とエネルギー源」への衝撃を受けにくい。また,「柔軟な防御ライン」をもつことにより,多少のストレッサーを受けても，「通常の防御ライン」の範囲を守ることができる。

図の中にある「ストレッサー」とは，たとえばパンデミックや自然災害などの地域のシステム外で起こること，福祉施設の閉鎖や人口の流出などシステム内で起こることなどがあげられる。また，「抵抗ライン」は，強みである。たとえばパンデミックや自然災害に対しては，人々が柔軟に対応できること，福祉施設の閉鎖などには，代替となる在宅サービスが導入されること，人口の流出などには，昼間人口が増えるように産業を興すことなどがあげられる。このモデルでは，地域の力を引き出すことを基盤としている。

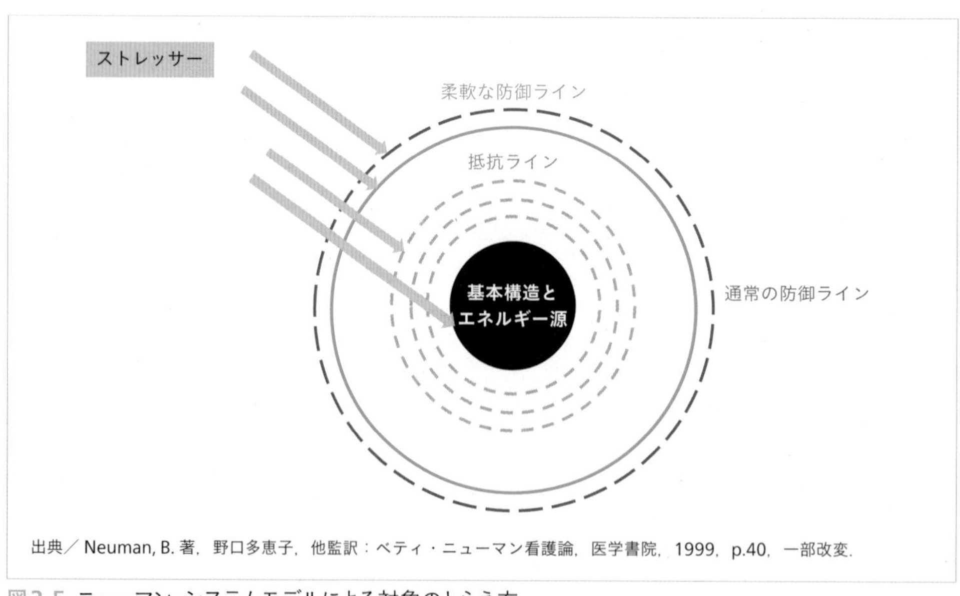

出典／Neuman, B. 著，野口多恵子，他監訳：ベティ・ニューマン看護論，医学書院，1999，p.40，一部改変.

図2-5 ニューマン・システムモデルによる対象のとらえ方

4. コミュニティ・アズ・パートナーモデル

地域をアセスメントし，地域を支援する際に活用できるモデルとして，**コミュニティ·アズ·パートナーモデル**があげられる。

このモデルでは，コミュニティアセスメントの車輪が示され，その中心にコアとなる人々が位置づけられている。コアとは人口特性や文化，価値観，習慣などである。コアの周囲には8つのサブシステム（物理的環境，教育，安全と交通，政治と行政，保健医療と社会福祉，情報，経済，レクリエーション）があり，このサブシステムは相互に影響し合っている。これらの枠組みに従い，アセスメントと分析を行い，予防の視点から地域に介入する。

Ⅱ 地域・在宅看護の理念

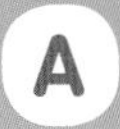 地域共生社会

1. 地域共生社会とは?

地域共生社会とは，制度・分野ごとの縦割りや支え手・受け手という関係を超えて，地域住民や地域の多様な主体が**わが事**として参画し，人と人，人と資源が世代や分野を超え

Column

ニューマン・システムモデルの活用例

①個人

インフルエンザ・ウイルス感染がストレッサーの場合，予防接種を受けているなど柔軟な防御ラインがあるときは通常の防御ラインまで達することなく，軽症ですむ。健康管理が良好であるなど抵抗ラインがあるときは，生命をおびやかすなどの基本構造までダメージを受けない。

②家族

子どもをもつ母親が進行性の疾患に罹患（りかん）することをストレッサーとした場合，子どもの世話や介護を頼める親類や知人が多いなど柔軟な防御ラインがあるときは，通常の防御ラインまで達することなく，家族生活を送ることができる。家族の信頼関係や経済力が良好であるなど抵抗ラインがあるときは，家族生活をおびやかすなどの基本構造までダメージを受けない。

③地域

地震などの大きな自然災害をストレッサーとした場合，防災体制が整備されているなど柔軟な防御ラインがあるときは，通常の防御ラインまで達することなく，コミュニティの衛生状態を維持できる。人々が助け合う風土や衛生意識が良好である。

て**丸ごと**つながることで，住民一人ひとりの暮らしと生きがい，地域を共に創る社会を意味する。また，地域共生社会の実現のために，①地域課題解決力の強化，②地域を基盤とする包括的支援の強化，③地域丸ごとのつながりの強化，④専門人材の機能強化・最大活用が必要である。

地域共生社会という理念は，2017（平成29）年の介護保険法改正において示されたものであり，高齢者に限定せずに，子どもから大人まで多世代のすべての人々のための包摂的なシステムをつくることを目指している。

2019（令和元）年には，地域共生社会に向けた専門職による対人支援として，①具体的な課題解決を目指すアプローチと，②つながり続けることを目指すアプローチの両者を，車の両輪のように活用することとした[14]。また，地域の人々の複合化・複雑化した支援ニーズに対応して，対象の属性にかかわらず受け止める「断らない相談支援」，社会とのつながりを回復する「参加支援」，住民参加や学びの機会をつくる「地域づくりにむけた支援」が必要である[15]。また，2020年には地域共生社会の実現のために社会福祉法の一部が改正され，複雑で困難なケアニーズに対応できるよう，**重層的支援体制整備事業**＊を行うこととなった。

2. 地域・在宅看護実践における地域共生社会の活用

健康面や心理社会的な問題は，家族のなかで，世代をわたって連鎖し，問題が複雑になることが多く，地域共生社会の理念を踏まえてかかわることが重要である。

たとえば，ヤングケアラーといわれる子どもたちは，重度の身体障害や精神疾患，依存症などの父や母の世話に追われ，普通の子どもたちが体験する勉学，遊びや友達との交流もままならないことがある。そのような子どもたちはだれにも相談できず孤立しており，将来を案じて，心身共に追い詰められている場合がある。このような場合，家族の健康問題，価値観，生き方など考えるべき要素が複雑に絡み合うため，包摂的な支援や，子どもたちが助けを求められるしくみが必要である。

人間は弱い存在であり，その弱さを認め合い，自己実現のみでなく相互実現をする生き方を目指し，支援を必要とする人々が助けを求められることが望ましい[16]。この考え方はまさしく地域共生社会の理念そのものである。

＊ **重層的支援体制整備事業**：地域生活課題の解決に資する包括的な支援体制を整備するため，社会福祉法，介護保険法，障害者総合支援法などに基づく事業（情報提供・助言，社会参加に必要な便宜の提供，課題解決の体制整備・拠点開設，相談等）を，一体的・重層的に市町村が実施する事業のことである[17]。

B アドボカシー

1. アドボカシーとは?

アドボカシー（advocacy）は，**権利擁護**と訳される。アドボカシーとは，社会正義を保障するために，自分の権利を主張することや自分で身を守ることができない社会的弱者に代わってその尊厳と権利を擁護する一連の支援を意味する。

アドボカシーの背景には，すべての人は基本的な人権を有し，それを尊重する権利があるという考え方がある。看護職は疾患や障害などによって人権が守られにくい立場にある人を支援する職種であり，アドボカシーの理念に則って，対象者の生命と健康を守り，対象者が人間として尊厳のある生活を送れるように支援する。

特に，アドボカシーの考え方を意識してかかわる必要性の高い対象者としては，未成年者，精神障害や知的障害・認知症がある者，意識のない者，虐待を受けていたり，貧困であったり社会的に弱い立場にある者などがあげられる。このような人々は基本的な生活と健康を守るために，自らのニーズを周囲に伝えることが困難な人々である。一方で，すべての人には自分で自分のことを決める意思決定権があるため，言葉でそのニーズを表現できない状態であっても，その意思を最大限尊重するバランスのとれたかかわりが重要である。

2. 地域・在宅看護実践におけるアドボカシーの活用

地域には，医療や介護の必要性があるにもかかわらず，自らその支援を受けようとしない人々がいる。たとえば，食事を摂らなければ低栄養や脱水に陥ることが予測できるが，知的障害や認知症のため，食事を摂ることを拒否する対象者に対して，本人が望まないことを理由にケアを提供しないことは，アドボカシーの理念から考えると望ましくない。本人が「食事をしたくない」と訴えても，本人の健康と生命を守るニーズという点からは食事を摂取することは必要であり，その課題に対して対策を講じる姿勢が看護職には求められる。

また，看護職にはアドボカシーの理念を踏まえ，環境やシステムの問題で，生活に困難を感じている人々が，豊かに生活を送ることができるよう，地域やコミュニティに対してアプローチをすることが必要である。たとえば，足の不自由な高齢者が病院行きのバスに高いステップがあるため，通院に困っている場合，その地域ではベビーカーを使用する親子も困難を感じているかもしれない。そのような場合，バス会社にノンステップバスなどの導入を働きかける，行政の地域福祉計画などでバリアフリーなまちづくりを提案することなどが考えられる。

C ノーマライゼーション

1. ノーマライゼーションとは?

ノーマライゼーション（normalization）とは，障害を個人の特性ととらえ，障害者が障害のない者と同じ環境や同じ状況で，社会生活や家庭生活を送ることを目指す理念である。

ノーマライゼーションは，1950年代にデンマークのバンク・ミケルセン（Bank-Mikkelsen, N.E.）によって，知的障害者に対する福祉の基本理念として初めて提唱されたものである。日本では，国際障害者年（1981年）以降，ノーマライゼーションの理念が定着し，障害者基本法（1993年）のもと,「障害者プラン：ノーマライゼーション7か年戦略」が策定され，その理念はいっそう浸透してきている[18]。

ノーマライゼーションの育ての親といわれているスウェーデンのニィリエ（Nirje,B.）は，**ノーマライゼーションの8原則**を示している（表2-2）[19]。ノーマライゼーションでは，障害の原因となる疾患の治療以外に，社会生活を送るうえで障壁になる環境や制度上のバリアを除去する**バリアフリー**や，障害の有無にかかわらずすべての人が利用しやすい環境，製品，建築などを目指す**ユニバーサルデザイン**の考え方をもとに，社会的環境を整備する[20]。

2. 地域・在宅看護実践におけるノーマライゼーションの活用

地域・在宅看護実践のなかでは，対象者が疾患や障害により普通の生活を送ることをあきらめないようにかかわることが必要である。たとえば，外出に車椅子（いす）が必要な身体障害

表2-2 ノーマライゼーションにおける8原則

原　則	説　明
1. ノーマルな一日のリズム	朝起きて，普通の食事をして仕事や学校に行く。施設の都合でベッドでご飯を食べたり，日暮れ前に夕飯を食べたりしない。
2. ノーマルな一週間のリズム	一定の場所に住み，他の場所で仕事をしたり，学校に通ったりする。週末は余暇活動を行う。余暇活動を自分の生活している同じ施設で行うことは間違っている。
3. ノーマルな一年のリズム	休日，国民の祝日，個人的に大切な意味のある日など，ノーマルな四季の変化を楽しむ。
4. ノーマルなライフサイクル	幼児，学童，若者，成人，そして高齢になるという，年代にふさわしい経験を可能な限りする。
5. ノーマルな自己決定の権利	自分で決めた選択をし，希望をもち，周囲もそれを認め尊重する。
6. 生活している文化圏にふさわしいノーマルな性的生活のパターン	男性も女性もいる社会で交流し恋愛する。他の人たちと同じように，自分の暮らしの場においても自由で自然な形で男女が交流するべきである。
7. 生活している国にふさわしいノーマルな経済的パターン	他の人たちが保障されている基本的な経済的・社会的な安心と，公的な経済援助を受け，自由に使えるお金があり，その国の経済に参加するべきである。
8. 生活している社会におけるノーマルな環境面のニーズ	普通の場所で普通の大きさの家に住み，地域社会に溶け込む。障害があるからといって，大きな施設に住むことはない。

出典／ベンクト・ニィリエ著，ハンソン友子訳：再考ノーマライゼーションの原理：その広がりと現代的意義，現代書館，2008.

者が，仕事を得て社会参加をしたいという意向をもっている場合に，ノーマライゼーションの理念から考えると，仕事を得る機会を障害者本人と共に探すことが望ましい。移動に必要な手段や必要なケア提供者，情報を獲得し，障害者支援のためのケアを活用しながら，何らかの工夫を行う姿勢が看護職に求められる。

ノーマライゼーションが浸透したケアを提供するには，ケアにかかわる人々や地域ぐるみでその考え方を共有しながら進めることが必要である。たとえば，胃瘻（いろう）による経管栄養が必要な慢性疾患のある子どもが教育を受けることについて，訪問看護師として支援する場合，ノーマライゼーションの理念を活用する。障害のある子どもと障害のない子どもが，地域の小学校で同じクラスで学ぶことがある。障害のある子どもが普通の教育を受けられるだけでなく，障害のない子どもが様々なコミュニケーションの方法を学ぶ機会になる（このような考え方を**インクルージョン***という）という価値を，関係者一同で共有することが望ましい。その上で，看護師は学校で必要な医療処置にどのように対応するのか，たとえば，両親，教員，養護教諭，保健師，主治医，相談員，医療機器メーカーの担当者などと話し合い，支援内容を具体化する。

D プライマリヘルスケア

1. プライマリヘルスケアとは?

プライマリヘルスケア（primary health care；PHC）とは，実践的で，科学的に有効で社会に

Column プライマリヘルスケアの活動原則

アルマ・アタ宣言では，PHC を実施する際の原則として，①住民参加②適正技術の導入③地域で入手可能な資源の優先利用④関連領域の協力と連携⑤既存組織・施設との協調の 5 つをあげている。

Column プライマリヘルスケアの基本的活動分野

アルマ・アタ宣言では，PHC を実施する際の具体的な活動分野として①健康教育②風土病の予防と管理③安全で十分な水の供給と基本的な衛生④家族計画を含む母子保健⑤拡大的な予防接種⑥食料の供給と適切な栄養の促進⑦一般的な疾患や外傷の治療⑧基本的な医薬品の供給をあげている。

* **インクルージョン**：障害はその人の個性と考えられ，障害のある者やない者を含め多様な人々が互いの個性を認め，受け入れて，一体となって働いたり，教育を受けたり，活動をしたりすることを意味する。

受容される手段と技術に基づいた，基本的で欠くことのできないヘルスケアを意味する。

PHC は，1978 年に開催された，WHO と国連児童基金（UNICEF）による共催会議における，**アルマ・アタ宣言**において提唱された理念である。アルマ・アタ宣言では，人々は，個人として自らのヘルスケアの企画と実施に参加する権利と義務を有することが明確にされた。また，PHC では，ヘルスケアの知識，技術，制度を専門職が独占せずに，だれもがその恩恵を受けられるよう，地域の資源を活用しながら，実情に応じた適正な技術化を行うことが必要とされている。PHC は，もともとヘルスケアに関する資源が乏しい発展途上国の人々の健康を確立することを目指した理念であるが，先進国においても活用できるものである。

2. 地域・在宅看護実践におけるPHCの活用

人々の**ヘルス・リテラシー***が十分でない場合やケアに関する資源が不足している場合，PHC の理念を活用することが求められる。たとえば，何らかの理由で義務教育を十分に受けていない療養者に，訪問看護師が内服薬の服用方法を教える場合には，工夫が必要である。看護師は，商品名ではなく，「眠れないときに飲む薬」などわかりやすい言葉で薬袋に書いたり，服用できる錠数を大きな字で書いたりするなど，療養者本人が参加でき，わかりやすい手法を用いて，アプローチをする。

自然災害，パンデミックが起きたときや貧困な地域などで生命や安全がおびやかされ，基本的なケアの資源を入手できない場合は，PHC の理念を活用し，そのときの地域の実情に合わせ，すべての人々にとって有益で適正なしくみをつくる。たとえば，地震や台風などの災害が起きたとき，水道，電気，ガスなどのライフラインがつながらない，飲料水や清潔な水が不足する，トイレやゴミ置き場などの衛生状況が悪化するなどが重なり，様々な感染症が発生するリスクが高くなる。これらの感染を予防するために，PHC の理念を活用し被災地全体を対象として，適切な手洗い方法やトイレの清掃方法を被災者全体に周知したり，ゴミの捨て方のルールを決めたり，基本的な衛生面を整えることによって，被災地域全体の健康が守られる。

E ヘルスプロモーション

1. ヘルスプロモーションとは?

ヘルスプロモーション（health promotion）は，1986 年に WHO が開催した第 1 回ヘルスプロモーション国際会議で提唱された**オタワ憲章**において，人々が自らの健康とその決定

* **ヘルス・リテラシー**：健康や医療，ケアに関する情報について，適切に入手すること，正しく理解すること，信頼性があるかどうかを評価すること，自身の生活に活用できることを意味する。

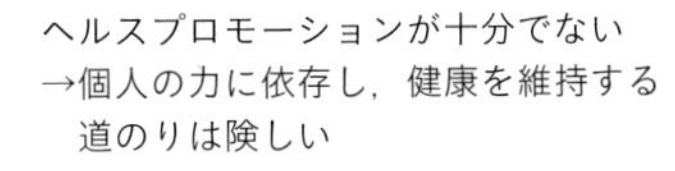

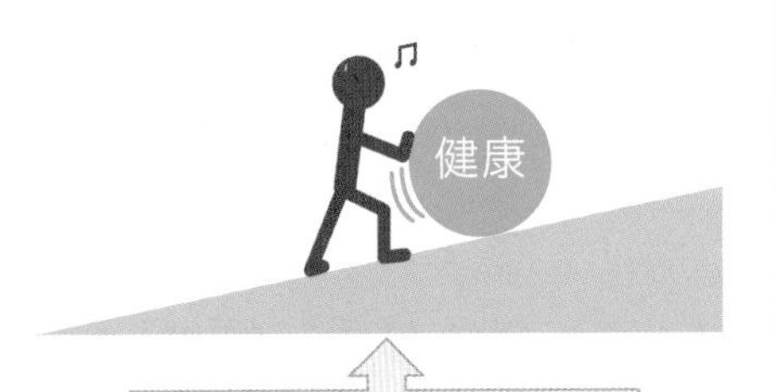

図2-6 ヘルスプロモーションの概念

要因をコントロールし，改善することができるためのプロセスと定義された。

その背景として，先進国では，生活習慣病や老年症候群などが主要な健康問題となってきたことがある。これらの健康問題を予防し，解決するには，対象者への個別の健康教育に加え，人々の意識，生活スタイルや環境，制度，政策などに働きかける根本的な対策が必要である。

ヘルスプロモーションの対象は，すでに疾病や障害のある者から健康な者まですべての者を含む。ヘルスプロモーションの具体的な活動分野として，ヘルスサービスの方向転換（例：健康診断の普及），個人技術の開発（例：家庭用医療機器の開発），地域活動の強化（例：介護サービス利用の住民への周知），健康を支援する環境づくり（例：運動ができる公園の確保），健康的な公共政策づくり（例：ごみの分別と収集方法のルール化）などがあげられる。ヘルスプロモーションの普及によって健康を維持しやすくなる（図2-6）。

2. 地域・在宅看護実践におけるヘルスプロモーションの活用

地域・在宅看護では，対象者の健康維持・促進のために，ヘルスプロモーションの理念を用いて，対象者への教育や対象者を取り巻く生活環境を整える働きかけを行う。たとえば，人工呼吸器を装着した難病患者が在宅療養を開始する際，ケアチームをつくり，役割を分担することが必要である。本人や家族にその医療処置や生活上の管理方法などの理解を進める教育を行う。また，医療機器や衛生材料の準備やそれらを設置するスペースや電力などの確保など，環境面を整えるアプローチを行う。

地域やコミュニティの人々全体の健康づくりのためには，制度や地域の環境全体に対する働きかけが必要である。たとえば，介護サービスを使うことは世間体が悪いととらえる地域では，家族のみで介護を抱え込み，生活が破綻することがある。ヘルスプロモーションの理念を活用し，介護は社会全体で支援する必要があること，健康障害には予防できるものもあることを地域全体に啓発し，介護サービスの利用方法や介護予防の方法などを住民にわかりやすく周知することで，地域全体の健康度が向上する。

F エンパワメント

1. エンパワメントとは?

エンパワメント（empowerment）は，「人々への能力の付与」といわれ，人々に対して自信を与え，自己決定力を強化して自己実現を目指すことができるように援助を行うことである。エンパワメントは，いかなる対象者にも問題解決能力があり，自分で自分の生き方を選択する（**主体的意思決定**）権利があることを前提としている。

エンパワメントの起源は教育学者のフレイレ（Freire, P.）が社会のなかで抑圧された人々が抑圧の矛盾を乗り越え，抑圧者も解放することが人間らしい使命であると主張したことから始まる[21)]。また，フリードマン（Friedmann, J.）は，エンパワメントを社会的，政治的，心理的に力を奪われた人々がそのコントロールを取り戻すことと説明している[22)]。このように，エンパワメントとは，社会のなかで抑圧され，不利な状況に置かれている人々が，本来もっている力を発揮できることを目的としている。

エンパワメントの理念は，すべての人々に適用でき，人々が支援を得ながら，自分の課題や問題解決の方法に気づき，自らの力を信じて行動を起こすことを目指す。

2. 地域・在宅看護実践におけるエンパワメントの活用

地域・在宅看護では基本的に，対象者の自己決定を尊重し，対象者本人が療養生活の方針やサービスの利用を決定することを促す。しかし，対象者は疾病や健康障害のため自信を失い，主体的意思決定を行うことが難しいことがある。対象者が自分のもつ様々な潜在的能力に自分で気づき，主体的に意思決定ができるように，エンパワメントの理念を活用し，対象者の**自己効力感***（self-efficacy）を高めるかかわりをすることが重要である。

その際には，ストレングスモデルを活用することがある。**ストレングス**（strength）とは，「強み」のことであり，対象者の強みや肯定的な面に焦点を当てた，強みを生かす支援を行う。

治療を目的とする急性期の看護では，生命に危機が及（およ）ぶため，対象者の「できないこと」を問題点として取り上げ，その不足を補う支援が行われる。しかし，地域・在宅での療養者のケアニーズは慢性的なものであり，対象者の「できること」を伸ばす観点を看護職がもつこと[23)]を求められる。強みを生かす支援と不足を補う支援の違いを表 2-3 に示す。

---

* **自己効力感**：ある行動について，自分はそれをどの程度適切に行えるかという能力認知のことである。アルバート・バンデューラ（Bandura, A.）が社会的学習理論で提唱した主要概念である。

表2-3 強みを生かす支援と不足を補う支援

	強みを生かす支援	不足を補う支援
目的	対象者は自身で解決方法を見いだすことが求められる。	対象者は看護職の示唆に従うことが求められる。
主な情報源	対象者や家族からの主観的情報（健康や生活について人々が何を感じ，経験しているのか）を尊重する。	健康情報や医学情報など客観的情報を尊重する。
対象者と看護職の関係	対象者・家族と看護職・ほかの専門職等がチームで協働的なパートナーシップをもつ。	専門職は最もよく知っている者としてとらえられ，対象者はケアを受ける者として受け身である。
使用される言葉	肯定的な言葉（「強み」「エネルギー」「チャレンジ」）を使用する。	否定的な言葉（「疾患」「機能不全」「不足」を使用する。

出典／ Gottlieb, L.N. in collaboration with Gottlieb, B.: Strengths-Based Nursing Care; Health and Healing for Person and Family, Springer, 2013, p.25 をもとに作成.

対象者と看護職が対等な**パートナーシップ**をもち，対象者の主体的意志決定とエンパワメントを促すように，援助が行われる。また，対象者個人がもっている潜在能力のみではなく，対象者の環境要因となる家族や周囲の人々，地域をストレングスととらえてかかわることが特徴的である[24]。

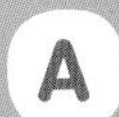

III 地域・在宅看護の変遷

A 地域・在宅看護活動の原点

1. イギリスでの地区看護師活動の始まり

フローレンス・ナイチンゲール（Nightingale, F., 1820 ～ 1910）は，19 世紀終わりにすでに，地域・在宅看護の重要性を明言している。当時，結核や不治の病をもつ貧しい人々の大部分は救貧院病院に送られていた。そのなか，ナイチンゲールは「病院というものはあくまで文明の途中の一つの段階を示しているにすぎない。（中略）究極の目的はすべての病人を家庭で看護することである」と述べている[25]。

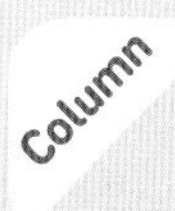

人々のもつ力に着目した言葉

ストレングス以外の人々のもつ力に着目した言葉には**リカバリー**（recovery）や**レジリエンス**（resilience）がある。リカバリーは，障害や疾患など困難な経験によって失ったものを取り戻すプロセスのことである。レジリエンスとは困難な経験から立ち直る回復力を意味する。

ナイチンゲールと共に，地域･在宅看護の礎をつくったのは，リバプールの貿易商の**ウィリアム・ラスボーン**（Rathbone, W., 1819 ～ 1902）である。

ラスボーンは，妻の看取りを看護師に依頼した経験から貧しい病人が自宅で看護を受けられるように，1859 年に貧しい病人の家庭を訪問する慈善事業を始めた[26)]。この事業に意義を感じたラスボーンは，専門的な教育を受けた看護師養成の必要性を感じ，ナイチンゲールに協力を求め，1861 年に王立リバプール病院に看護師養成学校を開設した[27)]。

リバプールでは 1865 年頃までに町全体を 18 地区に分け，**地区看護師**（district nurse）を配置し，主に貧しい病人に訪問看護を行うしくみがつくられた。また，地区看護師らはナイチンゲールらのもとで教育を受けることが原則となっていた。当時，貧困層の人々の衣食住の状況は劣悪であったが，看護師は彼らに施しを与えて依存的になるようにはせず，ケアや健康教育を中心にした看護活動を行った[28)]。やがて，この活動はイギリス全国に地区看護師の制度として広められた。なお，地域で乳幼児への保健活動を中心に行う看護職はヘルスビジターとよばれ発展してきている。

2. アメリカでの訪問看護師活動の始まり

アメリカでの地域・在宅看護の始まりは，1877 年にニューヨーク伝道団女性支部が看護師フランシス・ルーツ（Root, F.）を正式に雇い，貧しい人々を訪問し，看護を提供したことである。その後，ほかの団体も**訪問看護師**（visiting nurse）を雇い始め，ニューヨークをはじめ，バッファロー，フィラデルフィア，ボストンなど東部の都市で暮らす貧しい人々や移民を対象に，**訪問看護師協会**（Visiting Nurses Association）が開設された[29)]。

当時，感染症対策が最も優先されており，訪問看護師は医師の指示に従って診療の補助を行うと同時に，疾患や病状悪化を予防するため，適切な衛生管理や栄養指導など療養者や家族に健康教育を行うことが，役割として強く求められた[30)]。

3. リリアン・ウォルドによるヘンリー街・セツルメント

リリアン・D・ウォルド（Wald, L. D., 1867 ～ 1940）は，コロンビア大学に公衆衛生看護学科を開設，スクール・ナースの制度化，学校給食制度の導入，児童局や女性のための労働組合の設立協力，公衆衛生看護協会の結成など地域看護の発展につながる様々な活動を行った人物である[31)]。

ウォルドは，1893 年 26 歳のときに**ヘンリー街・セツルメント**＊（Henry Street Settlement）を設立した。当時，ニューヨークのヘンリー街には移民が多く，貧しく暮らしていた。これらの人々の健康ニーズに対応するために，看護師が住民と暮らし，人々の健康や衛生に対するセルフケアを促進し，社会的・環境的側面を整える活動を行った。なお，ヘンリー街・セツルメントは，後に日本の地域・在宅看護活動にも大きな影響を与えた。

＊ **セツルメント**：社会福祉事業家や民間有志者などが，貧しい人々が多く暮らす地域で住民と生活を共にし，価値観などを共有しながら地域社会の改善を図る活動を意味する。

4. アメリカの開拓地における看護サービスの始まり

1925年頃にはメアリー・ブレッキンリッジ（Breckinridge, M., 1881〜1965）によって，ケンタッキー州の山村部住民を対象に，開拓地の看護サービス（frontier nursing service）が始まった。サービス開始当初，看護ケアの拠点となる小屋などの建設，水や電気の供給の確保や下水処理などにも対応しなければならない困難な状況であった[32]。

しかし，これらの困難を乗り越え，1927年から1930年の間に拠点を6か所開設した。その結果，約1100km四方の広大な地域で暮らす1万人近い人々にサービスを提供でき，人々の死亡率は低下したといわれている[33]。

B 日本の地域・在宅看護活動の始まり

1. 明治時代の地域・在宅看護活動

日本においても，地域・在宅看護活動はイギリスやアメリカと同様に，都市部を中心に慈善事業の一環として発展してきた（表2-4）。

1886（明治19）年に京都同志社の新島襄（にいじまじょう）が京都看病婦学校を設立し，1892（明治25）年には婦人伝道師を同伴して貧困家庭を訪問する巡回看護婦制度を開始した。

同じ頃，鈴木まさが慈善看護婦会を東京に開設し，貧困者向けの派出看護のしくみをつくった。また，1911（明治44）年に社会事業家の生江孝之（なまえたかゆき）が欧米の地域・在宅看護活動を紹介し，その必要性を説いた。

2. 大正時代の地域・在宅看護活動

当時，日本の妊産婦の健康状態は極めて劣悪な状況であり，母子保健対策が重要課題であった。東京大学キリスト教青年会の学生が中心となり，1919（大正8）年には東京賛育会の慈善事業の一環として，産婆が妊産婦や乳幼児の健康相談，助産などを行う巡回産婆事業を開始した。1924（大正13）年には大阪市堀川乳児院から看護婦が出産家庭を訪問した。

1923（大正12）年の関東大震災では，死者・行方不明者が10万人以上に及（およ）んだ。急増した貧困層の医療需要に応じるため，**済生会巡回看護事業**が臨時に始まった[34]。この活動では看護婦や産婆が一定期間の講習を受け，臨時診療所を拠点として，受け持ち地区を決めて貧困家庭を巡回し，伝染病の予防や妊産婦・乳幼児の看護を行った[35]。この活動は当初，半年間で打ち切る予定であったが，予想外の成果をあげたため，済生会の通常業務として定着した[36]。

表2-4 日本における地域・在宅看護の変遷（1886～1948年）

年	在宅看護に関する制度や社会状況		事項
1886（明治19）		地域・在宅看護の始まり	新島襄が京都看病婦学校を設立
1891（明治24）			鈴木まさが慈善看護婦会を開設
1892（明治25）			新島襄が婦人伝道師同伴による巡回看護婦制度を開始
1911（明治44）			生江孝之が巡回看護事業の必要性を説く
1914（大正3）	第一次世界大戦参戦		
1919（大正8）			東京賛育会が巡回産婆事業を開始
1922（大正11）	健康保険法制定		
1923（大正12）	関東大震災		済生会が巡回看護事業を開始
1924（大正13）			大阪市堀川乳児院の看護婦が出産家庭訪問を開始
1927（昭和2）			聖路加国際病院に公衆衛生看護部を設置
1928（昭和3）			日本赤十字社大阪支部病院産部乳児部の外来看護婦が家庭訪問を開始 大阪市内に日本最初の小児保健所を設立
1930（昭和5）			大阪朝日新聞社会事業団が公衆衛生訪問婦協会を設立
1931（昭和6）			日本赤十字大阪支部病院社会看護婦が訪問を開始
1934（昭和9）		地域・在宅看護活動の発展	恩賜財団愛育会の発足
1935（昭和10）			東京市京橋に東京市特別衛生地区保健館を設立
1936（昭和11）			東北更新会の発足
1937（昭和12）	保健所法制定		
1938（昭和13）			埼玉県所沢に埼玉県特別衛生地区保健館を設立
1941（昭和16）	保健婦規則制定		
1945（昭和20）	第二次世界大戦終結		
1947（昭和22）	日本国憲法施行		
1948（昭和23）	保健婦助産婦看護婦法制定		

出典／福島道子，河野あゆみ：新訂在宅看護論，放送大学教育振興会，2011，p.22-23，一部改変．

C 地域・在宅看護活動の発展

1. 地域・在宅看護活動の確立

昭和初期，アメリカの地域・在宅看護に影響を受けた活動が日本で始まった。

1927（昭和2）年，東京の**聖路加国際病院**ではアメリカ人公衆衛生看護婦クリスティン・M・ヌノ（Nuno, C, M,.）を招き，日本赤十字社救護看護婦養成所の卒業生らが乳幼児の家庭訪問や健康相談を始めた。やがて，アメリカでの公衆衛生看護婦としての経験をもつ平野みどりも加わり，公衆衛生看護部として本格的に活動が開始された。

大阪では，コロンビア大学で学び，ヘンリー街・セツルメントに強く影響を受けた保良せき（1893～1980）が1930（昭和5）年に**朝日新聞社会事業団公衆衛生訪問婦協会**を設立した（図2-7）。ここでは受け持ち地区を定め，その地区の病人の訪問看護のほか，乳幼児，妊産婦，健康な成人への健康相談などを展開した。保良は訪問婦には優れた資質が必要と考え，良家の子女であること，高等女学校と看護婦養成所を卒業していることを求め，公

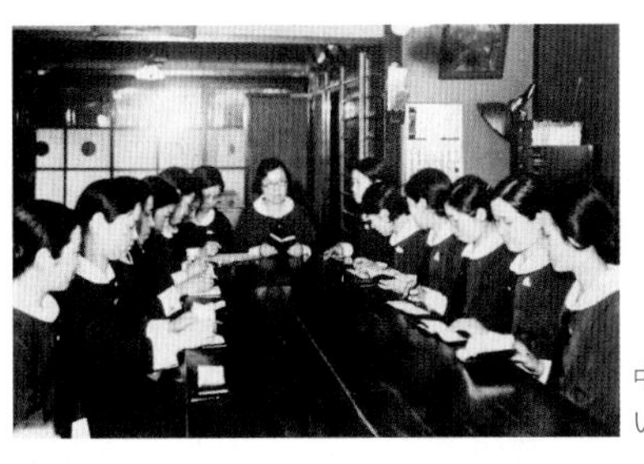

中央の眼鏡をかけている女性が保良せき

出典／高橋政子：写真でみる日本近代看護の歴史；先駆者を訪ねて，医学書院，1984，p.110.

図2-7 公衆衛生訪問婦協会の朝のカンファレンス

衆衛生看護全般の1年間の教育訓練を行った後，正規の訪問婦として採用した[37]。

1931（昭和6）年には，日本赤十字社大阪支部病院では公衆衛生看護教育を受けた社会看護婦を採用し，大阪市内の乳児院，小児保健所，朝日新聞社会事業団と連携をとり，本格的な訪問活動を行った[38]。

2. 公衆衛生看護活動の確立

第一次世界大戦以降，農村部の住民は恐慌や凶作，災害で都市部より劣悪な貧困と，結核や腸チフスなどの感染症のまん延に苦しんでいた。昭和初期には農村住民の生活改善を目的とし，妊産婦や乳幼児の保護を中心とした看護が展開された。主には，**恩賜財団母子愛育会**（1934［昭和9］年），東北更新会（1936［昭和11］年）などがあげられる[39]。

この時期には公衆衛生看護活動が発展し，1935（昭和10）年には聖路加国際病院公衆衛生看護部の事業を引き継ぐ形で**都市型保健館**として東京市京橋に東京市特別衛生地区保健館，1938（昭和13）年には**農村型保健館**として埼玉県所沢に埼玉県特別衛生地区保健館が設立された。

昭和初期から1960年代にかけ，療養者に対する訪問看護活動は，公衆衛生看護活動の一部として提供されていた（図2-8）。

D 地域・在宅看護活動の制度化

1. 医師の往診を発展させた訪問看護活動

1970年代に入ると，高度経済成長とともに日本は高齢化社会に突入し，国民の健康課題は感染症から生活習慣病や老化に起因するものが中心となった。この変化に伴い，高齢化に対応できる医療保健福祉対策が重視され，在宅看護活動が注目されるようになった。この時代以降の地域・在宅看護の変遷を表2-5に示す。

この時期，民主医療機関連合会関連病院・診療所，京都の堀川病院，東京都府中病院な

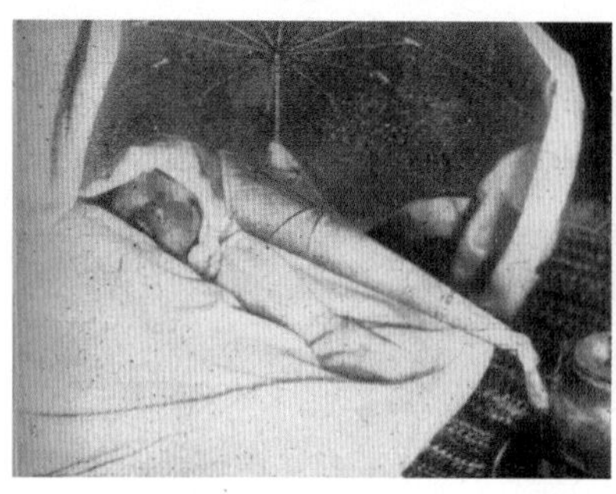
傘，やかん，新聞紙，電熱器，湯などを使った蒸気吸入の様子

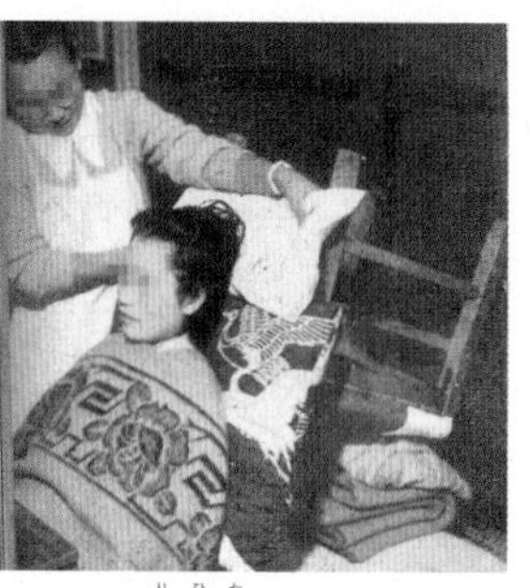
座布団，離被架，枕，砂嚢などを使った，患者を起座位にする方法

出典／国立公衆衛生院看護学部：保健婦のための家庭看護，メヂカルフレンド社，1955，p.22，24.

図2-8 公衆衛生看護活動における訪問看護（1950年代）

表2-5 日本における地域・在宅看護の変遷（1963～2008年）

年	在宅看護に関する制度や社会状況		事項
1963（昭和38）	老人福祉法制定	地域・在宅看護活動の制度化	老人福祉法により，特別養護老人ホームが制度化
1970（昭和45）			民主医療機関連合会関連病院・診療所で訪問看護活動を開始 京都西陣の堀川病院で訪問看護活動が発展
1971（昭和46）			東京都東村山市の事業として寝たきり老人訪問看護活動を開始
1974（昭和49）			東京都府中病院の在宅診療班看護職による訪問活動を開始 東京都新宿区立区民健康センターで訪問看護活動を開始
1975（昭和50）			神奈川県横浜市で退職看護職と保健所保健婦が連動した訪問活動を開始
1977（昭和52）			東京都板橋区で在宅ケア体制を整備
1982（昭和57）	老人保健法制定		老人保健法による訪問指導事業を開始 老人医療に「退院患者継続看護・指導料」を新設
1986（昭和61）			健康保険診療報酬に「精神科訪問看護・指導料」を新設
1987（昭和62）			厚生省看護制度検討会の報告で訪問看護婦の育成を答申
1988（昭和63）			老人医療の「退院患者継続看護・指導料」を「寝たきり老人訪問看護・指導料」に改変 健康保険診療報酬に「在宅患者訪問看護・指導料」を新設
1989（平成元）	高齢者保健福祉推進十か年戦略策定	地域包括ケアの発展	
1992（平成4）			老人保健法の改正で老人訪問看護制度を新設（「老人訪問看護ステーション」として制度化） 健康保険診療報酬に「退院前訪問指導料」「在宅末期医療総合診療料」を新設
1994（平成6）	高齢者保健福祉推進十か年戦略の見直し策定		老人診療報酬に「寝たきり老人末期訪問看護・指導料」を新設 健康保険診療報酬に「訪問看護療養費」を新設（「訪問看護ステーション」として制度化）
1996（平成8）			健康保険診療報酬の「訪問看護・指導料」の引き上げと訪問回数制限の緩和
2000（平成12）	介護保険法制定		
2008（平成20）			高齢者の医療の確保に関する法律施行，老人保健法廃止

出典／福島道子，河野あゆみ：新訂在宅看護論，放送大学教育振興会，2011，p.22-23，一部改変.

どの一部の病院で，医師の往診を発展させた形で看護婦による訪問が行われた。しかし，これらは健康保険などの報酬として認められていなかったため，医療機関の収入につながらず，一般的な活動としては定着しなかった。

2. 自治体事業としての訪問看護活動

1970年代には，訪問看護活動は一部の自治体から事業としても提供されていた。表2-5に示すとおり，1971（昭和46）年に東京都東村山市が寝たきり老人訪問看護活動を開始した。1974（昭和49）年には東京都新宿区立区民健康センターで福祉医療事業としての訪問看護活動，1975（昭和50）年には横浜市で退職看護職と保健所保健婦が連動した訪問活動が開始された。1977（昭和52）年には東京都板橋区で衛生部門が中心となり，訪問看護や関連医療福祉機関との連携や情報管理などを行い，在宅ケア体制の整備が試みられた。

3. 訪問看護活動の制度化の始まり

1980年代以降，急速な高齢化とともに老人医療費の増大が問題視され，高齢者保健医療福祉サービスを統合する動きがみられた。

現在の地域包括ケア体制の基盤となった法律として，**老人福祉法**（1963［昭和38］年制定）と**老人保健法***（1982［昭和57］年制定）がある。老人保健法は，2008（平成20）年に廃止されるまで，地域包括ケア体制整備に重要な役割を果たした。老人保健法ではそれまでの看護職の療養者への訪問活動を初めて制度化した。老人保健法では，老人保健事業に保健婦などによる**訪問指導事業**を位置づけ，老人医療に医療機関からの訪問看護を「**退院患者継続看護・指導料**」として，初めて診療報酬化した。

1986（昭和61）年に健康保険診療報酬改定では「精神科訪問看護・指導料」，1988（昭和63）年には「**在宅患者訪問看護・指導料**」が認められ，高齢者に限らず在宅で療養するすべての年代の人に，医療機関から訪問看護を提供できるようになった。

1987（昭和62）年の厚生省「国民医療総合対策本部中間報告」では，訪問看護を専門に行う看護婦を育成すること，継続的な訪問看護サービスを提供する方策を検討することが示された。1988（昭和63）年より全国11か所で訪問看護等在宅ケア総合推進モデル事業が行われ，その成果が訪問看護制度の創設につながった。

E 地域包括ケアの発展

1989（平成元）年には，**高齢者保健福祉推進十か年戦略**（**ゴールドプラン**）といわれる保健福

* **老人保健法**：「国民の老後における健康の保持と適切な医療の確保を図るため，疾病の予防，治療，機能訓練事業等の保健事業を統合的に実施し，もって国民保健の向上及び老人福祉の増進を図ること」を目的として制定され，老人保健事業と老人医療などについて定めた。

祉計画が策定され，施設や在宅ケアサービスの整備の具体的な数値目標が設定された。

1992（平成4）年には，老人保健法改正により**老人訪問看護制度**が創設され，老人訪問看護ステーションが制度化された。**老人訪問看護ステーション**は，その管理者が看護職であり，経済的な裏づけをもって自律的に地域で看護サービスを提供できる事業所として初めて位置づけられた。1994（平成6）年には，健康保険法改正によって，高齢者に限定せず，在宅療養者全般に対象を拡げた**訪問看護制度**となり，その名称が**訪問看護ステーション**に変更された。

その後，予想を超えて高齢化が急速に進展し，ゴールドプランで策定した目標を見直した。1994（平成6）年に**新ゴールドプラン**を策定し，1999（平成11）年までにホームヘルパーや訪問看護ステーションの整備を目標にした。また，利用者本位・自立支援，普遍主義，総合的サービスの提供，地域主義などの基本理念が掲げられ，これらは介護保険制度に引き継がれた。

2000（平成12）年に**介護保険法**が施行され，地域のケアシステムは飛躍的に整備された。介護保険法ではケアマネジメントが導入され，訪問看護はほかのサービスと連携して，よりいっそう総合的なサービスを提供することになった。2006（平成18）年，介護保険法の改正により，**地域包括支援センター**が新設され，地域包括ケア体制の拡充が図られてきている。

IV 地域・在宅看護の倫理

A 看護と倫理の基本的な考え方

1. 倫理の定義

倫理とは，人間として望ましく，良い行動をとるにあたっての普遍的な基準となるものであり，どのような行動や態度をとるべきか，その行動をとる理由は何かといったことについて，説明をするときに役立つ体系的な知を意味する。

すべての看護職は，様々な実践場面でケアの判断を求められることが多く，対象にとって最も良いケアとは何か，看護職として最も望ましい行動とは何か，常に**倫理的感受性**（moral sensitivity）をもち，倫理に従った判断を行うことが重要である。倫理的感受性とは，現実で起こる**倫理的問題**に気づき，そのことに取り組もうとする感性を意味する。

2. 倫理4原則

看護においては，次に示す**倫理4原則**[40),41)]に従うことが必要である。

1 自律尊重原則

自律尊重原則（autonomy）とは，対象者の自己決定を尊重する，あるいは対象者が良い自己決定をできるようにすることである。この原則は，4原則のなかで最も重要であるとされている。しかし，対象者には心身の機能低下によって，意思決定ができない者もいる。このような場合，対象者の意思を尊重すると，かえって本人の最善の利益が守れないことがあるため，次の善行原則を判断の根拠にすることが，しばしばある。

2 善行（恩恵）原則

善行（恩恵）原則（beneficence）とは，対象者にとって最善の利益や幸福を追求し，恩恵を与える善い行為を行うことである。対象者にとっての最善の利益とは，本人の立場に立って考えることが前提にあり，ケア提供者側のみの視点でとらえてはならない。看護職は，対象者とよく話し合い，その価値観に沿った最も望ましい選択ができるように支援する必要がある。

3 無危害（侵害回避）原則

無危害（侵害回避）原則（non-maleficence）とは，対象者がこうむる可能性のある苦痛や苦悩を避けることである。対象者にとって，利益になることを行うこと（善行原則）と同時に，有害なことを最小限にする努力が必要である。

4 公正（公平）原則

公正（公平）原則（justice）とは，対象者を公平，平等に扱い，利益やリスク，コストなどを公平に配分することである。その前提には，すべての人々は平等にケアを受ける権利があり，同様のニーズをもつ対象者には同様のケアが提供されることがある。たとえば，ある地域で提供できるケアサービスの量は限られているが，介護の手間のかかる一部の重度者がその地域のサービスを独占することは不平等である。同様のニーズをもつほかの療養者もサービスを利用できるようにすることが，公正原則にかなう。

B 地域・在宅看護における倫理的問題

1. 看護と倫理的問題

看護職が体験する倫理的問題は，①倫理的不確かさ（moral uncertainly），②倫理的ジレンマ（moral dilemma），③倫理的悩み（moral distress）に分類される[42)]（表2-6）。

①**倫理的不確かさ**とは，その倫理的問題の全貌がよくつかめず，どのような倫理原則や倫理的価値にかかわっているか不確かなものを意味する。②**倫理的ジレンマ**とは，その倫

表2-6 地域･在宅看護における倫理的問題の例と解決のための考え方

倫理的問題	例	解決のための考え方
❶倫理的不確かさ	認知機能低下疑いのある高齢者Aさんの食事は，1日1回である。「もともと食事はあまり摂らない」と本人は強く主張するが，経済的に苦しい様子である。	倫理的問題の内容が不確かである。食事を十分に摂取しないことは本人にとって最善の利益なのか，本人の意思をどの程度尊重するのか，倫理原則や倫理的価値を明確にする。
❷倫理的ジレンマ	50歳代のALS患者のBさんは，寝たきりで呼吸機能が低下している。急変時の呼吸器装着について，苦痛を避けるために行わないか，家族の心の支えのために行うか，迷っている。	倫理的価値に優先順位をつけることが困難である。本人にとって，最も良い利益を追求することと苦痛を回避することが相反するため，本人とよく話し合い，優先順位を明確にする。
❸倫理的悩み	70歳代の主婦Cさんは，90歳代の姑を1人で介護している。介護負担感は高く，疲労困ぱいである。ショートステイ利用の意義は理解できるが，世間体を理由に使いたがらない。	地域社会の規範により，倫理的価値に基づく行動をとれない。規範に基づいて行動をとるか，個人的価値観に基づいて行動をとるか，よく話し合い，判断する。

理的問題に複数の倫理的価値が関与しており，それが両立できず，いずれの価値も無視できないもののことである。③**倫理的悩み**とは，倫理原則や倫理的価値に基づいて正しい判断はできるが，組織の方針や社会規範などの現実的な制約により，判断に基づく行動を実行できなくなったときに生じる悩みのことである。

2. 地域・在宅看護における倫理的問題

地域・在宅看護が対象とする人々は，疾病や障害があっても家族や周囲の人々とかかわりながら，地域で主体的に生活を送っている人々である。この点が，治療を目的とする入院患者とは大きく異なる。地域・在宅看護においては，①あらゆる生活や医療の選択において，本人の決定権が最も優先されること，②本人と家族・本人を取り巻く多職種間に意思の相違がある場合があること，③近隣住民の意向・地域社会の規範に対して，本人の意思が反する場合があることなどの背景が，倫理的問題に影響する[43]。さらには，地域では，サービス利用者の個人情報を多機関で共有することが多く，ファックスやモバイル機器など様々な媒体を使用していることから，④情報共有とプライバシー保護の考え方が多様であること[44]も影響する。地域・在宅看護における倫理的問題の例と解決のための考え方を表2-6に示す。

3. 地域・在宅看護における倫理的問題の予防と解決

倫理的問題の予防や解決には，合意形成のプロセスが重要である[45]。**合意形成**とは，関係者の間で最善策を合意することである。

合意形成のプロセスでは，対象者，家族，関係者の価値観を知り，その価値観を尊重する。そのためには話し合いを十分に行うこと，相手を受け入れること，互いの考え方を共有すること，物事を多方面からとらえること，関係者全員の意見を大切にすること，解決策として正しい答えが見つけられない場合，より良い方策を探り続けることが重要である[46]。

地域・在宅看護では関係者の物理的距離が離れており，コミュニケーションをとりにくいため，相手の意向や考え方を的確に把握するコミュニケーション力や，倫理的問題に関する話し合いの場を設定する調整力が求められる。また，ある事例の倫理的問題を多職種で話し合う事例検討会を定期的に行うことにより，倫理的問題の予防や解決を導く実践力の向上が期待できる。

文献

1) 医療情報科学研究所：公衆衛生と健康の概念，公衆衛生がみえる 2020 − 2021，メディックメディア，2020，p.2-9.
2) Hitchcock, J.E., et al.：Community Health Nursing；Caring in Action, Second edition, Thomson, 2003, p.458-474.
3) 日本看護協会出版会：令和 2 年看護関係統計資料集，日本看護協会出版会，2020.
4) 三菱 UFJ リサーチ＆コンサルティング：平成 29 年度老人保健事業推進費等補助金老人保健健康増進等事業，地域包括支援センターが行う包括的支援事業における効果的な運営に関する調査研究事業報告書，2018，https://www.murc.jp/uploads/2018/04/koukai_180418_c5.pdf （最終アクセス日：2021/2/27）
5) 医療情報科学研究所：医療保障制度，公衆衛生がみえる 2020 − 2021，メディックメディア，2020，p.160-167.
6) 世界保健機関：ICF 国際生活機能分類；国際障害分類改定版，中央法規出版，2002.
7) 大川弥生：ICF；「人」のよりよい生活・人生を支えるツール；在宅医療・介護における基本概念，訪問看護と介護，19（2）：106-110，2014.
8) 安藤邑惠：ケアが必要な高齢者の捉え方〈小木曽加奈子編：高齢者のケアの質を高める ICF を活かしたケアプロセス〉，学文社，2015，p.8-14.
9) 岡本双美子：在宅看護における家族支援，在宅看護論第 4 版，河野あゆみ編著，2019，p.103-119.
10) 小林奈美：グループワークで学ぶ家族看護論第 2 版，カルガリー式家族看護モデル実践へのファーストステップ，医歯薬出版社，2011.
11) ベティ・ニューマン著編，野口多恵子，他監訳：ベティ・ニューマン看護論，医学書院，1999.
12) エリザベス T. アンダーソン，ジュディス・マクフォーレイン編，金川克子，他監訳：コミュニティアズパートナー；地域看護学の理論と実際，第 2 版，医学書院，2007.
13) Anderson, E.T. & McFarlane, J.: Community as partner: theory and practice in nursing 8th edition, Wolters Kluwer, 2019.
14) 厚生労働統計協会：厚生の指標増刊：国民の福祉と介護の動向 2020/2021，2020，p.22-31.
15) 前掲書 14).
16) 原田正樹：地域共生社会の実現に向けて：その背景と方向性，保健師ジャーナル，74（10）：2018，p.818-823.
17) 前掲書 14).
18) 前掲書 14)，p.77.
19) ベンクト・ニィリエ著，ハンソン友子訳：再考ノーマライゼーションの原理：その広がりと現代的意義，現代書館，2008.
20) 医療情報科学研究所：障害者福祉，公衆衛生がみえる 2020 − 2021，メディックメディア，2020，p.254-257.
21) パウロ・フレイレ著，三砂ちづる訳：新訳被抑圧者の教育学，亜紀書房，2011.
22) ジョン・フリードマン著，斉藤千宏，雨森孝悦監訳：市民・政府・NGO：「力の剝奪」からエンパワメントへ，新評論，1995.
23) Gottlieb, L.N. in collaboration with Gottlieb,B. : Strengths-Based Nursing Care; Health and Healing for Person and Family, Springer, 2013, p.1-34.
24) 日本在宅ケア学会編：在宅ケア学の基本的考え方〈在宅ケア学 第 1 巻〉，ワールドプランニング，2015，p.69-73.
25) F. ナイチンゲール著，湯槇ます監，薄井坦子，他編訳：地域看護婦は何をすべきか，ナイチンゲール著作集第二巻，現代社，1974，p.59-65.
26) 宮崎和加子，他：在宅ケアの探求者たち；その人と言葉 第 5 回 番外篇 ウィリアム・ラスボーンという人〈その 1〉，コミュニティケア，4（8）：50-52，2002.
27) Maurer, F.A., Smith, C.M.：Community/public health nursing practice; health for families and populations, Saunders Elsevier, Fifth Edition, 2013, p.31-53.
28) 前掲書 27).
29) Stanhope, M., Lancaster, J: Public health nursing; population-centered health care in the community, Mosby Elsevier, Tenth Edition, 2020, p.22-44.
30) 前掲書 29).
31) 宮崎和加子，他：在宅ケアの探求者たち；その人と言葉第 9 回番外篇リリアン・D・ウォルドという人，コミュニティケア，4（12）：52-54，2002.
32) 前掲書 29).
33) 前掲書 29).
34) 大国美智子：保健婦の歴史，医学書院，1973，p.1-16.
35) 前掲書 34).
36) 高橋政子：写真でみる日本近代看護の歴史；先駆者を訪ねて，医学書院，1984，p.92-115.（絶版）
37) 前掲書 34).
38) 前掲書 36).
39) 前掲書 36).
40) 箕岡真子：認知症ケアの倫理，ワールドプランニング，2010，p.23-33.

41）宮脇美保子：改訂身近な事例で学ぶ看護倫理，中央法規，2020，p.32-52.
42）大西香代子：看護ケアにおける倫理的課題〈高崎絹子，山本則子編：看護ケアの倫理学〉，放送大学教育振興会，2009，p.64-75.
43）小西恵美子編：看護倫理，改訂第3版，南江堂，2021，p.155-161.
44）医療人権を考える会：訪問看護特有の倫理的問題を考える〈杉谷藤子，川合政恵監：事例で考える訪問看護の倫理〉，日本看護協会出版会，2015，p.14-22.
45）吉武久美子：看護者のための倫理的合意形成の考え方・進め方，医学書院，2017，p.50-59.
46）前掲書45)，p.15-29.

参考文献

・市村久美子，島内憲夫編著：ヘルスプロモーション〈新体系看護学全書別巻〉，メヂカルフレンド社，2020.
・武田裕子，大滝純司：健康支援と社会保障制度①医療学総論〈新体系看護学全書〉，メヂカルフレンド社，2020.
・F. ナイチンゲール著，湯槇ます監，薄井坦子，他編訳：ナイチンゲール著作集第三巻，現代社，1977.
・筒井真優美編：看護理論家の業績と理論評価，医学書院，2015.
・日本看護歴史学会編：日本の看護のあゆみ；歴史をつくるあなたへ，第2版，日本看護協会出版会，2014.

第 3 章

地域・在宅看護を支えるしくみ

この章では

- 医療保険制度や介護保険制度のしくみと動向を理解する。
- 障害者支援のしくみと動向を理解する。
- 難病患者への医療制度，生活保護制度，社会福祉，児童福祉，虐待防止の制度の概要を理解する。
- 訪問看護の基盤となる制度，提供のしくみを理解する。
- 地域包括ケアシステムの必要性と目的・機能を理解する。
- 地域包括支援センターの役割・機能を理解する。

I 地域・在宅看護を支える制度

A 介護保険制度

1. 介護保険制度の理念・目的

日本の高齢化は，世界に類を見ない速さで進んでいる。その一方で少子化が進み，人口総数も減少している。日本の世帯構造の推移をみると，65歳以上の者のいる世帯の割合が増加しているが，核家族化が進んでいるため，65歳以上の者のみの世帯の割合が多い（表3-1）。

2010（平成22）年に「認知症高齢者の日常生活自立度」Ⅱ（日常生活に支障をきたすような

表3-1 世帯構造別にみた65歳以上の者のいる世帯の推移

年	65歳以上の者のいる世帯	全世帯に占める割合（%）	単独世帯	夫婦のみの世帯	親と未婚の子のみの世帯	三世代世帯	その他の世帯	（再掲）65歳以上の者のみの世帯
	推計数（千世帯）							
1995（平成7）	12,695	(31.1)	2,199	3,075	1,636	4,232	1,553	4,370
1998（平成10）	14,822	(33.3)	2,724	3,956	2,025	4,401	1,715	5,597
2001（平成13）	16,367	(35.8)	3,179	4,545	2,563	4,179	1,902	6,636
2004（平成16）	17,864	(38.6)	3,730	5,252	2,931	3,919	2,031	7,855
2007（平成19）	19,263	(40.1)	4,326	5,732	3,418	3,528	2,260	8,986
2010（平成22）	20,705	(42.6)	5,018	6,190	3,837	3,348	2,313	10,188
2013（平成25）	22,420	(44.7)	5,730	6,974	4,442	2,953	2,321	11,594
2016（平成28）	24,165	(48.4)	6,559	7,526	5,007	2,668	2,405	13,252
2018（平成30）	24,927	(48.9)	6,830	8,045	5,122	2,493	2,437	14,041
2019（令和元）	25,584	(49.4)	7,369	8,270	5,118	2,404	2,423	14,856
	構成割合（%）							
1995（平成7）	100.0	.	17.3	24.2	12.9	33.3	12.2	34.4
1998（平成10）	100.0	.	18.4	26.7	13.7	29.7	11.6	37.8
2001（平成13）	100.0	.	19.4	27.8	15.7	25.5	11.6	40.5
2004（平成16）	100.0	.	20.9	29.4	16.4	21.9	11.4	44.0
2007（平成19）	100.0	.	22.5	29.8	17.7	18.3	11.7	46.6
2010（平成22）	100.0	.	24.2	29.9	18.5	16.2	11.2	49.2
2013（平成25）	100.0	.	25.6	31.1	19.8	13.2	10.4	51.7
2016（平成28）	100.0	.	27.1	31.1	20.7	11.0	10.0	54.8
2018（平成30）	100.0	.	27.4	32.3	20.5	10.0	9.8	56.3
2019（令和元）	100.0	.	28.8	32.3	20.0	9.4	9.5	58.1

注1）1995（平成7）年の数値は兵庫県を除いたもの，2016（平成28）年の数値は熊本県を除いたものである。
注2）「親と未婚の子のみの世帯」とは，「夫婦と未婚の子のみの世帯」「ひとり親と未婚の子のみの世帯」をいう。
資料／厚生労働省：2019年国民生活基礎調査の概況.

症状・行動や意思疎通の困難さが多少みられても，だれかが注意すれば自立できる状態）以上の高齢者数は280万人であるとされ，65歳以上の高齢者の9.5%を占める。団塊の世代が75歳以上となる2025年になると，Ⅱ以上の高齢者数は470万人に増加し，高齢者全体の12.8%を占めると推計されている[1)]。

このように家庭内での介護力が低くなっている一方，今後，介護を必要とする者の割合が増加していく。したがって，国民一人ひとりが，自分が望む生活をし，豊かな老後を過ごしていくためには，将来を見据えた施策が必要である。そして，高齢期に要介護状態になることをできるだけ予防することと，要支援・要介護状態に至ったときの生活支援，健康管理，および介護対策について，社会全体で取り組むことが必要である。しかし，これまでの高齢者の介護にかかわるサービスは，医療・保健・福祉の各領域で別々に実施されており，それらのサービスにおける選択肢も限られていた。

1997（平成9）年に介護保険法が制定され，2000（平成12）年から施行，介護保険制度が始まった。介護保険制度は，介護にかかわるサービスを統合して一体化するとともに，民間事業者や様々な団体の参入によって多様なサービスと社会資源を増やし，効果的・効率的に介護施策を実施することと，そのために必要な財源を確保することを目的とする。

2. 介護保険制度のしくみ

介護保険制度は，社会保険制度の一つであり，被保険者が保険料を負担し，介護が必要になったときに給付（サービス）を受けるしくみである（図3-1）。利用者自らがサービスを選択し，サービス計画の作成にも参画するという利用者主体のしくみであり，利用者の自立を支援するものである。また，介護サービスの財源を社会保険方式で確保したことにより，高齢者の介護は家族が担（にな）うという従来の考え方から，社会全体で支えるという考え方への転換点となった。

3. 介護保険制度の動向

介護保険制度は，国民の生活・健康状況，社会・経済状況，および将来を見据えた改正が行われてきた。以下は，地域・在宅看護に関連した主な改正事項である。2020（令和2）年には地域共生社会の実現を目指した法律（地域共生社会の実現のための社会福祉法等の一部を改正する法律）が成立し，認知症施策や介護サービス提供体制の整備が推進されている。

1　2005（平成17）年：第1次改正

要支援・要介護状態になることや重度化の防止のための介護予防が重視され，**地域包括支援センター**において要支援者の介護予防ケアマネジメント支援が実施された。また，在宅サービスとの公平性の観点から，施設の居住費と食費は保険給付の対象外（施設サービスと短期入所サービスのおむつ代は保険給付の対象）となった（表3-2）。

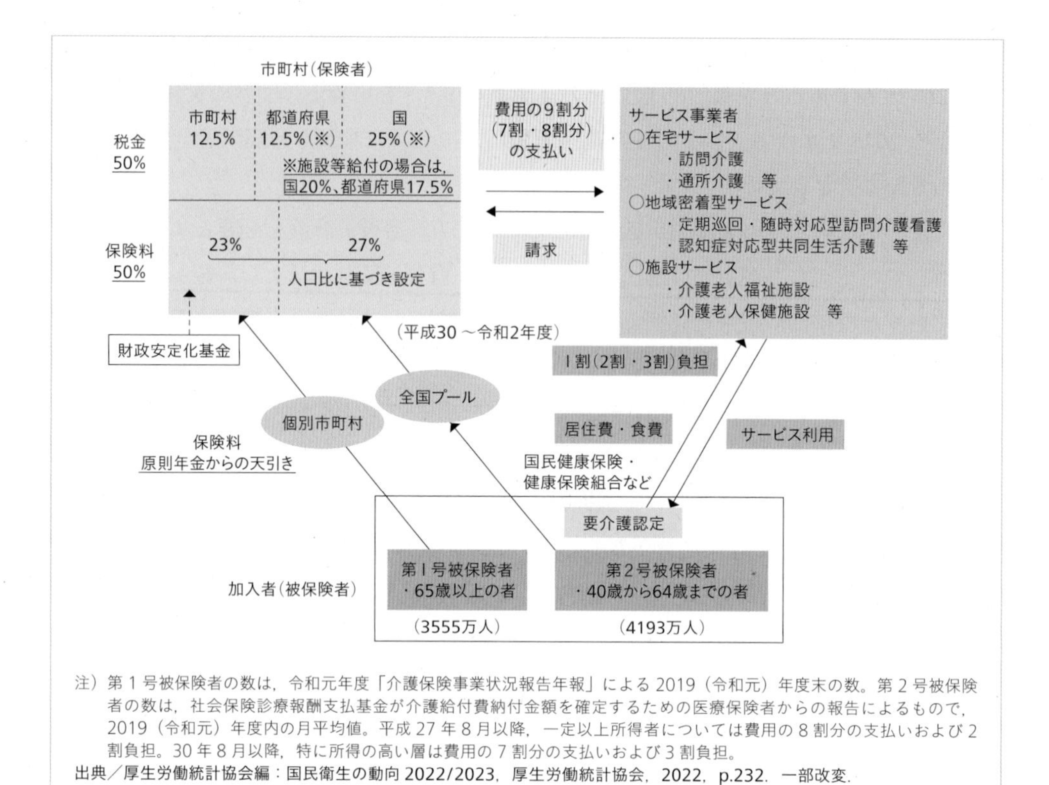

注) 第1号被保険者の数は，令和元年度「介護保険事業状況報告年報」による2019（令和元）年度末の数。第2号被保険者の数は，社会保険診療報酬支払基金が介護給付費納付金額を確定するための医療保険者からの報告によるもので，2019（令和元）年度内の月平均値。平成27年8月以降，一定以上所得者については費用の8割分の支払いおよび2割負担。30年8月以降，特に所得の高い層は費用の7割分の支払いおよび3割負担。

出典／厚生労働統計協会編：国民衛生の動向 2022/2023，厚生労働統計協会，2022，p.232．一部改変．

図3-1 介護保険制度のしくみ

2 2011（平成23）年：第3次改正

高齢者が地域で自立した生活を営めるように，医療，介護，介護予防，住まい，生活支援サービスが切れ目なく提供できる地域包括ケアが推進された。具体的には，医療と介護の連携の強化，介護人材の確保とサービスの質の向上，24時間対応の定期巡回・随時対応サービスが創設された（表3-2）。

3 2014（平成26）年：第4次改正

2014（平成26）年に制定された医療介護総合確保推進法（本節-B-5「医療介護総合確保推進法」参照）に基づいて改正された（図3-6参照）。2025年をめどに，**地域包括ケアシステム**を構築し，重度要介護状態となっても地域で自分らしい暮らしを続けることができることと，認知症高齢者の生活を支えるための取り組みなどが図られた。具体的には，予防給付の一部（訪問介護・通所介護）を地域支援事業（介護予防・日常生活支援総合事業）に移行してサービス内容を多様化することなどが含まれる。

4 2017（平成29）年：第5次改正

高齢者の自立支援と要介護状態の重度化防止，地域共生社会の実現を図るとともに，介

表3-2 介護保険法の主な改正（地域・在宅看護に関連した事項）

年	内容
1997（平成9）年	**介護保険法制定**
2000（平成12）年	**介護保険制度施行**
2005（平成17）年	**介護保険法一部改正（第1次）** • 地域包括支援センターの設置 • 介護予防ケアマネジメントの推進 • 地域支援事業の創設 • 地域密着型サービスの創設 • 施設給付の一部変更
2011（平成23）年	**介護保険法一部改正（第3次）** • 地域包括ケアの推進 • 定期巡回・随時対応サービスの創設 • 複合型サービスの創設 • 介護予防・日常生活支援総合事業の創設（市町村による任意）
2014（平成26）年	**介護保険法一部改正（第4次）** • 地域包括ケアシステム構築の推進 • 在宅医療・介護連携の推進 • 認知症施策の推進 • 訪問介護・通所介護の地域支援事業への移行 • 介護予防・日常生活支援総合事業を全国で実施 • 特別養護老人ホーム入所者を要介護3以上（原則）に限定 • 低所得者の保険料軽減の拡大 • 一定以上所得のある第1号被保険者の自己負担を2割に引き上げ
2017（平成29）年	**介護保険法一部改正（第5次）** • 地域包括ケアシステムの深化・推進 • 自立支援・重度化防止に向け全市町村が保険者機能の強化 • 新たな介護保険施設として「介護医療院」の創設 • 介護保険と障害福祉制度に新たな共生型サービスを位置づけ • 2割負担者のうち特に所得の高い層の負担割合を3割に見直し

護保険制度の持続可能性を確保することに配慮し，必要なサービスを提供することを目的に改正された。具体的には,「日常的な医学管理」や「看取り・ターミナル」などの機能と,「生活施設」としての機能を兼ね備えた「**介護医療院**」を，新たに創設することとなった。また，介護保険制度を持続させるために，特に所得の高い層の負担割合を2割から3割に見直した。

4. サービスの利用手続き

介護保険サービス利用までの流れを図3-2に示す。

被保険者が市町村に要介護認定を申請する。市町村は，認定調査（心身の状況に関する5分野の74項目の基本調査と特記事項）を行う。基本調査の結果から，必要な介護サービスの指標として要介護認定等基準時間の長さを算出する（コンピューターによる1次判定）（表3-3）。この時間は実際の介護時間を示すものではなく,「介護の手間」を相対的に示すものである。1次判定結果，特記事項，および主治医意見書に基づき，介護認定審査会（保健医療福祉の学識経験者で構成）において要介護認定を行い（2次判定），要介護・要支援状態の区分が決定する。要介護認定の有効期間は，市町村が介護認定審査会の意見に基づいて3～36か月の範囲内で定めることができる。

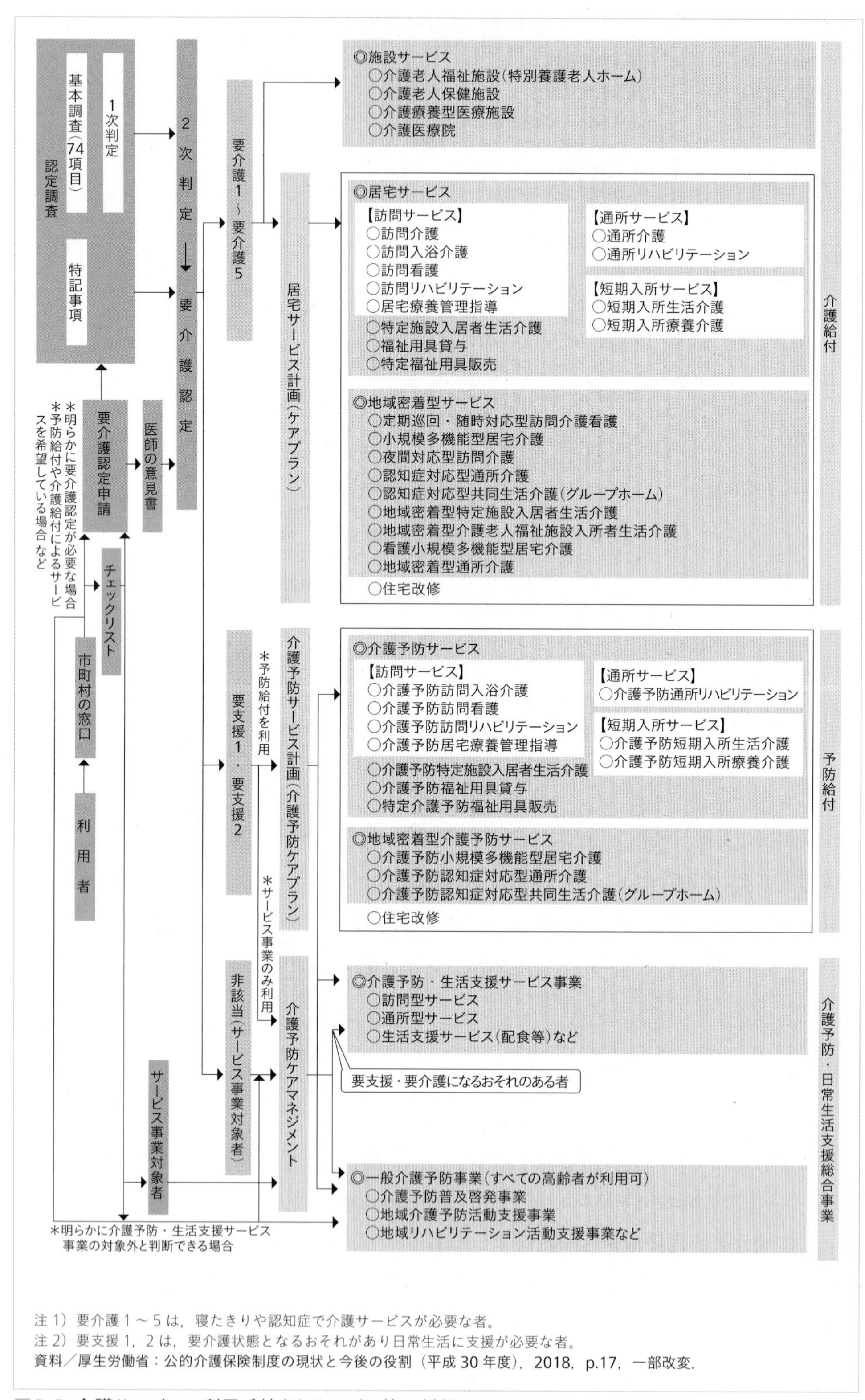

注 1）要介護 1 ～ 5 は，寝たきりや認知症で介護サービスが必要な者。
注 2）要支援 1，2 は，要介護状態となるおそれがあり日常生活に支援が必要な者。
資料／厚生労働省：公的介護保険制度の現状と今後の役割（平成 30 年度），2018，p.17，一部改変.

図3-2 介護サービスの利用手続きとサービス等の種類

表3-3 要介護認定における1次判定

直接生活介助	入浴，排泄，食事等の介護
間接生活介助	洗濯，掃除等の家事援助等
BPSD関連行為	徘徊に対する探索，不潔な行為に対する後始末等
機能訓練関連行為	歩行訓練，日常生活訓練等の機能訓練
医療関連行為	輸液の管理，褥瘡の処置等の診療の補助等
要支援1	上記5分野の要介護認定等基準時間が25分以上32分未満またはこれに相当する状態
要支援2	上記5分野の要介護認定等基準時間が32分以上50分未満またはこれに相当する状態
要介護1	
要介護2	上記5分野の要介護認定等基準時間が50分以上70分未満またはこれに相当する状態
要介護3	上記5分野の要介護認定等基準時間が70分以上90分未満またはこれに相当する状態
要介護4	上記5分野の要介護認定等基準時間が90分以上110分未満またはこれに相当する状態
要介護5	上記5分野の要介護認定等基準時間が110分以上またはこれに相当する状態

出典／厚生労働統計協会編：国民衛生の動向2022/2023，厚生労働統計協会，2022，p.233.

要介護1～5の認定を受けた利用者は，居宅介護支援事業所に依頼して，居宅サービス計画（ケアプラン）を全額給付（自己負担なし）で作成できる。利用者自ら作成することも可能である。施設入所者は，施設の介護支援専門員（ケアマネジャー）が施設サービス計画を作成する。介護保険4施設の概要を表3-4に示す。

要支援1，2の認定を受けた利用者については，原則地域包括支援センターが介護予防サービス計画（介護予防ケアプラン）を作成する。

認定結果や保険料徴収に不服のある者は，都道府県に対して不服申し立てをすることができる。都道府県は，介護保険審査会において審査を行う。

5. 介護保険による給付

保険者は市町村（特別区を含む）である。

被保険者は第1号被保険者（65歳以上の者）と，第2号被保険者（40歳以上65歳未満の医療保険加入者）に区分される（表3-5）。第1号被保険者の受給権者は，要介護者と要支援者である。第2号被保険者の受給権者は，老化に起因する疾病（特定疾病，表3-6）による要介護者と要支援者である。

被保険者は，保険者（市町村）に保険料を支払う。保険料は，各市町村が地域の実情に応じて，所得別に決定する。徴収は，第1号被保険者は原則として年金から天引きする。第2号被保険者は，医療保険者が医療保険料に含めて徴収して介護保険者（市町村）に納める。給付の財源は保険料および国・都道府県・市町村の負担（公費）である。

給付対象となる居宅サービスには，要支援者に対する介護予防サービス（予防給付）と，要介護者に対する介護サービス（介護給付）がある。これらのサービスには，都道府県が指定・監督を行うサービス（表3-7）と，市町村が指定・監督を行う地域密着型サービス（表3-8）がある。そのほか，住宅改修も保険給付の対象となる。

施設サービスについては介護給付のみである。介護保険施設としては，指定介護老人福

表 3-4 介護保険施設の概要

	介護老人福祉施設 (特別養護老人ホーム)	介護老人保健施設	介護療養型医療施設 ＊ 2023 年度末で廃止	介護医療院
基本的性格	要介護高齢者のための生活施設 ＊老人福祉法に基づき認可された施設を指定	要介護高齢者が在宅復帰を目指すリハビリテーション施設 ＊介護保険法に基づき開設許可	重医療・要介護高齢者の長期療養施設 ＊医療法に基づき認可された病院または診療所の療養型病床群を指定	要介護者に対し「長期療養のための医療」と「日常生活上の世話（介護）」を一体的に提供する ＊介護保険法に基づき開設許可。医療法上の医療提供施設としても法的に位置づく
対象とサービス内容	可能な限り在宅復帰できることを念頭に，常時介護が必要な人の入所を受け入れ，入浴や食事などの日常生活上の支援，リハビリテーション，療養上の世話などを提供する ＊平成 27 年度から新規入所者は原則，要介護 3 以上に制限	病状が安定期で入院治療の必要はなく，在宅復帰を目指している人の入所を受け入れ，入所者が可能な限り自立した日常生活を送ることができるよう，リハビリテーション，看護，介護などを提供する	常時医療管理が必要で，病状が安定期の人を受け入れ，医療，機能訓練，看護，介護などを提供する	要介護者で長期にわたり療養が必要な人に対し，療養上の管理，看護，医学的管理の下での介護，機能訓練その他必要な医療ならびに日常生活上の世話を提供する
職員配置基準				
医師	必要数（非常勤可）	常勤 1 以上（100：1 以上）	3 以上（48：1 以上）	Ⅰ型：3 以上（48：1） Ⅱ型：1 以上（100：1）
看護職員	看護・介護（3：1 以上） ＊入所者 100 人の場合，看護 3 人	看護・介護（3：1 以上） ＊看護は看護・介護の総数の 7 分の 2 程度	（6：1 以上）	6：1
介護職員			（6：1 以上）	Ⅰ型：5：1～4：1 Ⅱ型：6：1～4：1
理学療法士（PT） 作業療法士（OT）		PT または OT（100：1 以上）	PT および OT　適当数	または言語聴覚士：適当数
機能訓練指導員	1 以上			
生活（支援）相談員	常勤 1 以上（100：1 以上）	（100：1 以上）		
介護支援専門員 ＊施設サービス計画作成担当者	常勤 1 以上（100：1 を標準）	常勤 1 以上（100：1 を標準）	常勤 1 以上（100：1 以上）	常勤 1 以上（100：1）
その他		言語聴覚士など	薬剤師，栄養士など	薬剤師，栄養士など

注）Ⅰ型：主として長期にわたり療養が必要な者であり，重篤な身体疾患を有する者，身体合併症を有する認知症高齢者などを入所させるための療養床（療養機能強化型相当），Ⅱ型：Ⅰ型療養床以外の療養床（介護療養型老人保健施設相当）。
資料／厚生労働省：介護保険部会審議会資料，2013，2019，および「介護療養病床・介護医療院のこれまでの経緯」，2018 をもとに作成．

祉施設（特別養護老人ホーム），介護老人保健施設，指定介護療養型医療施設（2023 年度末までに廃止予定），指定介護医療院がある（表 3-4）。

障害者が介護給付を受ける場合は，共生型サービスとして，それ以前に利用していた障害福祉サービスを引き続き受けられる場合がある。

サービスの額は，介護報酬として単位が決まっている。介護報酬は 3 年に 1 回改定される。国が定める介護報酬は上限額であり，サービス事業者は都道府県などに届け出て，割引率を設定してサービスを提供することが認められている。1 単位当たりの金額は，地域やサービスの種類によって異なり，10 ～ 11.40 円の幅がある。単位の設定は，訪問サー

表3-5 介護保険制度における被保険者・受給権者等

	第1号被保険者	第2号被保険者
対象者	65歳以上の者	40歳以上65歳未満の医療保険加入者
受給権者	• 要介護者（寝たきりや認知症で介護が必要な者） • 要支援者（要介護状態となるおそれがあり日常生活に支援が必要な者）	左のうち，初老期における認知症，脳血管疾患などの老化に起因する疾病（特定疾病，表3-6）によるもの
保険料負担	所得段階別定額保険料（低所得者の負担軽減）	• 健保：標準報酬×介護保険料率（事業主負担あり） • 国保：所得割，均等割等に按分（国庫負担あり）
賦課・徴収方法	年金額一定以上は年金からの支払い（特別徴収），それ以外は普通徴収	医療保険者が医療保険料として徴収し，納付金として一括して納付

出典／厚生労働統計協会編：国民衛生の動向2022/2023，厚生労働統計協会，2022，p.233.

表3-6 介護保険法で定める特定疾病

❶がん（医師が一般に認められている医学的知見に基づき回復の見込みがない状態に至ったと判断したものに限る）
❷関節リウマチ
❸筋萎縮性側索硬化症
❹後縦靱帯骨化症
❺骨折を伴う骨粗鬆症
❻初老期における認知症
❼進行性核上性麻痺，大脳皮質基底核変性症およびパーキンソン病
❽脊髄小脳変性症
❾脊柱管狭窄症
❿早老症
⓫多系統萎縮症
⓬糖尿病性神経障害，糖尿病性腎症および糖尿病性網膜症
⓭脳血管疾患
⓮閉塞性動脈硬化症
⓯慢性閉塞性肺疾患
⓰両側の膝関節または股関節に著しい変形を伴う変形性関節症

出典／厚生労働統計協会編：国民衛生の動向2022/2023，厚生労働統計協会，2022，p.233.

ビスは1回の訪問時間，通所サービスは要介護度別の1回のサービス提供時間，短期入所サービスは要介護度別の1日である。施設サービスは施設ごとに，基本的に居室形態ごとに，さらに要介護度別の1日ごとに定められており，居住費と食費は自己負担である。

▶ **保険の給付額**　保険給付は現物給付であり，利用者は費用の1割を自己負担分として支払う。ただし，第1号被保険者で一定以上の所得者の自己負担は2割（特に所得の高い層は3割）である（2014［平成26］年，2017［平成29］年の介護保険法改正による）。残りの費用は，保険者である市区町村からサービス事業者に直接支払われる。

居宅サービスでは，要介護状態区分に応じて保険給付の支給限度基準額が決まっている（表3-9）。限度額を超えた額については，全額が利用者の自己負担となる。市町村は地域の実情に応じて，限度額を超える額を独自に条例で定めて給付すること（上乗せサービス）や，配食・通院の送迎・外出や買い物の付き添い・寝具の洗濯・紙おむつの支給など（横出しサービス）を行うことができる。

自己負担額が月の一定額を超えた場合の負担軽減策として，所得に応じた高額介護・高額介護予防サービス費制度，および高額医療・高額介護合算制度（本節-B-2「医療保険制度の種類」参照）が実施されている。

表 3-7 介護保険制度における居宅サービス等

サービスの種類		サービスの内容
訪問サービス	**訪問介護**※ **（ホームヘルプサービス）**	ホームヘルパー（訪問介護員）が要介護者等の居宅を訪問して，入浴，排泄，食事等の介護，調理・洗濯・掃除等の家事，生活等に関する相談，助言その他の必要な日常生活上の世話を行う
	訪問入浴介護*	入浴車等により居宅を訪問して，浴槽を提供して入浴の介護を行う
	訪問看護*	病状が安定期にあり，訪問看護を要すると主治医等が認めた要介護者等について，病院，診療所または訪問看護ステーションの看護師等が居宅を訪問して療養上の世話または必要な診療の補助を行う
	訪問リハビリテーション*	病状が安定期にあり，計画的な医学的管理のもとにおけるリハビリテーションを要すると主治医等が認めた要介護者等について，病院，診療所，介護老人保健施設または介護医療院の理学療法士または作業療法士が居宅を訪問して，心身の機能の維持回復を図り，日常生活の自立を助けるために必要なリハビリテーションを行う
	居宅療養管理指導*	病院，診療所または薬局の医師，歯科医師，薬剤師等が，通院が困難な要介護者等について，居宅を訪問して，心身の状況や環境等を把握し，それらを踏まえて療養上の管理および指導を行う
通所サービス	**通所介護**※ **（デイサービス）**	老人デイサービスセンター等において，入浴，排泄，食事等の介護，生活等に関する相談，助言，健康状態の確認その他の必要な日常生活の世話および機能訓練を行う
	通所リハビリテーション* **（デイ・ケア）**	病状が安定期にあり，計画的な医学的管理のもとにおけるリハビリテーションを要すると主治医等が認めた要介護者等について，介護老人保健施設，介護医療院，病院または診療所において，心身の機能の維持回復を図り，日常生活の自立を助けるために必要なリハビリテーションを行う
短期入所サービス	**短期入所生活介護***※ **（ショートステイ）**	老人短期入所施設，特別養護老人ホーム等に短期間入所し，その施設で，入浴，排泄，食事等の介護その他の日常生活上の世話および機能訓練を行う
	短期入所療養介護* **（ショートステイ）**	病状が安定期にあり，ショートステイを必要としている要介護者等について，介護老人保健施設，介護療養型医療施設等に短期間入所し，その施設で，看護，医学的管理下における介護，機能訓練その他必要な医療や日常生活上の世話を行う
特定施設入居者生活介護* **（有料老人ホーム）**		有料老人ホーム，軽費老人ホーム等に入所している要介護者等について，その施設で，特定施設サービス計画に基づき，入浴，排泄，食事等の介護，生活等に関する相談，助言等の日常生活上の世話，機能訓練および療養上の世話を行う
福祉用具貸与*		在宅の要介護者等について福祉用具の貸与を行う
特定福祉用具販売*		福祉用具のうち，入浴や排泄のための福祉用具その他の厚生労働大臣が定める福祉用具の販売を行う
居宅介護支援（要介護者） **介護予防支援（要支援者）**		在宅の要介護者等が在宅介護サービスを適切に利用できるよう，その者の依頼を受けて，その心身の状況，環境，本人および家族の希望等を勘案し，利用するサービス等の種類，内容，担当者，本人の健康上・生活上の問題点，解決すべき課題，在宅サービスの目標およびその達成時期等を定めた計画（居宅サービス計画）を作成し，その計画に基づくサービス提供が確保されるよう，事業者等との連絡調整等の便宜の提供を行う。介護保険施設に入所が必要な場合は，施設への紹介等を行う［2018（平成 30）年度から，市町村が指定・監督を行うサービスに移行］
居宅介護住宅改修費* **（住宅改修）**		手すりの取り付けその他の厚生労働大臣が定める種類の住宅改修費の支給

*印は，介護予防サービスもあることを示す。※印は，共生型サービスもあることを示す。
出典／厚生労働統計協会編：国民衛生の動向 2020/2021，厚生労働統計協会，2020，p.246，一部改変．

6. 地域支援事業

1 介護予防・日常生活支援総合事業（総合事業）

2014（平成 26）年の介護保険法改正により，図 3-3 に示した介護予防・日常生活支援総合事業（総合事業）はすべての市町村で実施することとなった。

表3-8 介護保険制度における地域密着型サービス

サービスの種類	サービスの内容
定期巡回・随時対応型訪問介護看護	重度者をはじめとした要介護高齢者の在宅生活を支えるため，日中・夜間を通じて，訪問介護と訪問看護が密接に連携しながら，短時間の定期巡回型訪問と随時の対応を行う
小規模多機能型居宅介護＊◆	要介護者に対し，居宅またはサービスの拠点において，家庭的な環境と地域住民との交流のもとで，入浴，排泄，食事等の介護その他の日常生活上の世話および機能訓練を行う
夜間対応型訪問介護	居宅の要介護者に対し，夜間において，定期的な巡回訪問や通報により利用者の居宅を訪問し，排泄の介護，日常生活上の緊急時の対応を行う
認知症対応型通所介護＊	居宅の認知症要介護者に，介護職員，看護職員等が特別養護老人ホームまたは老人デイサービスセンターにおいて，入浴，排泄，食事等の介護その他の日常生活上の世話および機能訓練を行う
認知症対応型共同生活介護＊（グループホーム）	認知症の要介護者に対し，共同生活を営むべく住居において，家庭的な環境と地域住民との交流のもとで，入浴，排泄，食事等の介護その他の日常生活上の世話および機能訓練を行う
地域密着型特定施設入居者生活介護	入所・入居を要する要介護者に対し，小規模型（定員30人未満）の施設において，地域密着型特定施設サービス計画に基づき，入浴，排泄，食事等の介護その他の日常生活上の世話，機能訓練および療養上の世話を行う
地域密着型介護老人福祉施設入所者生活介護	入所・入居を要する要介護者に対し，小規模型（定員30人未満）の施設において，地域密着型施設サービス計画に基づき，可能な限り，居宅における生活への復帰を念頭に置いて，入浴，排泄，食事等の介護その他の日常生活上の世話および機能訓練，健康管理，療養上の世話を行う
看護小規模多機能型居宅介護（複合型サービス）◆	小規模多機能型居宅介護と訪問看護など，複数の既存の在宅サービスを組み合わせて提供する
地域密着型通所介護※	高齢者デイサービスなどにおいて，入浴，排泄，食事等の介護，生活等に関する相談，助言，健康状態の確認その他の必要な日常生活の世話および機能訓練を行う（通所介護事業所のうち，事業所利用定員が19人未満の事業所）

＊印は，介護予防サービスもあることを示す。※印は，共生型サービスもあることを示す。◆印は，障害者が通ってサービスを受けた場合などに，障害福祉サービスの給付対象となる。
出典／厚生労働統計協会編：国民衛生の動向 2020/2021，厚生労働統計協会，2020，p.247，一部改変.

表3-9 居宅サービスにおける区分支給限度基準額［2019（令和元）年10月］

区分に含まれるサービスの種類	限度額の管理期間	区分支給限度基準額
訪問介護，訪問入浴介護，訪問看護， 訪問リハビリ，通所介護，通所リハビリ， 短期入所生活介護，短期入所療養介護， 福祉用具貸与，介護予防サービス	1か月 （暦月単位）	要支援1　5,032単位 要支援2　10,531単位 要介護1　16,765単位 要介護2　19,705単位 要介護3　27,048単位 要介護4　30,938単位 要介護5　36,217単位

注1）1単位：10～11.40円（地域やサービスにより異なる）（「厚生労働大臣が定める1単位の単価」［平成27厚告93］）
注2）経過的要介護は6,150単位である。
出典／厚生労働統計協会編：国民衛生の動向 2022/2023，厚生労働統計協会，2022，p.234，一部改変.

❶介護予防・生活支援サービス事業　基本チェックリスト（運動・口腔・認知機能，栄養状態，閉じこもり，うつのおそれに関する25項目より生活機能低下の可能性を把握）などを用いて，要支援・要介護状態になるおそれのある人に対する介護予防スクリーニングを行い，要支援者と分け隔てなく，運動機能，口腔機能，認知症ケア，栄養改善，閉じこもり予防などの介護予防・生活支援サービス事業を実施する。

効果的・効率的にサービスが提供できるよう，2017（平成29）年度より介護予防給付の

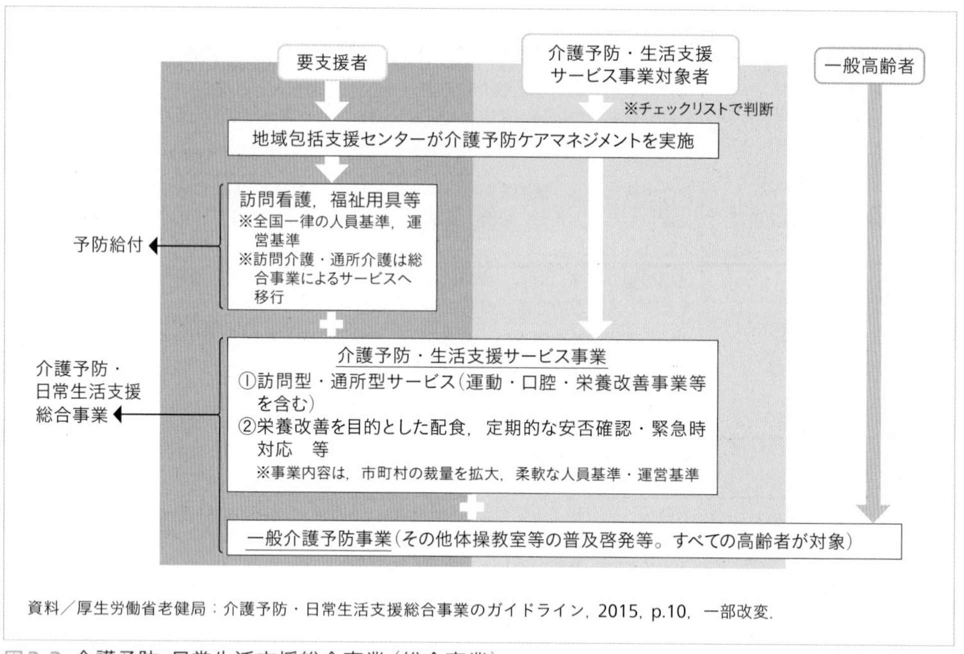

図3-3 介護予防･日常生活支援総合事業（総合事業）

うち訪問介護と通所介護はこの事業に移行し，地域の実情に応じた多様な主体による柔軟な訪問型サービス・通所型サービス・生活支援サービス（配食・見守りなど）を実施することとなった。

❷一般介護予防事業　介護予防事業対象者の把握事業や，元気な高齢者も含めて第1号被保険者が利用できる介護予防普及啓発事業，地域介護予防活動支援事業などを実施する。さらに，2014（平成26）年の介護保険法改正により，自立支援の取り組みを推進して介護予防機能を強化する観点から，地域リハビリテーション活動支援事業を実施する。

なお，要介護者は基本的に総合事業の対象ではないが，通所型サービスや一般介護予防事業などで，住民主体の要支援者などを中心にした事業に参加することは可能である。

2　包括的支援事業

地域包括支援センターにおいて，介護予防ケアマネジメント，総合相談支援，虐待の防止など，権利擁護，包括的・継続的ケアマネジメント支援を実施する。また，2014（平成26）年の介護保険法改正により，地域ケア会議の推進が加わった。さらに，在宅医療・介護の連携推進，認知症施策の推進，生活支援サービスの基盤整備が進められている（本章-Ⅱ-D「地域包括支援センターの機能」参照）。

3　任意事業

市町村が地域の実情に応じて，介護給付費用適正化事業，認知症高齢者見守り事業，家族介護継続支援事業，成年後見制度利用支援事業，福祉用具・住宅改修支援事業などを実施する。

B 医療保険制度

1. 医療保険制度とは

日本は国民皆保険の体制が整い，すべての国民が公的な医療保険に加入している。そのため，疾病，負傷，分娩などで医療が必要なときに，すべての人が保険の給付によって医療を受けることができる。1961（昭和36）年に国民皆保険が実現し，これまで国全体において高い保健医療水準を達成・維持してきた結果，日本は平均寿命が延びて世界有数の長寿国となった。さらに，健康長寿社会の実現を目指して，平均寿命と健康寿命との差の縮小のための施策が様々に進められている。しかし，一方では，医療費の増大や，生活環境や家族形態，人々の生活観や生活様式の変化，社会・経済情勢の影響により少子化が進み，人口総数が今後大幅に減少していくことが予測されている。また，地域や経済状況による医療格差などの問題にも直面している。今後，すべての国民の保健医療水準を適切に維持していくために，持続可能な医療保険制度の確立が求められている。

医療保険制度は，保険者（保険の運営者）に対して，被保険者が保険料を支払い，医療が必要になったときに療養の給付（医療サービス）を受けるというしくみであり，被保険者の医療費負担の軽減を目的としている。必要な医療サービスの現物給付が基本的であり，対象となる医療サービスは診療報酬で定められている。

▶ **診療報酬** 保険診療行為は点数化され，診療報酬点数表に示されている。点数表は医科，歯科，調剤に分かれており，1点の単価は10円である。保険診療を行った医療機関および保険調剤を行った保険薬局などに支払われる。保険適用の対象でない医療を受けたときは，費用は全額自己負担になる。なお，保険が適用される薬の価格は，薬価基準で定められている。

2. 医療保険制度の種類

日本の医療保険制度は，75歳未満の被雇用者が加入する**職域保険**（**被用者保険**），自営業者などが加入する**地域保険**（**国民健康保険**），75歳以上の者（65～74歳で障害がある者を含む）が加入する**後期高齢者医療制度**の3つに大きく分かれている。

職域保険，地域保険，後期高齢者医療制度のそれぞれについて，保険者と被保険者を中心に概要を述べる（表3-10）。

❶ **職域保険**（被用者保険） 事業者と労働者が，それぞれの職場環境で必要とされる医療保険を決めてきた経緯があるため，職域保険（被用者保険）には様々な種類がある。

規模の大きい企業は単独で健康保険組合を設立しており，労働者は勤務先の健康保険組合（組合健保）に加入する。また，同じ業種の事業主などが共同で設立する健康保険組合

表3-10 医療保険制度の概要

<table>
<tr><th colspan="2">制度の種類</th><th>被保険者</th><th>保険者</th><th>受診の際の自己負担</th><th>財源</th></tr>
<tr><td rowspan="6">職域保険（被用者保険）</td><td rowspan="2">健康保険</td><td rowspan="2">一般被用者等</td><td>全国健康保険協会</td><td rowspan="8">3割
ただし，未就学児2割，70歳以上の者2割（現役並み所得者は3割）</td><td>保険料（本人・使用者）
国庫負担・補助
（給付費の16.4%）</td></tr>
<tr><td>各健康保険組合</td><td rowspan="5">保険料（本人・使用者）</td></tr>
<tr><td>船員保険</td><td>船員</td><td>全国健康保険協会</td></tr>
<tr><td>国家公務員共済組合</td><td>国家公務員</td><td>各省庁等共済組合</td></tr>
<tr><td>地方公務員共済組合</td><td>地方公務員</td><td>各地方公務員共済組合</td></tr>
<tr><td>私立学校教職員共済</td><td>私立学校教職員</td><td>私立学校振興・共済事業団</td></tr>
<tr><td rowspan="2">地域保険</td><td rowspan="2">国民健康保険</td><td rowspan="2">一般国民（農業従事者・自営業者等）</td><td>各都道府県
各市町村</td><td>保険料（一世帯当たり）
国庫負担・補助（給付費の41%）</td></tr>
<tr><td>各国民健康保険組合</td><td>保険料（一世帯当たり）
国庫負担・補助</td></tr>
<tr><td colspan="2">後期高齢者医療制度</td><td>75歳以上の者および65～74歳で一定の障害の状態にあり広域連合の認定を受けた者</td><td>後期高齢者医療広域連合</td><td>1割
（現役並み所得者は3割）</td><td>保険料〈約10%〉
支援金〈約40%〉
公費　〈約50%〉</td></tr>
</table>

出典／厚生労働統計協会編：国民衛生の動向 2022/2023，厚生労働統計協会，2022，p.219.

もある。健康保険組合が設立されていない中小企業などの従業員は，全国健康保険協会が運営する協会管掌健康保険（協会けんぽ）に加入する。そのほかに，船員保険や，国家公務員，地方公務員，私立学校教職員のそれぞれの共済組合がある。被保険者の扶養する家族（被扶養者*）も加入する。保険料は，保険者が被保険者の給与に応じて決定し，徴収する。

❷地域保険（国民健康保険） 農業や自営業などにより個人で収入を得て生活している者，零細企業で職域保険の適用にならない者，パートタイマーで勤務時間が通常の4分の3未満で職域保険に加入できず被扶養者でもない者，および勤務先を退職した者は，国民健康保険に加入する。これらの被保険者の扶養する家族も，被保険者との区別はなく，世帯のすべての者それぞれが被保険者となる。近年は高齢化に伴い，定年退職後の年金受給者の加入が増加している。在留期間が3か月以上の外国人も被保険者となる。

医師，薬剤師，理容業者などの一部が，同業者でそれぞれの国民健康保険組合をつくって，その組合が国民健康保険を運営する場合もある。

保険料は，保険者が被保険者の所得などに応じて決定し，徴収するため，地域差がみられる。

❸後期高齢者医療制度 高齢者の医療の確保に関する法律に基づき，2008（平成20）年度

* **被扶養者**：被保険者の祖父母，両親，配偶者，子，孫，兄姉弟妹，あるいは同居している3親等以内の者で，年収130万円（障害者と60歳以上の者は180万円）未満で，かつ被保険者の年収の2分の1未満を基準とし，被保険者により生計を維持していると認定された者をいう。

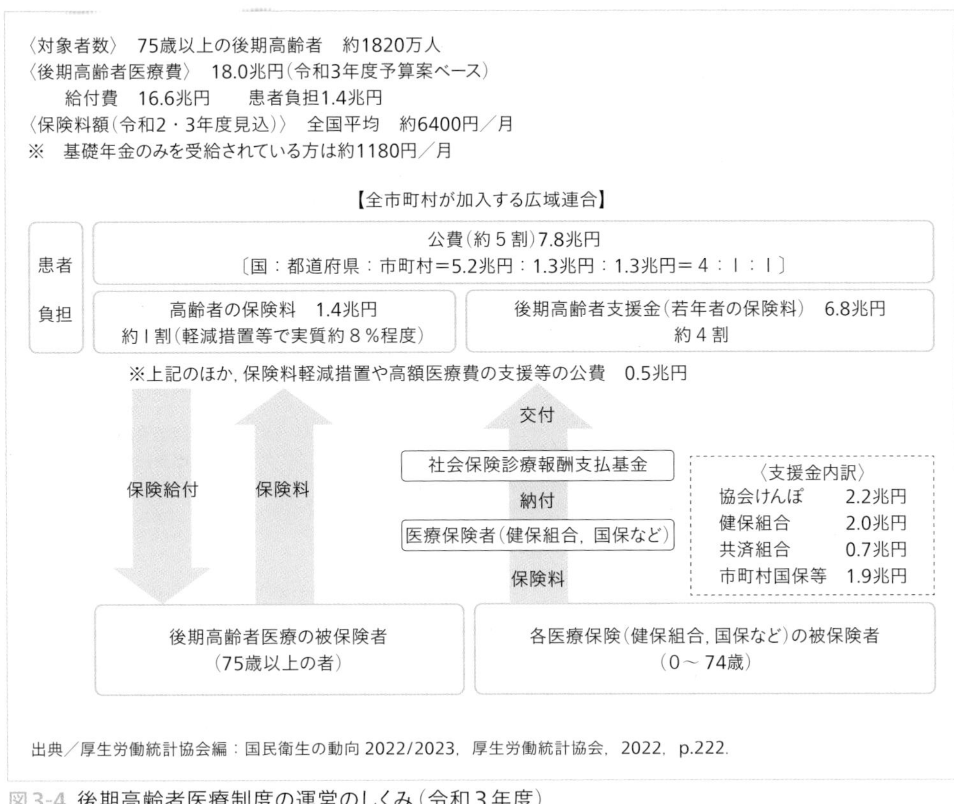

図 3-4 後期高齢者医療制度の運営のしくみ(令和３年度)

から後期高齢者医療制度(図 3-4)が実施されている。保険者は，都道府県ごとに設置されている後期高齢者医療広域連合*である。被保険者は 75 歳以上の者と，65 ～ 74 歳の者で後期高齢者医療広域連合から一定の障害の状態にあると認定を受けた者である。対象年齢に達すると，それまで加入していた医療保険から脱退し，後期高齢者医療制度に個別に加入する。ただし，生活保護受給者はそれまでと同じく医療扶助の対象である。

保険料は，それぞれの後期高齢者医療広域連合が，所得と受益に応じて個人ごとに決める。地域の所得水準などの影響により格差がみられる。

3. 保険診療のしくみ

保険診療の流れを図 3-5 に示す。

被保険者は，保険医療機関等で診療サービスを受けたら自己負担金を支払う。自己負担金は表 3-10 に示すとおり，被用者保険と国民健康保険は 3 割であるが，未就学児および 70 歳以上の者は 2 割(一定以上の所得者は 3 割)である。後期高齢者医療制度は 1 割(一定以上の所得者は 2 割，現役並みの所得者は 3 割)である。

保険医療機関等は，診療報酬明細書(レセプト)を審査支払機関に提出し，診療報酬を

* **後期高齢者医療広域連合**：後期高齢者医療制度の保険者であり，都道府県単位ですべての市町村が加入する。保険料の決定や医療の給付を行う。一方，被保険者証の交付や保険料の徴収は市町村が行う。

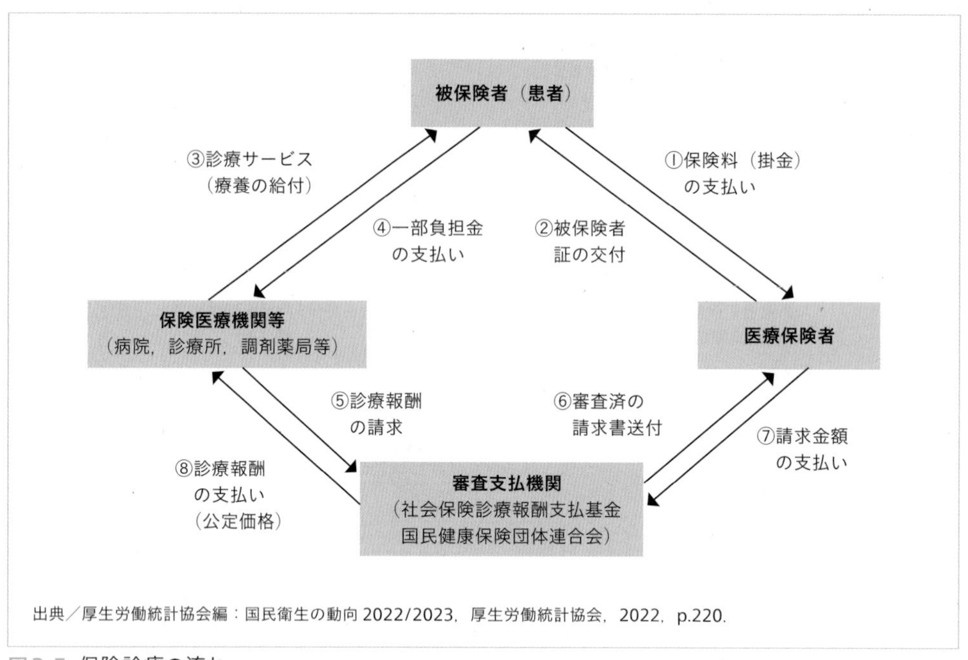

図3-5 保険診療の流れ

請求（自己負担金を引いた医療費を請求）する。審査支払機関は審査を行ったうえで医療保険者に請求し，医療保険者から支払いがなされる。財源は保険料，および保険によっては国庫負担・補助がある。

4. 医療の給付

医療保険の給付額は，一つ一つの保険診療行為において診療報酬（点数単価）が定められており，原則，出来高払い方式である。急性期入院医療において適切な医療を確保するため，一部，診断群分類（diagnosis procedure combination；DPC）に基づく入院1日当たりの包括評価を原則とした支払い方式（per-diem payment system；PDPS）も導入されている。

医療の給付は基本的に現物給付であるが，一部現金給付も行われている。保険の種類によって，対象となる給付や給付額は異なる（表3-11）。

自己負担額が一定基準を超えた場合の負担軽減策として，所得に応じた高額療養費制度，および高額医療・高額介護合算制度（医療保険と介護保険の自己負担額を合算して，一定の額を超えた場合，超えた額を給付する）が実施されている。

5. 医療介護総合確保推進法

近年の医療保険制度の改正に関連する法律として，2012（平成24）年の社会保障制度改革推進法，2013（平成25）年の「持続可能な社会保障制度の確立を図るための改革の推進に関する法律」に続き，2014（平成26）年に「**地域における医療及び介護の総合的な確保を推進するための関係法律の整備等に関する法律（医療介護総合確保推進法）**」が制定された。これは，

表 3-11 医療保険制度の現金給付の概要

給付名	内容	給付額（標準）
傷病手当金	被保険者が，傷病のため連続して休業した4日目以降の所得保険である。国民健康保険にはない。	1日につき，標準報酬日額2/3相当額が支給される。ただし，事業主から報酬の一部や，同一疾病での傷害厚生年金等がある場合は，差額分が給付される。
出産手当金	被保険者の出産予定日前6週間から産後8週間までの休業期間に給付される。国民健康保険にはない。	1日につき，標準報酬日額2/3相当額が支給される。ただし，事業主から報酬の一部を受けている場合は，差額分が給付される。
出産育児一時金	被保険者または扶養家族が，出産したときに給付される。	42万円（産科医療補償制度加入病院で出産した場合の額）が給付される。
移送費	被保険者または扶養家族が，療養の給付を受けるために，病院（診療所）に移送された時に給付される。ただし，移動が著しく困難で，移送が緊急またはやむを得ないもので，移送により適切な療養の給付を受けた場合に限る。	最も経済的な通常の経路と方法で移送されたときの費用から算定した額が給付される。
埋葬料（葬祭費）	被保険者または扶養家族が，死亡したときに給付される。	5万円が給付される。ただし，国民健康保険では低額の場合が多い。

医療・介護・福祉・保険などの19の関連法案を取りまとめたものである（図3-6）。

法整備の一環として，2015（平成27）年に国民健康保険法が改正された。国民健康保険の被保険者は高齢者が増加しており，低所得者や医療費が比較的多く必要な者が多い。この傾向は今後もさらに進むことが予想され，特に規模の小さな市町村にとっては財源の確保が困難となる。2018（平成30）年度から，都道府県が財政運営の責任主体となって中心的な役割を担い，財政の安定化を図ることとなった。

そのほかの医療保険についても，財政基盤の安定化，被用者保険の保険者による後期高齢者支援金の負担，被保険者の負担の公平化，医療費適正化の推進，患者申出療養*の創設などに関する施策が進められている。

C 障害者支援の制度

1. 理念・目的

障害者とは，「身体障害，知的障害，精神障害（発達障害を含む）その他の心身の機能の障害がある者であって，障害及び社会的障壁*により継続的に日常生活又は社会生活に相当な制限を受ける状態にある者」をいう（障害者基本法）。また，障害児とは18歳未満の者を指し，障害の範囲は障害者と同じである。身体障害者福祉法における身体障害者とは，

＊ **患者申出療養**：現在は医療保険の適用外だが，将来的な保険収載を目指す先進的な医療等について，保険外併用療養費制度として，患者の申出を起点とし，医師や関連病院が連携して安全性・有効性等を確認しつつ，身近な医療機関で迅速に受けられるようにするもの。海外で行われている治療法を試してみたい，対象外になってしまったが治験を受けたいなど，患者の思いに応えるためにつくられた制度。

＊ **社会的障壁**：「障害がある者にとって，日常生活または社会生活を営むうえで障壁となるような社会における事物，制度，慣行，観念その他一切のものをいう。」（障害者基本法）。

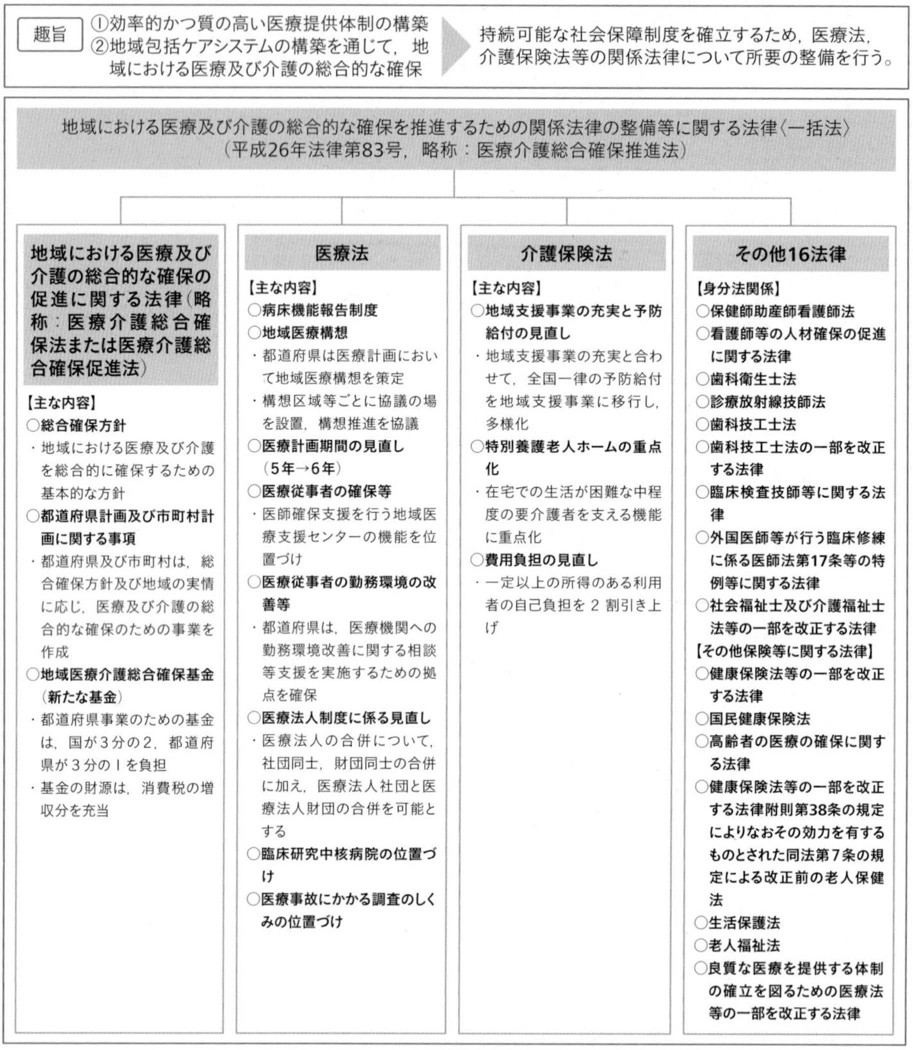

趣旨	①効率的かつ質の高い医療提供体制の構築 ②地域包括ケアシステムの構築を通じて，地域における医療及び介護の総合的な確保	持続可能な社会保障制度を確立するため，医療法，介護保険法等の関係法律について所要の整備を行う。

地域における医療及び介護の総合的な確保を推進するための関係法律の整備等に関する法律〈一括法〉
（平成26年法律第83号，略称：医療介護総合確保推進法）

地域における医療及び介護の総合的な確保の促進に関する法律（略称：医療介護総合確保法または医療介護総合確保促進法）	医療法	介護保険法	その他16法律
【主な内容】 ○総合確保方針 ・地域における医療及び介護を総合的に確保するための基本的な方針 ○都道府県計画及び市町村計画に関する事項 ・都道府県及び市町村は，総合確保方針及び地域の実情に応じ，医療及び介護の総合的な確保のための事業を作成 ○地域医療介護総合確保基金（新たな基金） ・都道府県事業のための基金は，国が3分の2，都道府県が3分の1を負担 ・基金の財源は，消費税の増収分を充当	【主な内容】 ○病床機能報告制度 ○地域医療構想 ・都道府県は医療計画において地域医療構想を策定 ・構想区域等ごとに協議の場を設置，構想推進を協議 ○医療計画期間の見直し（5年→6年） ○医療従事者の確保等 ・医師確保支援を行う地域医療支援センターの機能を位置づけ ○医療従事者の勤務環境の改善等 ・都道府県は，医療機関への勤務環境改善に関する相談等支援を実施するための拠点を確保 ○医療法人制度に係る見直し ・医療法人の合併について，社団同士，財団同士の合併に加え，医療法人社団と医療法人財団の合併を可能とする ○臨床研究中核病院の位置づけ ○医療事故にかかる調査のしくみの位置づけ	【主な内容】 ○地域支援事業の充実と予防給付の見直し ・地域支援事業の充実と合わせて，全国一律の予防給付を地域支援事業に移行し，多様化 ○特別養護老人ホームの重点化 ・在宅での生活が困難な中程度の要介護者を支える機能に重点化 ○費用負担の見直し ・一定以上の所得のある利用者の自己負担を2割引き上げ	【身分法関係】 ○保健師助産師看護師法 ○看護師等の人材確保の促進に関する法律 ○歯科衛生士法 ○診療放射線技師法 ○歯科技工士法 ○歯科技工士法の一部を改正する法律 ○臨床検査技師等に関する法律 ○外国医師等が行う臨床修練に係る医師法第17条等の特例等に関する法律 ○社会福祉士及び介護福祉士法等の一部を改正する法律 【その他保険等に関する法律】 ○健康保険法等の一部を改正する法律 ○国民健康保険法 ○高齢者の医療の確保に関する法律 ○健康保険法等の一部を改正する法律附則第38条の規定によりなおその効力を有するものとされた同法第7条の規定による改正前の老人保健法 ○生活保護法 ○老人福祉法 ○良質な医療を提供する体制の確立を図るための医療法等の一部を改正する法律

資料／東京都福祉保健局：平成26年度第1回在宅療養推進会議，資料3，2019.

図3-6　地域における医療及び介護の総合的な確保を推進するための関係法律の整備等に関する法律（医療介護総合確保推進法）

視聴覚障害や肢体不自由など身体上に障害のある者で，都道府県から身体障害者手帳*の交付を受けた者である。

すべての国民は基本的人権を有していて，日本は憲法によってそれを保障している（日本国憲法第11条）。私たちは，障害の有無にかかわらず人としての権利が保障され，共に生活していくことのできる国，社会をつくらなければならない。2005（平成17）年に制定さ

＊ **身体障害者手帳**：障害の程度の等級は，機能障害の程度に応じて1級から7級まであり，7級が最も軽い。手帳の交付は6級以上であるが，7級に該当する障害が2つ以上重複すると，1つ上の6級となる。身体障害者手帳は，公的サービスを受ける際の証明証となる（身体障害者福祉法）。その他，知的障害児・者に交付される療育手帳，精神障害者に交付される精神障害者保健福祉手帳がある。

れた「障害者の日常生活及び社会生活を総合的に支援するための法律(障害者総合支援法)」(制定時は「障害者自立支援法」)は，障害者の福祉の増進と，障害の有無にかかわらず，すべての国民が人格と個性を尊重し合い，安心して暮らせる地域社会の実現に寄与することを目的とする。障害者総合支援法は，数回の改正を経て，難病等も同法の障害者の定義に追加された(児童福祉法においても同様)。

2. 障害者支援の変遷

1 障害福祉に関連する法・制度の整備

1947(昭和22)年に児童福祉法，1949(昭和24)年に身体障害者福祉法が制定され，障害者・児への支援が法的に保障された。さらに，1950(昭和25)年に精神保健福祉法(制定時は精神衛生法)，1960(昭和35)年に知的障害者福祉法(制定時は精神薄弱者福祉法)，1970(昭和45)年に障害者基本法(制定時は心身障害者対策基本法)が制定された(図3-7)。

1975年に国際連合の「障害者の権利宣言」によりノーマライゼーション*の理念が広がり，1981(昭和56)年の国際障害者年，1983(昭和58)～1992(平成4)年の「国連・障害者の10年」を受け，日本においても1982(昭和57)年に「障害者対策に関する長期計画」，1993(平成5)年に「障害者対策に関する新長期計画」を策定し，心身障害者対策基本法

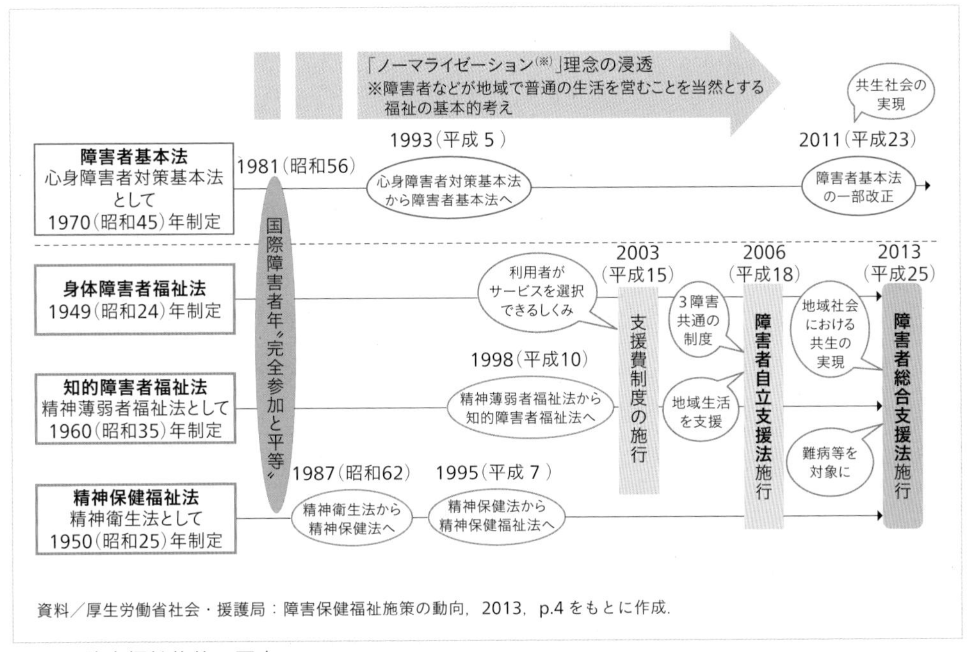

図3-7 障害福祉施策の歴史

* **ノーマライゼーション**：障害のある人もない人も，互いに支え合い，地域で生き生きと明るく豊かに暮らしていける社会の実現を目指す[2)]考え方である。

を改正して名称を障害者基本法に変更し，障害者の自立と社会活動への参加促進を理念とした施策を推進した。1995（平成7）年に「障害者プラン〜ノーマライゼーション7か年戦略」，2002（平成14）年に「新障害者プラン〜重点施策実施5か年計画」を策定し，具体的な実施内容と目標値を示した。

2　支援費制度から障害者自立支援へ

障害福祉サービスの利用に関して，従来は措置制度（行政がサービスを指示・決定するしくみ）がとられていたが，2003（平成15）年に**支援費制度**が施行され，利用者がサービスを選択できるようになった。これは，利用者の自己決定力と問題解決能力の向上を支援し，エンパワメントを目指すものである。しかし，精神障害者は制度の対象外であり，地方自治体によってはサービス提供体制や就労支援が不十分であること，支給決定プロセスが不透明であるなどの課題があった。

2005（平成17）年に**障害者自立支援法**が制定，翌年から施行され，身体・精神・知的障害のサービスが一元化されるとともに，支援費の財政基盤が強化された。利用者負担は定率負担（応益負担）で，サービス給付額の1割を原則とした。また，国，都道府県，市町村それぞれの負担分を明確にした。

2011（平成23）年には，障害者基本法および障害者自立支援法が一部改正され応能負担*を原則とすること，対象に発達障害*が含まれること，市町村に基幹相談支援センターを設置することなどが定められた。

3　障害者総合支援法の成立

2012（平成24）年に「地域社会における共生の実現に向けて新たな障害保健福祉施策を講ずるための関係法律の整備に関する法律」が成立した。これによって，障害者自立支援法は，名称が「障害者の日常生活及び社会生活を総合的に支援するための法律（**障害者総合支援法**）」に変更された。同法はこれまでの事業を引き継ぐとともに，新たに基本理念を設けて「すべての国民が，障害の有無にかかわらず，等しく基本的人権を享有するかけがえのない個人として尊重される」こと，社会参加の機会の確保と地域社会における共生，社会的障壁の除去などについて明記した。

障害者総合支援法では障害者の定義に難病などを追加した（2019［令和元］年11月現在338疾病）。これによって，症状の変動などにより身体障害者手帳を取得していない者も，

＊ **応能負担**：障害福祉サービス利用者の家計の負担能力などに応じて，利用者負担額が算定される。自立支援医療については別途，枠組みが定められているが，こちらも利用者負担額は本人の収入に応じて算定される。いずれも負担額の上限額が決められている。生活保護世帯は利用者負担がない。また，サービスの形態別に，様々な利用者負担額の軽減措置が行われている。

＊ **発達障害**：発達障害とは，「自閉症，アスペルガー症候群その他の広汎性発達障害，学習障害，注意欠陥多動性障害その他これに類する脳機能の障害であってその症状が通常低年齢において発現するものとして政令で定めるもの」をいい，発達障害者とは，「発達障害がある者であって発達障害及び社会的障壁により日常生活又は社会生活に制限を受ける者」をいうことが定められている（発達障害者支援法）。

高次脳機能障害およびその関連障害も障害者総合支援法の対象となった。

2014（平成26）年4月には，支援の必要量を明確にする障害程度区分を改めて**障害支援区分**とした。そのほか，重度訪問介護サービスの対象者拡大，共同生活介護（ケアホーム）の共同生活援助（グループホーム）への一元化，地域移行支援の対象拡大，地域生活支援事業の追加，およびサービス基盤の計画的整備などが行われた。併せて児童福祉法，知的障害者福祉法，身体障害者福祉法も一部改正され，必要な整備が行われた。さらに，2016（平成28）年には，生活と就労に対する支援をより充実させるために一部改正され，2018（平成30）年から自立生活援助と就労定着支援が創設された。

4 そのほかの法・制度

そのほか，障害者支援に関する法律として，国等による障害者就労施設等からの物品等の調達の推進等に関する法律（障害者優先調達推進法），発達障害者支援法，障害者の雇用の促進等に関する法律（障害者雇用促進法），難病の患者に対する医療等に関する法律（難病法），障害者虐待の防止，障害者の養護者に対する支援等に関する法律（障害者虐待防止法），障害を理由とする差別の解消の推進に関する法律（障害者差別解消法）などがある。また，2006（平成18）年に国連総会で障害者の権利に関する条約が採択され，日本はその翌年に署名した。

3. 障害福祉サービスのしくみ

障害福祉サービスの実施主体は市町村である。障害福祉サービスは，自立支援給付と地域生活支援事業からなる（図3-8）。

❶自立支援給付

介護給付，訓練等給付，相談支援，**自立支援医療**，補装具の給付がある（図3-8，表3-12）。

▶ **自立支援医療**　障害者・児の公費負担医療である，更生医療（身体障害者の障害軽減のための医療費），育成医療（身体障害児の治療費），精神通院医療（精神障害者の通院治療費）が，2006（平成18）年の障害者自立支援法の施行に伴い，同法の自立支援医療に移行された。2010（平成22）年に重症の肝臓機能障害が一定期間継続している者なども追加された。

Column
高額障害福祉サービス費

自己負担額が一定基準を超えた場合の負担軽減策として，世帯での障害福祉サービスの負担額の合算（一部対象外のサービスあり）が基準額を超える場合，高額障害福祉サービス費の給付が受けられる。介護保険サービスも併せて利用している場合は，その負担額も合算する。また，障害児が障害者総合支援法と児童福祉法のサービスを併せて利用している場合は，負担額の合算がそれぞれのいずれか高い額を超えた部分が給付対象となる。

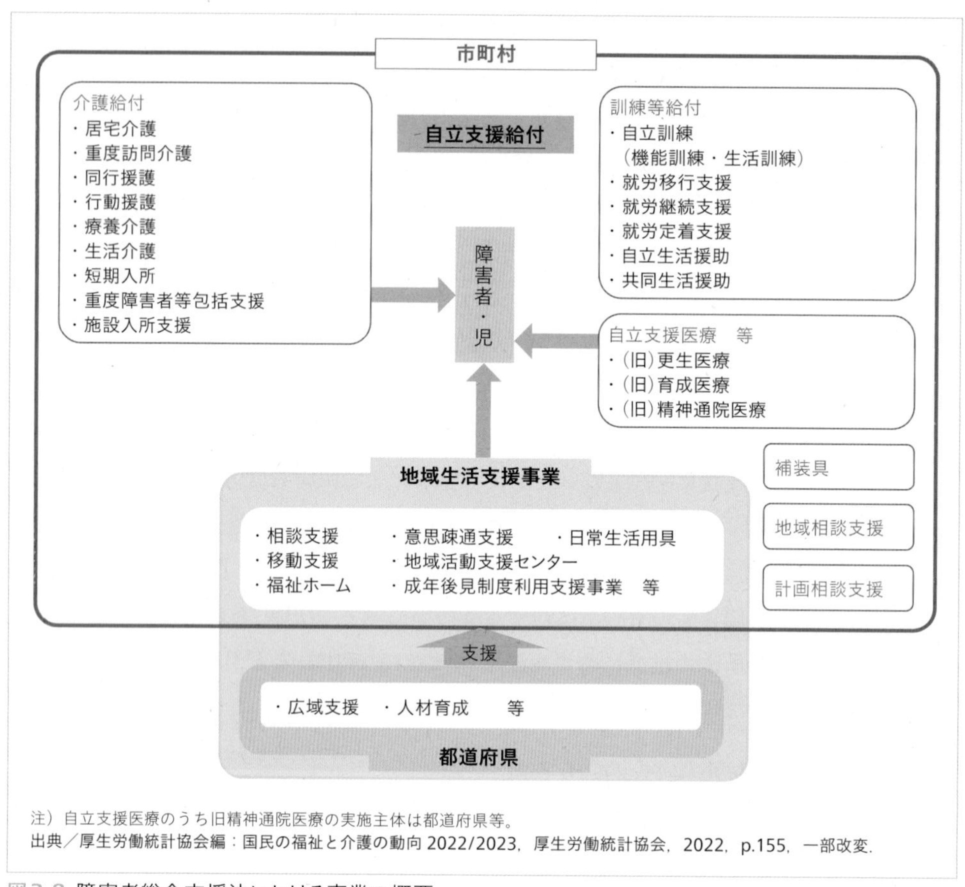

注）自立支援医療のうち旧精神通院医療の実施主体は都道府県等。
出典／厚生労働統計協会編：国民の福祉と介護の動向 2022/2023，厚生労働統計協会，2022，p.155，一部改変．

図3-8 障害者総合支援法における事業の概要

❷地域生活支援事業

市町村と都道府県の，それぞれの必須事業と，地域の実情に応じて実施する事業がある。必須事業として，市町村は相談支援，意思疎通支援，日常生活用具給付，移動支援，地域活動支援センター，福祉ホーム，**成年後見制度利用支援事業**などを行う。都道府県は，市町村が行う地域生活支援事業を広域的・専門的に支援し，人材育成を図る（図3-8，表3-13）。

▶ **成年後見制度利用支援事業**　成年後見制度とは，認知症，知的障害，精神障害，判断能力の不十分な成人の財産や権利を保護し支援するため，2000（平成12）年度から民法などの改正により制度化された。市町村は障害者総合支援法における地域生活支援事業の一つとして，成年後見制度利用の支援を行う（図3-9）。障害福祉サービス契約の締結等に際して，成年後見制度による助力を必要とする人に経費の補助などを行う。

また，地域で後見人，保佐人，補助人を適正に実施できる人材の育成，および適切な利用を促進するための研修を行う。

表3-12 障害福祉サービスの主な内容（自立支援給付）

サービス種別			サービス内容
介護給付		居宅介護	居宅で入浴・排泄・食事等の介護，調理，家事等の支援を行う。
		重度訪問介護	重度の肢体不自由者，著しい行動障害を有する重度の知的障害者・精神障害者で常時介護を必要とする者に，居宅で入浴・排泄・食事等の介護，調理，家事，外出時の移動支援等を総合的に行う。
		同行援護	視覚障害により移動に著しい困難を有する者に，外出時に同行し，移動に必要な情報提供，移動支援，排泄・食事の介護等を行う。
		行動援護	自己判断能力が制限されている人が行動する際，危険を回避するために必要な支援，外出支援等を行う。
		療養介護	医療と常時介護を必要とする者に，医療機関で機能訓練，療養上の管理，看護，医学的管理下における介護，日常生活上の世話を行う。
		生活介護	常時介護を必要とする者に，障害者支援施設等において，日中，入浴・排泄・食事等の介護，および創作的活動・生産活動の機会を提供する。
		短期入所（ショートステイ）	障害者支援施設等への短期間の入所を必要とする者に，短期間の入所をさせ，入浴・排泄・食事等の介護を行う。
		重度障害者等包括支援	居宅介護，同行援護，重度訪問介護，行動援護，生活介護，短期入所，共同生活介護，自立訓練，就労移行支援，就労継続支援を包括的に提供する。
		施設入所支援	施設入所者に，夜間や休日，入浴・排泄・食事の介護等の日常生活上の支援を行う。
訓練等給付		自立訓練（機能訓練）	障害者支援施設やサービス事業所を利用している身体障害者に，当該施設または居宅を訪問して，一定期間，身体機能の維持・向上に必要な訓練を行う。
		自立訓練（生活訓練）	障害者支援施設やサービス事業所を利用している知的障害者・精神障害者に，当該施設または居宅を訪問して，一定期間，入浴・排泄・食事等において自立した日常生活を営めるように必要な訓練を行う。
		就労移行支援	就労を希望する65歳未満で一般の事業所への雇用が可能と見込まれる者に，一定期間，就労に必要な知識・能力向上に必要な訓練を行う。
		就労継続支援A型（雇用型）	一般の事業所に雇用されることが困難で雇用契約に基づく就労が可能な者に，就労の機会の提供，生産活動の機会の提供，就労に必要な知識・能力向上に必要な訓練を行う。
		就労継続支援B型（非雇用型）	一般の事業所に雇用されることが困難で雇用契約に基づく就労が困難な者に，就労の機会の提供，生産活動の機会の提供，就労に必要な知識・能力向上に必要な訓練を行う。
		就労定着支援	一般就労へ移行した障害者で就労に伴う生活面の課題が生じている者に対し，相談を通じて課題を把握するとともに，企業や関係機関等との連絡調整など課題解決に向けて必要な支援を行う。
		自立生活援助	障害者支援施設，グループホーム等を利用していた障害者で，一人暮らしを希望する者に，定期訪問や随時対応による生活状況のモニタリングや助言，計画相談支援事業所や医療関係機関等との連携のほか，近隣住民との関係構築など，必要な支援を行う。
		共同生活援助（グループホーム）	共同生活を営む住居入居者に，夜間や休日，入浴・排泄・食事等の介護，家事，生活等に関する相談・助言，就労先との連絡等の日常生活上の支援を行う。
相談支援	地域相談支援	地域移行支援	障害者支援施設，精神科病院，保護施設，矯正施設等を退所する者，児童福祉施設を利用する18歳以上の者等に，地域生活に移行できるように，地域移行支援計画の作成，住居確保，外出への同行支援，関係機関との調整等を行う。
		地域定着支援	居宅での単身生活者に，連絡体制を確保し，緊急時は必要な支援を行う。
	計画相談支援	サービス利用支援	サービス等の支給決定前のサービス等利用計画書案，支給決定後のサービス事業者との連絡調整と利用計画を作成する。
		継続サービス利用支援	サービス等の支給後にサービス等利用状況のモニタリングを行い，サービス事業者等との連絡調整等を行う。

出典／厚生労働統計協会編：国民の福祉と介護の動向 2022/2023，厚生労働統計協会，2022，p.156-160 をもとに作成．

表 3-13 障害福祉サービスの主な内容（地域生活支援事業）

サービス種別	サービス内容
相談支援事業	障害者，保護者，介護者等から相談を受け，情報提供や権利擁護のための援助を行い，自立した生活ができるよう支援する。
意思疎通支援事業	聴覚，言語機能，音声機能，視覚等の障害や難病のため意思疎通に支障がある者に，手話通訳，要約筆記，点訳などを行う者の派遣を行う。
日常生活用具給付等事業	日常生活上の便宜を図るため，介護・訓練，日常生活，在宅療養等，情報・意思疎通，排泄管理の支援用具，居宅生活動作補助用具（住宅改修費）を給付または貸与する。
移動支援事業	屋外での移動が困難な者に，外出を支援する。
地域活動支援センター	創作的・生産活動の機会提供，社会との交流促進等の便宜等を行うとともに，地域生活支援を促進するための相談支援の拠点となる。
福祉ホーム	低額で住居を提供し，日常生活に必要な便宜を供与する。
成年後見制度利用支援事業	障害福祉サービスを利用または利用しようとする知的障害者・精神障害者において，成年後見制度利用のための必要経費を補助する。

出典／厚生労働統計協会編：国民の福祉と介護の動向　2022/2023，厚生労働統計協会，2022，p.159-163 をもとに作成.

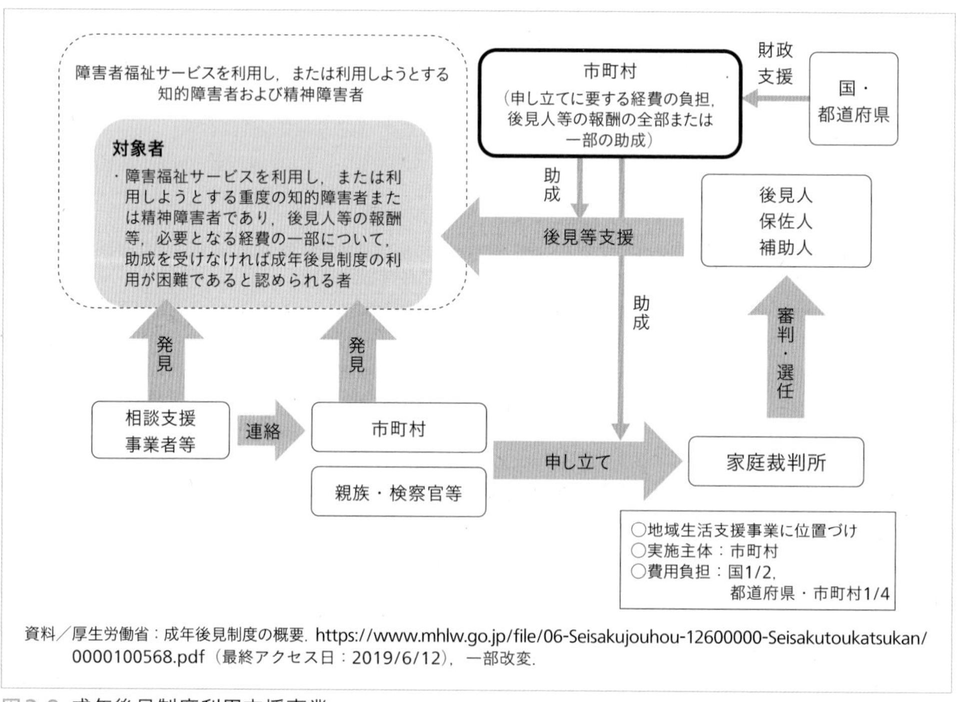

資料／厚生労働省：成年後見制度の概要. https://www.mhlw.go.jp/file/06-Seisakujouhou-12600000-Seisakutoukatsukan/0000100568.pdf（最終アクセス日：2019/6/12），一部改変.

図 3-9 成年後見制度利用支援事業

4. 障害福祉サービスの利用までの流れ

図 3-10 に示すように，障害福祉サービスの利用を希望する場合は，本人または家族が市町村に申請する。市町村は，申請者の障害支援区分認定調査を行う。障害支援区分は障害者が必要とする支援の程度を示すもので，6 段階に区分され，6 が最も必要度が高い。調査項目は，障害者の心身の状況（表 3-14），概況調査（障害等級，利用サービス，生活・就労・活動状況，介護状況，居住環境等），および特記事項からなる。

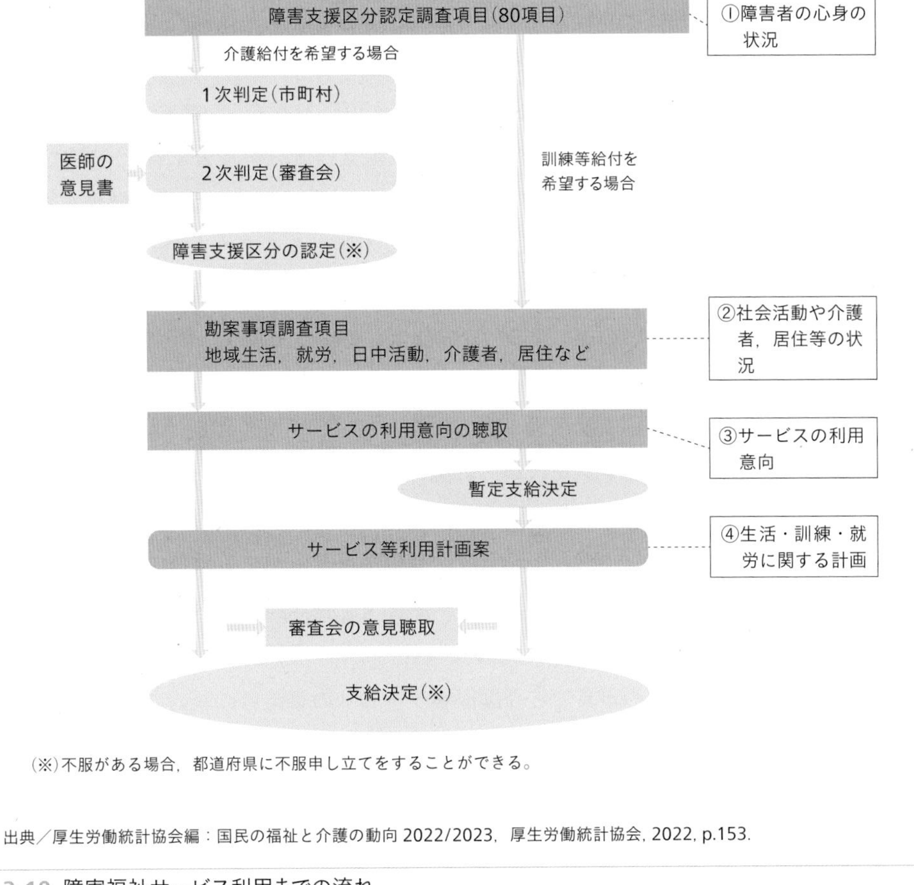

図3-10 障害福祉サービス利用までの流れ

表3-14 障害支援区分認定調査項目の心身の状況(80項目)

❶移動や動作などに関連する項目(12項目)
寝返り，起き上がり，座位保持など
❷身の回りの世話や日常生活等に関連する項目(16項目)
食事，口腔清潔，入浴，排尿など
❸意思疎通等に関連する項目(6項目)
視力，聴力，コミュニケーションなど
❹行動障害に関連する項目(34項目)
被害的・拒否的，作話，感情が不安定など
❺特別な医療に関連する項目(12項目)
点滴の管理，中心静脈栄養，透析など

申請者が訓練等給付を希望する場合は，調査結果をもとに，暫定支給を行う（支給決定前にサービスを利用して適切性を判断するために支給する）。サービスの継続利用の際，申請者の最終意向とサービスの適切性を判断した後に，正式に支給を決定する。

申請者が介護給付を希望する場合は，心身の状況をもとにした1次判定結果（コンピューターによる），概況調査，特記事項，および医師の意見書（麻痺（まひ），関節の拘縮（こうしゅく），精神症状・能力障害評価，生活障害評価，てんかんに関する24項目）より，市町村審査会（障害保健福祉の学識経験者で構成）において2次判定を行う。審査会は，障害支援区分を審査するとともに，区分有効期限（原則3年間）やサービスの支給に関する意見も提出する。以上の結果をもとに，市町村が障害支援区分を認定する。障害支援区分に不服のある者は，都道府県に対して不服申し立てをすることができる。

申請者はサービス等利用計画案（指定特定相談支援事業者等が作成し，利用者負担はない）を市町村に提出し，市町村がサービスの支給を決定する。サービス担当者会議においてサービス等利用計画を作成し，個別支援計画のもとにサービスが開始となる。支給後は，一定期間ごとにサービスのモニタリングを行い，計画の見直しを行う。

障害者が65歳以上になったときは介護保険が優先的に適用されるが，介護保険サービスでは十分なサービス利用ができない場合は，障害福祉サービスを柔軟に利用できる。

さらに，2018（平成30）年から，障害福祉サービスを長期間利用していた者で，障害支援区分2以上の低所得者については，介護保険サービスの利用者負担が軽減できること，そして，障害福祉サービスの事業者と介護保険サービスの事業者において，利用者がなじみの事業所からのサービス（共生型サービス）を引き続き利用できるようになった。

D 難病の患者に対する医療等の制度

1. 難病法の理念・目的

難病とは，**難病の患者に対する医療等に関する法律**（難病法）により，発症の機構が明らかでなく，かつ治療方法が確立していない希少な疾病であって，当該疾病にかかることにより長期にわたり療養を必要とすることとなるものであると定めている。

つまり，難病とは国が原因や治療法を解明し，患者支援を推進するために幅広い疾患を総称した行政用語である。

1955（昭和30）年頃から原因不明の神経痛としてスモンが発症し，1967（昭和42）年頃にかけて全国に多発した。疫学的調査よりキノホルムが原因として示唆されるまで，患者は心身の苦痛だけでなく，社会的偏見や差別，経済的負担が大きく，社会問題，人権問題となった。これが契機となり，難病に関する調査研究の推進，医療・療養環境の整備，医療費の自己負担軽減，地域の保健医療福祉の充実と連携により，患者の生活の質の向上を理念とした難病対策が進み，1972（昭和47）年に難病対策要綱を策定した。

表3-15 難病法における難病に係る施策の基本方針の具体的な事項

❶難病に係る医療等の推進の基本的な方向
❷難病に係る医療を提供する体制の確保に関する事項
❸難病に係る医療に関する人材の養成に関する事項
❹難病に関する調査研究に関する事項
❺難病に係る医療のための医薬品及び医療機器に関する研究開発の推進に関する事項
❻難病の患者の療養生活の環境整備に関する事項
❼難病の患者に対する医療等と難病の患者に対する福祉サービスに関する施策，就労の支援に関する施策その他の関連する施策との連携に関する事項
❽その他難病に係る医療等の推進に関する重要事項
❾難病の患者に対する医療費助成制度に関する事項

その後，医療の進歩，患者のニーズの多様化，社会状況の変化，経済的課題に伴い，2014（平成26）年に難病法が成立し，翌年から施行された。難病法は，難病患者の良質かつ適切な医療の確保と，療養生活の質の維持と向上を目的とする。

難病法により，厚生労働大臣は，難病に係る医療等の施策の総合的な推進のための基本方針を策定し，医療体制の充実，治療方法の究明，療養生活環境の整備，福祉サービス・就労支援の向上に関する施策が進められている（表3-15）。

2. 難病対策と医療支援の概要

難病のうち，医療費の助成対象となるものを**指定難病**として定めている。これは，患者数が国内において一定の人数に達せず（厚生労働省令で定められ，人口の0.1％程度），客観的な診断基準が確立しており，患者の置かれている状況からみて良質かつ適切な医療の確保を図る必要性が高いものとして，厚生労働大臣が指定する（2021［令和3］年11月から338疾病に拡充）。

医療費の助成は，都道府県が実施主体であり，国が2分の1を負担する。医療費の患者の自己負担は2割が限度である。高額な医療費が長期間必要な者には所得に応じた負担限度額，人工呼吸器等装着者には所得に関係なく負担限度額が定められている。

なお，難病対策には，難病法の他に，介護保険法，医療保険制度，障害者総合支援法等がかかわる。

E 生活保護制度

1. 生活保護制度の理念と生活保護法の目的

1947（昭和22）年施行された日本国憲法第25条「すべて国民は，健康で文化的な最低限度の生活を営む権利を有する」生存権の保障の理念に基づき，1950（昭和25）年に生活保護法が制定された。生活保護法は，国が，生活困窮者に対して困窮に陥った理由は問わ

表 3-16　生活保護法における生活保護制度の基本原理

- **国家責任による最低限度の生活保障の原理**：国の責任で生活困窮者の最低限度の生活を保障するとともに，その自立を助長する
- **無差別平等の原理**：保護要件を満たす限り，保護請求権は平等にある
- **最低生活保障の原理**：健康で文化的な最低限度の生活水準を保障する
- **補足性の原理**：保護は，生活困窮者が利用し得る資産，稼働能力を活用することが要件であり，また扶養義務者による扶養や他の法律による扶助が優先する

ず，困窮の程度に応じ必要な保護を行い，健康で文化的な最低限度の生活を保障するとともに，自立を助長することを目的とする。

生活保護法により，生活保護制度の基本原理が定められている（表 3-16）。

2. 生活保護制度の概要

生活保護の種類には**生活扶助，教育扶助，住宅扶助，医療扶助，介護扶助，出産扶助，生業扶助，葬祭扶助**の 8 つの扶助がある（表 3-17）。要保護者の必要に応じ，最低限度の生活を充足するために必要な限度において受給範囲が定められる。医療扶助と介護扶助は現物給付，そのほかの扶助は金銭給付を原則とする。ただし，保護施設に入所している場合，生活扶助は現物給付となる。

生活保護の受給者は，利用し得る資産，稼働能力そのほかのあらゆるものを生活費に充

表 3-17　生活保護法における生活保護の種類と範囲

種類	範囲
生活扶助*	衣食・水道・光熱費など日常生活に必要なもの，移送
教育扶助	義務教育に必要な教科書や学用品，学校給食等
住宅扶助	住居，補修等
医療扶助	診察，薬剤，治療，居宅および入院に伴う療養管理・世話・看護・移送
介護扶助	居宅介護（居宅介護支援計画に基づき行うもの），介護予防（介護予防支援計画に基づき行うもの），福祉用具（介護予防も含む），住宅改修（介護予防も含む），施設介護，介護予防・日常生活支援，移送
出産扶助	分娩介助，分娩前後の処置，衛生材料
生業扶助	生業に必要な資金・器具・資料・技能修得，就労に必要なもの（高等学校等への就学に必要なものを含む）
葬祭扶助	検案，死体の運搬，火葬・埋葬，納骨等

＊妊産婦・障害者・母子世帯・児童養育・介護施設入所者・介護保険料加算等がある

生活困窮者対策

生活困窮者対策には，生活困窮のリスク要因の対策として**生活困窮者自立支援法**に基づき，自立相談支援事業，住居確保給付金，就労準備支援事業，一時生活支援事業，家計改善支援事業，生活困窮世帯の子どもに対する学習・生活支援事業，ひきこもり対策推進事業，地域生活定着促進事業等がある。

表3-18 生活保護法における生活保護実施の原則

- **申請保護の原則**：保護は，要保護者等の申請に基づいて開始する。急迫の場合は，職権により必要な保護を行う
- **基準および程度の原則**：保護の程度は，保護の基準により測定した需要を基とし，要保護者が満たし得ない不足分を補う程度とする
- **必要即応の原則**：保護は，要介護者の年齢，健康状態，世帯の実際を考慮して適切に行う
- **世帯単位の原則**：保護の必要性や程度の判定は，世帯単位で行う。ただし，子どもの進学等，世帯の自立助長に効果が認められる場合や，世帯の1人が長期入院する場合は，個人単位で実施することができる

てても，厚生労働大臣の定める保護の基準で測定される最低限度の生活が維持できない者である。**保護の基準**とは，年齢，性別，世帯構成，地域そのほか必要な事情を考慮した最低限度の生活の需要を十分満たすとともに，これを超えないものである。

生活保護実施に関する原則が定められている（表3-18）。実施機関は，要保護者の居住地（または現在地）を管轄する福祉事務所を管理する都道府県知事，市町村長であり，保護を決定し，実施する義務を負っている。

生活保護の費用は，国が4分の3，福祉事務所設置自治体が4分の1を負担する。

現在，医療扶助が保護費用全体の約半数の割合を占めている。その理由として，生活保護の受給者は国民健康保険の被保険者資格を失うので医療保険との併用がないことと，長期間医療を必要とする高齢者，慢性疾患患者，精神疾患患者が多いことが考えられる。

F 社会福祉の制度

1. 社会福祉法の理念・目的

国民の様々な福祉ニーズに対応するため，生活保護法，児童福祉法，身体障害者福祉法，知的障害者福祉法，老人福祉法，母子及び父子並びに寡婦福祉法等がある。**社会福祉法**は，これらの分野における共通的基本事項を規定し，福祉サービス利用者の利益保護と地域の社会福祉の推進を図るとともに，社会福祉事業の公明かつ適正な実施の確保と社会福祉を目的とする事業の健全な発達を図ることにより，社会福祉の増進に資することを目的とする。

2. 社会福祉法の概要

1951（昭和26）年に制定した社会福祉事業法が，2000（平成12）年に社会福祉法に改正された。これにより，福祉は，行政による措置ではなく福祉サービス利用者の権利であり，**地域福祉計画**の策定が進められた。社会福祉法とは，地域の福祉関係者や地域住民の参画により地域の生活課題を明らかにするとともに，解決に必要な施策内容，体制等について目標を決めて計画的に整備し，地域福祉を推進するものである。地域福祉計画の策定は自

表3-19「地域共生社会の実現のための社会福祉法等の一部を改正する法律」の概要

- 地域住民の複雑化・複合化した支援ニーズに対応する市町村の包括的な支援体制の構築の支援（社会福祉法，介護保険法）
- 地域の特性に応じた認知症施策や介護サービス提供体制の整備等の推進（介護保険法，老人福祉法）
- 医療・介護のデータ基盤の整備の推進（介護保険法，地域における医療及び介護の総合的な確保の促進に関する法律）
- 介護人材確保および業務効率化の取組の強化（介護保険法，老人福祉法，社会福祉士及び介護福祉士法等の一部を改正する法律）
- 社会福祉連携推進法人制度の創設（社会福祉法）

治体の努力義務であり，市町村による地域福祉計画と，都道府県による地域福祉支援計画よりなる。

社会福祉事業は，対象者の要援護性と影響の度合等から，第一種社会福祉事業（対象者の要援護性が高く，入所施設の経営や金銭貸与等の経済上の保護を行う事業等）と，第二種社会福祉事業（福祉各法の在宅福祉事業や通所事業，相談事業等）に分類される。

さらに，社会福祉法では福祉サービスの理念，社会福祉法人，福祉事務所，社会福祉主事，社会福祉事業等従事者の確保，社会福祉協議会，共同募金等について規定している。福祉事務所は，福祉各法に定める援護，育成や更生措置に関する業務を行う社会福祉行政の第一線機関である。都道府県および市（特別区を含む）は福祉事務所を設置しなければならず，町村は任意である。

2020（令和2）年に，「地域共生社会*の実現のための社会福祉法等の一部を改正する法律」（表3-19）が成立し，2021（令和3）年4月から順次施行となった。社会福祉法の改正点は，包括的な相談支援体制・参加支援・地域づくりに向けた支援を実施する事業の創設と，社会福祉法人等が自主的な判断のもとで連携・協働しやすいように社会福祉連携推進法人制度が創設された。

G 児童福祉の制度

1. 児童福祉法の理念・目的

1947（昭和22）年に児童福祉法が成立し，すべての児童が適切な養育，生活の保障，愛護される権利を有すること，すべての国民は児童に対して良好な環境で心身ともに健やかに育成する義務があることを宣言した。国および地方公共団体は児童の保護者*と共に児童の育成に責任を負い，そのための措置，保障を規定した。

＊ **地域共生社会**：子ども・高齢者・障害者などすべての人々が地域，暮らし，生きがいを共に創り，高め合うことができる社会をいう（ニッポン一億総活躍プラン）。

＊ **保護者**：親権を行う者，未成年後見人そのほかの者で，児童を監護する者を指す。

表 3-20　児童福祉法における児童福祉実施機関の業務

実施機関	業務
保健所	市町村への技術的援助，施設への助言，衛生知識の普及，保健・栄養改善指導，身体障害児・長期療養児の療育指導，健康相談，健康診査
市町村	地域住民に密着した児童福祉サービスの提供，実情把握，情報提供，相談，調査，指導，児童相談所へ送致
児童相談所	相談，調査，判定，指導，一時保護，施設入所措置，里親援助，養子縁組援助

2. 児童福祉法の概要

児童福祉法における児童とは 18 歳未満の者を指す。児童福祉実施機関である保健所・市町村・**児童相談所**の業務（表 3-20），**児童福祉施設**の認可・入所，障害児*の療育指導，結核児童の**療育給付**，**小児慢性特定疾病医療支援**，要保護児童*の保護措置，社会的養護*等が規定されている。

児童相談所は，都道府県，指定都市（人口 50 万以上の市のうちから政令で指定），一部の中核市（人口 20 万以上の市の申出に基づき政令で指定）（特別区を含む）に設置された児童福祉の専門行政機関である。また児童福祉施設として，助産施設，乳児院，母子生活支援施設，保育所，認定こども園，児童厚生施設，児童養護施設，障害児入所施設，児童発達支援センター，児童心理治療施設，児童自立支援施設，児童家庭支援センターが含まれる。結核児童の療養給付とは，病院に入院させ適正な医療を行うとともに学校教育を受けさせるものである。

小児慢性特定疾病医療支援とは，長期間療養を必要とし生命に危険が及ぶおそれがあるため，医療費支給認定に係る小児慢性特定疾病児童が通院や入院したときの医療支援の費用を保護者に支給する制度を意味する。

児童福祉に関連するそのほかの法律として，子ども・子育て支援法，母子及び父子並びに寡婦福祉法，児童虐待防止法，児童手当法，児童扶養手当法等がある。

H 虐待防止の制度

1. 高齢者虐待

1 高齢者虐待とは

2005（平成 17）年に制定された「高齢者虐待の防止，高齢者の養護者に対する支援等に

＊ **障害児**：18 歳未満の者で障害の範囲は障害者と同じである。
＊ **要保護児童**：保護者のいない児童，保護者に監護させることが不適当であると認められる児童をいう。
＊ **社会的養護**：保護者が死亡・病気，経済的に養育困難，保護者が児童虐待している場合など，家庭で養育されることが困難な児童に対して提供する養育をいい，里親委託，自立生活援助事業，小規模住居型児童養育事業等がある。

表3-21 高齢者虐待の防止に向けた基本的視点

❶発生予防から虐待を受けた高齢者の生活の安定までの継続的な支援
❷高齢者自身の意思の尊重
❸虐待を未然に防ぐための積極的なアプローチ
❹虐待の早期発見・早期対応
❺高齢者本人と共に養護者を支援する
❻関係機関の連携・協力によるチーム対応

資料／厚生労働省：市町村・都道府県における高齢者虐待・養護者支援の対応について，2006，p.13-14.

関する法律（高齢者虐待防止法）」において，高齢者虐待とは「高齢者が他者からの不適切な扱いにより，権利利益を侵害される状態や生命，健康，生活が損なわれるような状態に置かれること」と広い意味でとらえる。高齢者とは65歳以上の者を指すが，介護保険制度の第2号被保険者で介護施設等の利用者において，従事者等からの虐待が発生した場合は，高齢者虐待防止法の対象とする。

高齢者虐待は，養護者（高齢者の世話をしている家族，親族，同居人）によるものと，養介護施設従事者等（介護老人福祉施設等や居宅サービス事業等に従事する職員）によるものがある。

養護者による虐待は，**身体的虐待，介護・世話の放棄・放任，心理的虐待，性的虐待，経済的虐待**の5つに分類される。養介護施設従事者等による虐待も同じく5つに分類され，加えて職務に応じた内容が示されている。

2 高齢者虐待への対策

高齢者虐待防止法における高齢者虐待防止に向けた基本的視点を表3-21に示す。高齢者が生活しているすべての家庭，すべての養介護施設において，虐待防止策を実施し，浸透させていくためには，国全体で取り組まなければならない。

高齢者虐待防止法において，国民，保健医療福祉関係機関・養介護施設，地方公共団体，国に規定されている責務をもとにして，それぞれが役割を担（にな）う。

高齢者のうち，特に要支援・要介護高齢者と認知症高齢者の虐待は，家庭内でだれにでも起こり得るという認識をもって虐待防止を考えることが大切である。介護施設等従事者は自分自身が虐待者になり得る危険性を学び，施設全体で虐待を未然に防止するために，徹底した環境づくりと体制の構築を行う必要がある。市町村と地域包括支援センターは，地域全体で虐待を防止するネットワークづくりと高齢者・養護者への支援を行うとともに，虐待が発生したときの早期発見と早期対応への対策を進める役割がある。都道府県および国は，市町村への支援，広域的・専門的な対策づくり，国民への高齢者虐待防止の普及・啓発を行い，高齢者の権利擁護に対する責任を担う必要がある。

2. 障害者虐待

1948（昭和23）年に制定された「障害者虐待の防止，障害者の養護者に対する支援等に

表3-22 市町村・都道府県における障害者の虐待防止と権利擁護における機能

- **障害者虐待防止センター（市町村）**
  虐待の通報・届出受理，相談，指導，助言，広報・啓発活動
- **障害者権利擁護センター（都道府県）**
  使用者による虐待に係る通報・届出受理，相談機関の紹介，情報提供，助言，関係機関の連絡調整，広報・啓発活動

関する法律（障害者虐待防止法）」は，障害者虐待の防止，養護者に対する支援等に関する施策を促進し，障害者の権利利益の擁護に資することを目的とする，国，都道府県と市町村（表3-22），および国民の責務，虐待の早期発見と防止対策を規定した。

障害者虐待は，養護者，障害者福祉施設従事者等，使用者*による虐待に分類される（障害者の定義，養護者，障害者福祉施設については本節-C「障害者支援の制度」参照）。

養護者による虐待は，**身体的虐待**，**性的虐待**，**心理的虐待**，**放棄・放任**（**養護を著しく怠る**），**経済的虐待**の5つに分類される。障害者福祉施設従事者等による虐待には，これらに加えて他の障害者からの虐待行為の放置，使用者による虐待には他の労働者からの虐待行為の放置が含まれる。

3. 児童虐待

2000（平成12）年に制定された「児童虐待の防止等に関する法律（児童虐待防止法）」は，児童虐待の防止等に関する施策を促進し，児童の権利利益の擁護に資することを目的とする。国および地方公共団体の責務，虐待を受けた児童の保護と自立支援のための措置等を規定した。

児童虐待には，保護者による監護する児童（18歳未満）への**身体的虐待**，**性的虐待**，**放棄・放任**（保護者としての監護を著しく怠る，同居人による虐待の放置を含む），**心理的虐待**がある。

虐待を受けたと思われる児童を発見した者は，市町村，児童相談所等に通告しなければならない。市町村，福祉事務所長および児童相談所長は，通告を受けた児童の安全確認を行うための必要な措置を講じなければならない。都道府県知事は，必要時，保護者に出頭要求，児童相談所等に調査・臨検・児童の捜索，警察署長に援助要請，児童の一時保護や施設入所を講じる。地方公共団体の機関，病院，児童福祉施設，学校等，ならびに医師，歯科医師，保健師，助産師，看護師，児童福祉施設職員，学校の教職員等は，市長村長，児童相談所長等から児童虐待に係る児童や保護者の心身の状況や環境に関する資料または情報の提供を求められたときは提供することができる。

家庭とは，すべての児童にとって愛護され，安心して健やかに成長発達できる環境である必要がある。その家庭で，児童を監護すべき保護者によって，しつけと称して虐待が発生してはならない。令和元年に児童虐待防止法が一部改正され，児童虐待を行った保護者

＊ **使用者**：障害者（派遣労働者を含む）を雇用する事業主，経営担当者等を指す。

に対して，再発防止のためより効果的な指導を行うための措置と，親権者がしつけに際して体罰や監護・教育に必要な範囲を超える行為を禁止することが追加され，2020（令和2）年4月から施行された。

Ⅱ 地域包括ケアシステム

A 地域包括ケアシステムの必要性と発展

1. 地域包括ケアシステムの必要性

日本は，今後もさらに少子化と高齢化が進み，総人口は減少する。また，大家族世帯が減る一方で単独世帯が増え，地域社会のつながりや**ソーシャルキャピタル***が脆弱化（ぜいじゃくか）してきており，人々の**社会的孤立***が着目されている。このような社会での人々の健康に関するケアニーズには，包括的なアプローチが必要である。

今後，現役世代の割合が減少する社会で，限りある社会資源を必要な対象者に公平に有効に配分するために，フォーマルなサービス（医療，介護，保健，福祉などのサービス）やインフォーマルなサポート（住民どうしの助け合いや見守りなど）の社会資源が有機的に切れ目なく連携するケアシステムが必要である。このような地域におけるケアシステムの考え方を**地域包括ケアシステム**という。

2. 高齢者ケアと地域包括ケアシステム

地域包括ケアシステムという言葉は，1970年代後半の広島県御調町（みつぎちょう）の御調国保病院で行われた，医療と福祉にまたがる取り組みの名称として使用されたのが初めてである[3]。

その後，地域包括ケアシステムは，介護保険法が施行されるとともに着目されるようになった。2014（平成26）年の**医療介護総合確保推進法***の改正では，地域包括ケアシステムについては，「地域の実情に応じて，高齢者が，可能な限り，住み慣れた地域でその有する能力に応じ自立した日常生活を営むことができるよう，医療，介護，介護予防，住まい

＊ **ソーシャルキャピタル**：社会関係資本と訳され，人々の協調関係を促す信頼，規範，ネットワークなど社会組織の特徴を意味する。人々の間で信頼関係や共通の規範があり，ネットワークで問題が解決できる社会は，ソーシャルキャピタルが高い社会であり，安全で安心度が高いとされている。

＊ **社会的孤立**：家族や地域社会との交流が乏しいという客観的な状態である。主観的に感じる「孤独」とは通常，区別されることが多い。

＊ **医療介護総合確保推進法**：2014（平成26）年成立の「地域における医療及び介護の総合的な確保を推進するための関係法律の整備等に関する法律」（医療介護総合確保推進法）では，地域包括ケアシステムを構築することにより，地域における医療と介護を総合的に確保することを目的としている。

及び自立した日常生活の支援が包括的に確保される体制」（第2条）と定義された。

3. 地域包括ケアシステムの発展

超高齢社会である日本は，高齢者ケアをめぐる課題を解決することをねらい，地域包括ケアシステムが発展してきた経緯がある。しかし，地域包括ケアシステムは，高齢者ケアにとどまらず，すべての人々のケアに関して，適用できる概念である。

精神保健医療福祉分野では，2017（平成29）年に厚生労働省より，「**精神障害にも対応した地域包括ケアシステム**」[4] が政策理念として示され，精神障害の程度にかかわらず，だれもが安心して自分らしい暮らしができるよう，医療，障害福祉・介護，住まい，社会参加（就労），教育，地域の助け合いを包括的に確保することが必要とされている。また，日常生活圏や市町村などの基礎自治体を基盤とし，保健所，都道府県，医療機関などと重層的に連携し「本人の困りごと」を起点に支援することが求められている。

2020（令和2）年には地域共生社会の実現を目指して社会福祉法が改正され，複雑化する人々のケアニーズに対応するため，**重層的支援体制整備事業**（第2章-Ⅱ-A「地域共生社会」参照）を創設することが求められた[5]。たとえば，長期間の生活困窮，引きこもり，虐待などの複雑で根深い問題には，家族ぐるみの支援や世代を超えた支援が必要である。そのような対象者に対応するためには，相談支援，参加支援，地域づくりの支援，多機関協働による支援を強化し，現行の高齢者支援，障害者支援，子育て・児童支援，生活困窮支援の相談・地域づくりについて一体的に行う，いわば**全世代型の地域包括ケアシステム**に発展させる方向に向かっている。

B 地域包括ケアシステムの基本

1. 地域包括ケアシステムの考え方

地域包括ケアシステムの考え方には，社会保障の補完性原理が基盤にある。補完性原理とは，より小さな単位のコミュニティがものごとを自主的に決め自治を行い，その単位での取り組みが困難な場合にはより大きな単位のコミュニティが補完するという考え方である。つまり，図3-11に示すように自助，互助，共助，公助を円滑に連携させ，有効に活用することを意味する。

当事者自身の解決による**自助**や周囲の小さなコミュニティによる**互助**など，システム化されていないが主体性の高い課題解決の手法がある一方，専門職などの援助による**共助**や公的な支援である**公助**など，システム化され，補完性の高い課題解決の手法がある。これらの手法をその課題の特徴に合わせて使い分けるしくみが重要である。

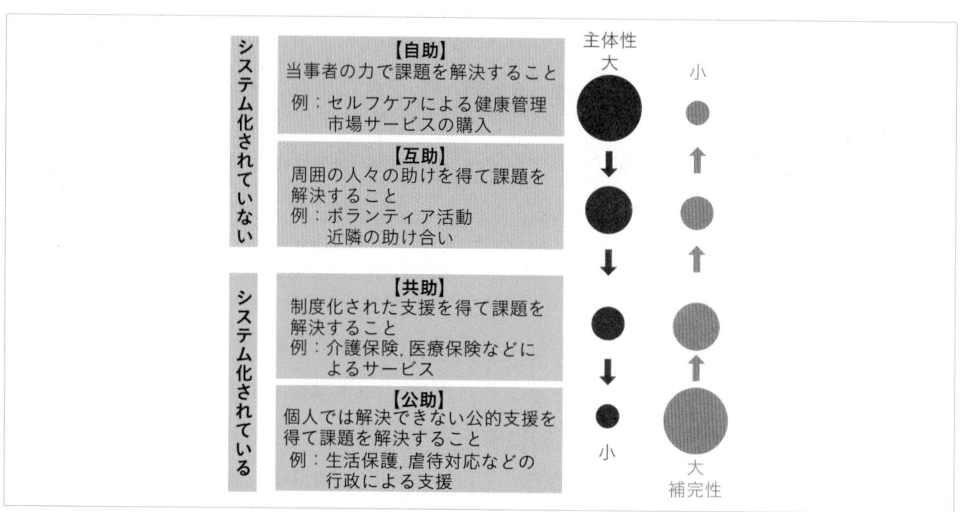

図3-11 自助，互助，共助，公助の考え方

2. 地域包括ケアシステムの統合の水準

地域包括ケアシステムは，国際的にはインテグレーテッドケア（integrated care，**統合化されたケア**）ととらえられ，その統合の水準として，リンケージ（linkage，つながり・連携），コーディネーション（coordination，調整・協調），フルインテグレーション（full integration，完全な統合）の3段階が示されている[6]。

リンケージとは，個人のケアニーズに緩（ゆる）やかに対応するものであり，全体的に調整されていない水準を意味する。たとえば，退院して自宅に戻る患者に必要な服薬管理の方法について，病院の病棟看護師が訪問看護師に申し送る場合などはこれに相当する。

コーディネーションとは，対象者のケアにかかわる人々に対象者のケアニーズと支援内容を共有されて支援が展開され，対象者を中心にケアが統合されることである。たとえば，退院する患者には，本人・家族をはじめ病院側からは主治医，看護師，ソーシャルワーカー，地域からはかかりつけ医，介護支援専門員，訪問看護師が参加するカンファレンスを開催して，ケアの意思統一を行うことが定例化している場合などがあげられる。

フルインテグレーションとは，多様なシステムから様々な要素が集まり，体系的に新しいサービスが提供されるしくみであり，連携の強度は最も強い。たとえば，日頃から連携している地域の医療機関や介護事業所，住民組織，自治体などが災害が起きたときに互いに助け合い，被災者を救うケアの道筋をつくることなどがこれに相当する。

C 地域包括ケアシステムの構成と機能

1. 地域包括ケアシステムの構成

人は，子どもを産み育てる，学ぶ，働く，病を治す，病や障害と共に生きる，介護や世話をするという健康に関する様々なライフイベントを経験して人生を送る（第1章-Ⅰ-B「地域における生活と健康」参照）。これらのライフイベントのなかで起こる課題を予防・解決するためには，世代や属性を超えた地域包括ケアシステムが必要である（図3-12）。地域包括ケアシステムの望ましい構成要素としては，大きくは住まい，医療，介護・障害福祉，子育て/教育，就労，社会参加，生活支援，介護予防などがあげられる。人々が住まいを拠点としながら，困ったときには相談できる様々な相談窓口が用意されていることが重要である。

そのなかで，病気になったときにはかかりつけ医をはじめとする日常の医療を受け，専門的な医療が必要な場合は，医療機能に応じた適切な病院を受診する。また，疾患により障害が慢性化し，介護やリハビリテーションが必要になったときには，介護保険サービスや障害福祉サービスなどの居宅サービスを受けながら自宅で暮らしたり，施設･居住系サービスを一時的に利用しながら生活を継続したりする。

さらには，自己実現を図るため，子育て・教育，就労，社会参加など様々な活動ができ

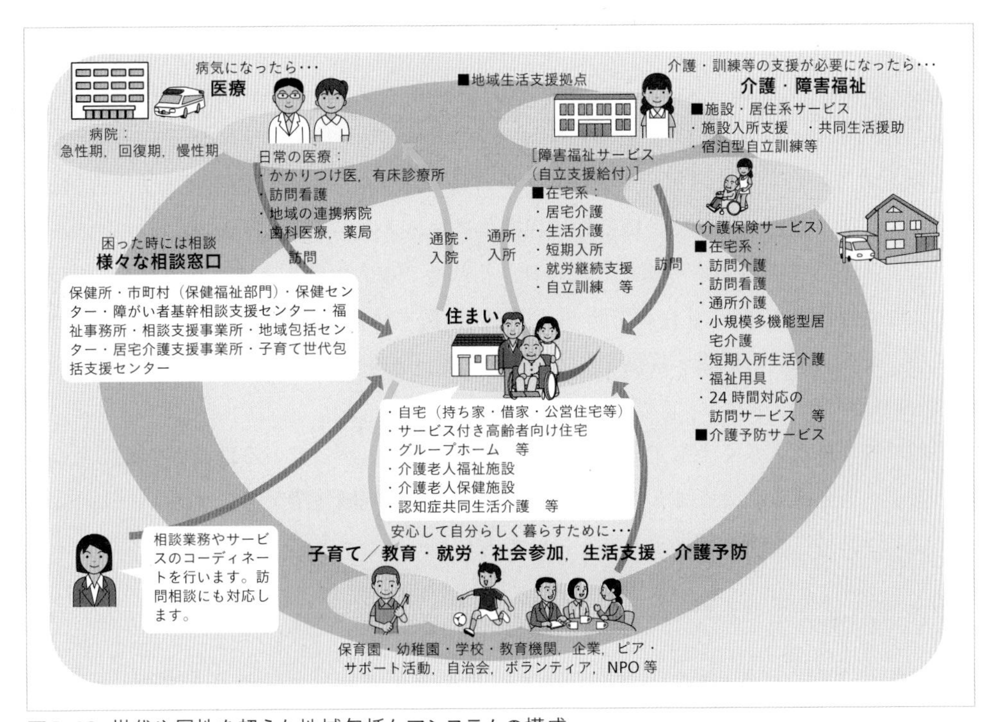

図3-12 世代や属性を超えた地域包括ケアシステムの構成

るように，地域の多様な社会資源を活用することが必要である。また，生活支援を受けながら要介護状態になることを予防するためには，企業，ピアサポート活動，自治会，ボランティア，NPOなどが提供する社会資源を活用したり，対象者自身がそれらの社会資源の提供に参画したりする。

2. 地域包括ケアシステムの機能とその要件

地域包括ケアシステムが果たす機能には，地域の様々な社会資源が円滑に連携できること，住民が生きがいや役割をもてる地域の居場所があり人と人のつながりがあること，住民と専門職が協働できることなどがあげられる。

地域包括ケアシステムが実質的に機能するためには，いくつかの要件がある。第一に，ケアに関連する医療介護福祉制度がニーズに応じて提供されるしくみがあることが必要である。第二に，多職種が協働でき，多職種間での情報共有や意思決定のしくみが機能する必要がある。第三に，その地域でケアを提供する様々な機関や組織，自治体が有機的に連携し，共通の目的と各機関が担(にな)うべき役割を共有できていることが重要である。さらには，住民がケアに主体的に参加することが必要であり，住民が限りあるケアをどのように有効に活用しているのか，その意識と行動のあり方は大きく影響する。

D 地域包括支援センターの機能

1. 地域包括ケアシステムと地域包括支援センター

1 地域包括ケアシステムのとらえ方

高齢者ケアをめぐる地域包括ケアシステムには，様々な形態の「植木鉢に生える植物」があるように，地域によって多様な地域包括ケアシステムがある（図3-13）。「すまいとすまい方」は基盤である植木鉢にたとえられ，それを「本人の選択と本人・家族の心構え」の鉢皿が受け止めている。「介護予防・生活支援」は植木鉢を満たす養分を含んだ土であり，土のあるところに，専門職が提供する「医療・看護」「介護・リハビリテーション」「保健・福祉」の葉が育つ。

鉢皿や植木鉢が大きく土も十分で，葉が3枚ともよく広がっている地域もあれば，これから葉が大きく成長しようとしている地域もあるなど，地域包括ケアシステムには地域によって様々な個性や特徴があると考えられている。

2 地域包括支援センターの位置づけ

高齢者ケアをめぐる地域包括ケアシステムは，「高齢者の住まいを基本的な場として，住民やインフォーマルなグループによる生活支援と介護予防を行い，介護が必要な際には

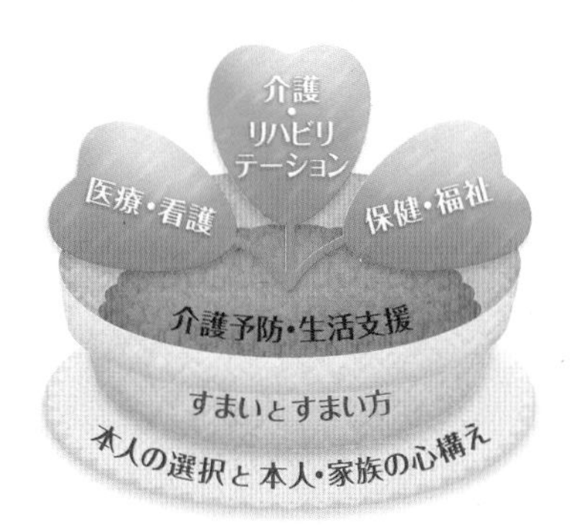

出典／三菱 UFJ リサーチ＆コンサルティング：〈地域包括ケア研究会〉地域包括ケアシステムと地域マネジメント（地域包括ケアシステム構築に向けた制度及びサービスのあり方に関する研究事業），平成 27 年度厚生労働省老人保健健康増進等事業，2016.

図 3-13 地域包括ケアシステムのとらえ方：植木鉢に生える植物

介護サービス，医療が必要な際には医療サービスを受けながら，健康な高齢者もすべての高齢者がその地域でその人らしく暮らすことを目指したケアシステム」といえる。

ここでの地域とは，**日常生活圏域**を想定している。日常生活圏域とは，住民が日常生活を営んでいる圏域を意味し，地理的条件や人口，旧行政区域，地域づくりの活動単位，小学校区，中学校区など地域の特性を踏まえて市町村で設定しており，おおむね，30 分以内で必要なケアを提供することができる範囲と考えられている。

地域包括ケアシステムづくりを促進する機関は，その地域でリーダーシップをとれるどのような機関でもよいが，現段階では，地域包括支援センターや市町村が要になって，進められていることが多い。

2. 地域包括支援センターの目的と設置

1 目的

地域包括支援センターは，地域包括ケアの理念を具現化する手段として，2005（平成 17）年の介護保険法の改正によって創設された。介護保険法第 115 条の 46 第 1 項において，地域包括支援センターは，「地域住民の心身の健康の保持および生活の安定のために必要な援助を行うことにより，その保健医療の向上および福祉の増進を包括的に支援することを目的とする施設」と定められている。

地域包括支援センターは，その地域の被保険者が心身の状況や環境に応じて，介護・福祉・保健医療・権利擁護に関する必要な援助を利用できるように，個別支援やネットワーク・地域包括ケアシステムづくりを行い，支援する役割をもつ。

2 設置

地域包括支援センターの設置主体は**市町村**（特別区を含む）である。また，**包括的支援事業**の実施の委託を受けた者も地域包括支援センターを設置できる。これらの委託を受けることができる者は，包括的支援事業を適切，公正，中立かつ効率的に実施できる法人であり，老人介護支援センター（在宅介護支援センター）の設置者，地方自治法に基づく一部事務組合または広域連合を組織する市町村，医療法人，社会福祉法人，包括的支援事業を実施することを目的とする一般社団法人またはNPO法人，そのほか市町村が適当と認めるものとされている（介護保険法施行規則第140条の67）。

2021（令和3）年4月時点で，全国に地域包括支援センター（ブランチやサブセンターを除く）は5270か所あり，市町村による直営が20.5%，委託による運営が79.5%であり，委託による運営が増加してきている。委託先は，社会福祉法人（社会福祉協議会を除く）の54%が最も多く，次いで社会福祉協議会が18%，医療法人が18%である[7]。

なお，地域包括支援センターをほかの法人等に委託する場合も，市町村は責任主体として地域包括支援センターの運営に適切に関与しなければならない。地域包括支援センターの担当圏域は，市町村の人口規模や業務量，運営財源や専門職の人材確保の状況，日常生活圏域との整合性を考慮して設定する。

3. 運営体制

1 配置する専門職種

地域包括支援センターには，**①保健師**，**②社会福祉士**，**③主任介護支援専門員***の3職種を配置することが原則である。地域包括支援センターでは各専門職種が連携・協働できる体制をつくり，その専門的な知識や技術を生かして，様々なケアニーズをもつ対象に多側面から支援することをねらっている。

2 職員配置数

地域包括支援センターに配置する専任職員数は，担当する区域の第1号被保険者の数がおおむね3000人以上6000人未満ごとに，原則として保健師1人，社会福祉士1人，主任介護支援専門員1人とされている。

ただし，第1号被保険者数が3000人未満の場合や地域包括支援センター運営協議会で認められた場合は，人数を減じて配置することができる。

* **主任介護支援専門員**：担当する圏域のほかの介護支援専門員に対する助言や指導などを行うスーパービジョンの役割をもつ者であり，都道府県またはその指定する研修実施機関が行う主任介護支援専門員研修を修了する必要がある。主任ケアマネジャーともいわれる。

原則として市町村ごとに**地域包括支援センター運営協議会**を設置し，公正・中立性を確保する観点から協議し，地域包括センターを運営する。構成員は地域の実情に合わせて，介護保険サービス事業者，関係団体，被保険者などが選定される。

運営協議会で検討される内容は，地域包括支援センターの設置に関すること，業務の方針や運営に関すること，適切な人員の確保に関することを検討する。2018（平成30）年度より，全国で統一した指標（市町村および地域包括支援センターの評価指標）を用いて，運営や活動の点検・評価を行い，それを踏まえた対応を行うことが義務化された。

4. 運営における原則

地域包括支援センターでは，次の原則をもって事業運営を行う。

❶公益性

地域包括支援センターは，市町村の介護・福祉行政を担（にな）う公益的な機関として，公正で中立性の高い事業運営を行う。地域包括支援センターの運営財源は国民の介護保険料や公費であるため，特定の事業者等に不当に偏った活動であってはならない。

❷地域性

地域の介護サービス提供体制を支える中核的存在である地域包括支援センターは，地域の特性や実情を踏まえた柔軟な事業運営を行う必要がある。運営協議会のほか，様々な場でサービス事業者や関係団体，一般住民の意見を広く汲み上げ，日々の活動に反映させる。

❸協働性

地域包括支援センターには，原則として専門の3職種が配置されているが，自らの担当業務を狭くとらえ，縦割りに業務を行うことは避ける。地域包括支援センターの業務全体

Column

地域包括支援センターの3職種

地域包括支援センターの3職種の確保が困難な場合はこれらに準ずる者として以下に示す者を配置することができる。

①保健師に準ずる者：地域ケア，地域保健等に関する経験のある看護師，かつ高齢者に関する公衆衛生業務経験を1年以上有する者

②社会福祉士に準ずる者：福祉事務所の現業員等の業務経験が5年以上または介護支援専門員の業務経験が3年以上あり，かつ，高齢者の保健福祉に関する相談援助業務に3年以上従事した経験を有する者。

③主任介護支援専門員に準ずる者：ケアマネジメントリーダー研修を終了し，介護支援専門員としての実務経験を有し，かつ，介護支援専門員の相談対応や地域の介護支援専門員への支援等に関する知識・能力を有している者，将来的に主任介護支援専門員を配置する。

をチームとして支えるチームアプローチが必要である。

5. 事業内容

地域包括支援センターでは地域支援事業を主に担う（表3-23）[8]。「必須」の表示のあるものは地域包括支援センターが必ず実施するものであり，次の事業を行う。

包括的支援事業の（ア）地域包括支援センターの運営のうち，**総合相談支援業務**では，地域の高齢者が安心して生活を継続できるように，どのような支援が必要か把握し，適切なサービス利用等につなげる。**権利擁護業務**の主な内容は，高齢者虐待，消費者被害の防止や対応，判断能力を欠く人々への対応等である。**包括的・継続的ケアマネジメント支援業務**とは，高齢者が継続性のあるケアマネジメントを受けることができるように，地域内の介護支援専門員が実践しやすい体制を整えたり，介護支援専門員をサポートすることである。**第1号介護予防支援事業（介護予防ケアマネジメント）**とは，介護予防が必要な者などに訪問型サービス，通所型サービスそのほかの生活支援サービス等の介護予防・生活支援サービス事業が包括的・効率的に実施されるよう必要な援助を行う。

多職種協働による地域包括支援ネットワークを構築することは，包括的支援事業を効果的に実施するための努力義務である。このネットワーク構築の手段の一つに，地域ケア会議があげられる。

指定介護予防支援事業は，要支援高齢者に対する介護予防給付のケアマネジメントのことである。第1号介護予防支援事業と指定介護予防事業とは異なる制度であるが，共通の

表3-23 地域支援事業と地域包括支援センターの関係

地域支援事業
包括的支援事業
（ア）地域包括支援センターの運営　必須
● 総合相談支援業務（法第115条の45第2項第1号）
● 権利擁護業務（法第115条の45第2項第2号）
● 包括的・継続的ケアマネジメント支援業務（法第115条の45第2項第3号） ※効率的な実施のために地域ケア会議を設置。支援体制の検討（法第115条の48第1項，第2項）
● 第1号介護予防支援事業（介護予防ケアマネジメント） ［法第115条の45第1項第1号二（居宅要支援被保険者に係るものを除く）］
（イ）社会保障の充実分
● 在宅医療・介護連携推進事業（法第115条の45第2項第4号）
● 生活支援体制整備事業（法第115条の45第2項第5号）
● 認知症総合支援事業（法第115条の45第2項第6号）
● 地域ケア会議推進事業（法第115条の48第1項，第2項）
介護予防・日常生活支援総合事業
（ア）介護予防・生活支援サービス事業（介護保険法第115条の45第1項第1号）
● 第1号介護予防支援事業（介護予防ケアマネジメント）（法第115条の45第1項第1号二）必須
（イ）一般介護予防事業（介護保険法第115条の45第1項第2号）
多職種協働による地域包括支援ネットワークの構築（介護保険法第115条の46第7項）必須
指定介護予防支援事業（介護保険法第115条の22）：介護予防給付（要支援1～2）必須

注）「必須」マークが付いている項目は地域包括支援センターが必ず実施するものであり，付いていない項目はほかの法人等が受託する場合もあるが，地域包括支援センターとして必ずかかわるものである。
出典／地域包括支援センター運営マニュアル検討委員会編：地域包括支援センター運営マニュアル2訂，長寿社会開発センター，2018，p.59，一部改変．

考え方に基づいて一体的に実施される。

一方，包括的支援事業の（イ）社会保障の充実分や介護予防・日常生活支援総合事業の（イ）一般介護予防事業は地域包括支援センターの必須事業ではない。**在宅医療・介護連携推進事業，生活支援体制整備事業，認知症総合支援事業，地域ケア会議推進事業**については，地域包括支援センター以外に委託が可能であるが，地域包括支援センターとして必ずかかわるものである。なお，地域ケア会議推進事業は，市町村と地域包括支援センターで実施する。

III 訪問看護の制度と機能

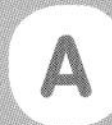 訪問看護の目的，機能，特徴

1. 訪問看護の目的

多くの人は，たとえ疾病や障害によって，要介護状態になったとしても，可能な限り住み慣れた地域で生活し，人生最期の時まで自分らしく生きることを望んでいるだろう。訪問看護の目的は，疾病や障害があっても，住み慣れた地域において人生の終点まで自分らしく生きることができるよう支援することである。

2. 訪問看護の機能

訪問看護の機能は，在宅療養者の自立やセルフケアを支援し，療養者の心身機能の維持・回復を促し，病状の悪化を予防することである。同時に，介護を担（にな）う家族の健康や生活にも配慮する必要がある。そして，「どのような生活を送りたいのか」という，療養者や家族の希望に沿った療養ができるようにする。生活の範囲は自宅だけとは限らない。看護の視点に立った自立のための環境整備や機能訓練，リハビリテーションを行う。

医療処置を行っている場合には，自宅という生活の場で安全に実施できるよう医師と密接に連携して，予測される問題に対し，療養者や家族が適切に対応できるよう対処を講じておく必要がある。

また，病院から在宅療養，あるいは在宅療養から介護施設への移行などの際には，医師や病棟看護師，介護支援専門員（ケアマネジャー）など多職種と調整・連携を図りながら，スムーズに移行できるよう支援する。

さらにエンドオブライフ・ケアでは，療養者・家族に寄り添い，その人らしい最期を迎えることができるよう支援する。

訪問看護の具体的な役割には，①療養生活の相談・支援，②病状や健康状態の管理と看

護，③医療処置・治療上の看護，④苦痛の緩和と看護，⑤リハビリテーション，⑥家族の相談と支援，⑦地域の社会資源の活用，⑧認知症のケア，⑨精神障害者のケア，⑩エンドオブライフ・ケア，⑪在宅移行支援などがある[9)]。

3. 訪問看護の特徴

訪問看護は，基本的に療養者の居宅で看護を提供するため，療養者・家族との信頼関係があってこそ成り立つ。療養者と家族の気持ちやライフスタイルに沿って，医療と生活の双方の視点から，必要なケアや医療処置が生活のなかに組み込まれるよう支援することが重要である。

訪問看護は，看護師が週に 1 ～数回，1 時間程度滞在して看護を提供する。毎回，訪問時に療養者・家族についてきめ細かい観察と情報収集を行い，前回の訪問時から病状が変化していないかを判断し，その日の看護の内容を決定し，実施することが求められる。そして，原則的に看護師が 1 人で訪問するため，看護師の責任は大きい。

療養者と家族が安心して居宅で療養できるためには，24 時間 365 日の切れ目のないケアが必要である。そのためには，医師，介護支援専門員，ホームヘルパーなどとの情報共有や連携は必須である。療養者・家族の意思を尊重し，多職種が協働しながら在宅療養を支えていく体制づくりが重要となる。

B 訪問看護の実施形態

訪問看護は，これまで療養者の居宅への「訪問」という形態が主であったが，近年，介護施設などへの訪問も行われている。また，療養通所介護や，通所，宿泊，訪問介護を組み合わせたものも行われている。

1. 訪問看護

訪問看護は，療養者の居宅を訪問して看護を提供する。療養者の自宅だけでなく，サービス付き高齢者向け住宅やグループホーム，特別養護老人ホーム，有料老人ホームなどへの訪問も行われている。

訪問看護ステーションの多くは，療養者のニーズに応じて，夜間や早朝，深夜に訪問する体制や，療養者や家族からの緊急連絡に対応する（電話，訪問）体制を整えている。また，入院患者が退院に向けて行う外泊期間中に訪問することもある。

重度者をはじめとする要介護高齢者の在宅生活を支えるために創設された 24 時間対応の**定期巡回・随時対応型訪問介護看護**は，訪問看護と訪問介護が密接に連携しながら，短時間の定期巡回型訪問と随時のサービス（相談，訪問など）を提供している。

2. 療養通所介護

療養通所介護は，人工呼吸器を使用している療養者や重度心身障害者，がんで緩和ケアを受けている療養者など，医療ニーズと介護ニーズを併せもつ中重度の療養者を対象に，通所の場を提供する。このような療養者の場合，通常の通所介護を利用することが困難なことが多い。療養通所介護は，看護師が送迎時に体調を確認し，療養者の外出を支援し，医療処置や日常生活の援助，機能訓練などの専門的な看護サービスを提供する。家族介護者に対するレスパイトケアにもなっている。

3. 看護小規模多機能型居宅介護

看護小規模多機能型居宅介護は，介護保険の地域密着型サービスの一つで，小規模多機能型居宅介護と訪問看護を一体的に提供するサービスである。医療依存度の高い療養者や独居の終末期療養者では，訪問看護や訪問介護が個々に支えるだけでは困難なことがある。このような医療ニーズと介護ニーズを併せもつ人に対し，療養者のニーズに応じて臨機応変に「通い（通所）」「泊まり（宿泊）」「訪問介護」「訪問看護」を提供する。看護小規模多機能型居宅介護施設職員がこれらのサービスを兼務しているため，日頃，訪問看護や訪問介護を提供しているなじみの職員が通所サービスや宿泊サービスにかかわることができ，職員・利用者双方にとってメリットが大きい。

Column

訪問看護の歴史的変遷

制度としての訪問看護は，1983（昭和58）年の老人保健法の施行によって，自治体の保健師などが行う訪問指導と，医療機関から退院した高齢者を対象とした訪問看護に始まった。1992（平成4）年には老人保健法の一部改正によって，寝たきり老人などに対して**老人訪問看護ステーション**が訪問看護を提供する老人訪問看護制度が創設された。そして，1994（平成6）年には健康保険法および医療法の一部が改正され，高齢者に限らず，健康保険で訪問看護が受けられる訪問看護制度が創設され，**訪問看護ステーション**が誕生した。2000（平成12）年の介護保険法の施行により，介護保険制度による訪問看護を提供できるようになった。介護保険法において訪問看護は，要介護者などに対して訪問看護を提供する「居宅サービス」に位置づけられた。加えて2006（平成18）年には，「介護予防サービス」として要支援者にも訪問看護を提供するようになった。

C 訪問看護ステーションのしくみ

1. 開設者

訪問看護ステーションを開設するには法人格が必要となる。地方公共団体，医療法人，社会福祉法人，社団・財団法人，協働組合，営利法人（会社），特定非営利活動法人（NPO）などがそれに当たる。2020（令和2）年の開設主体別の構成割合は，営利法人が最も多く（56.0%），次いで医療法人（23.8%），社団·財団法人（7.2%），社会福祉法人（6.0%）となっている[10)]。

開設者は，都道府県知事（または指定都市・中核市市長）から，介護保険法の指定居宅サービス事業者の指定を受ける必要がある。この指定を受けた場合は，みなし指定で健康保険法の指定訪問看護事業者となる。

2. 設置基準

1 人員に関する基準

❶**管理者**：管理者は，看護師または保健師でなければならない。健康保険法による訪問看護のみを行う訪問看護ステーションの場合は，助産師が管理者になることができる。

❷**看護職員**：訪問看護従事者として，保健師，助産師，看護師または准看護師を常勤換算で2.5人以上（そのうち1人は常勤でなければならない）確保する必要がある。ただし，助産師は，健康保険法の指定訪問看護を行う場合に限られる。

❸**理学療法士，作業療法士，言語聴覚士**：実情に応じて，理学療法士，作業療法士，言語聴覚士を適当数配置することができる。

2 設備に関する基準

必ずしも独立した施設を設置する必要はないが，事務室を設け，会議や相談などに対応できる空間を確保する。

3 運営基準

訪問看護の提供が困難と判断した場合や，利用料の受領，苦情対応，記録の保管などに関する運営基準を定める。

3. 訪問看護ステーションの動向

1　訪問看護ステーション数

訪問看護ステーションの設置数は，介護保険制度の開始以降，伸び悩みが続いたが，2011（平成 23）年頃から増加傾向を示し，2022（令和 4）年は 1 万 4304 か所となっている（図

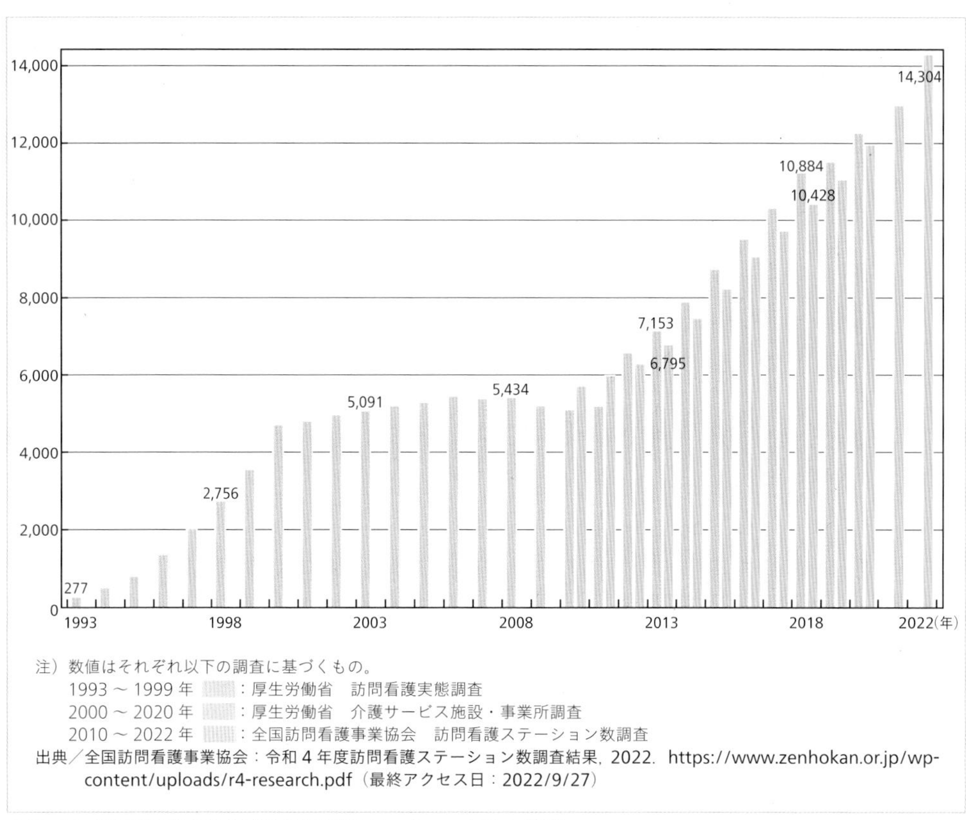

図 3-14 訪問看護事業所（訪問看護ステーション）数の推移

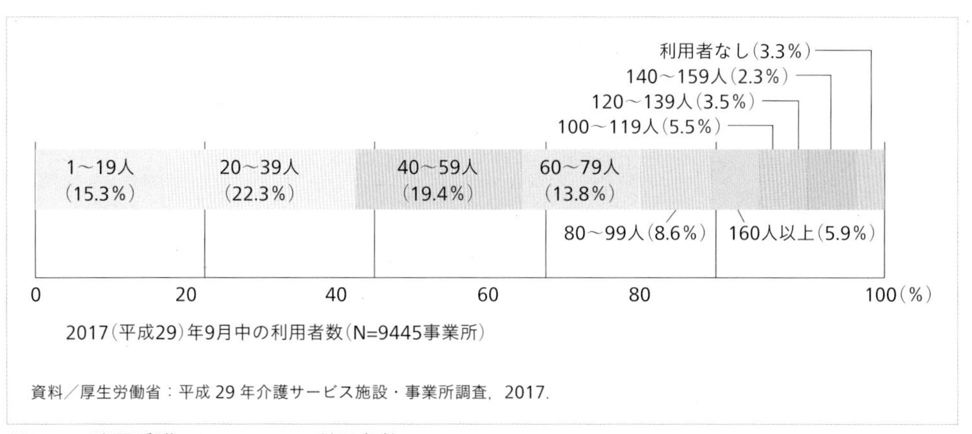

図 3-15 訪問看護ステーションの利用者数

3-14）。

2017（平成29）年の厚生労働省の調査では，1事業所当たりの平均訪問看護従事者数は，常勤換算で7.1人（看護職員5.0人，理学療法士など1.6人，そのほか0.5人）であった（前年は6.7人）[11]。2017（平成29）年9月中の介護保険法の利用者数（要支援者除く）は，1～19人（15.3％），20～39人（22.3％），40～59人（19.4％）で，小規模の事業所が多い（図3-15）。地域包括ケアシステムが推進されるなか，常勤の看護職員の配置，看取りや重症児などへの対応，ケアマネジメント，地域活動などの要件を満たす規模の大きい機能をより強化した「機能強化型訪問看護ステーション」の重要性が高まっている。

表3-24 性・年齢階級別の訪問看護ステーション利用者の構成割合 （単位：％）

	総数	介護保険法	健康保険法等
総数	100.0 （100.0）	100.0 （67.6）	100.0 （32.4）
男	42.0	39.5	47.4
女	58.0	60.5	52.6
40歳未満	5.7		17.6
40～64歳	12.8	4.1	31.1
65～69	6.2	4.9	8.7
70～79	22.4	23.0	21.0
80～89	34.4	43.0	16.3
90歳以上	17.4	23.8	4.0

注1）「総数」は，年齢不詳を含む。
注2）「健康保険法等」による利用者は，介護保険法の支払いがなく，後期高齢者医療制度等の医療保険，公費負担医療等の支払いがあった者である。
資料／厚生労働省：令和元年介護サービス施設・事業所調査，2019.

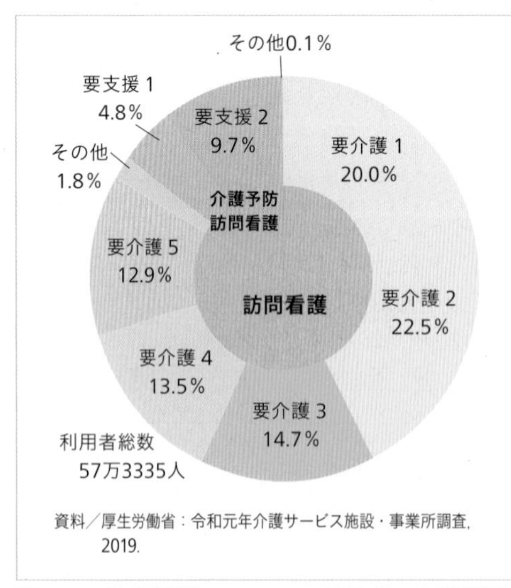

資料／厚生労働省：令和元年介護サービス施設・事業所調査，2019.

図3-16 訪問看護ステーション利用者の介護度等

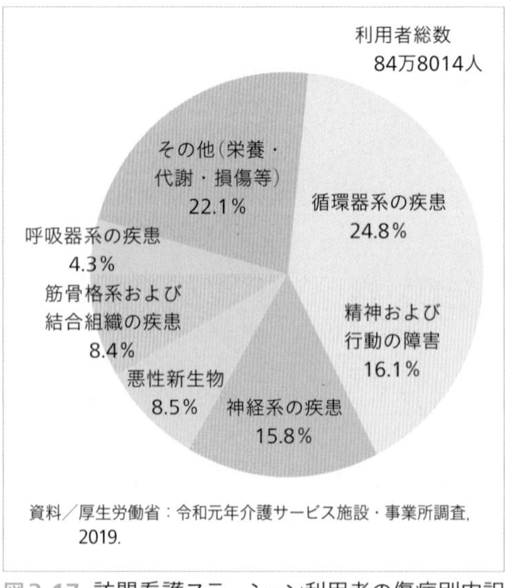

資料／厚生労働省：令和元年介護サービス施設・事業所調査，2019.

図3-17 訪問看護ステーション利用者の傷病別内訳

2 訪問看護サービスの利用者

介護保険法による訪問看護の利用者は67.6%，健康保険法等による利用者は32.4%である。総数の性別では男性が42.0%，女性が58.0%である。年齢階級別にみると，介護保険法による利用者では80～89歳が43.0%，健康保険法等による利用者では40～64歳が31.1%と最も多い[12]（表3-24）。

介護保険法による訪問看護利用者を要支援・要介護度別にみると，要介護2が最も多く（22.5%），次いで要介護1（20.0%）となっている[13]（図3-16）。利用者の傷病別では，循環器系疾患が最も多く，次いで精神および行動の障害，神経系疾患となっている[14]（図3-17）。

D 訪問看護に関する制度

訪問看護は，医療保険，介護保険の2つの制度に位置づけられるサービスである。訪問看護ステーションは，医療保険，介護保険の利用者に訪問看護を提供し，請求に基づいて報酬が支払われるしくみとなっている。訪問看護は，介護保険の給付が医療保険の給付よりも優先される。

1. 医療保険

1 医療保険による訪問看護の利用者

医療保険による訪問看護は，介護保険による訪問看護が適応されない者で，疾病，負傷などによって居宅において療養を受ける状態にあり，主治医が訪問看護の必要があると認めた者が対象となる。医師の指示のもとに，助産師が褥婦や新生児の在宅患者に対して提

表3-25 厚生労働大臣が定める疾病等（医療保険適用）

- 末期の悪性腫瘍
- 多発性硬化症
- 重症筋無力症
- スモン
- 筋萎縮性側索硬化症
- 脊髄小脳変性症
- ハンチントン病
- 進行性筋ジストロフィー症
- パーキンソン病関連疾患
（進行性核上性麻痺，大脳皮質基底核変性症，パーキンソン病［ホーエン-ヤールの重症度分類がステージ3以上であって，生活機能障害度がII度またはIII度のものに限る］）
- 多系統萎縮症
（線条体黒質変性症，オリーブ橋小脳萎縮症およびシャイ・ドレーガー症候群）
- プリオン病
- 亜急性硬化性全脳炎
- ライソゾーム病
- 副腎白質ジストロフィー
- 脊髄性筋萎縮症
- 球脊髄性筋萎縮症
- 慢性炎症性脱髄性多発神経炎
- 後天性免疫不全症候群
- 頸髄損傷
- 人工呼吸器を使用している状態

供する訪問看護もある。

次にあげる者の場合は，医療保険での算定（訪問看護療養費）となる。なお，④～⑥の者は，介護保険の対象者であっても医療保険が適用される。

①40歳未満の者

②40歳以上64歳までで16特定疾病以外の者

③要介護認定の結果，要支援・要介護の非該当者

④厚生労働大臣が認める疾病等の者（表3-25）

⑤精神科訪問看護の対象者

⑥病状の急性増悪等で特別訪問看護指示書*が交付された者（特別訪問看護指示期間は医療保険による訪問看護となる）

2 訪問看護の回数・時間

原則として週3回以内で，1回の訪問時間は30分～1時間30分が標準となっている。ただし，厚生労働大臣が定める疾病等の患者は週4回以上の訪問が可能である。また，病状の悪化等により医師から特別訪問看護指示書が交付された場合は，月1回最長14日間の訪問ができる（気管カニューレを使用している，真皮を超える褥瘡（じょくそう）がある場合は，月2回まで可能）。

3 報酬のしくみ

医療保険による訪問看護（保健師，助産師，看護師，理学療法士，作業療法士，言語聴覚士，准看護師による訪問）に対する費用は，訪問看護療養費として訪問看護ステーションに支払われる。

2. 介護保険による訪問看護

1 介護保険による訪問看護の利用者

65歳以上（第1号被保険者），または特定疾病（表3-6参照）に該当する40歳以上65歳未満（第2号被保険者）で，要介護認定を受けて要支援または要介護の状態にあると判定され，主治医が訪問看護の必要があると認めた者が対象となる。

2 訪問看護の回数・時間

訪問看護は**ケアプラン**（居宅サービス計画書）に沿って提供される。要支援または要介護度別の支給限度基準額を考慮したうえで，訪問看護サービス（訪問看護回数や訪問日・時間）が組み込まれる。ケアプランは，要介護者に対しては，居宅介護支援事業所の介護支援専門員

＊ **特別訪問看護指示書**：利用者の主治医が，診療に基づき，急性増悪等により一時的に頻回（週4回以上）の訪問看護を行う必要性を認め，訪問看護ステーションに対して交付する指示書をいう。

（ケアマネジャー）が，要支援者に対しては，地域包括支援センターの保健師などが作成する。

訪問回数や時間は，支給限度基準内であれば制限はない。また，2 か所以上の訪問看護ステーションの利用が可能である。訪問時間の単位は 20 分未満，30 分未満，30 分以上 1 時間未満，1 時間以上 1 時間 30 分未満となっており，訪問滞在時間によって，訪問看護費，介護予防訪問看護費が異なる。

3 報酬のしくみ

要支援者・要介護者に対して行った訪問看護（保健師，看護師，准看護師，理学療法士，作業療法士，言語聴覚士による訪問）に対する費用は，要支援者については介護予防サービス費（介護予防訪問看護費）が，要介護者については居宅介護サービス費（訪問看護費）が訪問看護ステーションに支払われる。

3. 精神科訪問看護

精神疾患を有する療養者への訪問看護は，精神科医療機関および訪問看護ステーションから提供されている。後者については，精神障害者への訪問看護に特化した訪問看護ステーション（精神科訪問看護ステーション）も開設されている。精神障害者の適切な医療を確保し，地域での生活を支えるうえで，地域を拠点として普及している訪問看護ステーションの役割が期待されている。

▶ 精神科訪問看護とは　**精神科訪問看護**とは，精神疾患を有する者またはその家族などに，それらの者の主治医（精神科を標榜する保険医療機関において精神科を担当する医師）から交付を受けた精神科訪問看護指示書および精神科訪問看護計画書に基づき，訪問看護ステーションの保健師など（保健師，看護師，作業療法士，准看護師）が訪問看護を行うことをいう。

▶ 精神科訪問看護の従事者　精神科訪問看護基本療養費を算定する場合には，精神疾患を有する者に対する看護についての相当の経験*を有する保健師，看護師，准看護師または作業療法士が行うことが条件となっている。精神科訪問看護では精神看護の実務経験や研修修了が重視されており，高い専門性が求められている。

▶ 精神科訪問看護の対象　精神科訪問看護の対象は，入院中以外の精神疾患のある療養者と家族である。認知症のある療養者は，精神科訪問看護の対象とはならない（精神科重症者早期集中支援管理料を算定する認知症のある利用者を除く）。

▶ 精神科訪問看護の特徴　精神疾患を有する在宅療養者に対する看護では，病状安定・改善のためのケア，服薬支援，通院継続支援，急性増悪時の対応[15]など医療面での支援が重要である（表 3-26）。また，地域で生活していくうえでの多様な生活ニーズに応えるた

＊ **相当の経験**：次の①～④のいずれかに該当する場合である。①精神科を標榜する保険医療機関において，精神病棟または精神科外来に勤務した経験を 1 年以上有するもの，②精神疾患を有する者に対する訪問看護の経験を 1 年以上有する者，③精神保健福祉センターまたは保健所等における精神保健に関する業務の経験を 1 年以上有する者，④専門機関等が主催する精神科訪問看護に関する研修を修了している者。

表3-26 精神科訪問看護のケア内容

❶日常生活の維持・生活機能の獲得・拡大
食生活・活動・整容・安全確保等のモニタリングおよび技能の維持向上のためのケア
❷対人関係の維持・構築
コミュニケーション能力の維持向上の援助，他者との関係性への援助
❸家族関係の調整
家族に対する援助，家族との関係性に関する援助
❹精神症状の悪化や増悪を防ぐ
症状のモニタリング，症状安定・改善のためのケア，服薬・通院継続のためのかかわり
❺身体症状の発症や進行を防ぐ
身体症状のモニタリング，生活習慣に関する助言・指導，自己管理能力を高める援助
❻ケアの連携
施設内外の関係職種との連携・ネットワーキング
❼社会資源の活用
社会資源に関する情報提供，利用のための援助
❽対象者のエンパワメント
自己効力感を高める，コントロール感を高める，肯定的フィードバック

出典／瀬戸屋希，他：精神科訪問看護で提供されるケア内容：精神科訪問看護師へのインタビュー調査から，日本看護科学会誌，28（1）：41-51, 2008.

めには，経済面や就労面に関して福祉サービスとの連携が求められる。

4. 公費負担制度による訪問看護

訪問看護に関する主な公費負担医療制度について記す。

❶障害者総合支援法（**自立支援医療**）：医療費の自己負担が1割に軽減される。世帯の所得に応じて負担上限月額が設けられている。

❷難病法（**特定医療**）：国が定める難病（指定難病）に罹患している患者が対象となる。自己負担上限月額は，所得や治療状況に応じて設定されている。

❸在宅人工呼吸器使用患者支援事業：療養生活環境整備事業実施要綱が定める人工呼吸器使用患者が対象となる。年間260回の訪問看護が医療保険制度とは別に支給される。

❹小児慢性特定疾病医療費助成制度：小児がんなど，治療期間が長く，医療費負担が高額となる小児慢性特定疾病（厚生労働大臣が定める疾病）の児童等を対象に，医療費の自己負担分の一部を助成する。

❺生活保護法：生活保護受給者は，医療券または介護券の支給を受けることによって，訪問看護を利用することができる。

❻公害医療：公害によって健康被害を生じたとして認定を受けた者のうち，主治医から公害認定疾病に対する訪問看護の指示書に基づいて訪問看護を行う。

❼原子爆弾被爆者に対する援護に関する法律：被爆者手帳の所持者が対象となる。

❽労働者災害補償保険法：業務上の事由または通勤による傷病によって療養中で，重度の脊髄・頸髄損傷患者および塵肺（じんぱい）患者など，病状が安定またはこれに準ずる状態にある者が対象となる。

❾自動車損害賠償責任保険：自動車の運行によって障害を受け，自動車損害賠償保障法等の規程によって加害者に賠償責任が発生する場合，自動車損害賠償責任保険等により，訪問看護療養費が支払われる。

❿心神喪失等の状態で重大な他害行為を行った者の医療および観察等に関する法律による医療の実施に係る医療の給付：心神喪失等の状態で重大な他害行為を行って，通院対象者通院医学管理のもとに通院している者が対象となる。

⓫石綿による健康被害の救済に関する法律による医療費の支給：石綿健康被害手帳の交付を受けた者が対象となる。対象疾病は，中皮腫，肺がんなど著しい呼吸機能障害を伴う石綿肺（せきめんはい）である。

E 訪問看護のしくみ

1. しくみ，運営

訪問看護を提供する機関には，病院・診療所と訪問看護ステーションがある。いずれも介護保険と医療保険による訪問看護を行っている。このほか，行政（保健所・保健センターなど）や公的制度を使用しない自費による訪問看護も行われている。

訪問看護ステーションが行う訪問看護のしくみについて述べる（図3-18）。

1 訪問看護の導入

訪問看護を依頼するのは，病院や診療所の主治医，介護支援専門員（ケアマネジャー），療養者本人・家族などである。訪問看護が導入されるためには，主治医が記載した訪問看

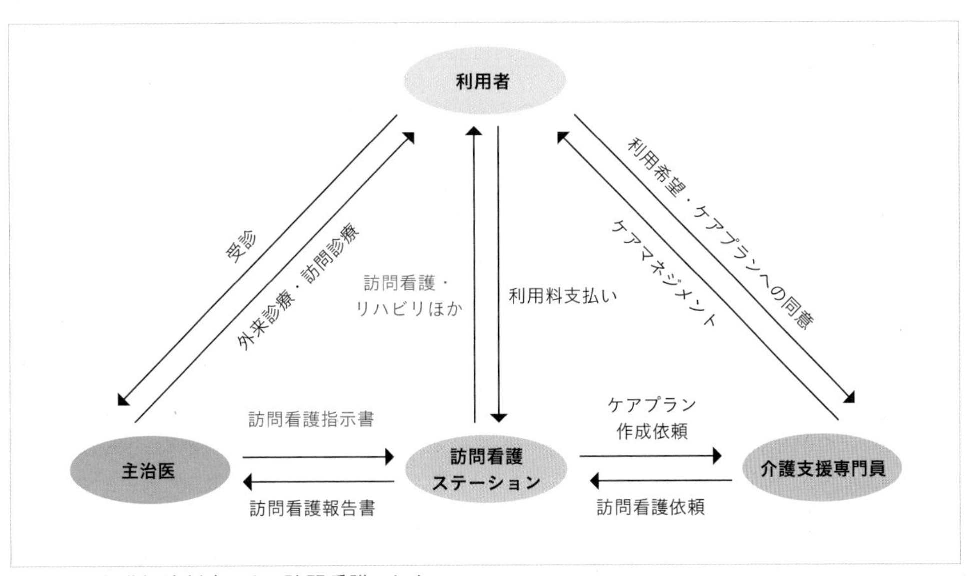

図3-18 介護保険制度による訪問看護のしくみ

（別紙様式16）

訪　問　看　護　指　示　書
在宅患者訪問点滴注射指示書

※該当する指示書を○で囲むこと
訪問看護指示期間（　年　月　日～　年　月　日）
点滴注射指示期間（　年　月　日～　年　月　日）

患者氏名		生年月日　明・大・昭・平　　年　　月　　日（　　　歳）
患者住所		
主たる傷病名		（1）　　　　　　　（2）　　　　　　　（3）
現在の状況（該当項目に○等）	病状・治療状態	
	投与中の薬剤の用量・用法	1.　　　　2. 3.　　　　4. 5.　　　　6.
	日常生活自立度　寝たきり度	J1　J2　A1　A2　B1　B2　C1　C2
	日常生活自立度　認知症の状況	Ⅰ　Ⅱa　Ⅱb　Ⅲa　Ⅲb　Ⅳ　M
	要介護認定の状況	要支援（　1　2　）　　要介護（　1　2　3　4　5　）
	褥瘡の深さ	DESIGN分類　D3　D4　D5　　　NPUAP分類　Ⅲ度　Ⅳ度
	装着・使用医療機器等	1. 自動腹膜灌流装置　　2. 透析液供給装置 3. 酸素療法（　　L／min） 4. 吸引器　　5. 中心静脈栄養　　6. 輸液ポンプ 7. 経管栄養（経鼻・胃瘻：サイズ　　　，　日に1回交換） 8. 留置カテーテル（部位：　　サイズ　　，　日に1回交換） 9. 人工呼吸器（陽圧式・陰圧式：設定　　　　　） 10. 気管カニューレ（サイズ　　　） 11. 人工肛門　　12. 人工膀胱　　13. その他（　　　　）

留意事項及び指示事項
Ⅰ　療養生活指導上の留意事項

Ⅱ　1. リハビリテーション
　　2. 褥瘡の処置等
　　3. 装着・使用医療機器等の操作援助・管理
　　4. その他

在宅患者訪問点滴注射に関する指示（投与薬剤・投与量・投与方法等）

緊急時の連絡先
不在時の対応法

特記すべき留意事項（注：薬の相互作用・副作用についての留意点，薬物アレルギーの既往，定期巡回・随時対応型訪問介護看護および複合型サービス利用時の留意事項等があれば記載してください。）

他の訪問看護ステーションへの指示
（無　有：指定訪問看護ステーション名　　　　　　　　　）
たんの吸引等実施のための訪問介護事業所への指示
（無　有：訪問介護事業所名　　　　　　　　　）

上記のとおり，指示いたします。　　　　年　　月　　日

医療機関名
住　　所
電　　話
（FAX）
医師氏名　　　　　　印

事業所　　　　　殿

図3-19　訪問看護指示書（例）

護指示書の交付が必要となる（図 3-19）。

訪問看護指示書には，傷病名や治療，使用中の薬剤や医療機器，療養上の留意事項，リハビリテーションや処置の指示，緊急連絡先などが記載される。加えて，介護保険の場合には，要介護者等に対する訪問看護が，介護支援専門員の作成するケアプランに位置づけられる必要がある。いずれの保険の場合でも，訪問看護ステーションの管理者が，初回訪問時に重要事項説明書に沿って，利用者にサービス内容や営業時間，利用料金などについて説明し，契約書を取り交わし，利用者が訪問看護計画書に同意した後，訪問看護が開始となる。

2　訪問看護の実施

訪問看護ステーションは，訪問看護計画書を作成する。情報収集・アセスメント，ニーズの明確化，看護目標の設定，解決策の立案を行い，訪問看護計画書に則って訪問看護を実施する。介護支援専門員に対し，訪問時の病状，自立支援の達成状況，家族の様子などについて情報提供を行う。主治医には，訪問看護計画書と訪問看護報告書を月に 1 度提出する。介護支援専門員や主治医，他職種に情報を提供し，日頃から連携を図っておくことが重要である。

訪問看護の内容について，利用者・家族の意向に沿っているか，設定した目標はどこがどのように達成されているか，個々のニーズや課題は改善されているかを定期的に評価する。病状の進行や家族の状況の変化に伴って，ニーズや課題が変化し，計画に変更が生じることもある。利用者・家族を含め，主治医や介護支援専門員，他職種とカンファレンスなどを通じて，多面的に評価していくことも重要である。

2. 記録

❶訪問看護記録書Ⅰ：訪問開始時に作成。初回訪問で把握した病歴や家族構成，日常生活の状況，サービス利用状況などを記録し，訪問看護ステーションで保管する。

❷訪問看護記録書Ⅱ：訪問ごとに作成。バイタルサインや病状，実施した訪問看護の内容，要した時間などを記録し，訪問看護ステーションで保管する。

❸訪問看護計画書：利用者に対する看護目標，問題点・解決策，評価を記録し，毎月，利用者に提出する。

❹訪問看護計画書：利用者に対する看護目標，問題点・解決策，評価を記録し，毎月，主治医に提出する。

❺訪問看護報告書：訪問日，病状の経過，看護・リハビリテーションの内容，介護状況について，毎月，主治医に提出する。

❻訪問看護情報提供書：毎月，自治体等に提出する（医療保険のみ）。

❼訪問看護実績報告書：毎月，居宅介護支援事業者に提出する（介護保険のみ）。

これらのほかに，精神科訪問看護計画書，同報告書がある。

3. 個人情報の保護

「個人情報の保護に関する法律」[16]〔2005（平成17）年全面施行〕では，個人の人格尊重の理念のもとに個人情報を慎重に取り扱うべきとされている。訪問看護ステーションにおける利用者個人の情報には，訪問看護指示書，訪問看護計画書･報告書，訪問看護経過記録，報酬請求書，サービス提供票，ケアカンファレンスの事例，利用者のメモ*などがある[17]。訪問看護事業者は，データの取り扱いなど，個人情報保護に関する安全管理体制の構築を図る必要がある。

「医療・介護関係事業者における個人情報の適切な取り扱いのためのガイダンス」（2017）[18]では，訪問看護事業者に対し，個人情報保護に関する考え方や方針に関する事業所の宣言（プライバシーポリシー，プライバシーステートメントなど）および個人情報の取り扱いに関する明確かつ適正な規則を策定して対外的に公表すること，また，利用者などから当該本人の個人情報がどのように取り扱われているかなどについて知りたいという求めがあった場合は，当該規則に基づき，迅速に情報提供を行うことを求めている。

4. 訪問看護の質保証

訪問看護は主に自宅で行われるため，提供されたケアが見えにくい，利用者の個別性が高く，サービスが多様であるなどの理由から評価が難しい[19]。しかし，看護師自身が提供したケアを振り返ることや，訪問看護ステーションとして，利用者から訪問看護サービスに対するフィードバックを得ることは，改善点を見いだし，質の高い看護を提供するうえで重要である。看護の質は，①ストラクチャー（看護サービス提供のしくみ），②プロセス（提供される看護サービス），③アウトカム（看護サービスの成果）から把握される。

訪問看護師が利用者に提供する訪問看護サービスの質は，①ストラクチャーでは，訪問看護サービスの回数，時間，時間帯など，②プロセスとして，PDCAサイクルの妥当性・適切性，③アウトカムとして，ADLやQOL，症状，在宅療養の継続など，個々の利用者に対する目標に照らし合わせて評価・修正し，訪問看護サービスの質の改善につなげていく。

さらに，訪問看護サービスの受け手である利用者に対し，利用者が満足しているかどうかを把握する利用者満足度調査がある。調査は，訪問看護ステーションが行う[20),21]。

また，訪問看護機関・施設が行う，訪問看護ステーションの質の評価方法として，16項目（運営理念，看護サービスの運営基準，教育・研修・研究，記録・情報管理，連携，経営・人事・労務管理，感染管理，事故・緊急対策など）について数値化できるツール[22]も開発されている。

---

* **利用者のメモ**：利用者のメモなど看護記録の形態に整理されていない場合でも，個人情報に該当することに留意する必要がある。

文献

1) 厚生労働省：「認知症高齢者の日常生活自立度」Ⅱ以上の高齢者数について，2012．https://www.mhlw.go.jp/stf/houdou_kouhou/kaiken_shiryou/2013/dl/130607-01.pdf（最終アクセス日：2019/6/20）
2) 厚生労働省：障害者の自立と社会参加を目指して．https://www.mhlw.go.jp/bunya/shougaihoken/idea01/index.html（最終アクセス日：2019/6/20）
3) 高橋紘士編：地域包括ケアシステム，オーム社，2012，p.12-37.
4) 精神障害にも対応した地域包括ケアシステムの構築に係る検討会：「精神障害にも対応した地域包括ケアシステムの構築に係る検討会」報告書，2021，https://www.mhlw.go.jp/stf/shingi2/0000152029_00003.html（最終アクセス日：2021/04/24）
5) 厚生労働省：令和2年度地域共生社会の実現に向けた市町村における包括的な支援体制の整備に関する全国担当者会議資料，2021，https://www.mhlw.go.jp/stf/shingi2/0000114092_00001.html（最終アクセス日：2021/04/24）
6) 筒井孝子著：地域包括ケアシステムのサイエンス：integrated care 理論と実証，社会保険研究所，2014.
7) 厚生労働省：地域包括支援センターの設置状況．https://www.mhlw.go.jp/content/12300000/000756893.pdf（最終アクセス日：2022/9/26）
8) 地域包括支援センター運営マニュアル検討委員会編：地域包括支援センター運営マニュアル2訂，長寿社会開発センター，2018.
9) 在宅医療助成勇美記念財団：在宅医療をはじめる方へ　訪問看護活用ガイド改訂版，在宅医療助成勇美記念財団事務局，2016.
10) 厚生労働省：令和2年介護サービス施設・事業所調査の概況，2021.
11) 厚生労働省：平成29年介護サービス施設・事業所調査の概況，2017.
12) 厚生労働省：令和元年介護サービス施設・事業所調査の概況，2020.
13) 前掲書12).
14) 前掲書12).
15) 瀬戸屋希，他：精神科訪問看護で提供されるケア内容，精神科訪問看護師へのインタビュー調査から，日本看護科学学会誌，28（1）：41-51，2008.
16) 個人情報の保護に関する法律：https://elaws.egov.go.jp/search/elawsSearch/elaws_search/lsg0500/detail?lawId=415AC0000000057（最終アクセス日：2019/8/6）
17) 日本訪問看護財団：新版訪問看護ステーション開設・運営・評価マニュアル，第3版，日本看護協会出版会，2016，p.101-106.
18) 個人情報保護委員会，厚生労働省：医療・介護関係事業者における個人情報の適切な取り扱いのためのガイダンス，2017. https://www.mhlw.go.jp/file/06-Seisakujouhou-12600000-Seisakutoukatsukan/0000194232.pdf（最終アクセス日：2019/8/6）
19) 葛西好美，四ツ屋真由美：訪問看護ステーションにおける利用者と看護師の訪問看護サービス満足度の比較，在宅ケア学会誌，12（1）：53-61，2008.
20) 前掲書19).
21) 内田陽子，他：訪問看護のアウトカム評価と費用対効果に関する研究，日本看護科学学会誌，21（1）：9-17，2001.
22) 日本訪問看護財団：訪問看護サービス質評価のためのガイドライン，日本訪問看護財団，2014.

参考文献

・秋元美世，平田厚：社会福祉と権利擁護；人権のための理論と実践，〈有斐閣アルマ〉，有斐閣，2015.
・岡田進一，他編：高齢者に対する支援と介護保険制度，第3版，ミネルヴァ書房，2015.
・介護と医療研究会：現場で使える訪問看護便利帖，翔泳社，2016.
・金川克子，他編：地域看護診断，第2版，東京大学出版会，2011.
・佐藤久夫，小澤温：障害者福祉の世界〈有斐閣アルマ〉，第5版，有斐閣，2016.
・筒井孝子：地域包括ケアシステムのサイエンス；integrated care 理論と実証，社会保険研究所，2014.
・日本在宅ケア学会編：在宅ケアとチームアプローチ〈在宅ケア学第3巻〉，ワールドプランニング，2015.
・日本弁護士連合会高齢者・障害者の権利に関する委員会編：高齢者虐待防止法活用ハンドブック，第2版，民事法研究会，2014.
・椋野美智子，田中耕太郎：はじめての社会保障；福祉を学ぶ人へ〈有斐閣アルマ〉，第16版，有斐閣，2019.
・森下浩子：在宅ケアシステム；手づくりの実践による保健師論，クオリティケア，2010.
・安藤秀雄，栗林玲子：すぐに役立つ 公費負担医療の実際知識 2020年度版．医学通信社，2020.
・西村淳：新体系看護学全書 健康支援と社会保障制度 3 社会福祉．メヂカルフレンド社，2020.
・福島敏之：ケアマネ・相談援助職必携現場で役立つ！ 社会保障制度活用ガイド 2020年度版，中央法規，2020.
・社会保険研究所：公費医療・難病医療ガイド 2019年度版（令和元年版），社会保険研究所，2019.
・社会保障の手引き 2020年度版〈施策の概要と基礎資料〉．中央法規，2020.
・東京大学高齢社会総合研究機構編：地域包括ケアのすすめ，東京大学出版会，2015.
・大田秀樹編：地域包括ケアシステム，中山書店，2014.

第 4 章

地域・在宅看護の個別支援

この章では

- 在宅看護過程の特徴と展開方法を理解する。
- 看護の対象としての家族を理解する。
- 地域・在宅看護における家族支援の特徴と展開方法を理解する。
- ケアマネジメントの意義と展開方法を理解する。
- 介護保険制度におけるケアマネジメントの概要を理解する。
- 病床機能と看護の特徴を理解する。
- 療養移行支援の意義と展開方法を理解する。

I 在宅看護過程

A 在宅看護過程の定義, 目的, 特徴, 意義

1. 看護過程の基本的な考え方

看護過程とは，看護の知識と経験に基づいて，療養者の健康上の問題を見きわめ，最適かつ個別的な看護を提供するための系統的な看護実践方法であり，看護の目標を達成するための科学的な思考過程の道筋である[1)]。看護過程は，①情報収集，②アセスメント，③計画の立案，④実施，⑤評価という段階で構成される。これらは必ずしも一方向にだけ進行するものではなく，相互に関連し，行き来しながら，追加や修正を繰り返す作業も組み込まれている。

また，看護過程は看護実践者と療養者との対人的関係のなかで成立するという特性をもつ。つまり，看護過程は療養者とのかかわりをとおして，看護師がより効果的で確実な看護実践を提供するために必要不可欠な「考えるツール」といえる。

2. 在宅特有の看護過程

在宅看護過程は，一般的な看護過程とその構成要素は同じであるが，生活の場で提供する看護であるため，在宅特有の視点を必要とする。在宅看護過程のイメージを図 4-1 に示す。

1 在宅看護過程の目的

在宅看護過程の目的は，看護師が療養者の生活の場に出向き，健康上の問題解決とともに，療養者とその家族の QOL を維持向上させるための看護活動を行うことである。

2 在宅看護過程の特徴

❶療養者の生活環境に着目した看護　在宅看護過程では，療養者の生活に影響を及ぼす人的·物的環境を広くアセスメントし，援助する必要がある。たとえば，転倒のリスクが高い療養者の転倒を回避するために，療養者の身体機能や行動パターンに加え，見守りや移動介助を行う家族がいるか，家族の介護力はどうか，住居には手すりがあるか，段差やすべりやすい床はないか，安全に移動するための福祉用具を活用しているかといった，家族，環境，社会資源などの情報を含めてアセスメントし，療養者の転倒リスクを高める因子や予防できる因子を踏まえた援助を行う。

❷家族へ働きかける看護　家族の存在やつながりは療養者の生活に大きな影響を及ぼす。

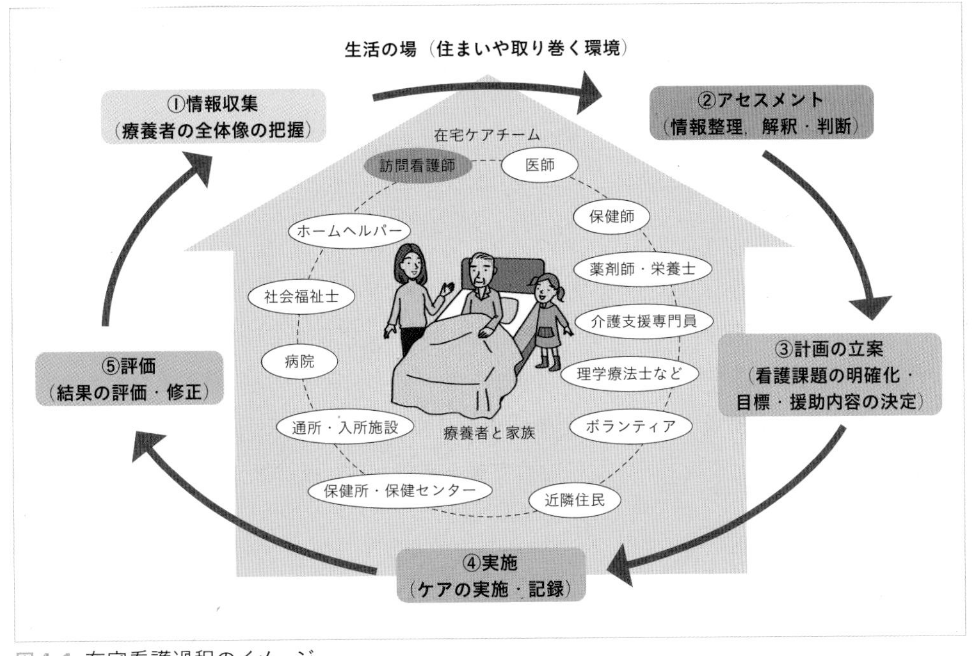

図4-1 在宅看護過程のイメージ

また，同居，別居にかかわらず，療養者の療養生活によって家族もまた何らかの影響を受ける。家族は療養者を支える重要な人的資源であるとともに，看護師による支援を必要とする対象者でもある。長いスパンで築かれてきた家族の全体像，療養者にとっての家族の役割，関係性，家族の健康状態や介護状況などをアセスメントし，家族支援を行う必要がある。

❸療養者と家族の自律性を促す看護　在宅看護生活の中心は療養者と家族であり，療養者と家族が自ら健康・生活上の問題に対処できる能力を発揮できることが重要である。また，療養者の生活の基盤には，これまで療養者や家族が培ってきた価値観や生活スタイルがある。看護師は，療養者や家族のありようを受け入れ，療養者や家族が主体性をもって療養生活を送ることができるよう援助する。

❹多様なケアニーズに対応する看護　在宅療養者は年齢層や病期が様々であり，抱えているニーズもまた，予防的ケア，完治を目指した治療，リハビリテーション，緩和ケアなど多様である。さらに，看護師が在宅療養者にかかわる期間は数日，数週間である場合から数年にわたる場合まであり，療養者のニーズは生活のなかで変化する。そのため，短期・長期的なスパンで多様なケアニーズをとらえ，再アセスメントや計画修正を繰り返し，変化に柔軟に対応する必要がある。

❺ケアシステムの構成員としての看護　在宅で看護を必要とする状況に介入するには，多くの場合，看護師だけでは不十分であり，24時間，365日の療養生活の継続には，在宅ケアシステム*が不可欠である。ケアシステムの構成員は療養者ごとに異なるが，たとえば，看護師のほか，医師，介護支援専門員（ケアマネジャー），福祉職などの専門職や，ボランティ

ア，住民といった地域の人々，病院，福祉施設，相談機関などの機関が含まれる。看護師は在宅ケアシステムを構成する一員として，多職種・多機関の役割に目を向け，有機的に連携・協働する必要がある。

3 在宅看護過程の意義

在宅看護過程を活用することは，次のような意義がある。

❶療養者・家族の生活に寄り添った看護が提供できる

在宅療養者には，病院のような組織的·系統的な環境でケアが提供されるわけではない。そのため，病院では標準化されている治療や看護が必ずしも在宅療養者にそのままあてはまるとは限らず，療養者や家族の望む生活をおびやかす場合もある。在宅看護過程では，療養者の健康問題だけではなく，生活全体をとらえるため，療養者や家族の望む生活に寄り添った看護が実現する。

❷在宅看護の専門性を発揮できる

在宅療養者には，多職種・多機関が相互にかかわり，ケアシステムのなかで様々な支援が提供されている。そのなかで，看護師としての役割を果たすには，なぜそのケアが必要なのか，どのような成果が期待できるのかなどを看護の立場から意味づけする必要がある。たとえば，「食事介助」は家族やホームヘルパーも実施する援助行為の一つであるが，在宅看護過程を用いて行う場合，看護師は療養者の嚥下（えんげ）機能や食事形態，栄養状態，本人の嗜好や家族の意向などをアセスメントしたうえで，誤嚥（ごえん）リスクを回避し，本人の「食べたい」を叶える食事介助を計画し，ケアを提供することに加え，家族やほかの援助者が安全，かつ効果的に食事介助を実施できるよう指導・助言することもできる。このように，在宅看護の専門性を発揮するうえで，在宅看護過程は大きな意味をもつ。

❸看護の質を維持向上できる

看護過程を活用することによって，看護師は科学的根拠に基づく看護課題の設定，計画の立案ができ，定期的な評価による看護の質を維持向上できる。特に訪問看護では，看護は療養者との契約に基づくサービスとして提供されるため，利用者へ提供する看護の質の保証は，療養者の満足度を高めるうえでも大変重要である。

B 情報収集

1 情報収集源

在宅看護過程の情報収集源は，多岐にわたる。主な情報源としては，次のようなものがある。

＊ **ケアシステム**：在宅療養者の生活を支える「人」「モノ」「制度」といった社会資源を構成要素とし，それぞれが相互に連動しながら機能を発揮する集合体のことである。

- 療養者本人
- 家族：キーパーソン，主介護者，同居家族，別居家族
- 家族以外の者：友人，知人，民生委員，町内会会長，近隣住民など
- 保健医療福祉関係者：主治医，看護師，保健師，理学療法士，介護支援専門員，社会福祉士，ホームヘルパー，入所・通所施設のスタッフなど
- 記録物：看護記録，指示書，退院時サマリー，各種保険証など

2 情報収集の方法

情報収集の方法は，主に次の４点がある。

❶観察　看護師は自らの五感を十分に活用して観察を行い，療養者や家族の情報を収集する。観察の範囲は，療養者や家族の状況だけでなく，療養者の住居の環境，地域環境にまで及ぶ。

❷コミュニケーション　コミュニケーションは対象者との信頼関係を構築するうえで大切な看護技術であり，情報収集の際にも活用する。情報収集のためのコミュニケーションでは，看護師は共感や受容といった基本姿勢を保ちつつ，看護課題を明確にするための意図的な質問や会話をする。特に初回面接などで系統立った質問をする際は，質問の意図をきちんと相手に伝えることが大切である。また，日々の訪問の際の療養者や家族との何げない会話から，必要な情報をとらえることも大切である。

❸視診・触診・聴診・打診　全身状態を把握するため，視診・触診・聴診・打診を実施する。視診では，皮膚等の色や性状，左右差などを目視し，情報を把握する。触診では，療養者に手で触れ，皮膚温や腫脹の程度や形，拍動や振動，圧痛の有無や程度などを把握する。聴診では，聴診器を用いて，心音，呼吸音，腸蠕動音，血管音を聴取し，身体の状態を把握する。打診では，身体表面を軽く叩いて振動を与え，その音により身体内部の状態を把握する。いずれも，療養者への侵襲を最小限に実施することが大切である。

❹記録　在宅看護の情報収集に活用する記録は幅広い。具体的には，訪問看護師が作成する訪問看護記録書，計画書や報告書などに加え，医師による訪問看護指示書や，介護支援専門員による居宅サービス計画書（介護保険の場合），他職種との連携用の連絡ノートや文書（FAXなど），他職種から提供されるものも含まれる。さらに，医療保険や介護保険，公費負担制度など制度に関連した書類も情報源として重要である。

3 情報収集のポイント

❶情報の優先順位を見きわめる　在宅看護過程では，幅広い情報源から情報を集めるが，この際，情報の重要度や優先順位を見きわめながら，意図的に情報を収集することが大切である。療養者の情報を効果的・効率的に集めるには，一度に多くの情報を得ようとするのではなく，今ある情報を整理するなかで，不足している情報を収集し，補うようにする。

❷最新の情報を得る　在宅療養者の経過は長い場合も多く，生活とともに情報は変化し続

ける。療養者の健康状態や意向はもちろん，家族や介護者の状態，利用している社会資源なども最新の情報であるかどうかを確認することは大変重要である。また，サービス提供書や報告書などの記録物は定期的に更新されるため，記録物から情報を得る場合は，発行年月日を確認し，過去から現在までどのように変化しているかも把握する。

❸守秘義務とプライバシー保護に留意する　情報を取り扱う際には，守秘義務やプライバシーの保護に細心の注意を払うことを忘れてはならない。特に在宅看護では，多職種で情報を共有することが多いが，その際にも十分な配慮が必要である。

C ヘルスアセスメント

ヘルスアセスメントとは，療養者の健康と生活の質に影響を及ぼす「生活動作や社会参加などの活動，環境，療養者本人や家族の理解・意向」といった領域における全人的アセスメントを指す。主な項目やアセスメントの視点を表4-1に示す。ヘルスアセスメントの項目は，療養者ごとに変化するが，療養者が生活者であることを前提としたアセスメントが求められる。たとえば，環境面のアセスメントは，療養者の日常生活自立度や活動状況によって，療養者の自宅内だけでなく，療養者の生活に影響する地域レベルにまで視点を拡げる必要がある。また，ヘルスアセスメントのなかでも，看護課題の明確化や具体的な計画立案に向けては，特に療養者本人や家族の理解・意向を把握しておくことは非常に大切である。

D フィジカルアセスメント

身体的なデータを収集し，査定することを**フィジカルアセスメント**という。在宅看護過程におけるフィジカルアセスメントの構成要素には，①看護師が行う視診・触診・打診・聴診によって得られた客観的情報のほか，②療養者と家族から得られた主観的情報，③医師や関係職種から得られた客観的情報もある[2)]。初回訪問時は可能な限り全身のフィジカルアセスメントを行うが，時間や状況の問題から十分に行えないときは，疾患や症状，生活機能障害を中心に最低限必要なフィジカルアセスメントを行い，そのほかは訪問3回目程度を目安に優先度を決めて行う[3)]。

在宅療養者が抱える疾患や医療ケア，全身状態といったフィジカルアセスメントは不可欠である。主たる項目やアセスメントの視点を表4-2に示す。病院では主な疾患や治療が前提にある場合がほとんどだが，複数の疾患を抱えながら生活している在宅療養者が対象となることが多い。そのため，フィジカルアセスメントで把握するべき内容も，単一的な疾患や治療にとどまらないことが多い。

表4-1 ヘルスアセスメントの主な項目と視点

	アセスメントの項目と視点
活動	【1】移動 1. ベッド上の動き：寝返り，起き上がり，仰臥位での腰の挙上，座位の保持の自立度 2. 起居動作：椅子やトイレへの移乗，立ち上がりの自立度，立位の保持の自立度 3. 屋内の移動：生活動線，移動状況，手すり，車椅子，杖などの使用状況 4. 屋外の移動：行動範囲，移動手段，車椅子，杖，歩行車などの使用状況
	【2】生活動作 1. 基本的日常生活動作（ADL）：食事，排泄，清潔，更衣，整容動作，移乗，歩行，階段昇降などの自立度 2. 手段的日常生活動作（IADL）：調理，買い物，洗濯，掃除，金銭管理，交通機関利用などの自立度
	【3】生活活動 1. 食事摂取：食事の内容・形態・量・時間帯，調理の状況，外食・市販の総菜・配食などの活用状況 2. 水分摂取：水分摂取の内容，回数，1回摂取量，摂取時間帯 3. 活動と休息：睡眠時間・睡眠パターンなど睡眠状態，1日の過ごし方，生活リズム 4. 生活歴：出生地や過去の居住地，職歴や生活習慣，転居・死別・離別・被災などの経験 5. 嗜好品：飲酒，喫煙，コーヒー，茶，菓子などの嗜好品の有無とその内容，量，期間
	【4】コミュニケーション 1. 意思疎通能力：理解力，意思伝達のための視力・聴力・発語・言語能力，補助具の使用 2. ツールの使用：意思伝達のための電話，メール，携帯通信などの使用
	【5】社会参加と役割 1. 家族との交流：同居家族との会話やかかわり，別居家族との電話・訪問頻度・かかわり 2. 近隣者・知人・友人との交流：近隣者・知人・友人との交流の有無，交流の目的・内容・頻度・場所 3. 外出：外出の有無，その目的・内容・頻度・場所 4. 社会での役割：就労・就学（小児）状況，地域活動・宗教活動・患者会や介護者会への参加状況や役割 5. 余暇活動：趣味や運動習慣の有無，その内容や実施頻度
環境	【1】療養環境 1. 住環境：浴室，トイレ，台所，寝室，居間，玄関，段差や階段の状況，福祉用具の使用状況，住宅改修の状況，照明，家屋形態，間取り，ゴミやモノの散乱状況，衛生状態 2. 地域環境：居住地域の歩行環境，公共交通の利便性，買い物施設，病院，娯楽文化施設へのアクセス 3. 地域性：地域特性（住宅地・郊外・都市部・漁農山村地域など），地域の習慣，地域組織の活動状況
	【2】家族環境 1. 家族構成：家族の構成，同居家族の有無，別居家族の居住地，家族の年齢や死亡状況 2. 家族機能：家族関係や意思疎通，家族内の意思決定方法，家族の問題解決能力，家族の健康状態 3. 家族の介護・協力体制：介護者・キーパーソンの有無，家族の医療処置実施内容・介護内容や協力内容，家族の介護力や介護負担感，介護者の生活行動・休息状況，社会活動の状況
	【3】社会資源 1. 保険・制度：医療保険，介護保険，障害者自立支援制度，公費負担制度，生活保護の医療扶助の利用 2. 保健医療福祉サービス：介護保険法，障害者自立支援法，自治体などのサービス，事業の利用状況 3. インフォーマルサポート：知人・友人等によるインフォーマルサポートの有無や内容
	【4】経済 世帯の収入（就労による収入，年金の有無，公費による助成金），生活困窮度（生活保護の受給，生活困窮感）
理解・意向	【1】本人の志向性や自己管理能力： 1. 志向性：価値観，生きがい，生活の目標・楽しみ，信仰心，性格や人柄，人付き合いの姿勢 2. 自己管理力：服薬や保険行動，身の回りの整えの管理状況 3. 情報収集力と自己決定力：生活や医療等に関する情報収集の状況とその決定状況
	【2】本人の理解・意向 1. 意向：生活，療養，医療，サービス利用に関する意向，終末期や急変時の延命処置への意向 2. 感情：不安，あきらめ，怒り，罪悪感，絶望感，寂しさ，疎外感，安心感，感謝，愛着，喜びなど 3. 理解と受け止め：疾患，病態，予後，治療，服薬内容の理解，予後に対する見通し，療養方法の理解，疾患・療養への受け止め
	【3】家族の理解・意向 1. 意向：介護者や家族がもつ，療養者の生活，療養，医療，サービス利用に関する意向 2. 感情：介護者や家族の感情 3. 理解と受け止め：療養者の疾患，病態，予後，治療，服薬内容への理解，療養者の予後に対する介護者や家族の見通し，療養方法への理解，疾患・療養への受け止め 4. 生活の志向性：介護者や家族の価値観，生活背景，就労・育児・家事実施状況，家庭・社会での役割

出典：河野あゆみ編：強みと弱みからみた在宅看護過程＋総合的機能関係図，医学書院，2018，p.8-13をもとに作成．

表4-2 フィジカルアセスメントの主な項目と視点

	アセスメントの項目と視点
疾患・医療ケア	【1】疾患・病態・症状 1. 疾患：主疾患，既往歴，合併症，認知症や生活習慣病など生活やケアに影響する疾患の有無 2. 病態：疾患の重症度や病期，病態の機序や感染徴候の有無 3. 疾患の病状，経過，予後：疾患による病状，疾患管理状態，症状の進行や経過，診断時期や治療歴や入院歴，訪問看護導入の目的
	【2】医療ケア・治療 1. 服薬：服薬の内容や方法，頻度，効果と副作用の有無，服薬解除の有無，服薬管理状況 2. 治療：治療方針や目的，治療内容，治療のための受診状況（外来・訪問診療等），機能訓練の内容や頻度 3. 医療処置：医療処置（点滴注射，吸引，創傷ケア，胃瘻など）の有無や内容，医療処置の実施者 4. 訪問看護：訪問看護の方針や目的，訪問看護で提供するケア内容，提供頻度
全身状態	【1】基本情報 性別，年齢などの基本情報，高齢者の場合，要介護度，障害高齢者自立度，認知症高齢者自立度の程度
	【2】身体状態 1. 成長・発達段階：身長，体重，肥満度，（小児の場合）体型・体格の評価状況や発達評価 2. 呼吸状態：呼吸回数，呼吸音の減弱，呼吸リズム，呼吸困難感，SpO_2，起座呼吸の有無，副雑音，咳嗽の有無や程度，喀痰の量と性状，チアノーゼの有無 3. 循環状態：喀血，脈拍，脈圧，左右差，リズム，血圧の増減，発汗，動悸，胸部不快，胸痛，冷感，四肢冷感，倦怠感，めまい，体液貯留，血管内脱水，口渇，口腔内の乾燥，浮腫，腹水，胸水 4. 摂食・嚥下：食事形態（経口摂取，経管栄養等），1日の食事摂取回数，（小児の場合）離乳食・母乳・人工乳などの摂取内容，唾液分泌機能，咀嚼・嚥下機能や消化機能，義歯咬合不全，神経麻痺，窒息 5. 消化状態：腸蠕動運動，腹部膨満感，腹痛，便秘，下痢，排便量や排便回数 6. 栄養・代謝・内分泌状態：低栄養や過栄養などの栄養状態，食欲不振，体重の増減，空腹感，倦怠感，脱力感の有無，基礎代謝率や体温，ホルモンバランス，脱水の徴候 7. 排泄状態：残尿，排尿困難，頻尿，尿閉の有無，尿失禁や便失禁の有無，排尿量や排尿回数 8. 筋骨格系の状態：筋力，骨量，関節可動域，筋委縮，関節拘縮，痙攣，骨折の有無と程度 9. 感覚器の状態：視覚，聴覚，味覚，嗅覚，運動調整機能 10. 皮膚の状態：皮膚の緊張度，湿潤・乾燥状態，脆弱性，弾力性，褥瘡，創傷，湿潤，瘙痒感の有無 11. 痛み：有無
	【3】認知・精神状態 1. 認知機能：見当識，記憶力，判断力，計算力，理解力などの認知機能の状態，認知症による中核症状や行動・心理症状（暴力，幻覚，徘徊，興奮，妄想）の有無と程度 2. 意識：意識レベル 3. 精神状態：せん妄，錯乱，混乱，不安，緊張，うつ症状などの精神症状の有無と程度 免疫機能：感染のしやすさ（免疫機能），免疫抑制薬の内服や抗がん剤の治療歴の有無，各種ワクチンの摂取状況

出典／河野あゆみ編：強みと弱みからみた在宅看護過程＋総合的機能関係図，医学書院，2018，p.8-13.

E 情報整理・解釈判断

アセスメントでは，得られた情報を整理し（**情報の整理**），その情報が療養者や家族の健康・生活にどのような意味をもち，情報がどのように関連しているかを読み取る（**解釈・判断**）。経験豊かな看護師は，この作業を頭の中で行うが，初学者は，この思考プロセスを身につけるために関連図を作成するとよい。その際，先述したヘルスアセスメントとフィジカルアセスメントの内容を踏まえ，総合的な関連性に基づいた看護課題を明確にすることが大切である。たとえば，疾患や医療ケアが療養者の生活活動にどのように影響しているのか，また，療養者の志向性（価値観や生きがいなど）が治療方針にどのように関連しているのかという視点で，情報整理や解釈判断を進めることが大切である。アセスメントから看護課

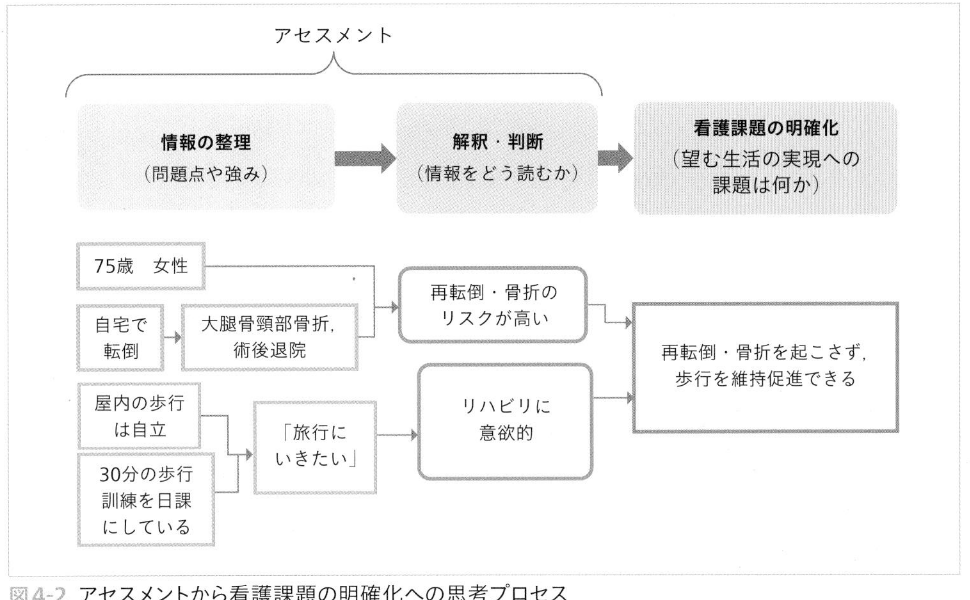

図4-2 アセスメントから看護課題の明確化への思考プロセス

題を明確にするまでの思考プロセスを図4-2に示す。

1 情報の整理

情報収集で得られたデータをすべて解釈することは実践的ではない。看護課題を抽出するにあたり，必要な情報をさらに選定し，整理する必要がある。具体的には，得られた情報全体を見渡し，次のような視点で情報を選定するとよい。

①療養者の健康を損なうこと（もしくは，そのリスク）

②療養者や家族の生活の質を損なうこと（もしくは，そのリスク）

③①・②と直接的・間接的に関連があると思われること

在宅看護過程において特に重要なことは，健康や生活の質をおびやかす問題点だけでなく，問題点の予防や改善に活用できる，本人のもつ能力や意欲，家族の介護力，社会資源などの強みをアセスメントの視点に含めることである。たとえば，ADL（activities of daily living；日常生活動作）が自立状態であること，リハビリテーションに意欲的であること，家族のサポート体制が整っていること，といったプラス面の情報にも着目する。

2 解釈・判断

次に，整理した情報が何を意味しているのか，情報間にどのような因果関係や類似性があるか，その関連の強さや広がりはどの程度かを考え，情報を結びつけていく。このとき，その情報が療養者の健康や生活にどのような影響を及ぼすかを考える。ここで大切なことは，単に情報をつなげるだけでなく，情報の意味やつながりの根拠を看護の立場から解釈・判断し，それを言語化することである。たとえば，ある療養者の「75歳女性」「自宅で転倒」「大腿骨頸部骨折，術後退院」という情報から「再転倒・骨折のリスクが高い」と解釈・判断するのである（図4-2参照）。

F 計画の立案

計画の立案では，対象者の看護課題を明確化し，優先順位を決定し，目標を設定し，具体的な援助内容を決定する。

1 看護課題の明確化

アセスメントの結果を統合し，**看護課題**を明らかにする。ここで意識すべきは「療養者の望む生活を実現するための課題は何か」である。在宅看護では健康問題の解決だけでなく，望む生活の実現を目指し，予防すべきことや，維持すべき良好な状態も踏まえた課題出しをする。

図4-2の療養者（75歳女性）の例でいえば，再転倒のリスクはある一方で，現在屋内の歩行は自立できており，歩行訓練を日課としていること，また，「旅行に行きたい」という発言があり，本人のリハビリテーションへの意欲も高いことを踏まえると，目指す生活実現の課題としては「再転倒・骨折を起こさず，歩行を維持促進できる」と表現するほうが望ましい。ただし，下肢の筋力低下が著しく，移動動作が不安定であることなどにより再転倒のリスクが極めて高いと判断した場合は，「下肢の筋力低下，不安定な移動動作により，再転倒・骨折の可能性が高い」といった問題として表現するほうがよい。

2 優先順位の決定

療養者の看護課題を解決（改善）するのに，何が最も急がれるか，どの課題が重大な結

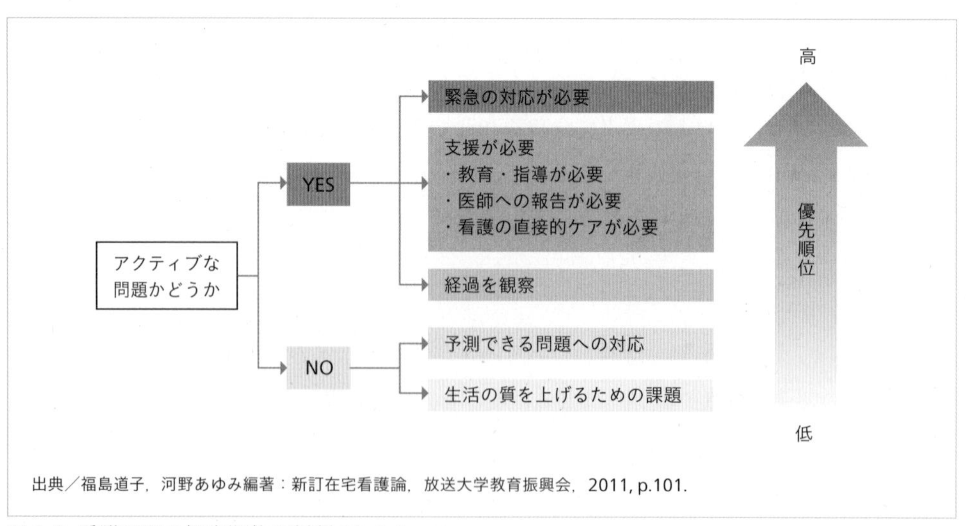

図4-3 看護課題の優先順位の判断のしかた

果をもたらしそうかを判断し，**優先順位**を設定する。ここでは，看護課題の優先順位を決めるにあたっての判断のしかたの原則[4]について図4-3に示す。

まず，看護課題がその療養者に現在起きている顕在的（アクティブ）な問題であるかを判断し，顕在的な問題であると判断した場合は，経過観察レベルの対応でよいのか，支援が必要な課題か，緊急の対応が必要な課題かを判断する。また，顕在的な問題でないと判断した場合は，その療養者の生活の質をより上げるための課題なのか，予測できる問題への対応なのかを識別する。一般的には，生命や健康に影響を及(およ)ぼす緊急性の高い課題ほど，優先順位が高いものと考える。

3　目標の設定

在宅看護過程では，一般的に**長期目標**と**短期目標**を設定する。目標の内容は，療養者や家族とよく話し合い，療養者や家族が主体的に取り組むことができるよう，目標の主語は療養者（もしくは家族）とする。目標は，だれが見ても理解でき，援助が予測でき，達成されたかが評価できる表現であることが必要であり[5]，具体的な効果指標や達成時期を明確に含める。

▶**長期目標**　長期目標は，療養者への看護活動によって期待される最終的な目標として，通常1つ設定する。なお，長期目標は，在宅ケアチームのなかでの看護実践の方針を示すものでもあるため，療養者や家族のほか，医師など多職種とも共有できる目標とする必要がある。達成期間の目安は6か月～1年である。

▶**短期目標**　短期目標は，それぞれの課題の改善や解決の目標となるところとして，期待される成果を明示する。療養者の状態，能力，家族の介護力と，看護師側の対応能力などを踏まえ，その課題を解決（改善）できる達成期間を決定するが，おおむね1～3か月を目安とする。

4　援助内容の決定

看護計画の具体的な援助内容は，**観察計画**（observation plan；OP），**援助計画**（treatment plan；TP），**教育計画**（education plan；EP）に分けて次の視点で考える。

❶療養者と家族の考え方を尊重する

援助内容を決定する際は，生活の主体である療養者や家族の考え方，療養生活への姿勢を確認し，尊重することが基本である。具体的な援助内容は，看護師が一方的に決定するのではなく，療養者宅で実施するなかで，療養者や家族の反応を踏まえ，必要に応じて修正を加えるようにする。

❷療養者や家族のセルフケアを促進する

在宅看護過程では看護師は週に数回，数時間という限られた頻度，時間で援助を行うことがほとんどである。そのため，直接的な援助をするだけでなく，看護師がかかわっていない時間帯に療養者や家族が自ら安全・安楽を保つことができるよう，対処方法や介護方法を助言・指導するなど，予防的・予測的な援助を含めることも重要である。たとえば，がんによる疼痛（とうつう）コントロールが必要な療養者への看護では，訪問時に療養者の疼痛の有無や程度，鎮痛薬に関する管理を行うだけでなく，疼痛出現時の適切な投薬方法や有害作用の観察ポイントなどについて療養者や家族に指導するという計画が必要となる。

❸在宅ケアシステムを理解し，多職種と連携・協働する

在宅ケアシステムの構成員としての看護展開が重要である。援助計画の立案の際には，看護課題のために在宅ケアシステムを構成する人的・物的資源の活用についても検討する。また，在宅療養者にかかわる多職種の役割を理解し，それぞれのメンバーとの連携・協働の方法についても援助内容に含める必要がある。

G 実施

実施は，計画に沿って，療養者に看護活動を行うことであり，次の点を考慮する。

1 行動手順を組み立てる

実施する看護師は，立案された計画の課題の優先順位を踏まえ，課題別の具体策について，限られた時間内に，何をどのような手順で実施するかを組み立て，調整する必要がある。通常，訪問看護では療養者ごとに訪問看護手順書を作成し，一貫性のある援助が提供できるようにしている。しかし，療養者の状況によっては，看護師はその場で再アセスメントや計画修正を行い，臨機応変に援助内容を変更することも必要である。

2 確かな看護技術で提供する

在宅看護過程では，看護師が単独で療養者宅を訪問し，援助を行うことが多いため，療養者に実施する援助技術については確実にマスターしておく必要がある。また，吸引一つにしても療養者ごとに実施手順や使用物品が異なっているため，必要に応じてほかの看護師と共に同行訪問し，実施方法や手技について引き継ぎを行う。なお，ここでいう看護技術とは，単に計画書に書かれた援助内容を正確に実践できるだけでなく，新たな課題をとらえる観察力，信頼関係を構築するためのコミュニケーション技術なども含まれることを忘れてはならない。

3 実施内容や観察された状態を正確に記録する

記録は，看護師間・多職種間の情報交換や共有，ケアの継続，看護の質の評価のための資料として活用されるほか，医療事故や療養者とのトラブルの際には，その経緯を示す根拠になり，法的資料としても重要である。また，記録の情報は，より良い看護を見いだすための事例検討や研究のデータとして活用されることもある。したがって，実施した看護行為や療養者の状況については，他者が読んでわかること，情報開示できることを心がけ，正確に記録する必要がある。

H 評価

療養者や家族の看護課題に対して実施した援助によってどのような成果があったか，設定した目標は達成されたか，を定期的に評価する。具体的には，実施後の療養者や家族の状況の変化を観察し，短期目標で定めた評価指標との照合を行い，さらに，全体的な評価として長期目標の到達度を判定する。評価の後は，その結果に基づき，必要があれば目標や計画を見直し，修正を行う。

一般的に，在宅療養者や家族の経過は長いため，アセスメント，計画立案，実施に至るまでを1人の担当看護師が行うとは限らない。そのため，担当看護師が単独で評価を行うよりも，ほかの看護師と共に多角的な視点から評価を行い，計画の修正について検討するほうがよい。さらに，ケアチームとしての看護活動の評価も重要である。療養者や家族を含め，多職種と共に定期的に評価や修正案を共有する場をもつことも大切である。

II 家族支援

A 家族の定義，機能，発達段階

在宅療養において，家族の果たす役割は大きい。また，家族への影響も大きい。そのため，地域・在宅看護では，在宅療養者だけを対象としてとらえるのではなく，療養者とその家族を一つの単位としてとらえることが重要となる。**在宅療養者と家族を一つの単位としてとらえ**理解することで，在宅療養生活の継続が可能となるといえる。

1. 家族の定義

1 どこまでが家族?

一般的には，**家族**とは「夫婦の配偶関係や親子・兄弟などの血縁関係によって結ばれた親族関係を基礎にして成立する小集団。社会構成の基本単位」[6]とされている。しかし，普遍的な定義はなく，法律学的には「婚姻契約」が基本となるし，社会学的には「同居」や「家計」が重要な要素になる。

では，あなたの家族にはだれが含まれるのだろうか。同居していれば祖父母も家族なのだろうか。ペットは？　早くに亡くなってしまった兄弟は？　一人暮らしをしている息子は？　婚姻契約をしていないパートナーは？　10年後，20年後の家族は同じだろうか。

表4-3 家族看護学の先駆者による家族の定義

先駆者	家族の定義
ハンソン （Hanson, H．2005）	互いに感情的にも，物理的にも，経済的にも支えあっている２人以上の個人からなる。誰が家族というのは家族が決めるものである
フリードマン （Friedman, M.M．2003）	感情的な強い絆で結びついた２人以上の人々のことであって，家族の一員だという意識のある人々のことである
ライトら （Wright, L.M. & Leahey, M．2005）	強い感情的な絆や所属意識，互いの人生に関わりあいたいという感覚によって結びつけられた集団であり，「自分たちは家族だ」という人が家族である
渡辺裕子（2001）	療養者と切っても切れない情緒的なつながりを共有する存在

出典／小林奈美：グループワークで学ぶ　家族看護論　カルガリー式家族看護モデル実践へのファーストステップ，医歯薬出版，2006，p.6，一部改変．

2 家族看護学の研究者による定義

看護の対象として家族を考える家族看護学の先駆者たちによる定義（表4-3）の中でも，フリードマン（Friedman, 2003）の定義「感情的な強い絆で結びついた２人以上の人々のことであって，家族の一員だという意識のある人々のことである」[7] が代表的である。

家族看護学の先駆者の定義に共通するのは，「**感情的なあるいは情緒的な絆**があり，**家族という認識**を自分自身でもっている」ということである。

2. 家族の機能

1 家族機能

家族には，社会や個人に対して様々な働きが求められる。家族がもっているとされる家族としての働きを家族機能という。すなわち，**家族機能**とは，「家族が社会と個人に対して果たすと，社会的に期待されていること」を示す。

2 伝統的な家族機能

フリードマン（Friedman）[8] は，基本的な機能として，愛や安らぎを授受する**①情緒機能**や，子どもの教育や社会化を行うことと地位を継承する**②社会化と地位付与機能**，身体的なニーズを満たし，健康上のケアを提供する**③ヘルスケア機能**，子どもを生む**④生殖機能**，そして，生活の保障に関する**⑤経済的機能**の５つをあげている。

3 現代の家族機能

家族が果たす機能は，**時代や社会の変化に伴い変化**し，その国の文明の発達度や文化，思想とも密接にかかわる。確かに，以前はほぼすべての機能が家族内で充足されていたが，現代では家族機能の外部化などが起こり変化してきている。たとえば，子どもの社会化や教育の学校への移行，社会的地位は教育，職業，収入などによって得るようになっている。また，女性の高学歴化や社会進出が進み，晩婚化や共働きで子どもがいない夫婦が社会的にも認知されるようになり，生殖機能の変化が起こっている。一方，愛や精神的安らぎを授受する情緒機能の重要性は増していると考えられる。

3. 家族の発達と課題

1 家族発達の段階

家族は，個人が誕生して成長し，死亡するのと同じように，**一つの家族という集団が発生して消滅するという変化の過程**をたどる。個人の発達と同じように，家族の変化の過程を家族の成長，発達であると考えて，その家族のたどる発達的変化の各段階を発達段階で表し，それぞれの発達段階にはそれを特徴づける**家族の発達課題**がある。

表4-4にカーターら（Carter & McGoldrick）の平均的な家族の発達段階と課題を示す。

2 発達する家族の理解

❶家族発達の重複性

一つの家族が誕生して終焉（しゅうえん）を迎える間に，夫婦の子ども世代や孫世代の新しい家族が誕生している。その場合，**一つの家族発達を中心にとらえるだけでは偏りが生じてしまう**。看護の

表4-4 平均的な家族の発達段階と課題（Carter & McGoldrick）

発達段階	発達課題
ステージ1 結婚前期：大人として独立する	情緒的・経済的責任を受容する ① 定位家族（源家族・実家）との情緒的な絆を保ちながらも自己のアイデンティティを確立する ② 親密な人間関係を築く ③ 職業的・経済的独立により自己を確立する
ステージ2 結婚：結婚初期	新しいシステムがうまく軌道に乗るように専心する ① 夫婦としてのアイデンティティを確立する ② 拡大家族と夫婦の関係を調整し直す ③ いつ親になるか意思決定を行う
ステージ3 出産：小さい子どものいる家族	新しい家族員をシステムに受け入れる ① 新たな子どもが家族システムに参入することにより家族システムを調整し直す ② 子育ての役割が新たに加わり，家事，仕事の役割を調整し直す ③ 夫婦による子育てと祖父母による子育ての役割を調整する
ステージ4 思春期の子どものいる家族	子どもの独立と両親の世話に対応できるように家族の境界を柔軟にする ① 思春期の子どもが物理的に親に依存しながらも，心理的に独立を求めることによる親子関係の変化に対応する ② 結婚生活と職業生活を再度見直すことに焦点を当てる ③ 年老いた世代を夫婦が世話をする
ステージ5 子どもが独立する	子どもが家族システムに出たり入ったりすることを受け入れる ① 2人だけの夫婦システムとしての調整をし直す ② 成長した子どもと親が大人としての関係を築く ③ 成長した子どもとその配偶者と配偶者の家族との関係を調整する ④ 祖父母の病気，障がいや死に対応する
ステージ6 老後を迎えた家族	世代・役割交代を受け入れる ① 身体的な衰えに直面しながら，自身のあるいは夫婦の機能と興味を維持する：家族・社会での新たな役割を探求する ② 家族や社会のシステムの中で，高齢者の知識と経験を生かす場を見つける ③ 配偶者，きょうだい，友人の喪失に対処しながら，自身の死の準備をする

出典／森山美知子：ファミリーナーシングプラクティス；家族看護の理論と実践，医学書院，2006，p.87，一部改変．

対象となる家族は，どの発達段階なのかという視点と同時に，どのような状況では，どの家族員までを一つのまとまりとして考えるのか，影響し合っている家族がいないか，親世代はどうか，子ども世代は，孫世代は，と視野を広くもつ必要がある。

❷多様化する家族

家族の形や機能は多様化してきている。家族発達段階で示した例のように子どもをもつ典型的な家族ばかりではなく，離婚する家族もあれば，再婚する家族，結婚しない人もいる。すべての家族に例があてはまるとはいえない。そのため，家族固有の発達を見きわめることや，家族の課題を幅広くとらえることが必要になる。

B 健康障害・疾病が家族に及ぼす影響

家族は，健康問題をもつ療養者のケアを行うことによって，様々な影響を受ける人であると同時に，家族の健康に大きな力を発揮するケアの提供者でもある。この**家族の二面性**を理解することが重要である。具体的には，家族の負担を軽減しつつ，家族の行うケアを全体として促進するという直接的・間接的ニーズにも応えることが必要となる。

療養者とその家族を一つの単位としてとらえ，看護を提供する場合，看護の対象は，①個々の家族員，②家族員間の関係性，③家族単位の社会性，というように，**個人のレベル**から**関係性のレベル**，さらに**社会との関係性のレベル**と，段階を経ると理解しやすい。

1. 家族介護者への影響

1 介護者の状況

健康問題をもつ家族員の存在は家族に少なからず影響を及(およ)ぼす。特に在宅で療養生活を送ることになると，家族は様々な影響を受ける。国民生活基礎調査（2019）[9]によると，同居している主な介護者のストレスや悩みの原因で最も割合が高いのは，**家族の病気や介護**であることがわかっている。

また，介護を要する者と同居している主な介護者の年齢を見てみると，70歳以上の者は，男性では約43.9％，女性では約42.0％となっており，男女ともに1/3以上を占めている[10]。今後もさらに高齢者が高齢者を介護する老々介護の増加が予測される。

2 介護負担の内容

家族介護者が負担感を感じる内容には，①**身体的負担**（疲労感，睡眠不足，腰痛など），②**経済的負担**（介護費用，通院・治療費用，生活費など），③**人間関係上の負担**（他の家族が介護をしない，療養者から介護への感謝がないなど），④**社会的活動の制約**（気軽に外出できない，趣味や学習の時間をもてない，友人に会えないなど），⑤**見通しの不透明さの負担**（介護がいつまで続くかわからない，代わりとなる人がいるかわからないなど），⑥**介護技術上の負担**（介護方法がわからない，医療機器の取り扱いが恐いなど）がある。

2. 家族関係への影響

1 家族のコミュニケーション

家族関係への影響には，①コミュニケーション，②相互理解，③役割分担，④情緒的関係性，⑤意思決定がある。

そのなかのコミュニケーションは，家族内部だけにとどまらず，それぞれの家族員・家族自体がどのように外部とコミュニケーションをとっているのかも，家族内でのコミュニケーションに影響する。家族員は，個々に家族外部とコミュニケーションを成立させて生きており，活発であればあるほど，家族内部も機能的になる。

2 健康な家族コミュニケーション

健康な家族コミュニケーション[11]には，**①交換される情報の量と質にバラエティーがある，②共感的感情がある，③表出される情緒に幅がある，④話題にタブーがない，⑤自己開示がなされ，受容・支持される**，などがある。

3. 家族の発達課題への影響

1 家族の発達的危機

家族の発達的危機とは，個人の発達と同じように，家族が各発達課題を遂行しようとするときにいろいろなトラブルが生じることをいう。

家族の発達段階の各段階には，それぞれ家族がその段階において最も重点的に取り組むべき課題があり，これらの各段階での課題を一つずつ達成しながら，次の段階に移行するが，そこでは，また新たな課題が待ち受けている。このような家族段階における移行期の家族は，**前の発達課題から次の課題への転換**を求められるが，それがうまくいかないと危機に陥りやすい。

2 医療の現場における家族の危機

妊娠・出産などの新たな発達段階への移行期では，役割，関係性，日常生活の優先順位を組み立て直す必要があり，家族内では，夫・妻になる複数の家族員の移行期が同時に進行し，相互に関係性の再構築に取り組んでいる。子どもが生まれればどのように自分たちの生活に影響するのか，ある程度予測が可能なので，家族にとって大変な時期だとしても，準備を整えて新しい生活になじむ時間がある。

しかしながら，医療の現場では，家族の妊娠・出産などによる新たな課題に取り組んでいる家族に，家族員の死や事故，発病などの予期できない突然の出来事である**状況的危機**

が同時に起こっていることが多い。

C 家族のアセスメント

地域・在宅看護では，療養者とその家族を一つの単位としてとらえるため，療養者のみを理解するのではなく，家族，さらには**療養者とその家族が暮らす地域社会にも目を向けて**アセスメントする必要がある。家族を理解するために役立つツールには，ジェノグラムとエコマップ，家族アセスメントモデルがある。

1. 地域在宅における家族のアセスメントの特徴

1 家族アセスメントの目的

在宅看護では，家族にはこれまでの生活の中で**様々な問題に直面し，解決してきた歴史**があるため，**家族には問題に対応する力があることを前提とし**，支援の最終目的は，家族がもてる力を発揮し，課題に対処できるようになることである。

家族アセスメントモデルは，家族に関する情報から家族の全体像を把握し，援助方法を導き出すツールである。いくつかの看護の理論とモデルを土台として発展してきたものであり，様々な**家族アセスメントモデル**（カルガリー家族モデル［第2章参照］やフリードマン家族アセスメントモデルほか）が開発されている。

2 情報収集とアセスメントの方法

家族とは，一人ひとりの家族員の集合体である。一人の家族員がその家族を代表している場合もあるが，人は一人ひとり異なることを忘れてはならない。しかしながら，現実的には，看護職はすべての家族員に会えるわけではないため，会えない場合には，他の家族員から間接的に情報を得るなどの工夫が必要となる。その場合，得られた情報は，あくまでも話した家族員からみた情報であることを心に留めておくことも重要となる。

2. ジェノグラム（家系図）

ジェノグラム（家系図）とは，**家族の内的構造**を示している図式である。だれが家族なのか，どの家族員までを家族に含めるのか，同居家族は誰なのかを理解するために，ジェノグラムは有効なツールであるといえる。

1 ジェノグラムの書き方（図4-4）

男性は「□」，女性は「○」の記号で表し，療養者本人は二重線にする。年齢は記号の中に記入する。夫婦の場合，原則的に男性は左に，女性を右に書く。夫婦の子どもたちは，一段下に並列に，生年順に左から書く。夫婦，親子，きょうだいなどを1本の線でつなぐ。

同居している人同士を線で囲う。死亡した人は記号を黒く塗りつぶすなどし，いつ亡くなったかがわかる場合は書き込む。基本的には，療養者本人と関係の近い3世代を書く。

3. エコマップ

エコマップは，**家族の外的構造**を示している図式である。家族の外的構造との相互作用の量と質を評価するときに用いられる。個々の家族員と外部との関係の程度を線の種類で表示するため，個々の家族員は，家族の外部にどのようなつながりをもっているのか，そのつながりはサポーティブなのか，ストレスが生じているのか図示できる。コミュニティのサービスを含む，家族の外部にあるサポート資源とその関係性を描くものであり，エコマップで家族のソーシャル・サポート・ネットワークの広がりを知ることができる。

また，結婚や出産，疾患の発症などの出来事の前後にそれぞれのエコマップを描くことで，家族の外的構造がどのように変化したのか理解することができる。

さらに，**家族の中の関係性**および拡大家族や周辺のサポート資源との関係性を図示することで，家族の状況を共有しやすくなる。

1 エコマップの書き方

在宅療養者とその同居家族のメンバーそれぞれにとって，生活するうえで関係の深い組織，人，ものなどを書き出し，それぞれを「○」で囲む（祖父母などの拡大家族，保健医療サービスや役所，職場や学校，趣味やサークル，友人や近隣の人，重要な親戚など）。書き出したものと，家族メンバーとの関係で重要なものを図4-5に示した記号のルールに従って図示する。同居家族内の関係性についても，書き加える。

2 エコマップを書くうえでの注意点

ジェノグラムに比べて，エコマップの書き方の自由度は大きい。関係性を図示することは書き手の主観によるところが大きいからである。エコマップを書くときに，1本の線の

Column

フリードマン家族アセスメントモデル

本モデルは，家族員相互が関係性をもち，そのなかに健康問題をもつ家族が存在しているとする枠組みから出発している。また，家族を地域社会，社会組織システムの下位システムとして位置づけ，相互に作用し依存し合っているととらえ，家族と社会システムとの関係性に焦点を当てて家族看護を論じている。

本モデルは看護職者が家族に面接する際のガイドラインとして開発されたものである。6領域に詳細なアセスメント項目が設定されており，多方面でのアセスメントを行うのに有効であるが多くの時間が費やされることから，簡易版フリードマン家族アセスメントモデルが開発され，短時間でアセスメントすることが可能となった。

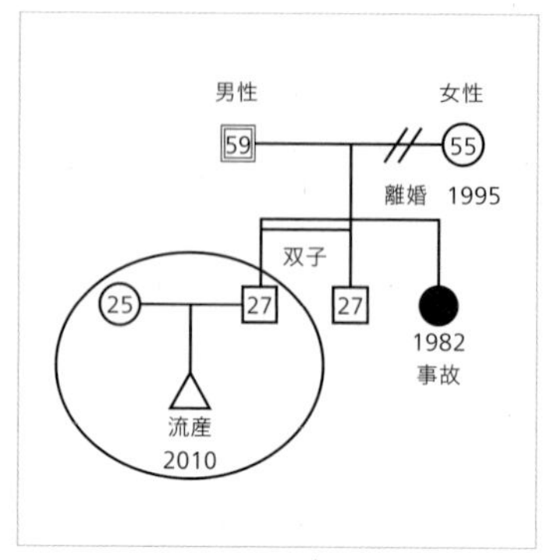

図4-4 ジェノグラム（家系図）の記号と書き方（例）

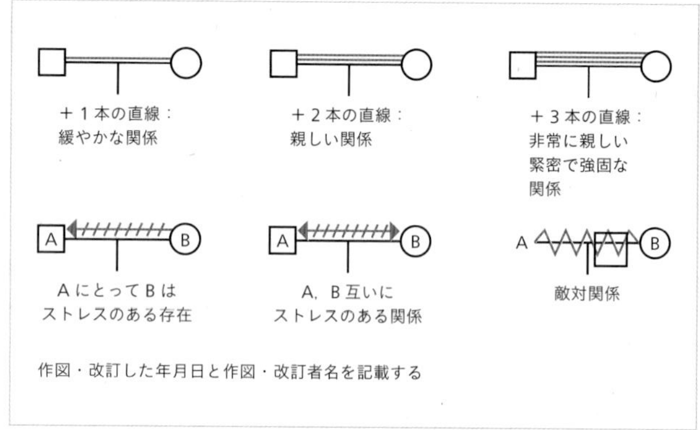

図4-5 エコマップにおける関係性の記号のルール

表す強さとはどのくらいか，2本と3本ではどのくらい強さが異なるのか，悩むであろう。エコマップでは，見る人によって感じ方が異なる「関係性」をあえて形にしている。強さとつながりの相対的な目安だと考えればよく，それぞれの看護師の書いたものが異なるならば，その時点でどのような言動から自分はそう感じたのか，それを出し合って検討すればよい。スタッフ間で納得ができればよい。**「客観的なエコマップ」は存在しない**し，新しい情報が追加されれば変化する。そのため，エコマップには作図・改訂年月日，作図・改訂者名を記載することが重要である。

このように関係を図示することで，図示した時点でのサポート資源あるいはストレス源として重要な組織や人の種類と量をスタッフ間で共通認識することができる。

D 家族介護者への支援

地域・在宅看護では，療養者のケアのみでなく，介護者である家族の訴えに耳を傾け，健康状態・疲労状況などを把握し，支援することが重要である。介護者となる家族が納得して介護できるように，家族間の意見や考えを傾聴し，家族間で問題を解決する力を高めるよう支援する。また，介護負担を軽減するため，家族間での介護労働の分担を図り，**社会資源の活用**などを支援することが必要となる。

1. レスパイトケア

レスパイトケアとは，在宅において乳幼児や障害者（児），高齢者などを介護（育児）している家族に，家族を支援する者が介護（育児）を一時的に代替してケアを休息することによって心身の疲労を回復し，リフレッシュしてもらうことや，そのようなサービスのことをいう。

もともとは欧米で生まれた考え方であり，日本では，1976（昭和51）年の「心身障害児（者）短期入所事業」（ショートステイ）が始まりである。介護保険法では**短期入所生活介護**や

短期入所療養介護があり，現在では**通所介護**や**療養通所介護**などの**日帰りサービス**，診療報酬では**長時間訪問看護加算**などもある。また，レスパイトケアには親族や友人，近隣などが支援するインフォーマルなサービスも含まれる。

2. 介護と就労の両立支援

1 介護離職

高齢者人口の増加とともに介護が必要になる高齢者数は増加し，今後，さらにその傾向は続くことが見込まれる。国民生活基礎調査（2019）[12]によると，「同居」の主な介護者の要介護者などとの続柄をみると，「配偶者」が23.8％で最も多く，次いで「子」が20.7％となっている。

介護者が子どもの場合，とりわけ働き盛り世代で，企業の中核を担う労働者であることが多く，企業において管理職として活躍する人や職責の重い仕事に従事する人も少なくない。介護は育児と異なり突発的に問題が発生することが多かったり，介護を行う期間や介護への携わり方も多種多様であったりすることから，仕事と介護の両立が困難となることも考えられる。家族の介護のために会社を辞める「**介護離職**」となれば，介護離職者にとって収入源がなくなるため**経済的に困窮する状態に陥る**ことも考えられる。

2 仕事と介護の両立のポイント

厚生労働省[13]では，「**介護離職ゼロ**」を目指し，勤務先の「仕事と介護の両立支援制度」を利用する，介護保険サービス利用により自分で「介護をしすぎない」「自分の時間を確保」するなど，仕事と介護の両立のポイントをあげ，介護保険制度や育児・介護休業法における両立支援制度の利用を推奨している。

看護職が働き盛りの介護者と直接話す機会を得ることは困難な場合もある。しかしながら，介護に関する情報の不足から孤独感を感じないように，接する機会の確保に努め，情報提供を行うとともに，介護による精神的な疲れや睡眠不足がないかなど，声掛けを行うことを忘れてはならない。その際，「家族は療養者を介護して当たり前」という，価値感を家族に押し付けないことが重要である。

3. 老老介護の支援

老老介護とは高齢者が高齢者を介護することをいい，高齢者のみの世帯が多くなっているなか，老老介護の世帯も増えてきている。さらに状況が進み，認知症高齢者が認知症高齢者を介護するというケースも出てきており，これを**認認介護**とよぶ。

1 高齢者介護をしている世帯の半数以上が老老介護

国民生活基礎調査（2019）[14]によると，65歳以上の高齢者のみの世帯は全体の28.7％で，総数も割合も30年以上増え続けている。また，65歳以上の要介護高齢者がいる世帯の59.7％が主介護者も65歳以上であり，いわゆる老々介護であることを示している。要介護者も主介護者も共に75歳以上という世帯も33.1％となっている。

2 深刻化する認認介護

介護が必要になった主な原因では，認知症（17.6％）が最も多く，次いで脳血管疾患（16.1％）となっている。要介護1以上においては，認知症が原因で要介護状態になったケースは24.3％と，4人に1人にのぼっている。老老介護世帯のうち夫婦ともに要介護者の場合は，2人とも認知症であるケースも珍しくない。

3 老老介護・認認介護のリスクと支援

老老介護と認認介護は，介護者も高齢者であるために多くの問題点を抱えている。そのため，様々なリスクを予測した体制を構築するなどの対策は，早急に講じていかなければならない。

老老介護のリスクには，共倒れや介護にかかる時間の増加，介護者の社会的接点の減少，閉じこもりなどがある。また，認認介護のリスクには，服薬管理ができない，食事管理・栄養管理ができない，体調管理ができない，お金の管理ができない，緊急事態の対応ができない，火の不始末などがある。

まずは，地域包括支援センターと連携し，介護保険サービスの利用など，レスパイトを目的とした社会資源を（施設介護も含めて）検討する。その他，**日頃からご近所との関係を構築する**など，SOSを言える相手を見つけておくことが重要となる。

E 家族の意思決定支援

意思決定とは，一定の目的を達成するために，複数の代替手段の中から1つの選択をすることによって行動方針を決定することを意味する。

意思決定が必要な場面には，治療（化学療法や人工呼吸器装着，胃瘻（いろう）造設，人工透析，緩和ケアへのギアチェンジ，延命治療など）の選択や，療養場所や看取りの場の選択，臓器提供（移植）の選択などがある。患者・家族の自己決定に基づいた医療が目指されるなか，看護師が家族の行う意思決定を支援することは重要である。

1. 療養場所の選択

自分に介護が必要になった場合（図4-6）[15]に受けたい介護として最も多かったのは，「家族に依存せずに生活できるような介護サービスがあれば，自宅で介護を受けたい」46％で，次いで「自宅で家族の介護と外部の介護サービスを組み合わせて介護を受けたい」が24％であった。「自宅で家族中心に介護を受けたい」の4％を合わせると，**7割強の人が自**

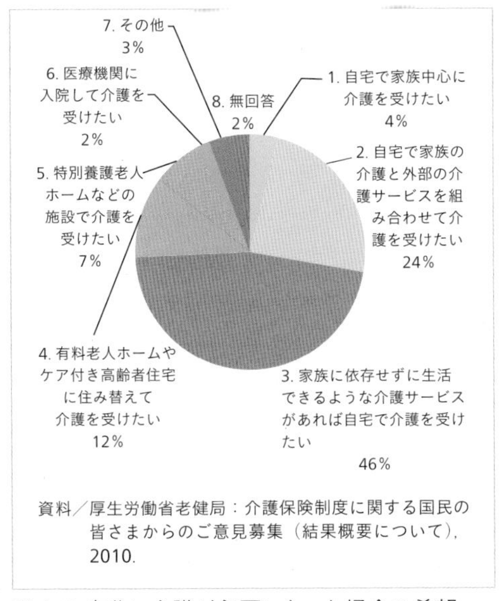

資料／厚生労働省老健局：介護保険制度に関する国民の皆さまからのご意見募集（結果概要について），2010.

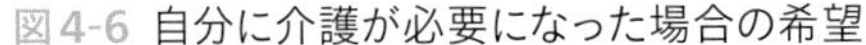

図4-6 自分に介護が必要になった場合の希望

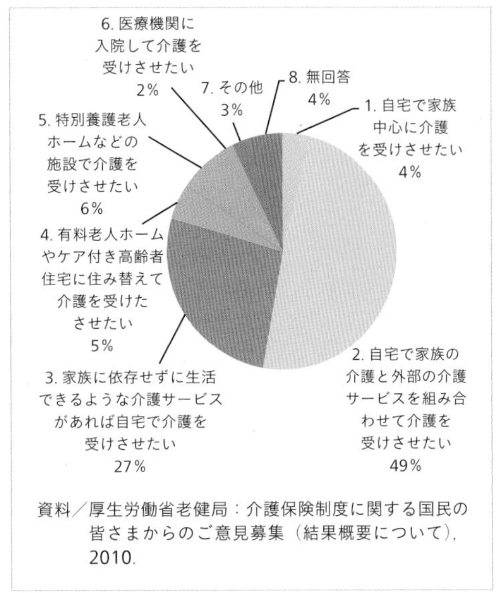

資料／厚生労働省老健局：介護保険制度に関する国民の皆さまからのご意見募集（結果概要について），2010.

図4-7 両親に介護が必要になった場合の希望

宅での介護を希望していた。

また，両親に介護が必要になった場合に受けさせたい介護（図4-7）として最も多かったのは，「自宅で家族の介護と外部の介護サービスを組み合わせて介護を受けさせたい」49％で，次いで「家族に依存せずに生活できるような介護サービスがあれば，自宅で介護を受けさせたい」が27％であった。「自宅で家族中心の介護を受けさせたい」の4％を合わせると，**8割の人が自宅で介護を受けさせたい**と考えていた。

自分の介護の場合は家族に依存しない介護を希望し，両親の介護の場合は家族も介護をすることを希望しており，介護の希望は自分の場合と両親の場合では1位と2位が逆転していた。療養場所の希望のみを聞くのではなく，加えてその理由も聞いたうえで，**家族に遠慮する療養者の気持ちと**，**療養者を介護したい家族の気持ちを理解**し，それぞれに伝え，可能であれば家族で話し合う場を設け，家族で決定できるよう支援することが重要である。

2. 延命治療の選択

延命治療とは，疾病の根治ではなく延命を目的とした治療のことを指し，対処療法（表面的な症状の消失あるいは緩和を主目的とする治療法）の一つである。

予後不良で根治が見込めない療養者を抱える家族は，状況のストレスや専門職の権威と知識に圧倒されているが故（ゆえ）に，本来その家族が有していた意思決定能力を遂行することが困難になる場合が多い。

看護師は，事前に療養者と家族が十分話し合えるよう，メリット・デメリットの理解を促し，選択後の生活の変化などできる限り具体的な情報提供を行い，質問などに答えられるよう**コミュニケーションを密に図っていく**ことが重要である。

3. 看取りの選択

1 死亡者数と死亡場所

近年，死亡者数は上昇傾向にある。2016（平成28）年には年間131万人となっており，今後の将来推計でも，2040（令和22）年には年間167万人に達すると見込まれている。

死亡場所の推移では，1951年の時点で「自宅」で死亡する者の割合が8割以上を占めていたが，医療の高度化や高齢化を背景に，「医療機関」で死亡する者の割合が年々増加し，2021（令和3）年では「医療機関」で死亡する者の割合が67.4%を占め，「自宅」で死亡する者の割合は17.2%となった。

2 人生の最期を迎えたい場所

人生の最期を迎えたい場所として，「自宅」が58.8%と最も多く，次いで33.9%が「医療施設」であり，その理由には，「**自分らしくいられる**」「**住み慣れているから**」などがあった。一方，絶対に避けたい場所は，42.1%が「子の家」，34.4%が「介護施設」と回答していた。

3 療養者と家族の人生の最期を迎えたい場所のギャップ

人生の最期をどこで迎えたいかを考える際に重視することとして，95.1%が「家族の負担にならないこと」をあげていた。しかし，子世代は85.7%が「**（親が）家族等との十分な時間を過ごせること**」と回答し，親子の考えにギャップがあることが明らかになった[16)]。

療養者は自宅を望みながらも家族の負担を心配し，家族は療養者との十分な時間を過ごすことを望む，**お互いがお互いを気遣うが故（ゆえ）に本音が言えない状況**がよくある。看護師は，療養者と家族の本音を引き出すことができるよう，日々のケアのなかで信頼関係を築き，療養者が自分らしい暮らしを人生の最期まで続けられるよう，療養者と家族の意思を十分に理解し，尊重する支援が重要となる。

III ケアマネジメント

A ケアマネジメントの意義・定義・目的

1. ケアマネジメントとは

「**ケアマネジメント**（care management）」という言葉を聞いて，どんな動作や場面を思い浮かべるだろうか。おそらく本書の読者の多くは，介護保険制度を支える職種の一つである，**介護支援専門員**（ケアマネジャー）の業務を，まず思い浮かべるのではないだろうか。しかし，それは「ケアマネジメント」という言葉の一部にすぎない。ケアマネジメントを業務としているのは，主に障害者総合支援法での相談支援専門員と，介護保険制度での介護支援専門員である。**ケースマネジメント**（case management），**ケアコーディネーション**（care coordination），**ケアプランニング**（care planning）などの言葉で説明されることもあるが，2000年の介護保険法導入と同時に，「ケアマネジメント」という言葉が一般化した。

つまり，年代や疾患にかかわらず，その人の生活を支えるうえで行われる営みなのである。

ケアマネジメントの定義は，「利用者が地域社会による見守りや支援を受けながら，地域での望ましい生活の維持継続を阻害する様々な複合的な生活課題（ニーズ）に対して，生活の目標を明らかにし，課題解決に至る道筋と方向を明らかにして，地域社会にある資源の活用・改善・開発をとおして，総合的かつ効率的に継続して利用者のニーズに基づく課題解決を図っていくプロセスと，それを支えるシステム」[17]である。

ケアマネジメントの目的は「なんらかの障害をもつ人が，住み慣れた地域で自立した生活を送れるようにすること」である。そしてその意義は，「障害者のおかれている状況等を踏まえ，適切かつ総合的に課題調整することができること」である。そこで具体的に活用される手技として，「住み慣れた地域の様々なサービス資源や，保健・医療・福祉・教育・就労等をはじめとする様々な領域のサービスを上手に使ったり，地域の障害者に対する意識やかかわりを深めたり，また，地域（または利用者・家族）が有している“強さ”や“力”を引き出していくこと」が挙げられる。

B 社会資源とチームケア

1. ケアマネジメントと社会資源

ケアマネジメントにおいて着目したいのは，**資源**（**社会資源**）である。ここでいう資源とは，「利用者がニーズを充足したり，問題を解決したりするために活用される各種の制度・施設・機関・設備・資金・物質・法律・情報・集団・個人の有する知識や技術等」の総称である[18]。イメージしにくいかもしれないが，「地域（または利用者・家族）が有している“強さ”や“力”」も立派な資源である。

たとえば学生の生活を振り返ってみてほしい。朝起きて，学校や自宅で勉強したり，アルバイトをしたり，漫画を読んだり，お茶を飲んだり，ご飯を食べたり，インターネットで動画や交流を楽しんだり，そしてお風呂に入ったりして，1日の終わりに，安全な屋内で眠りにつくまで，人はどれだけのことを「自力で」やり，「自力で」資源をうまく活用して，もしくは「知らないうちに」資源に助けてもらって，自身のニーズをみたしているだろう。昼食を自分で準備してかたづけるまでの過程にも，自分のからだ，昼食もしくはその材料を購入するための店やその設備，家族・友人の手助けを上手に活用しているだろうし，そうした行動が阻害されないような環境も，さりげなくそのニーズを支えている。そして，もし体調不良などを理由に立ち上がることができなくなった場合には，おそらく同じやり方では資源を活用できないだろう。外出できなければ，デリバリーを頼むかもしれない。準備やかたづけを，いつも以上に他の人にやってもらうことになるかもしれない。自分や周囲にある資源の使い方は，その人自身が発揮できることがらの程度によって，移り変わるものなのである。

何らかの障害をもって生活している人が，障害の程度によって，自らの力で資源を有効に活用し，地域での自立した生活を維持することが難しくなったときには，いよいよ，他者によるケアマネジメントが必要になる。その人が，みたせていないニーズ（**アンメットニーズ**〔**unmet needs**〕）を充足するために，資源を見つけて，活用できるよう手配するのである。それは，ニーズを資源に結びつけ，その人のより良い未来の生活の絵を織り紡いでいくような作業，とも表現できるかもしれない。

資源は，その人のニーズの充足に役立つことで意味をもつ。ケアマネジメントを行ううえでは，その人がもつニーズを見定めることが重要な出発点となる。

2. チームケア

何らかの障害をもつ人の自立した生活を支えるために，資源のなかでも特に「人」の力に着目し，複数の人の力を統合しながら支援することがある。ここではこれを「**チームケア**」とよぶ。チームメンバーには，まず医療，介護，福祉などの専門職（以後，専門職）や，家族や友人のような非専門職が含まれる。つまり，社会保障などの制度によってその人への支援を業務として請け負っているフォーマルな支援者（専門職）と，そうではないインフォーマルな支援者（非専門職），と分けることもできる。

ケアマネジメントでは，フォーマルな支援者とインフォーマルな支援者を上手に活用する必要がある。なかには，資源となる人同士が互いを知っていたり，互いに情報を共有・交換したりできるようにチームに統合することで，全体の支援効率が上がることもある。この支援が，チームケアである。

C ケアマネジメントの過程

1. ケアマネジメントの過程の概要

ケアマネジメントを行う者は，まず対象となる人に出会い（インテーク），その人の生活上の課題と現状を評価する（アセスメント）。次に，課題と現状に応じて，解決したいニーズを特定し，資源の手配計画を立てる（ケアプランニング）。計画に沿うように実際に資源を手配したり準備したりして（調整），計画が実行されるのを見守り評価する（モニタリング）。

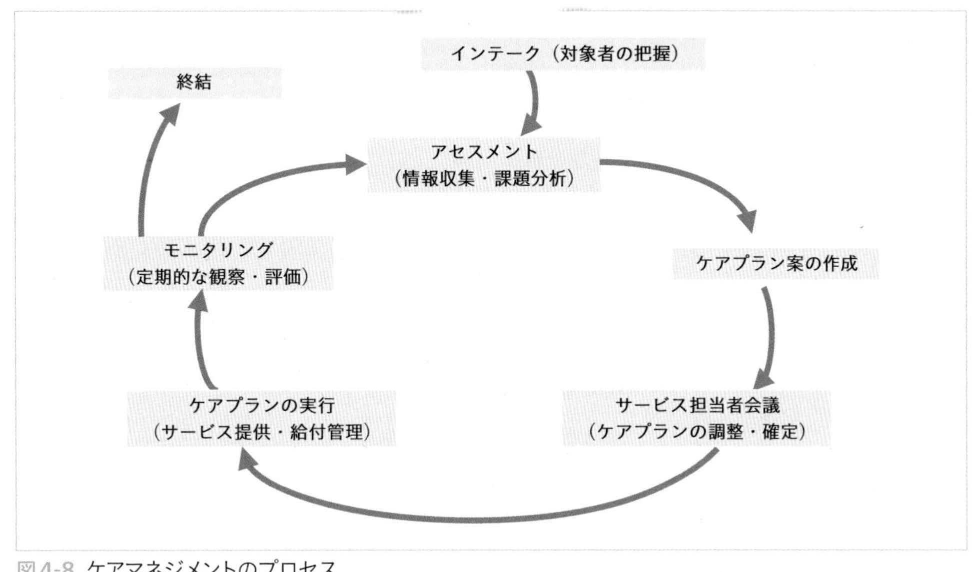

図4-8 ケアマネジメントのプロセス

評価結果に基づき，手配した資源の稼働状況や利用者のニーズの変動に応じて，定期的に課題分析（再アセスメント）をし，その後は同じサイクルを循環する（図4-8）。ケアマネジメントは「地域での望ましい生活の維持継続を実現するために，その人のニーズに基づく課題解決を図っていく」ことである。つまり，この一連のプロセスの中では，その人にとって，「望ましい生活」とは何か，「維持継続を実現する」とはどういうことか，「その人のニーズ」とは何か，というような，当事者の目線からみた思考を常に巡らせておくことが重要である。

2. アセスメント

対象者の**アセスメント**は，情報収集から始まる。そこで最も大事なのは，きれいにまとまらなくてよいので，自身の思いをぞんぶんに語ってもらうことである。時間があれば，思い出話や，ご近所付き合い，家族の思い出や趣味の話など，たくさん話してもらうとよい。その語りからは，その人が生きている世界を垣間見ることができる。この人は，障害をもった自分のことをどう自認していて，口ではこう言っているけど，実はこういう生活を望んでいるのではないだろうか。そんなふうに，相手の目線で主観的な情報を把握する。

加えて，ケアチームメンバーからの情報提供や診断書などのデータや観察などにより把握する。その人の身体に起きている生理反応，病状，生活環境などの客観的な情報を収集する。

こうして，主観的情報と客観的情報を収集した後は，いわゆる看護課程と同様に，現状を評価し，ニーズを抽出するのである。その結果，まず導き出すべきなのが，ケアマネジメントで目指すところの「望ましい生活」である。今後その人が何を求めて，どのように生きていきたいのか，言葉に書き起こす。さらに，その人の24時間365日の生活場面のあちらこちらに潜んでいる，望ましい生活の実現・継続を阻むものを解決するための具体的なニーズ（課題）を特定する。そして最後に，ニーズをみたすために活用できそうな資源のあたりをつける。ここまでが，アセスメントといわれる作業である。なお，ケアマネジメントにおけるアセスメントを**課題分析**とよぶこともある。

一般的には，「インテーク」は対面や電話などで利用者から受ける最初の相談（次回のアセスメントの日時の約束をするところまで），「アセスメント」は対象者宅訪問や関係機関への問い合わせを経て実施する課題分析，と説明される。インテークの際に聴取した情報もアセスメントに活用することができる。

3. ケアプランの作成

ケアプランを作成する過程は，原案の作成，関係者会議，プラン確定，の3段階である。

ケアプランの原案は，ケアマネジメントする者（介護保険制度では介護支援専門員）が，アセスメント結果をもとに作成する。ここで，ケアプランのなかで支援を期待する，介護サービス事業所（訪問介護事業所，通所介護事業所など）やインフォーマルな支援者のあたりをつける。また，ケアチームとしてだれを巻き込むかを想定する。

関係者会議とは，原案のなかで想定されたケアチーム（案）のメンバーを集めて，ケアプラン原案について協議する場である。本人·家族もケアチームの一員であることが多く，その場合，会議にも参加してもらう。ここで聞いた意見をもとに，原案が修正され，その後の協議が繰り返される。なお，この関係者会議は，介護保険制度のなかでは「**サービス担当者会議**」とよばれるものである。

最終的に，関係者会議の協議を経て，問題がなければ文書で本人・家族の同意を得たうえでケアプランを確定する。なお，本人・家族の同意は文書にて得ることが原則である。

4. 調整・ケアプランの実行・モニタリング

確定したケアプランは，本人・家族，およびケアチームのメンバーに共有される。介護保険であれば，介護サービス提供事業者へと交付される。ケアマネジメントした者は，ケアプランに基づき適切に支援が提供されているか，定期的に観察・評価を行い，これをモニタリングという。介護保険で介護支援専門員は，少なくとも月1回以上，本人を訪れて，支援によるニーズの充足度を評価する。その結果，ケアプランの見直しが必要な場合は，再度アセスメントを行い，ケアプランを修正する。また，サービスが不要になった場合は，ケアマネジメントは終結する。

ケアプランが一度走り始めた後，細かな日常に調整業務が必要である。調整業務には本人の体調や入院などを理由に，一時的にプランを変更することなどが含まれる。ケアプランに基づいて支援が提供され始めた後，本人や家族に何らかの不満があった場合，解決策を模索することも含まれる。

5. ICTの導入

いまや「ICT」という言葉を聞かない人はいないだろう。ICT（Information and Communication Technology；情報通信科学）とは，コンピューターとネットワークを活用した情報のやりとりのための技術を総称する用語である。それは非常に便利で，より身近なものになってきている。看護活動とICTの関係は，今に始まったことではない。通信技術の看護やケアへの導入に関しては，まずはアナログ通信のみ使われていた時代があり，次いで日常業務にIT（Information technology）が使われ始めた時代があり，そして，ICTを使った通信が取り入れられた時代（例：メールサービスやウェブページを活用したコミュニケーション・情報発信をする），という流れがある。そして現在，第5期科学技術基本計画のなかで，日本が目指す未来社会の姿としてSociety 5.0が提唱されている。

内閣府のホームページでは，Society 5.0での医療・介護の姿について，次のように記載されている。「Society 5.0では，各個人のリアルタイムの生理計測データ，医療現場の情報，医療・感染情報，環境情報といった様々な情報を含むビッグデータをAIで解析することにより（中略）社会全体としても医療費や介護費などの社会的コストの削減や医療現場等での人手不足の問題を解決することが可能[19]」とされている。こうした社会のなかでは，ケアマネジメントの過程の効率化が予測される。従来のように，電話やファックス，対面会議にのみ依存した情報収集と意思決定は行われなくなるだろう。また，遠隔コミュニケーション技術の使いやすさの向上や，オンライングループによる帰属感や情緒的支援の獲得などが広がれば，活用する資源の選択肢も大きく変わる。さらに，IoT（Internet of things）やAI（Artificial intelligence）の支援方法も視野に入れることで，対象者の生活をモニタリングしたり，困りごとに対処したりする動作も，大きく変化する可能性が高い。

D 地域・在宅看護における他職種との連携

地域・在宅看護実践では，ケアマネジメントを行う立場になることもあれば，ケアチームの一員として支援に携わることもある。前者の例は，保健師や退院支援看護師などの立場，後者の例は，訪問看護師などの立場であろう。

「**連携**」という言葉は，広く社会で用いられる一般的な用語であり，頻繁に，そして容易に使用されている。広辞苑第四版によれば，「連携」は「互いに連絡を取り合って，物事を行うこと」である。また，連携という言葉が示す内容は，各専門領域や研究者によって様々であるものの，「複数の主体が，共通の目標達成に向かって一緒に何らかの行為を行うこと，もしくはその行為を行う過程」といえる。

なお，同音語の「連係・連繫」は物事と物事，人と人との間のつながりのことであり，「一緒に物事をする動作」を伴わない。

「連携不足」について現場からは「○○さんの電話の話はだらだらと長くて要領を得ない」

「○○事業所はいつも連絡が遅い」「○○さんにはいつも連絡がつかない」というような話が多く聞かれるが，コミュニケーションを円滑にすることが重要である，また目標の設定と共通理解を促進することで連携不足の解決につながっていく。

E 介護保険制度のケアマネジメント

1. 介護支援専門員とは

介護支援専門員は，介護保険法に規定されている。居宅介護支援事業所や介護保険施設などに設置することが義務付けられており，一般には**ケアマネジャー**（**ケアマネ**）とよばれている。介護保険法第7条第5項では，介護支援専門員について，「要介護者又は要支援者（以下，要介護者等）からの相談に応じ，及び要介護者等がその心身の状況等に応じ各種サービス事業を行う者等との連絡調整等を行う者であって，要介護者等が自立した日常生活を営むのに必要な援助に関する専門的知識及び技術を有するものとして介護支援専門員証の交付を受けたもの。」と記載している。各都道府県知事の登録を受ける公的資格である。勤務先または住居地の都道府県で毎年実施される試験に合格した後，実務研修修了後に各都道府県に登録することで，専門職として仕事をすることができるようになる。

介護支援専門員の資格取得のための試験を受けるには，「医師，歯科医師，薬剤師，保健師，助産師，看護師，准看護師，理学療法士，作業療法士，社会福祉士，介護福祉士，視能訓練士，義肢装具士，歯科衛生士，言語聴覚士，あん摩マッサージ指圧師，はり師，きゅう師，柔道整復師，栄養士（管理栄養士含む），精神保健福祉士のいずれかを保有し，これらの国家資格に基づく業務の実務経験が通算5年以上であり，従事した日数が一定数（900日）以上」である，もしくは「生活相談員，支援相談員，相談支援専門員，主任相談支援員として，受験資格に定められる相談援助業務に通算5年以上の従事期間があり，従事した日数が一定数（900日）」である必要がある（ただし，届け出る都道府県によって，条件に多少の変動がある）。

2. 介護保険制度のケアマネジメントの種類と様式

ケアマネジメントには，居宅で暮らす要介護者を対象とした「**居宅サービス計画**」，施設で暮らす要介護者を対象とした「**施設サービス計画**」，そして要支援者を対象とした「**介護予防サービス計画**（通称，介護予防ケアマネジメント）」の3種類がある。なお，ケアプランは介護支援専門員が立案することが一般的であるが，利用者本人や家族が自らケアプランを作成することも可能である。

1 居宅サービス計画

居宅サービス計画のためのケアマネジメントのプロセスについて，指定の様式に沿って紹介する。

主な書類は居宅サービス計画書（1），居宅サービス計画書（2），週間サービス計画表の3つである。

居宅サービス計画書（1）（図4-9）は，全体の基盤となるシートである。利用者の氏名，要介護度などの基本情報に加えて，居宅サービス計画作成者の氏名や所属先が含まれる。さらに，「利用者及び家族の生活に対する意向を踏まえた課題分析の結果」や「総合的な援助の方針」について記載する項目もある。この後に続く具体的なケアプランの内容を説明するうえで重要な，利用者にとっての「望ましい生活」の中身や「維持継続を実現する」とはどういうことかを，記載する。

居宅サービス計画書（2）（図4-10）は，具体的なケアプランの戦略を説明するシートである。「生活全般の解決すべき課題（ニーズ）」について，個々の解決すべき課題（ニーズ）の内容，重要性，さらにその解決策，解決によるインパクトについて分析した結果を記載する。また，総合的に判断して優先度合いが高いものから順に並べて記載していく。また，「短期目標」「中長期目標」も記載し，ケアチームメンバーが共通の目標を認識し，ケアプラン評価の指標にしたりする。「サービス内容」には，そのサービスに期待する支援の内容を記載する。この時，保険給付対象外のサービス（例：インフォーマルな社会資源）も含んで記載し，包括的に，利用者をだれがどのように支える構造になっているか，理解しやすいようにする。

最後は，週間サービス計画表（図4-11）では，具体的なスケジュール表を作成する。つまり，居宅サービス計画書（2）に書かれたサービス内容を，具体的に24時間×7日のどのタイミングで提供するか，記載する。

このほかにも，ケアマネジメントプロセスのなかで収集した情報などは「サービス担当者会議の要点」や「居宅介護支援経過」に記録，提出，保管される。介護保険施設に入所中の利用者には，「施設サービス計画書」を使用する。両者の様式を総括して「介護サービス計画書」とよぶ。

2　介護予防サービス計画（介護予防ケアマネジメント）

介護予防サービス計画とは，要支援者，もしくはサービス事業対象者に対して行うケアマネジメントである。対象者の介護予防を目的としている。

実際には，地域包括支援センターが中心となって，訪問型，通所型などの介護予防サービスを用いたケアプランを立てている。

3　介護給付管理

要支援・介護者が介護保険サービスを利用した場合，サービスを提供した事業者（訪問介護事業所等）は，その利用料を利用者だけでなく，国民健康保険団体連合会にも請求する。両者から徴収した額が，事業所にとって「そのサービス提供によって得た額」である（利

第1表

居宅サービス計画書（1）

作成年月日　年　月　日

初回・紹介・継続　　認定済・申請中

利用者名　殿　生年月日　年　月　日　住所

居宅サービス計画作成者氏名

居宅介護支援事業者・事業所名及び所在地

居宅サービス計画作成（変更）日　年　月　日　初回居宅サービス計画作成日　年　月　日

認定日　年　月　日　認定の有効期限　年　月　日 ～　年　月　日

要介護状態区分	要介護1 ・ 要介護2 ・ 要介護3 ・ 要介護4 ・ 要介護5
利用者及び家族の生活に対する意向を踏まえた課題分析の結果	
介護認定審査会の意見及びサービスの種類の指定	
総合的な援助の方針	
生活援助中心型の算定理由	1. 一人暮らし　2. 家族等が障害，疾病等　3. その他（　　）

図4-9 居宅サービス計画書（1）

第2表

居宅サービス計画書（2）

作成年月日　年　月　日

利用者名　殿

生活全般の解決すべき課題（ニーズ）	目標				援助内容					
	長期目標	（期間）	短期目標	（期間）	サービス内容	※1	サービス種別	※2	頻度	期間

※1「保険給付の対象となるかどうかの区分」について，保険給付対象内サービスについては○印を付す。

※2「当該サービス提供を行う事業所」について記入する。

図4-10 居宅サービス計画書（2）

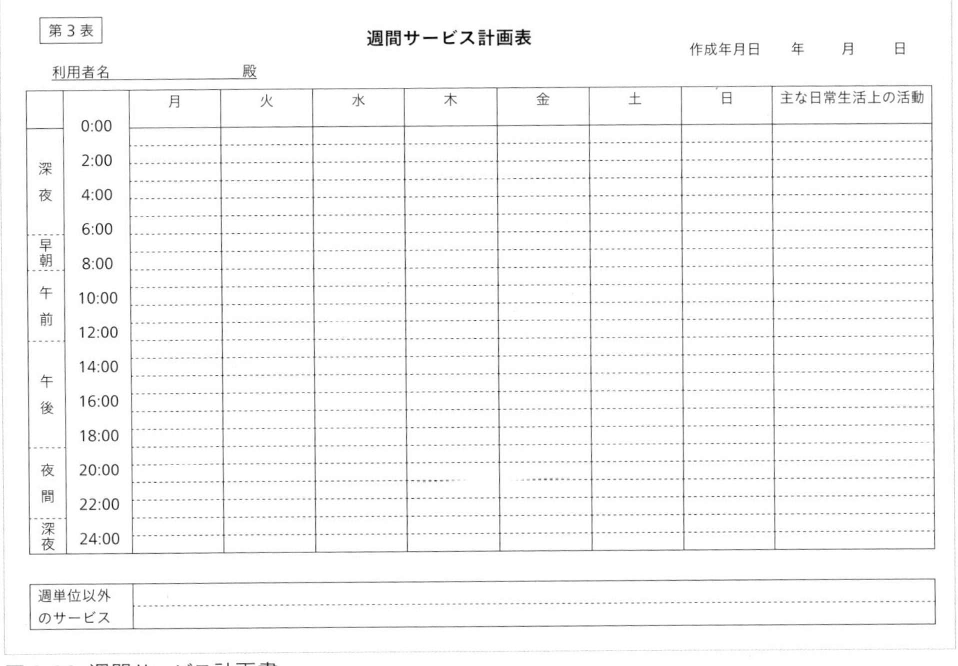

第3表

週間サービス計画表

作成年月日　　年　　月　　日

利用者名　　　　　　　殿

		月	火	水	木	金	土	日	主な日常生活上の活動
深夜	0:00								
	2:00								
	4:00								
早朝	6:00								
午前	8:00								
	10:00								
午後	12:00								
	14:00								
	16:00								
夜間	18:00								
	20:00								
深夜	22:00								
	24:00								

週単位以外のサービス	

図4-11 週間サービス計画書

用者負担の詳細については，介護保険制度の項を参照)。国民健康保険団体連合会は，請求された内容を審査し，問題ないと判断された場合にのみサービス事業所に給付を行う。給付管理についてはサービス提供票により，区分支給限度基準の管理（表3-9参照）や利用者負担を管理する。その審査の際に必要な書類が，介護支援専門員が作成する様々な給付管理関係書類である。介護保険の介護支援専門員の業務のなかには，保健制度下で適切な給付が滞りなく行われるよう手配することも含まれる。利用者，サービス提供事業者，保険制度の間で，適切な契約関係が結ばれるようマネジメントすることも，介護支援専門員の役割である。

Ⅳ 療養移行支援

A 療養移行支援の意義・目的

1. 療養移行支援とは

療養者が病院から自宅や介護施設，他の医療機関に移行するにあたり，本人の意向を尊重し，必要な医療とケアを継続するために行う支援を**療養移行支援**という。療養移行支援は，療養者と家族が，移行後も必要な医療とケアについて理解し，療養場所・方法を自己決定するとともに，可能な限り自立した生活が送れるよう院内外の多職種で協働して行う。療養者と家族の望む暮らしを実現するために，必要な制度やサービスを適切に活用できるよう調整することを含む。看護においては，従来から「継続看護」として主に看護師間の連携が行われてきた。また，「退院支援」「退院調整」と表されることも多いが，ここではそれらを包含して「療養移行支援」とする。

移行（transition）について，メレイス（Meleis）は「人生の時期や状況，状態，地位，あるいはその他のものが推移すること」とし，人が健康や疾病に関する何らかの変化を体験するとき，看護が関心を寄せるべき現象となる，としている。療養場所の移行期におけるケア（transitional care）は，欧米諸国では1980年代からその必要性が注目されてきた。

2. 療養移行支援が求められる背景

療養移行支援について，アメリカでは1983年に退院計画（discharge planning）を，「患者とその家族が退院後の適切なケアプランを作るのを助けるために利用可能でなくてはならない，部門を越えた病院全体としてのプロセスである（アメリカ病院協会：American Hospital Association）」と定義し，病院の社会的責任としてその体制づくりに組織的に取り組んできた。

少子超高齢社会を迎えた日本においても，2000年代になり，医療費の増大を背景に，医療資源を効果的かつ効率的に活用するための施策が講じられ，医療機能の分化・連携や在院日数短縮化が推進されている。2007（平成19）年の第5次医療法改正*では，切れ目のない医療の提供や在宅医療の充実により医療提供体制を確保するという方針が示され，病院からの移行期の支援だけでなく，地域全体で療養生活を支える体制を整えることが求められるようになった。

3. 患者・家族の背景と療養の場の多様化

在院日数短縮化に伴い，治療が終了した後も医療処置が必要な患者や，身体・認知機能が低下した状態で退院する高齢者が増えている。また終末期の患者では，医療依存度が高い状態であっても最期の療養の場として自宅を希望する場合も多い。単身・高齢世帯の増加や核家族化を背景に，家族の介護力は低下しており，生活の場で医療・ケアを継続するための個別性の高い支援と調整が不可欠となった。

一方，介護を必要とする高齢者の住まいの場は多様化しており，それぞれの場でサービスとして提供される医療・ケアも様々である。退院に際して，病状や身体・認知機能が変化し，入院前に暮らしていた介護施設に戻れないこともしばしばあり，状態に合わせた療

＊ **第5次医療法改正**：1948（昭和23）年に制定された医療法は，医療の提供体制を定める法律である。医療を受ける者の利益の保護および良質かつ適切な医療を効率的に提供する体制の確保を図り，国民の健康の保持に寄与することを目的とし，社会環境の変化に応じて見直しが行われている。

養場所を選択することが必要となる。患者が病気や障害を抱えながらも望む暮らしを継続するために，生活を見据えたきめ細やかな移行支援が求められている。

B 病床機能と看護の特徴

1. 地域医療構想

超高齢社会にも耐え得る医療提供体制を構築するため，2014（平成26）年に成立した医療介護総合確保推進法によって，**地域医療構想**が制度化された。地域医療構想は，将来人口推計をもとに，2025年に必要となる病床数を4つの医療機能（表4-5）ごとに推計したうえで，地域の医療関係者の協議を通じて病床の機能分化と連携を進め，効率的な医療提供体制を実現する取り組みである。

医療介護総合確保推進法を受けて，厚生労働省は2015（平成27）年3月に地域医療構想策定ガイドラインをまとめ，これに沿って，翌年度中にすべての都道府県で地域医療構想が策定され，第7次医療計画の一部として位置づけられた。

2. 病床機能の概要と看護の特徴

地域医療構想では，病床機能報告制度により高度急性期，急性期，回復期，慢性期の4つの医療機能が設定されている。

高度急性期機能は，救命救急や集中治療などの，病状が重篤（じゅうとく）で生命の危機に直面している患者に対する医療を提供する機能であり，高度な医療や病状の変化に的確かつ迅速に対応し，生命を守る看護が行われる。**急性期機能**においても，高度で専門的な治療を必要とする患者に対して，状態の早期安定化に向けた看護が提供される。

回復期機能では，急性期の状態から回復しつつある患者に対して，在宅復帰に向けた医療やリハビリテーションを提供する。脳血管疾患や大腿骨頸部骨折などによりADLが一

表4-5 4つの医療機能

医療機能の名称	医療機能の内容
高度急性期機能	○急性期の患者に対し，状態の早期安定化に向けて，診療密度が特に高い医療を提供する機能 ※高度急性期機能に該当すると考えられる病棟の例 救命救急病棟，集中治療室，ハイケアユニット，新生児集中治療室，新生児治療回復室，小児集中治療室，総合周産期集中治療室であるなど，急性期の患者に対して診療密度が特に高い医療を提供する病棟
急性期機能	○急性期の患者に対し，状態の早期安定化に向けて，医療を提供する機能
回復期機能	○急性期を経過した患者への在宅復帰に向けた医療やリハビリテーションを提供する機能 ○特に，急性期を経過した脳血管疾患や大腿骨頸部骨折等の患者に対し，ADLの向上や在宅復帰を目的としたリハビリテーションを集中的に提供する機能（回復期リハビリテーション機能）
慢性期機能	○長期にわたり療養が必要な患者を入院させる機能 ○長期にわたり療養が必要な重度の障害者（重度の意識障害者を含む），筋ジストロフィー患者又は難病患者等を入院させる機能

資料／厚生労働省：地域医療構想について，2019，p.10.

時的に低下した患者に対して，社会復帰を目的としたリハビリテーションを集中的に行うとともに，在宅での生活が継続できるようケアサービスの調整を行う。

慢性期機能は，病状は比較的安定しているものの長期にわたり療養が必要な重度の障害者や難病患者などに対して，再発の予防や体力の維持に向けた看護を提供する。急性期での治療後も，喀痰(かくたん)吸引などの医療処置が日常的に必要な患者が対象であり，医療処置の内容により診療報酬上の区分が設定されている。高齢化に伴い，急性期治療後の自宅退院が難しい社会的入院*の患者が多いのが現状であり，合併症や不使用性シンドロームの予防，ターミナルケアが行われる。

3. 様々な病床機能

急性期治療が終了した後，自宅などへの退院を支援する機能をもつ**地域包括ケア病棟**は，2014（平成26）年の診療報酬改定で創設された。厚生労働省はその役割を「急性期治療を経過した患者及び在宅において療養を行っている患者等の受け入れ並びに患者の在宅復帰支援等を行う機能を有し，地域包括ケアシステムを支える」としている。入院期間は60日を限度とし，在宅復帰支援計画に基づいて，多職種による意思決定支援や看護，リハビリテーションを提供する。

緩和ケア病棟は，主として苦痛の緩和を必要とする悪性腫瘍や後天性免疫不全症候群の患者に対して，緩和ケアを提供する。かつては看取りの場としての役割が大きかったが，近年では痛みなどの症状緩和を目的に入院し，症状が緩和されれば外来や在宅への円滑な移行を支援し，在宅療養を支える機能ももつようになった。

急性期機能と回復期・慢性期機能を併せもち，幅広く様々な状態の患者に対応できる体制を整えた，ケアミックス病院といわれる病院も増えている。複数の病床機能を有するケアミックス病院のメリットとして，1つの病院で急性期医療から回復期医療，さらには看取りまで，一貫してシームレスな医療サービスが提供できることがあげられる。

C 療養移行支援のプロセス

病院における療養移行支援（退院支援・退院調整）は，早期に支援の必要な患者を把握し，生活の場に帰すための支援についてアセスメントを行い，支援計画を立案・実施し，地域につなぐ調整を行う一連のプロセスである（図4-12）。

1. 療養移行支援の必要な患者の把握（スクリーニング）

多くの急性期病院では，在院日数短縮化に対応するため，できるだけ早期（入院が決まった外来受診時または入院時）に支援の必要な患者（表4-6）を把握する仕組みをつくっている。

* **社会的入院**：医学的には入院治療の必要がないにもかかわらず，介護力がなく自宅での療養が難しいなどの理由で入院を継続せざるを得ない状況。医療費の増大を招く社会問題となっている。

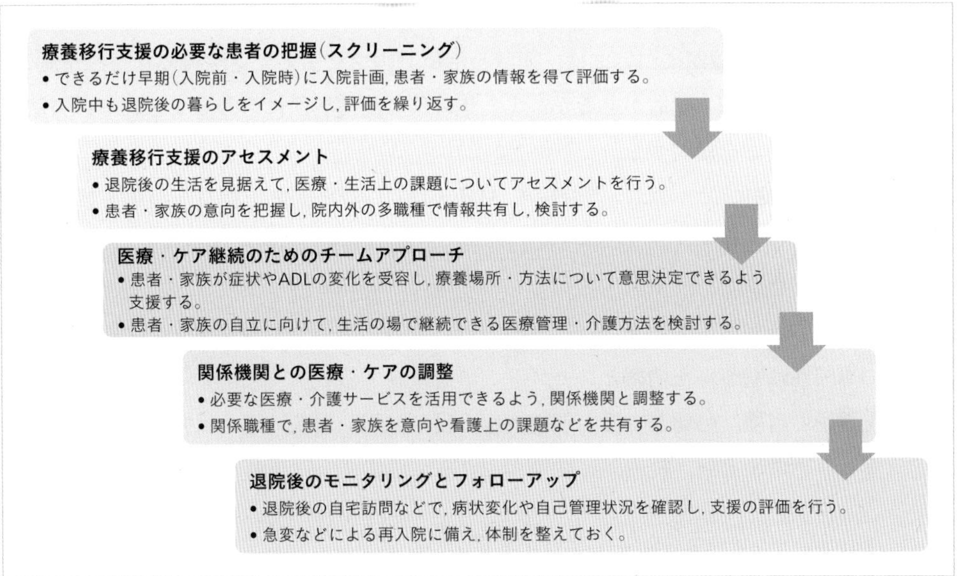

療養移行支援の必要な患者の把握(スクリーニング)
- できるだけ早期(入院前・入院時)に入院計画,患者・家族の情報を得て評価する。
- 入院中も退院後の暮らしをイメージし,評価を繰り返す。

療養移行支援のアセスメント
- 退院後の生活を見据えて,医療・生活上の課題についてアセスメントを行う。
- 患者・家族の意向を把握し,院内外の多職種で情報共有し,検討する。

医療・ケア継続のためのチームアプローチ
- 患者・家族が症状やADLの変化を受容し,療養場所・方法について意思決定できるよう支援する。
- 患者・家族の自立に向けて,生活の場で継続できる医療管理・介護方法を検討する。

関係機関との医療・ケアの調整
- 必要な医療・介護サービスを活用できるよう,関係機関と調整する。
- 関係職種で,患者・家族を意向や看護上の課題などを共有する。

退院後のモニタリングとフォローアップ
- 退院後の自宅訪問などで,病状変化や自己管理状況を確認し,支援の評価を行う。
- 急変などによる再入院に備え,体制を整えておく。

図4-12 療養移行支援のプロセス

表4-6 療養移行支援が必要な患者

❶入院前に比べてADLが低下し,退院後の生活様式の再編が必要な患者 (例:高齢者,脳血管疾患,整形疾患をもつ患者)
❷退院後に病状の進行が予測され,医療の継続が必要な患者 (例:がん,神経難病をもつ患者や医療処置を必要とする患者)
❸生活管理の必要な慢性疾患の増悪により,入退院を繰り返している患者 (例:心不全,糖尿病をもつ患者)
❹高齢世帯,独居,家族と同居であっても必要な介護を十分受けられない患者

入退院支援部門の看護師などが,入院目的や治療計画を確認し,患者・家族の病状理解や意向,医療管理の状況や生活の様子,家族背景,経済・社会的状況などについての情報を得て,支援の必要性についてスクリーニングを行う。

入院時に支援の必要性がないと判断されても,入院中の経過で,ADLや認知機能が低下したり,予測以上に病状が悪化したりする患者も少なくない。そのため,常に患者の退院後の暮らしをイメージし,評価を繰(く)り返すことが必要である。

2. 療養移行支援のアセスメント

療養移行支援が必要な患者について,退院に向けた医療・生活に関する課題についてアセスメントを行う。入院中の看護は,治療による回復を目標とする医学モデル*で考えることが多いが,暮らしの場への移行を目指す療養移行支援では,生活の質(QOL)の向上を目指す生活モデル*で思考する。

アセスメントを行ううえで軸となるのは,患者・家族が病状や障害についてどのように理解・認識しているか,退院後の生活についてどのようなイメージや希望をもっているかである。それらを把握したうえで，望む暮らしの実現に向けた課題を検討する。

まず，**医療に関する課題**については，病状や治療計画を踏まえて退院時の状態を予測し，継続が必要な医療管理・処置があるか，また退院後の療養場所に合わせてそれらの方法の簡易化が必要かなどを検討する。

生活に関する課題については，退院後のADL・IADLの変化を予測し，食事・排泄・清潔などの日常生活行動をどのように行えるのか，患者の希望や住宅環境，家族の介護力，経済的状況などを踏まえて検討する。

アセスメントは病棟看護師だけで行うのではなく，多職種でカンファレンスを行い，それぞれの専門性に基づいた情報とアセスメントを統合する。アセスメントに基づき，退院に向けた課題と目標，必要な支援・調整内容と役割分担，退院時期の目安などについて計画を立案し，患者・家族，院内外の関係者で共有する。

3. 医療・ケア継続のためのチームアプローチ

1 受容支援と意思決定支援

入院前と比べて，病状やADLが変化することが予測される患者は，それまで暮らしていた自宅や介護施設に戻れなくなったり，療養方法の変更が必要になったりする場合がある。患者・家族は，病状やADLの変化を理解してそれを受容し，療養場所・方法について意思決定することが求められる。療養場所によって対応できる医療管理・処置やケアが異なるため，患者・家族が療養場所の特徴を理解し，生活のイメージをもったうえで選択することが望ましい。本人がどのように生きたいか，家族がどのように支えたいと考えているかを把握し，十分な情報提供を行い，意思決定を支援する。

患者と家族の意向が異なることも少なくないため，話し合いの場の設定や気持ちの代弁などを行いながら，意思決定のプロセスに最後まで寄りそう。

2 自立支援

患者・家族の意向を踏まえて，医療管理や処置は，生活の場でも継続しやすい簡易な方法に切り換え，安全で安楽な日常生活動作や負担の少ない介護方法を習得できるよう支援する。服薬方法については薬剤師，食事については栄養士，日常生活動作については理学療法士など，院内の多職種が協働し，訪問看護師や介護支援専門員など地域の関係職種とも話し合いながら，それぞれが専門性を生かしてかかわる。病棟看護師などが患者とともに居宅に訪問し，住宅環境などを考慮したうえで支援を行う**退院前訪問指導**も効果的である。

* **医学モデルと生活モデル**：医学モデルは，病気の原因を医学的要因として，それに対応する効果的な方法を模索する考え方であり，健康状態の改善方法は高度かつ標準化された方策となる。一方，生活モデルは，1970年代末頃から社会福祉領域において使われるようになった用語で，ケア目標をQOLの増進とするケアモデルである。

4. 関係機関との医療・ケアの調整

患者・家族が生活を再構築し，安定した療養生活を送るために必要な医療・ケアを洗い出す。医療・介護の制度やインフォーマルなサービスを十分活用できるよう，地域の関係機関と連携して支援体制を整える。看護上の課題については，訪問看護師や介護支援専門員に看護情報提供書などで引き継ぐ。退院前に，患者・家族と院内外の関係職種が一同に会しての**退院前カンファレンス**を開催することも効果的である。退院前カンファレンスでは，患者・家族への病状説明の内容，それに対する理解・受け止め，今後の療養に関する希望，現在の病状と今後の予測，医療・生活上の課題，緊急時の対応方法などを共有する。

5. 退院後のモニタリングとフォローアップ

退院後に病棟看護師が療養者の自宅を訪問し，退院後の病状の変化がないか観察したり，医療管理が適切に行われているかなどを確認する，**退院後訪問指導**を行う病院も増えている。退院直後は，訪問看護師などからの問い合わせや，急変などによる再入院の可能性があるため，院内の窓口を明確にし迅速に対応することが必要である。

療養移行支援の評価は，療養者・家族が安心して移行できたか，退院先の医療・ケアチームが適切なタイミングで必要な情報を得られたか，再入院の有無などから評価できる。

D 病院と地域の連携システム

1. 病院完結型医療から地域完結型医療への転換

かつては，一つの医療機関ですべてを完結させる**病院完結型医療**が中心であった。患者にとって，「この病院にかかれば，すべて対応してくれる」という安心感は大きなメリットであったといえる。しかし，疾病構造の変化や超高齢多死社会の到来により，それぞれの地域にある医療資源を効率的・効果的に活用する必要性が高まった。そこで，急性期から回復期，在宅や福祉施設に至るまで，それぞれの病院や診療所がその特長を生かしながら役割を分担し，地域全体で切れ目なく必要な医療が提供される**地域完結型医療**が推進されている。

慢性疾患の管理やけがの初期治療といった日常の診療は身近な診療所のかかりつけ医*が行い，専門的な治療や高度な検査，入院治療，救急医療は急性期病院が受けもつ。患者には軽い体調不良でも病院への受診を希望する大病院志向が根強いが，診療所からの紹介状を持たずに病院を受診した場合に選定療養費が請求されるなど，病院と診療所の役割を明確にし，かかりつけ医をもつことが推進されている。

* **かかりつけ医**：何でも相談できるうえ，最新の医療情報を熟知して，必要なときには専門医，専門医療機関を紹介でき，身近で頼りになる地域医療，保健，福祉を担う総合的な能力を有する医師。

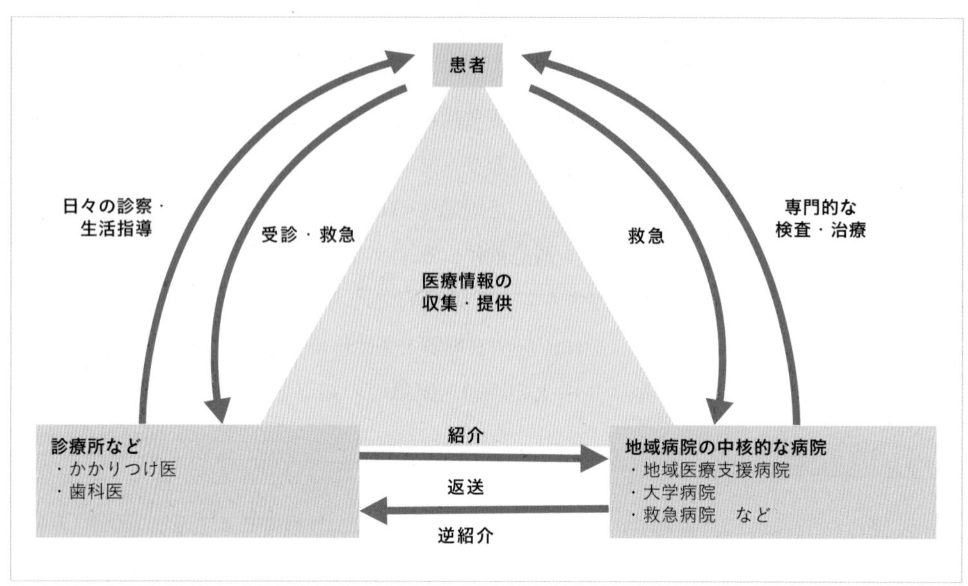

図4-13 病院と診療所の連携（病診連携）

多くの病院は，地域の医療機関との連携を行う地域連携部署を設置しており，病診連携といわれる診療所との紹介状などのやり取りは**前方連携**（図4-13），転院先の病院との調整は**後方連携**とよばれている。地域連携部署には事務職，看護師，社会福祉士が配置され，連携の窓口となり様々な調整の役割を果たしている。また，地域の医師会には，在宅医療を調整するコーディネーターとして看護師や社会福祉士を配置しているところもある。

2. 病院と地域の関係機関のネットワーク

地域完結型医療を実現するためには，急性期や回復期の医療を担う病院と，在宅療養を支える診療所や訪問看護ステーション，介護サービス事業者などとの有機的な連携が不可欠である。医療やケアに関する患者情報を共有するために，病院と診療所の医師同士は「診療情報提供書」，看護師同士は「看護情報提供書（看護サマリー）」をやり取りしている。病院・診療所と介護支援専門員などの連絡がスムーズにできるよう独自の連携ツールを作成している地域もあり，それぞれの地域の特徴に合わせた連携方法が模索されている。また，自治体が主導し，ICTを活用した地域医療情報連携ネットワークシステムを構築する地域も増えてきている。

同じ組織内での協働とは異なり，地域の多職種連携はそれぞれの役割やサービスの特性を十分理解したうえで，日常的な情報共有やきめ細やかな調整が必要である。特に入退院の際には，患者の病状やADLが変化していることが多いため，治療・ケアの目標や課題についてタイムリーに共有することが重要である。看護師は，医療と生活を総合的にアセスメントできる職種として，病院と地域，医療と介護をつなぐ連携の要となる役割を果たす。

3. 診療報酬・介護報酬による評価

診療報酬は，社会情勢や国の施策を背景に目指すべき医療のあり方を反映し，2年ごとに改定されている。療養移行支援や地域連携については，医療機関が積極的に取り組めるよう，業務量などに見合った報酬が設定されており，毎回見直しが行われ拡充されてきた。

2008（平成20）年に創設された退院調整加算において，急性期病院では入院早期からの多職種による支援計画立案・実施が評価されるようになり，退院調整部署を設置し，退院調整看護師や医療ソーシャルワーカー（MSW：medical social worker）を配置する病院が増えた。その後，2016（平成28）年に退院支援加算，2018（平成30）年に入退院支援加算と名称が変更され，看護師が主体的に退院支援を行えるよう病棟に担当者を配置することや，入院前から支援を開始することなどが算定要件に加わった。入退院支援センターなどの機能をもつ病院が増え，療養移行支援がますます強化されている。

療養移行支援のプロセスにおいては，病院側は介護支援専門員との連携，退院前の在宅医や訪問看護師などとのカンファレンス，退院前後に自宅を訪問して行う指導などが，診療報酬で算定できる。一方，在宅医や訪問看護師なども，退院前のカンファレンスへの参加に対して報酬を得ることができる仕組みになっている。

介護報酬においても，入退院に際して介護支援専門員が病院と連携することに対する報酬がある。入院時の情報提供，入院中の情報収集，病院職員との連携，退院時カンファレンスへの参加などがあり，入院早期からの連携・協働が促進されている。

E 介護施設への退院・他院への転院時の連携

1. 介護施設への退院時の連携

高齢者の住まいが多様化し（第1章Ⅲ），自宅だけでなく様々な介護施設から入院する高齢者が増えている。また，入院前よりADL・IADLが低下し，自宅への退院が難しくなった高齢者が療養の場を介護施設へと変更することも多く，介護施設との連携が重要性を増している。

介護施設は，それぞれ設置の根拠となる法制度があり，費用はもとより，提供されるサービスや受け入れ要件などが異なる。患者・家族が退院先として介護施設を選定する際には，今後の病状やADLの変化を踏まえて必要となる医療・ケアについて十分に情報提供を行う。また，介護施設は病院のように医療者が常駐しているとは限らないため，入院中の医療管理・処置の方法をその施設で提供できる方法に変更する。

退院に際しては，施設の相談員や介護支援専門員が患者・家族と面談し，契約を取り交わすことが一般的だが，必要な医療・ケアや継続する看護上の課題などについては，病棟看護師が施設の看護師や介護福祉士に対して看護情報提供書などで引き継ぐ。

2. 転院時の連携

急性期治療を終了した患者が回復期や慢性期の医療を提供する病院に転院する場合，転院の調整は，地域連携や退院調整部門の担当者（MSWなど）が行うことが一般的である。病院の機能により診療報酬体系が異なるため，急性期病院と同じ治療が転院先の病院で行えるとは限らない。転院先の機能に合わせて，治療やケアの内容を見直すことが必要となる。

地域の医療機関どうしでは，**地域連携クリティカルパス***が活発に運用されている。クリティカルパスは，医療を効率的かつ安全，適正に提供するための手段として開発された診療計画書であるが，地域の複数の医療機関で共有して用いるものが地域連携クリティカルパスである。疾患別の標準的な診療計画に従って，急性期～回復期～維持期まで切れ目ない最善の医療を提供する地域完結型医療を目指した仕組みである。脳卒中や大腿骨頸部骨折の患者に対して，急性期病院と回復期リハビリテーション病院などで共有しているものや，がん診療連携拠点病院と診療所との連携の際に用いられているものなどがある。スムーズな連携のために，このような仕組みはますます必要となってくる。

文献

1） 日本看護科学学会：看護学を構成する重要な用語集，2011．https://www.jans.or.jp/uploads/files/committee/yogoshu.pdf（最終アクセス日：2019/6/28）
2） 正野逸子：観察とフィジカルアセスメント〈岡崎美智子，正野逸子編：根拠がわかる　在宅看護技術〉，第2版，メヂカルフレンド社，2010，p.35-50.
3） 前掲書2）.
4） 河野あゆみ：在宅看護過程〈福島道子，河野あゆみ編著：新訂在宅看護論〉，放送大学教育振興会，2011，p.90-114.
5） 本田章子：在宅看護過程の考え方と展開方法〈正野逸子，本田章子編著：関連図で理解する在宅看護過程〉，メヂカルフレンド社，2014，p.11-29.
6） 広辞苑：第五版，岩波書店，2004
7） Friedman, M. M., Bowden, V. R., et al. : Family Nursing ; Research, Theory, and Practice. 5th ed, Prentice Hall, 2003, p.10.
8） 前掲書7），p.92-95.
9） 厚生労働省：国民生活基礎調査2019．https://www.mhlw.go.jp/toukei/saikin/hw/k-tyosa/k-tyosa19/index.html（最終アクセス日：2021/11/15）
10）前掲9）.
11）佐藤悦子：家族内コミュニケーション，勁草書房，1986，p.210-235.
12）前掲9）.
13）厚生労働省：仕事と介護の両立～介護離職を防ぐために～．https://www.mhlw.go.jp/stf/seisakunitsuite/bunya/koyou_roudou/koyoukintou/ryouritsu/index.html（最終アクセス日：2021/11/15）
14）前掲9）.
15）厚生労働省老健局：「介護保険制度に関する国民の皆さまからのご意見募集（結果概要について）」．https://www.mhlw.go.jp/public/kekka/2010/dl/p0517-1a.pdf（最終アクセス日：2021/9/20）
16）日本財団：人生の最期の迎え方に関する全国調査．https://www.nippon-foundation.or.jp/app/uploads/2021/03/new_pr_20210329.pdf（nippon-foundation.or.jp）（最終アクセス日：2021/11/15）
17）厚生労働省社会・援護局障害保健福祉部：相談支援の手引き．https://www.mhlw.go.jp/topics/2005/04/tp0428-1h/04-2a.html（最終アクセス日：2021/11/25）

* **地域連携クリティカルパス**：急性期病院から回復期病院を経て早期に自宅に帰れるような診療計画を作成し，治療を受けるすべての医療機関で共有して用いるもの。診療にあたる複数の医療機関が，役割分担を含め，あらかじめ診療内容を患者に提示・説明することにより，患者が安心して医療を受けることができる。内容としては，施設ごとの診療内容と治療経過，最終ゴールなどを診療計画として明示している。回復期病院では，患者がどのような状態で転院してくるかを把握できるため，改めて状態を観察することなく，転院早々からリハビリテーションを開始できる。これにより，医療連携体制に基づく地域完結型医療を具体的に実現する。

18）日本精神保健福祉協会：精神保健福祉用語辞典，中央法規出版，2004.
19）内閣府：Society 5.0　新たな価値の事例（医療・介護），https://www8.cao.go.jp/cstp/society5_0/medical.html（最終アクセス日：2021/6/30）

参考文献

· 正野逸子，本田彰子編著：関連図で理解する在宅看護過程，メヂカルフレンド社，2014.
· 野中猛：図説ケアチーム，中央法規出版，2007.
· 服部万里子：服部万里子のケアマネジメント実践法；インテークからケアプラン評価まで，中央法規出版，2013.
· 兵藤好美，他：医療安全に活かすKYT，メヂカルフレンド社，2012.
· 宮崎和加子，他：在宅ケア リスクマネジメントマニュアル；“生活の場”の看護から導き出された！，日本看護協会出版会，2016.
· 山崎あけみ，原礼子：家族看護学；19の臨床場面と8つの実践例から考える，改訂第2版，南江堂，2015.
· 髙山義浩：地域医療と暮らしのゆくえ；超高齢社会とともに生きる，医学書院，2016.
· 猪飼周平：病院の世紀の理論，有斐閣，2010.
· 宇都宮宏子，山田雅子編：看護がつながる在宅療養移行支援，日本看護協会出版会，2014.
· アファフ・イブラヒム・メレイス監・編，片田範子監訳：移行理論と看護，学研メディカル秀潤社，2019.

第5章

地域・在宅看護のシステムづくり

この章では

- 地域包括ケアシステムづくりのプロセスを理解する。
- 地域アセスメントの方法を理解する。
- 地域課題を明確にし，地域包括ケアシステムづくりの方法を理解する。
- 健康づくりと疾病予防の必要性とシステムづくりの方法を理解する。
- 地域・在宅看護におけるインシデント・アクシデントの特徴を理解する。
- 地域・在宅看護におけるインシデント・アクシデントの対応策を理解する。
- 災害が地域にもたらす影響を理解する。
- 災害が地域で療養する人々にもたらす影響と対策を理解する。

I 地域アセスメントと地域包括ケアシステムづくり

A 地域包括ケアシステムづくりのプロセス

1. 地域包括ケアシステムづくりの概要

地域包括ケアシステムづくりは，事業の企画や運営に広く浸透している **PDCA**（**Plan-Do-Check-Action**）**サイクル**にしたがって，進めることが基本である。（図 5-1）。PDCA サイクルとは，もともと生産業などで行われていた生産管理や品質管理を行い，継続的に品質を改善するための手法である。

PDCA サイクルによる地域包括ケアシステムづくりのプロセスを図 5-2 に示す。**計画**（**Plan**）段階では地域アセスメントを実施したうえで，地域課題を明確にし，対応策を計画する。さらには対応策を**実行**（**Do**）し，その効果を**評価**（**Check**）し，改善策を**検討**（**Act**）する。このように，地域包括ケアシステムは PDCA サイクルを回しながら構築する。

地域包括ケアシステムづくりでは，一部の専門家のみが地域アセスメントの内容や対応策を理解したとしても，地域課題を解決することは困難である。地域包括ケアシステムが機能するには，多職種が連携し，住民も含め多領域の人々が協働することが必要であり，関連する人々が地域アセスメントの分析内容や決定事項を共有し，協力することで初めて成り立つ[1]。地域包括ケアシステムづくりの各段階において，その共有や協働を促進する手段として，地域ケア会議などを活用すると効果的である。

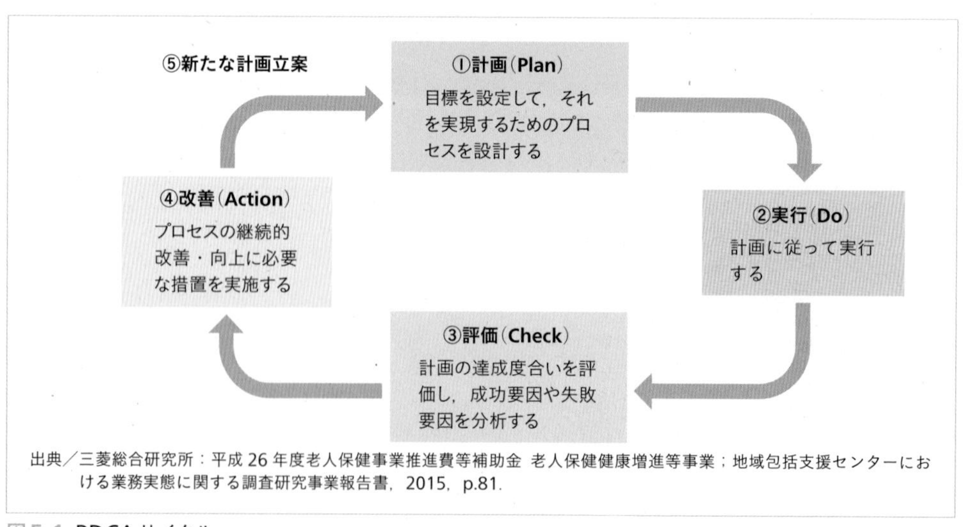

出典／三菱総合研究所：平成 26 年度老人保健事業推進費等補助金 老人保健健康増進等事業；地域包括支援センターにおける業務実態に関する調査研究事業報告書，2015，p.81.

図 5-1 PDCA サイクル

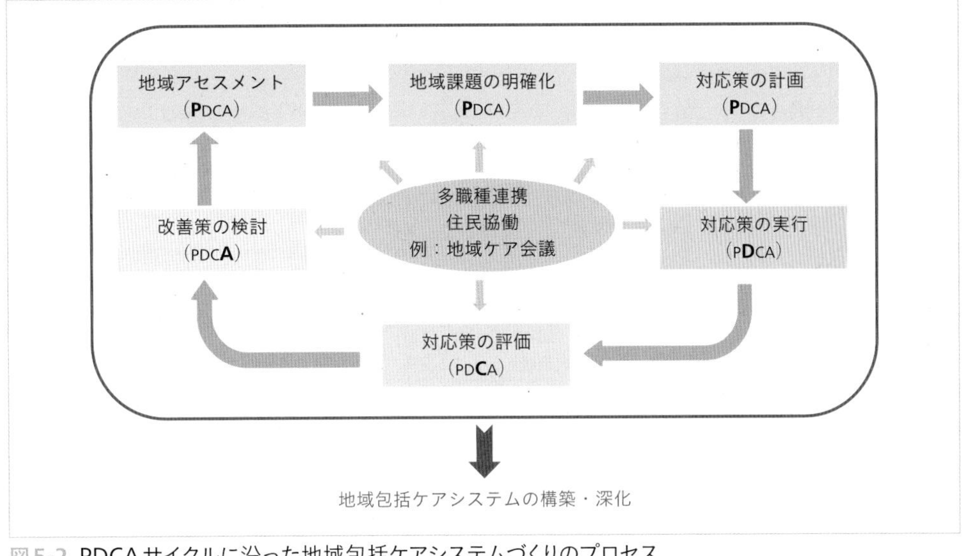

図5-2 PDCAサイクルに沿った地域包括ケアシステムづくりのプロセス

2. 地域包括ケアシステムづくりにおける地域ケア会議

地域ケア会議とは，対象者個人への支援の充実とそれを支える社会基盤の整備を同時に進める手法であり，介護保険法では地域支援事業として位置づけている。地域ケア会議では次の機能があり，地域包括ケアシステムづくりのすべてのプロセスに関与する。

❶**個別課題解決機能**：対象者の個別課題を解決する機能
❷**ネットワーク構築機能**：関連機関のネットワークを構築する機能
❸**地域課題発見機能**：対象者の個別課題の背景から地域課題を発見する機能
❹**地域づくり・社会資源開発機能**：地域づくりと社会資源を開発する機能
❺**政策形成機能**：施策や事業化の提案により政策を形成する機能

高齢者ケアにおける地域ケア会議は，地域包括支援センターや市町村がその地域包括ケアに関連する人々を招集し，会議を開催する場合が多いが，その規模や目的，参加者，運営方法などは各地域によって異なる。地域ケア会議の規模については，①市町村を越えた範囲，②市町村範囲，③日常生活圏域，④個別事例の関係者の範囲などがあげられる。地域ケア会議の参加者は，介護保険サービス事業者や医療保健福祉機関の担当者（かかりつけ医，訪問看護師，保健師，介護支援専門員，社会福祉士など），住民（民生委員，自治会メンバーなど），場合によっては関連する行政担当者や本人・家族などである。

サービス担当者会議と個別ケースを検討する地域ケア会議との違いを表5-1に示す[2)]。**サービス担当者会議**とは対象者がニーズに応じたサービスを受けられるよう，介護支援専門員（ケアマネジャー）がケアマネジメントの一環として開催するものである。それに対し，地域ケア会議では，検討するケースのサービス担当者に限らず，地域の多様な立場から課題の解決に向けた検討が行われることから，サービス担当者会議とは性質が異なる。

表5-1 サービス担当者会議と個別ケースを検討する地域ケア会議の違い

項目	サービス担当者会議	地域ケア会議（個別ケース検討）
開催主体	介護支援専門員（契約が前提）	地域包括支援センターまたは市町村
目的	利用者の状況に関する情報共有，サービス内容の検討および調整など	ケース当事者への支援内容の検討，地域包括支援ネットワーク構築，自立支援に資するケアマネジメントの支援，地域課題の把握など
根拠	「指定居宅介護支援等の事業の人員及び運営に関する基準」第13条第9号	•「地域支援事業の実施について」（厚生労働省老健局長通知） •「地域包括支援センターの設置運営について」（厚生労働省老健局振興課長ほか連名通知）
参加者	居宅サービス計画の原案に位置づけた指定居宅サービスの担当者，主治医，インフォーマルなサポートの提供者，本人・家族等	行政職員，地域包括支援センター職員，介護支援専門員，介護サービス事業者，保健医療関係者，民生委員，住民組織，本人・家族等
内容	• サービス利用者の状況等に関する情報の担当者との共有 • 当該居宅サービス計画原案の内容に関する専門的見地からの意見聴取	サービス担当者会議で解決困難な課題を多職種で検討 （例） • 支援者が困難を感じているケース • 支援が自立を阻害していると考えられるケース • 支援が必要だと判断されるがサービスにつながっていないケース • 権利擁護が必要なケース • 地域課題に関するケース

出典／長寿社会開発センター：平成24年度老人保健事業推進費等補助金 老人保健健康増進等事業：地域ケア会議運営マニュアル，2013．p.28，一部改変．

なお，市町村では，介護保険以外に健康増進事業，障害者の地域生活支援事業，子育て支援拠点事業，国保の保健事業など，法令・制度ごとに多様な規模の会議体が設置されている。これらの会議体で示される課題や対応策を俯瞰し，共通して対応できる部分と特性に応じて対応できる部分を明確にすることが，今後，望まれる。

B 地域アセスメント

1. 地域アセスメントの概要

地域アセスメントとは，地域を対象として，地域課題を導くために様々な情報やデータを把握し，地域の特徴を明らかにすることである。公衆衛生領域や病院管理領域などで行われてきた実務的な手法であり，**地域診断**，**地区診断**，**地域分析**とよばれることもある。

看護職が看護過程を展開する際に，療養者に対して，様々な側面から複数の技法を用いてアセスメントするように，地域を対象とした場合にも同様にアセスメントを行う（図5-3）。

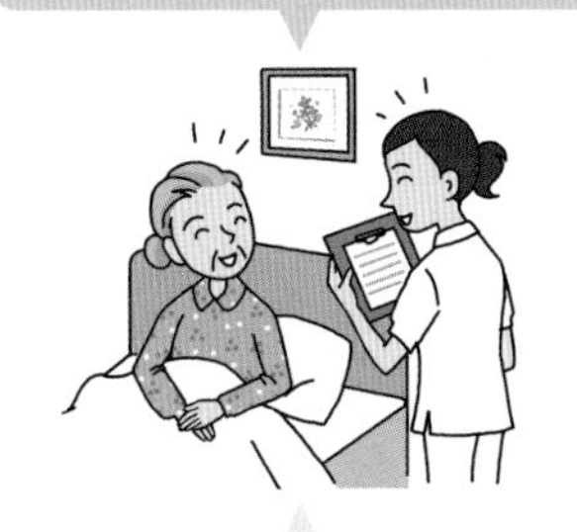

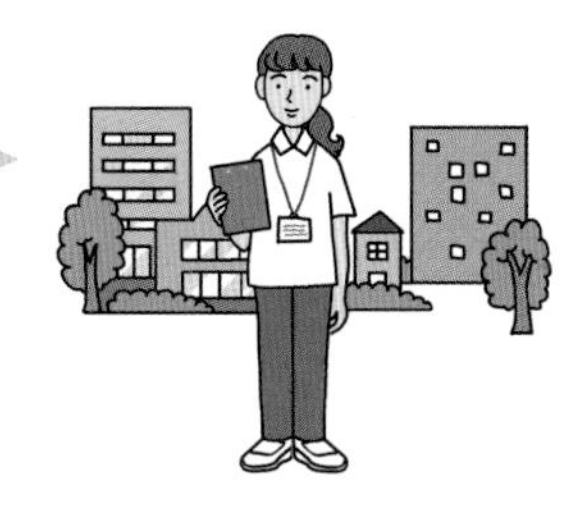

図5-3 療養者などへのアセスメントと地域アセスメント

2. 地域アセスメントの前提事項の選択

1 テーマの選択

まず，取り組む地域アセスメントのテーマは探索的なものか，特異的なものか，選択する。探索的なテーマとは，たとえば，「この地域にはどのような支援が必要か」など，テーマ設定の方法は漠然としたものであるが，初めてその地域にかかわるときなどは有用である。

一方，特異的なテーマとは，たとえば，「この地域の高齢者虐待防止のためには，家族介護者への支援が有効か」などがあげられる。関心事項や取り組み内容の方向性が決まっている際には，特異的なテーマ設定を行ったほうが，効率的である。

2 対象地域の選択

地域アセスメントの対象地域について，エリアとしての地域を選択するのか，コミュニティとしての地域を選択するのか，検討する（第1章-I-A「地域とは」参照）。

地域包括ケアシステムづくりでは，**エリアとしての地域**を選ぶ場合，国や地方レベルでアセスメントを行うことはまれであり，対象地域としては，都道府県規模（保健所管轄区域，または各医療圏）から市町村規模またはそれ以外を対象とすることが多い。各事業所などのサービス提供圏域，日常生活圏域，学校区，自治会区域など人々の生活に身近な水準でのエリアを選ぶことで，日常のケアに反映しやすいアセスメント内容を得られる。一方で，事業化や施策を検討するときには，より広範囲なエリアを選ぶこと，また，比較検討ができるように複数の地域をアセスメントすることが一般的である。

コミュニティとしての地域を選ぶ場合は，職場や学校，共通の目的や特徴をもった組織集団を選択するため，組織分析ともよばれることもある。

3 対象集団の選択

次に，どのような対象集団を選択するか，検討する。その対象地域の住民や構成員全員を対象とする場合と，対象地域の構成員のなかから共通の特性をもつ集団を選ぶ場合とがある。共通の特性をもつ集団には，年代別の集団（例：乳幼児期，思春期，成人期，高齢期など）や健康課題別の集団（例：糖尿病患者，要介護高齢者，重度心身障害児，家族介護者など）などがあげられる。

4 参画者の選択

地域アセスメントを実施する参画者をだれにするか，決めることが必要である。参画者を看護職のみとするのか，医療保健福祉職のみとするのか，他分野の職種を入れた地域アセスメントをするのか，地域アセスメントのテーマにより，柔軟に決める。また，対象地域に属している当事者や住民にも地域アセスメントに参画してもらうことにより，地域のニーズをより正確に反映する地域課題を導きやすいことがある。

3. 地域アセスメントの情報収集の計画

1 情報収集の項目

地域の情報は，多岐にわたって大量にあり，どの部分から着手すればよいか，混乱することがある。地域アセスメントを実施する際には，アセスメントに必要な情報を絞って収集したほうが効率的である。たとえば，図 5-3 に示すアセスメントの側面となっている事項から，テーマに沿った**情報収集**の項目を洗い出す作業を行う。

2 情報収集の技法

地域アセスメントには，多様な技法がある（表 5-2）。多くの地域アセスメントでは，多くの場合，これらの技法を複数活用して，情報を収集する。一般的に，定性的（情報の質的な側面を見ること）な情報を集める技法として，**既存資料（文字情報）の分析，地区視診，インタビュー，フォトボイス**などを用いる。一方，定量的（数値など，情報の量的な側面を見ること）な情報を集める場合は，**既存資料（数値情報）の分析，社会調査**を行う。

表 5-2 地域アセスメントの様々な技法

種類	内容
既存資料の分析	国勢調査，白書，地図，自治体の介護保険事業計画や報告書，広報誌など，すでに刊行された資料を収集し，文字情報や数値情報の分析を行う。
地区視診	生活環境や街並み，人々の暮らしぶりなどの様子を実際に地域に出向いて観察し，分析を行う。
インタビュー	その地域で暮らす人々や関係者にインタビューを行い，フィールドノートや逐語録を用いて分析を行う。
フォトボイス	写真（フォト）を撮影し，その写真に撮影者（専門職や住民）の語り（ボイス）をつけ，それらをもとにグループで話し合い，分析を行う。
社会調査	仮説を立て，対象集団，データ収集方法や調査内容を設定して調査し，分析（統計的分析など）を行う。

C 地域課題の明確化

収集した情報から必要な情報を選択し，地域の特徴について分析を行い，**地域課題**を明確にする。地域課題には，だれが見ても問題として明らかに起きているもの（**実在型の地域課題**），問題になるリスクが高いもの（**リスク型の地域課題**），より健康に豊かに生きることを目指すもの（**ウェルネス型の地域課題**）などがある（表 5-3）[3]。

医療機関の患者は，自分で不調を訴え，診断や治療を求めて来院するが，地域では住民や当事者は，自分たちの生活や健康に問題を感じているとは限らず，必ずしも課題を明確にしてほしいと考えたり，介入を求めたりしていないことが大きな特徴である。また，地域には異なる立場でかかわっている機関や組織があり，医療や看護と同様の価値観をもっているとは限らない。また，地域では，脆弱な人々どうしが助け合い，社会に貢献する活動を行っており，支援する側と支援される側の関係は不明瞭という特徴がある。

以上より，地域課題を明確にし，対応策を決定する際には，人々の強みや主体性を生かす考え方を基本とする。そのため，地域ケア会議などの話し合いのしくみを用いて，関連機関や住民などが地域課題を共有することが望ましい。また，地域課題を確定していく際

Column 社会資源の発掘と可視化

地域包括ケアシステムづくりでは，既存の社会資源をだれでも活用できるように，地域の社会資源を発掘し，可視化する。その地域の医療機関，訪問看護ステーション，介護事業所などの名称，連絡先，特徴（例：訪問看護ステーションの 24 時間対応の有無など）を把握する。また，地域には住民が自主的に高齢者サロンを開催する，業者が高齢者用に移動販売を行うなど，インフォーマルな社会資源がある。これらの資源は口コミで活用されており，明示されていないことが多いため，これらの情報をリストやマップに落とし込んだうえで，パンフレットやホームページにて公表する。

表5-3 地域課題の水準

水準	説明	例
実在型地域課題	問題として明らかであり，データに問題が顕在化している。	独居高齢者の孤独死の頻発
リスク型地域課題	問題になるリスクが高いが，データにその問題が顕在せず，そのリスクを推定できる。	閉じこもり高齢者の孤立のリスク
ウェルネス型地域課題	より健康に，より豊かに生きることを目指すものであり，対象者の要望を参考にすることがある。	高齢者の外出行動の促進

に，どのような生活や地域を望むか，目指す方向性を，かかわる人々と確認して進める。

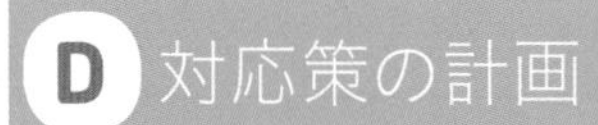

D 対応策の計画

1. 優先順位をつける方法

明確にした地域課題について，**対応策**を計画する。一つの地域課題に対して，通常，対応策は複数のものが考えられるが，実行できる対応策には限界があるため，**優先順位**をつけることが必要である。その場合，次の側面から対応策の内容を検討し，各側面について該当するものほど，一般的に優先順位が高い対応策となる。一方，地域全体が成功体験や一体感をもつことをねらいとする場合，重要度はそれほど高くない対応策であっても，実現可能性が高く，解決しやすい対応策から着手することがある。

❶**重要度**：地域課題の水準はどの程度か（実在型かどうか），緊急性は高いか。

❷**実現可能性**：予算，人材，資源などは十分か，具体性は高いか。

❸**協働性**：関連職種・機関や住民が参画できるか，キーパーソンの合意はあるか。

2. 対応策の計画方法

さらには，地域課題から対応策を計画する際には，下記に示す**6W1H**の要素を含めて，具体的に内容を盛り込んで検討する。

❶**なぜ**（Why）：対応策の目的と必要性を明らかにする。
❷**いつ**（When）：対応策のタイムスケジュールを明らかにする。
❸**どこで**（Where）：対応策を実施する場所や機会を明らかにする。
❹**だれが**（Who）：対応策を実施する者はだれかを明らかにする。
❺**だれに**（Whom）：対応策を提供する対象はだれかを明らかにする。
❻**何を**（What）：対応策の内容を明らかにする。
❼**どのように**（How）：対応策の実施体制や周知方法，評価方法などを明らかにする。

なお，対応策を決定した場合に年間事業計画に反映したり，予算化や事業化したりすることもある。高齢者ケアに関するものでは，内容によっては，市町村の地域包括ケア計画（高齢者福祉計画・介護保険事業計画）に取り入れ，関連施策を調整することがある。その場合，

パブリックコメントなどにより，広く意見を集めて，対応策を検討することがある。

E 対応策の実行

対応策については，計画にしたがって，実行する。対応策を展開していく際の進め方としては，まずモデルとなるプログラムをつくったうえで，数か所でプログラムに取り組み，地域のなかで拠点や活動内容を増やす方法をとることが一般的である[4)]。

高齢者ケアに関する地域包括ケアシステムづくりの対応策の一般的なものとして，①介護体制の基盤を整備すること，②住まいを確保すること，③生活支援や介護予防に関する社会資源を開発すること，④医療と介護の連携を促進すること，⑤医療や介護の専門職の人材を育成することがあげられる。

居宅，施設サービスなど介護体制を整備することをはじめ，サービス付き高齢者向け住宅など住まいを確保することは，事業計画などに反映したり，社会資源をうまく運用したりすることが必要である。

生活支援や介護予防に関する社会資源の開発は，現行の介護保険法では地域の実情に応じて民間事業者やボランティアを活用して柔軟なサービス体制をとることができるため，地域課題に基づいて対応策を計画することが重要である。

医療と介護の連携は，たとえば，地域内の医師会や訪問看護事業所連絡会，居宅介護支援事業所連絡会が連携して定期的に情報交換を行い，複雑困難な事例などに対応できるネットワークなどをつくることがあげられる。

また，専門職の資質向上のための現任教育にも，地域包括ケアシステム構築に資する重要な対応策である。これらの現任教育は，市町村単位や草の根的に，研修会を提供したりすることもあるが，都道府県，看護協会や医師会，介護支援専門員協会などの職能団体で実施されることが多い。

Column

自治体の施策に関する計画策定とパブリックコメント

自治体は法律に基づき，計画を策定している。介護保険法の場合，市町村は3年ごとに介護保険事業計画を策定し，事業計画，サービス必要量，保険料などを見積もる。自治体で作成した大部分の計画案は，パブリックコメント（通称：パブコメ）という手続きを経て，広く公に意見や改善案を住民から募る。近年では自治体のホームページなどを活用して意見を求めることが多い。なお，介護保険事業計画は市町村の総合計画（地方自治法）や地域福祉計画（社会福祉法）と整合性をとり，他の健康・障害・子育て・防災などの関連計画と調和して策定する。

インプット	アクティビティ	アウトプット	中間アウトカム	アウトカム	インパクト
対応策に投じたリソース	対応策の具体的な活動	活動に基づく産出物	活動に基づく中間成果	活動に基づく成果	最終的に生じた変化
・年間予算 ・職員労働時間	・体操教室 ・囲碁教室 ・ものづくり ・勉強会	・参加者数	・外出頻度 ・歩行量 ・認知機能 ・抑うつ	・要介護認定率	・死亡率 ・医療費 ・介護給付費

出典／近藤克則編：ソーシャル・キャピタルと健康福祉；実践研究の手法から政策・実践への応用まで，ミネルヴァ書房，2020，p.95.
家子直幸，他：エビデンスで変わる政策形成：イギリスにおける「エビデンスに基づく政策」の動向，ランダム化比較試験による実証，及び日本への示唆，三菱 UFJ リサーチ＆コンサルティング政策レポート，2016，https://www.murc.jp/wp-content/uploads/2016/02/seiken_160212.pdf（最終アクセス日：2021/05/01）をもとに作成.

図 5-4　高齢者サロン活動の効果評価のためのエビデンス

F 対応策の評価・改善

実施した対応策の効果を評価し，改善策を検討することで PDCA サイクルを循環させ，地域包括ケアシステムの構築を進める。**評価のためのエビデンス**（根拠）としては，①インプット，②アクティビティ，③アウトプット，④アウトカム，⑤インパクトがあげられる[5), 6)]。

インプットとは，対応策に投じられた人材，予算などのことであり，**アクティビティ**とは，対応策に投じられた活動内容である。インプットとアクティビティは，対応策の投入要素であり，これらがどの程度投入されたのかについて評価を行う。

アウトプットとは，アクティビティによる直接的な産出物であり，たとえばその活動への参加者数や活動回数などがこれに相当する。**アウトカム**とは，活動によってもたらされた効果であり，たとえばその活動によってもたらされる参加者の変化などが相当する。地域では，対応策がすぐに効果をもたらすことが難しいため，中間アウトカムを設定し，評価するほうが望ましいことがある。**インパクト**は，対応策によって生じた長期的な変化であり，同様の目的をもつ他の対応策からの影響を受けたり，経済的な価値などが含まれたりする。たとえば，高齢者サロン活動を対応策とした場合の評価のためのエビデンスの例を図 5-4に示す。

G 地域包括ケアシステムづくりの実際

1. 背景

地域社会の**ソーシャル・キャピタル**（第 3 章-Ⅱ「地域包括ケアシステム」参照）が希薄になってきており，**フレイル***の高齢者や経済力が乏しい高齢者は社会的に孤立しやすく，孤独死などの問題が起こる。ある公営住宅地区（人口規模約 5500 人，高齢化率約 35％）における「高齢者の社会的孤立を予防する地域見守り」のための地域包括ケアシステムづくりの実際例

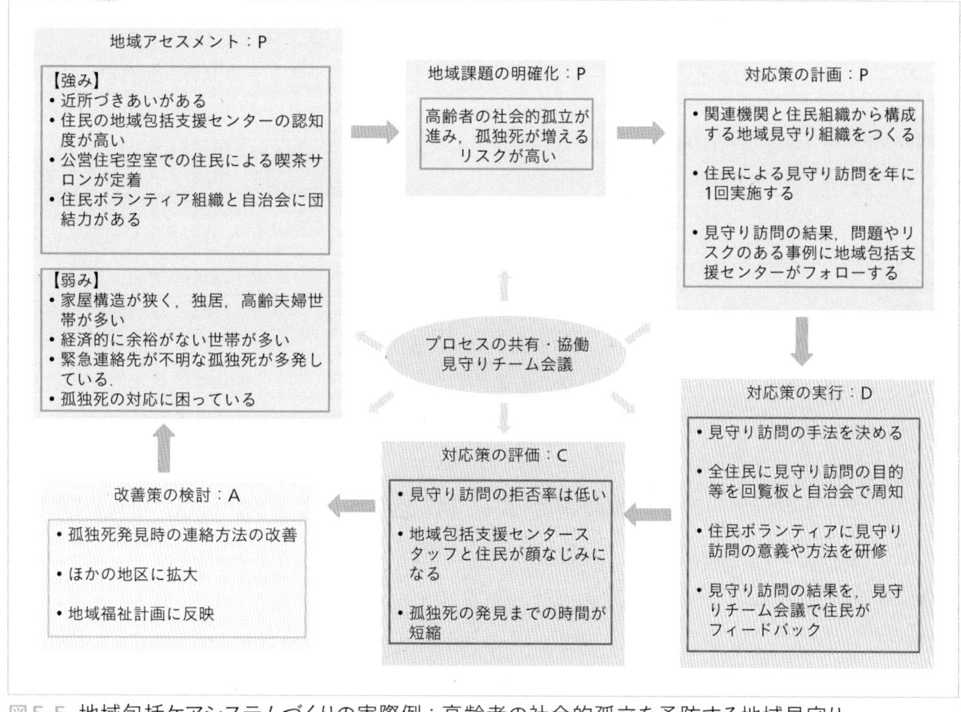

図5-5 地域包括ケアシステムづくりの実際例：高齢者の社会的孤立を予防する地域見守り

を紹介する（図5-5）。

2. 地域アセスメント

地域アセスメントにより，公営住宅の居住スペースが限られるため，独居高齢者や高齢夫婦世帯が多く，経済的に余裕がない世帯が多いことが示された。この地区では数年来，孤独死が多発しており，その際の緊急連絡先がわからず，対応に苦慮していた。

一方で，この地区では，昔ながらの近所づきあいが残っており，住民組織と自治会に団結力があるという強みがあった。また，住民には，地域包括支援センターを活用している者が多く，地域包括支援センターの認知度が高かった。この地区特有の社会資源として，公営住宅の空き部屋で，住民主体の喫茶サロンが開催され，どのような人でも参加できる場があった。

3. 地域課題の明確化

地域アセスメントをもとに，住民ボランティア組織を支援する社会福祉協議会や地域包括支援センターの担当者，自治会長，ボランティア組織の代表や，意思決定のうえでキー

＊ **フレイル**：2014（平成26）年に日本老年医学会が提唱した言葉で，高齢者の状態を表した言葉である「虚弱」に近い。高齢期に生理的予備能が低下し，ストレスに対する脆弱性が進み，生活機能障害，要介護状態，死亡などに陥りやすい状態を意味する（第6章-Ⅵ-A「フレイルの理解」参照）。

表5-4 見守り訪問のチェックリスト

【安心チェックポイント】 ※観察してわかる範囲で，あてはまる番号に○を1つ，つけて下さい。

外観・普段の様子	1	ポストに郵便，新聞がたまっている。	1 はい	2 いいえ	3 不明
	2	カーテンや雨戸が閉まりっぱなしである。	1 はい	2 いいえ	3 不明
	3	自宅の周囲が異常に散らかっている。	1 はい	2 いいえ	3 不明
	4	最近，高齢者の姿を見かけない。	1 はい	2 いいえ	3 不明
面会時の様子	5	高齢者は自分から話すことがなく，無表情だった。	1 はい	2 いいえ	3 不明
	6	高齢者の服装が乱れている。身なりが整っていない。	1 はい	2 いいえ	3 不明
	7	高齢者との会話が通じにくかった。	1 はい	2 いいえ	3 不明
	8	高齢者は他人と関わりたくなさそうだった。	1 はい	2 いいえ	3 不明
	9	高齢者の歩き方，立ち上がり方が危なっかしそうだった。	1 はい	2 いいえ	3 不明
	10	家の中が異常に散らかっていた。	1 はい	2 いいえ	3 不明

パーソンとなる住民らと共に地域課題について話し合った。この地区では，今後高齢化が進むことを考慮し，地域課題を「高齢者の社会的孤立が進み，孤独死が増えるリスクが高い」とした。

4. 対応策の計画

地域課題に基づいた対応策を計画する会議を開催した。なお，この会議は，自治会や住民ボランティア組織関係者，地域包括支援センタースタッフ，社会福祉協議会担当者，行政の介護保険部門の保健師などで構成し，その後，「見守りチーム会議」として運営され，対応策の進捗状況を管理する地域ケア会議の役割を担うようになった。

当該地区では，自治会がほぼ全数の高齢者リストを把握していたため，これを活用し，住民ボランティアと自治会の住民メンバーが2人1組になって，全高齢者への見守り訪問を年1回定期的に行うことを対応策とした。この訪問では，高齢者の緊急連絡先を把握するほか，チェックリスト（表5-4）に基づき，高齢者の様子を観察した。また，この訪問の結果，住民が問題があると考えた事例については，地域包括支援センターがフォローすることを計画した。

5. 対応策の実行

当該地区では，見守りチームについて規程を作成し，正式に発足させた。そして，見守りチーム会議のなかで見守り訪問の具体的な方法を決め，訪問を行う住民に訪問の意義や方法に関する研修を行った。また，地域の全住民に協力を求めるため，見守りチームの発足や見守り訪問の目的について，回覧板で周知した。さらには，訪問内容の結果について，見守りチーム会議でフィードバックを行った。

6. 対応策の評価・改善策の検討

この取り組みを評価した結果，見守り訪問を受ける住民の協力も良好であり，見守り訪問の拒否率は非常に低く，訪問を行った住民ボランティアの達成感は高かった。また，地域包括支援センターのスタッフが地域や住民のことを知るよい機会になり，専門職と住民が顔なじみになることができた。

その後もこの地区では，孤独死が発生したが，その発見時間が早くなり，発見後，別居家族や関係者に連絡がとりやすくなり，高齢者見守り活動は，この地区に定着した。やがて，市内のほかの地区にもこの取り組みを導入し，行政の地域福祉計画に反映させ，予算化を行うことができた。

この取り組みは，住民やニーズを地域アセスメントによって把握したうえで，対応策を講じたものである。また，住民が実施した見守り訪問の結果は，地域包括支援センタースタッフによってフォローされ，住民と専門職が協働できるシステムになった。地域包括ケアシステムは，取り組みから始まるものかもしれない。モデル的な取り組みを定例化したり，ほかの地域に拡大させたりすることによって，地域包括ケアシステムの発展につながるPDCAサイクルが循環する。

II 健康づくりと疾病予防のシステム

A 地域における健康づくりと疾病予防の意義

1. 健康づくりと疾病予防の必要性

地域・在宅看護実践では，療養者や家族に対して，訪問看護やケアマネジメントなどの個別支援をその地域で，積み重ねることによって，その地域に暮らす人々全体の**健康づくり**や**疾病予防**を進めるための**互助**や**共助**を活かした支援に発展的に拡大することが多い。

たとえば，訪問看護をうけながら居宅で高齢の妻を看取った後，一人残された閉じこもりがちな高齢の夫を，同じような看取りの経験をした家族介護者などのグリーフケアの集まりに勧めたくなるかもしれない。しかし，その地域に高齢の夫が気軽に参加できる集まりがない場合，看取り後の家族が孤立を予防し，心身の健康を保つため，人々との交流や健康相談の場を看護職がつくることがある。

また，複数の慢性疾患のある高齢者など，健康障害のリスクが高い人々には，疾患が重症化しないよう，受診，服薬，食事，運動などに関する正しいセルフケア行動をとることが望まれるが，対象者が支援者を訪れることを待つ個別支援のみでは効率が悪いことがある。その場合には，看護職が地域活動の場や診療所などに出向き，人々の健康に対する関心を高め，健康づくりに関する正しい知識を提供したり，チラシや広報を行うなどの能動的な介入を提供することによって，健康障害を予防することが期待できる。

このように，地域・在宅看護においては，地域で生活する人々，特に健康障害のリスクの高い人々に対して，個別支援にとどまらず，地域の住民や専門職の協力を得て，地域でケアシステムをつくることにより，健康づくりと疾病予防を進めることが必要である。

2. 地域・在宅看護における健康づくりと疾病予防

日本では地域における健康づくりや疾病予防は，これまで主に行政機関，学校，職場などの保健師による保健活動（健康相談や保健指導，健康教育，健康診査）によって，とりくまれてきた。しかし，近年，訪問看護ステーションや地域包括支援センターなどの事業所や**プライマリケア***を担う医療機関などでのケアが充実し，人々の生活に定着してきている。健康づくりや疾病予防は，保健活動にとどまらず，地域のあらゆるケア機関が担うことができ，そのケアシステムづくりに関する知識と技術は，すべての看護職に必要な基本事項である。

たとえば，地域においては，健康な人々から疾患や健康障害のある人々，様々な専門職やボランティアなどが集まる居場所や機会をつくった上で健康づくりや疾病予防を目指す活動が「地域の保健室（Column 参照）」[7] や「地域サロン」などと呼ばれ，各地で展開されている。

Column

地域の保健室

「地域の保健室」は，地域の健康づくりと疾病予防を進める活動の一つである。運営母体や運営形態，事業開始の経緯や位置づけなど多種多様であり，たとえば「地域の保健室」には「まちの保健室」や「暮らしの保健室」と呼ばれる活動がある。

「まちの保健室」は日本看護協会の事業として2000（平成12）年に開始されたが，各都道府県看護協会，看護系大学，医療機関の看護師のグループによって運営されている。「暮らしの保健室」はイギリスのマギーズセンターにならい，2011（平成23）年より訪問看護を提供する会社により開設され，訪問看護ステーションや在宅療養支援診療所と連携して活動を展開している。「暮らしの保健室」では暮らしや健康に関する相談窓口，在宅医療や疾患予防についての市民との学びの場，地域の人々を受け入れる安心な居場所の機能をもちながら，交流の場，医療や介護，福祉の連携の場，地域ボランティアの育成の場として発展していくものとしている[8]。

---

* **プライマリケア**：かかりつけ医や家庭医等によって提供される初期医療のことである。小児から高齢者まで日常的によく起こる一般的な疾患や健康問題を広く取り扱い，予防，生活指導，疾病の治療，救急処置，母子保健，リハビリテーションなど幅広いケアを含む。一般的にはプライマリヘルスケアとは異なる概念である。

B 健康づくりと疾病予防システムづくりの手法

1. ポピュレーションアプローチとハイリスクアプローチ

1 ポピュレーションアプローチとハイリスクアプローチとは?

健康づくりと疾病予防のシステムをつくるアプローチには，ポピュレーションアプローチ（population approach）とハイリスクアプローチ（high risk approach）が挙げられる（図5-6）。なお，ポピュレーションストラテジー，ハイリスクストラテジーという言葉が使われることがあるが，これらは，それぞれほぼ同じ意味である[9]。

ポピュレーションアプローチとは，働きかける対象者を一部に限定せずに，対象者全体に働きかけ，集団全体の疾病や健康障害のリスクを減らし，その集団の健康度を上げるアプローチのことである。

ハイリスクアプローチとは，働きかける対象者を疾病や健康障害のリスクの高い人々に限定し，その限られたグループのリスクを減らし，そのグループの健康度を上げるアプローチのことである。

2 地域・在宅看護におけるポピュレーションアプローチとハイリスクアプローチ

地域・在宅看護におけるポピュレーションアプローチとハイリスクアプローチの比較と地域・在宅看護における例を表5-5に示す。

ポピュレーションアプローチでは対象者全体への効果を期待し，全体的で広範囲に，健康障害や疾病の潜在的な要因をコントロールしようとする。ポピュレーションアプローチは，1次予防（第2章-I「生活と健康を支える地域・在宅看護」参照）を基盤としたアプローチといえる。

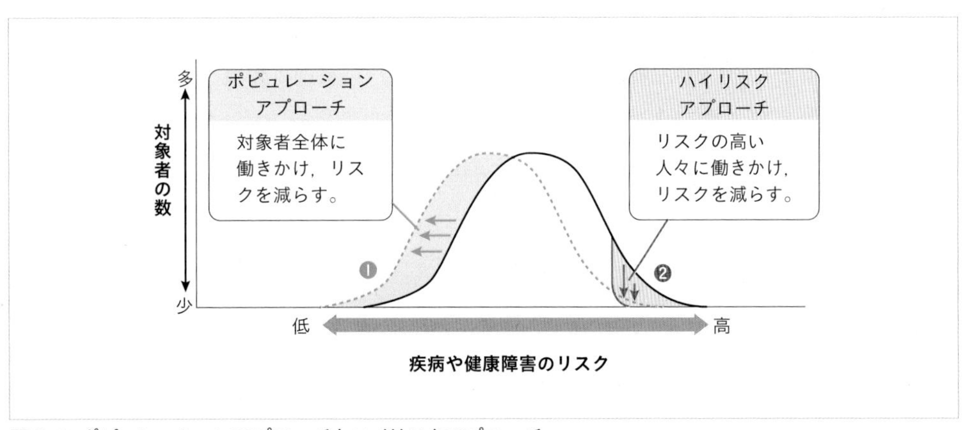

図5-6 ポピュレーションアプローチとハイリスクアプローチ

表5-5 地域・在宅看護におけるポピュレーションアプローチとハイリスクアプローチの比較

	ポピュレーションアプローチ	ハイリスクアプローチ
対象	集団全体	リスクの高い者
予防の水準	1次予防	2次予防
メリット	• 集団全体への健康障害・疾病の減少効果が大きい • リスクの高い者を選ぶ手間が省ける • 効果は全体的，広範囲に及ぶ	• 個人への健康障害・疾病の減少効果が大きい • 明確な基準で，対象を絞りやすい • 介入が限局的なため，費用対効果が大きい
デメリット	• 介入に費用がかかり，費用対効果が小さい • 集団内のひとりひとりに対する効果は小さい • ひとりひとりに動機付けが行き渡りにくい	• 一部の集団への効果しか期待できない • 集団全体への効果が小さい • 対象を絞ることに手間がかかる
地域・在宅看護における例	• 地域住民に終末期のケアの選択方法などアドバンスケアプランニングについての教育を行う • 地域住民に介護保険の仕組みや介護サービスや訪問看護の利用方法についての教育を行う	• 重度心身障害児を在宅で療育している家族が集まる場をつくり，日頃のケアに関する思いや情報を交換する場をつくる • 神経難病療養者を介護する家族に声をかけ，医療の使い方や介護の方法について相談できる機会をつくる

一方，ハイリスクアプローチでは，リスクの高い対象者を選び，その対象者への一時的で限定的な効果を期待する特徴があり，早期発見とリスクとなる要因を修正しようとする。ハイリスクアプローチは，2次予防を基盤としたアプローチである。訪問看護をはじめとする医療機関や介護事業所等では療養者や患者を対象としてケアが提供されているため，ハイリスクアプローチに軸足をおいた支援を提供する傾向が強い。

2. アウトリーチ

1 アウトリーチとは?

健康づくりと疾病予防のシステムをつくる際に，アウトリーチ（outreach）とよばれるアプローチがある。健康づくりや疾病予防が必要と考えられる対象者が常に自らケアを求めるとは限らない。なぜならば，対象者自身が健康づくりや疾病予防の必要性を感じていないこと，ケアに関する情報や社会資源の存在を知らないことがあるからである。

アウトリーチとは，専門職の方から対象者が表明していないケアのニーズを推定したうえで，対象者のもとに出向き，そのニーズを把握したり，対象者に動機づけをしたり，支援を行ったりする積極的な介入のことを意味する。アウトリーチという言葉には，「救いの手を伸ばす」という意味が含まれ，もともと福祉分野や精神障害分野などで発展してきた概念である。

2 地域・在宅看護におけるアウトリーチ

❶地域・在宅看護におけるアウトリーチの対象者

アウトリーチが必要な対象者は，健康課題を抱えながらも，保健医療福祉の専門機関とかかわることなく，地域のなかに埋もれて生活していることが多い。

アウトリーチの対象者としては，たとえば，認知症や精神障害，子どもなど自ら支援を求めることができない者，虐待や権利侵害を受けている者や複雑困難事例など心理社会的制約から支援を求めようとしない者，生活習慣病や精神障害などの悪化が予測されるにもかかわらず医療を受けようとしない者などが挙げられる。これらの対象者は，専門職がかかわらないことによって，その生命の安全さえ守られないことがあることを忘れてはならない。

看護職など専門職が自ら支援を求めなかった人々に対して，自分で求めなかったのだから本人の自己責任である，または本人の生き方や好みであると評価することは望ましくない。支援する側の想像力の乏しさ，知識の不十分さによって，対象者に的確な質問や対応をせず，対象者の言葉や行動の背景要因を見抜くことができないことで，対象者の健康や生活に関するリスクや問題やその解決を一層困難にしてしまうことがある[10]。看護職は，対象者がなぜ支援を求めようとしないのかを多面的に探り，判断することが必要である。

❷地域・在宅看護におけるアウトリーチの手法

地域･在宅看護実践におけるアウトリーチでは，看護職などが対象者に電話をかけたり，地域活動の場や対象者の居宅に訪問したりする手法をとる。

たとえば，慢性疾患や精神障害など継続的な服薬管理や検査が必要な患者が長期にわたって，外来受診を中断する場合がある。その際，看護職の方から電話などで患者に連絡をとり，受診していないことの事情を把握し，受診を促すことはアウトリーチといえる。

また，公営住宅など高齢化率が高い地区では，誰にも気づかれないまま認知症が重度化し，生活や健康管理がままならず小火(ぼや)や近隣者とのトラブルなどが発覚して初めて，健康問題が明らかになることが多い。そのような場合，看護職などがその地区の高齢者サロンなどに出向き，血圧測定や健康相談を行い，その地区の高齢者の潜在的な健康課題を把握し，早期支援に結びつけることなどもアウトリーチのひとつである。

このほか，訪問看護を利用しながら終末期がんの子どもを看取った後，その介護をしていた家族が，喪失感の大きさから心のよりどころを失い，心身ともに健康的に生活を送ることができなくなることがある。その場合，訪問看護師などが家族に看取った後の気持ちや生活などを把握し，必要に応じて社会資源を紹介するために，グリーフケアの一環として対象者の居宅に訪問することなどがある。このような働きかけもアウトリーチである。

Column

包括型地域生活支援プログラム（ACT）

精神障害分野でのアウトリーチ活動として有名なものとして，包括型地域生活支援プログラム（ACT：Assertive Community Treatment）がある。ACTとは，アウトリーチの手法を用いて，重い精神障害のある人々の地域生活を24時間，365日間支えようとする実践活動を意味する。精神障害者の生活を病院や施設に保護するという形に頼らず，精神障害者が希望する生活を地域で実現できるケアを実践することを目指す。

アウトリーチを基本にした多くの活動では，その支援から直接的な収益を得ることは難しい。そのため，訪問看護など収益に関する業務を円滑に行う間接的な事業であったり，事業所などの社会貢献事業として位置づけられたりして，開始されることが一般的である。また，アウトリーチ開始当初は，行政からの補助金を活用し，モデル事業として展開したのち，基本的な事業として定着することも多い。

3. セルフケアの促進

1 セルフケアとは?

健康づくりと疾病予防を進めるシステムが機能を果たすには，人々のセルフケア（self-care）に関する行動を促進するアプローチが重要である。

セルフケアとは，人が自らの健康づくりや疾病の予防・発見・治療のために，自らの意思に基づいて必要な保健医療福祉ケアを活用したり，健康行動をとったりする自己管理行動のことを意味する（第6章-Ⅲ-B-1「慢性疾患の管理」参照）。セルフケアは，医療職等に指示された内容を守ることを意味するコンプライアンスというより，対象者本人が健康管理の必要性を感じて自ら行動を起こすことを主軸においた考え方である[11]。

2 セルフケアに関する理論

アメリカの著名な看護理論家**オレム**（Orem, Drothea E.）の**セルフケア理論**では，人間に必要なセルフケアには，①普遍的セルフケア（すべての人々の普遍的ニード満たすセルフケア），②発達的セルフケア（成長過程やライフサイクルに伴うセルフケア），③健康逸脱に対するセルフケア（診断や治療に伴うセルフケア）のタイプがあることが説明されている[12]。さらには，地域の人々のセルフケア行動には，対象者個人の要求（治療的セルフケア･デマンド）や能力（セルフケア・エージェンシー）に関する要素以外に，人々のコミュニケーションや環境などの要素が影響する[13]。

セルフケアに関する理論として健康行動理論とよばれるものがある。**健康行動理論**とは，健康づくりや疾病予防のためによりよい行動をとるための要因やプロセスを説明している考え方であり，セルフケアを促す働きかけの際に有用なヒントとなる。健康行動理論には数多くの理論やモデルがあるが，セルフケアに関する代表的なものを表5-6に示す。なお，理論とは，一連の概念，定義，命題から構成されて，ある現象を体系的に説明できるものを意味し，モデルとは，いくつかの理論を組み合わせたものを意味する[14]。

3 地域・在宅看護におけるセルフケアの促進

地域・在宅看護実践では，あらゆる健康レベルの人々のセルフケアを促進する。

▶ **健康障害がある人々に対するセルフケアを促進する看護の例**　慢性閉塞性肺疾患があり，在宅酸素療法を受けているCOPD療養者に対して，疾患が重症化せずに，その健康状態を

表5-6 セルフケアに関する代表的な健康行動理論・モデル

理論の名称(提唱者，年代)	説明
• 健康信念モデル　Health Belief Model (Rosenstock IM & Becker MH) (1950年代以降)	健康行動は，脅威，障害などのマイナス面と利益，自己効力感などのプラス面を天秤にかけて決定される。
• 計画的行動理論 Theory of Planed Behavior (Ajzen I) (1991年代)	合理的行動理論を発展させた理論である。健康行動は，態度，主観的規範，行動コントロール感によって行動意図が形成されて決定される。
• トランスセオレティカルモデル Transtheoretical Model (Prochaska JO & DiClemente CC) (1980年代)	健康行動は，無関心期，関心期，準備期，実行期，維持期のステージを経て変容するものであり，ステージに応じた介入が必要である。

維持できるように，支援することが挙げられる。具体的には，便秘を予防し，栄養を効率よくとれるための食事管理，呼吸機能に過度な負担のかからない生活動作の管理，症状に応じた在宅酸素療法管理や服薬管理などのセルフケア行動をとれるようにかかわる，などである。

▶ **健康障害のリスクのある人々に対するセルフケアを促進する看護の例**　抑うつの傾向のある閉じこもりがちな高齢者に，認知機能を維持できる働きかけとともに，また必要に応じて適切な治療につながるように，支援することが挙げられる。具体的には，高齢者に声をかけ，気軽に高齢者が立ち寄れる居場所をつくり，他者との自然な交流の中で，高齢者が健康や生活に関する相談をしながら，適切なセルフケア行動をとれるようにかかわる，などである。

▶ **健康な人々に対するセルフケアを促進する看護の例**　認知症とはなにか，認知症の可能性のある高齢者への対応，行動・心理症状を軽減するためのかかわりなどを人々に教育啓発を行うことが挙げられる。具体的には，地域包括支援センターのスタッフが認知症高齢者がトラブルを起こしやすい金融機関などに出向き，認知症に関する講座を提供することや，小中学校に出向き，子どもたちに福祉教育の一環として，認知症の説明を行うことなどである。これらによって地域社会全体のセルフケアを促進できる。

Column

ナッジ(nudge)

2010年頃より，イギリスでは行動経済学を基盤にしたナッジの考え方が着目され，健康施策に導入されるようになった。ナッジとは，人々に強制をせずに選択の自由を確保しながら，望ましいセルフケア行動を促す手法である。たとえば，食料品や外食のメニューにカロリーや栄養成分を明示すること，感染予防のために手洗いや消毒を促すイラスト入りのチラシを貼ること，公共の場での喫煙を禁止することなどが挙げられる。

C 地域・在宅看護における健康づくり・疾病予防システムの実際

地域の人々や健康障害のリスクの高い人々に対して，健康づくりと疾病予防を進める方策として，地域・在宅看護実践において，**情報提供**，**インテーク**，**地域交流**，**連携**などの機能をもつケアシステムをつくることが重要である。

地域・在宅看護における健康づくり・疾病予防システムの実際について，図 5-7 に訪問看護ステーションを基盤とした典型例を示す。ここでの例は，主にはハイリスクアプローチであり，対象者のセルフケアを促進し，アウトリーチや場づくりを含めたシステムといえる。すべての訪問看護ステーションがこれらの機能をすべてもつシステムをつくっているわけではないが，地域に根付いて訪問看護を提供するなかで，これらの健康づくり・疾病予防の機能を拡張していくことが多く，またそのような活動のあり方が望ましい。

1. 情報提供

地域の人々に健康や社会資源に関する情報を提供することで，地域の人々の健康づくりや疾病予防に関する意識が向上できる。

介護保険制度や訪問看護などの利用方法などは，一般の人々にとっては複雑でわかりにくく，介護や療養が必要になったときに困ることがある。そのような場合に備え，訪問看

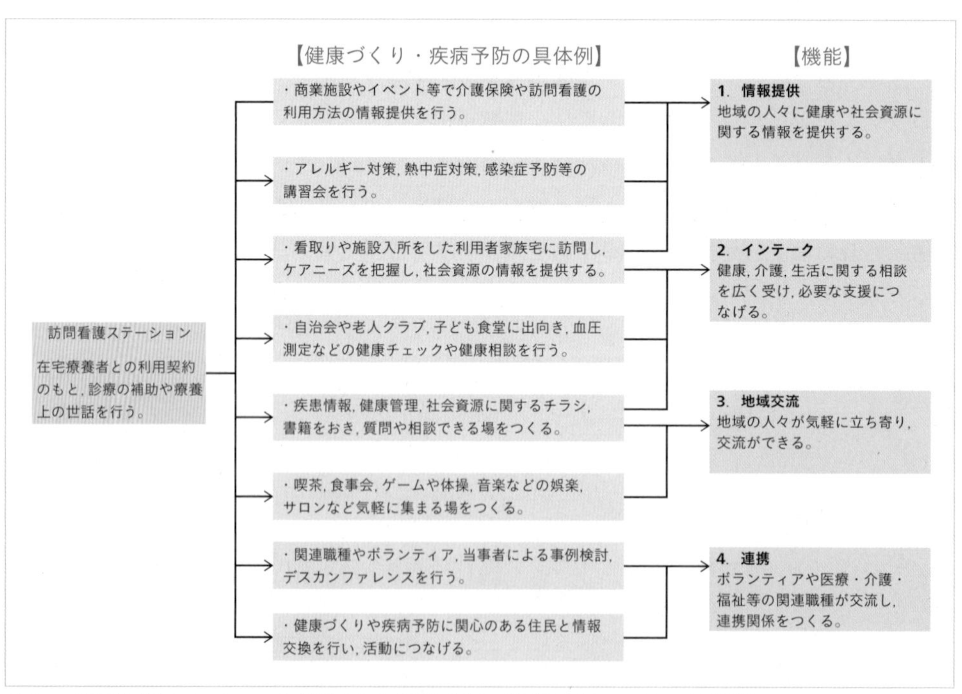

図 5-7 訪問看護ステーションを基盤とした健康づくり・疾病予防システムの実際例

護師がその地域の身近な場に出向き，社会資源の利用方法などの情報を提供することがある。このほか，アレルギー，熱中症，感染症など誰しもに起こりうる日常的な健康問題に関する講習会を行ったり，看取り後や入所後の利用者家族を訪ね，必要な社会資源の情報を提供したりする。

現代社会ではインターネットなどをとおして介護や医療に関する膨大な情報を容易に入手できるが，一般の人々がそこから適切な情報を選択することは難しい。地域の専門職の適切な解釈を添えることで，人々の**ヘルスリテラシー***（health literacy）の向上が期待できる。

2. インテーク

地域の人々から健康，介護，生活に関する相談を広く受け，必要な支援につなげるインテークを行うことで，健康づくりや疾病予防を始める最初のてがかりになる。**インテーク**とは，相談援助やケアマネジメントの過程における入り口のことであり，対象者にケアのニーズがあるかどうかを把握する段階のことを意味する。

たとえば，看取り後や入所後の訪問看護利用者のなかには，介護をしていた家族自身が高齢であり，一人残されることがある。残された家族は，重度の健康障害はないものの，生活に関する社会資源が必要な可能性がある。訪問看護師が立ち寄り，相談をうけることで支援や社会交流につなげることができる。

また，地域で行われている住民活動や福祉活動の場に看護師が出向き，血圧測定など手軽に行える健康チェックを行ったり，スペースを確保し，健康相談を受ける場をつくったりしている場合もある。

3. 地域交流

地域の人々が気軽に立ち寄り，自然に交流ができることによって，地域のなかで健康づくりや疾病予防に関心をもてるきっかけになる。

たとえば，地域の人々が疾患情報や健康管理，地域の医療介護福祉の社会資源に関するチラシや書籍などを自由に閲覧できるスペースを訪問看護ステーションの一部に設け，健康に関する質問や相談をできる場をつくることがある。

また，健康に関することに限定せず，飲食を伴うサロンやアクティビティなど地域の人々がその興味・関心にしたがって集まる場や機会をつくり，地域交流を進めながら，健康づくりの意識を地域に浸透させていくことがある。

地域交流のなかでの健康づくりや疾病予防は，かかわる人々が実施したいと思うことや楽しみながら実施できること，人々の主体性をひきだしながら進める。

＊ **ヘルスリテラシー**：健康情報を見いだし，活用できる能力のこと。WHOは健康を高めたり，維持したりするのに必要な情報にアクセスし，その情報を理解・利用するための個人の意欲や能力を決定する，認知・社会的なスキルと定義している。

4. 連携

ボランティアや医療・介護・福祉等の関連職種が交流し，連携関係をつくることにより，地域のなかで健康づくりや疾病予防のシステムを支える人的基盤になる。

たとえば，訪問看護利用者について，かかわっていた関連職種，ボランティア，家族などが集まり，提供したケアの良い点は何か，改善すべき点は何か，他の事例に応用できる点は何か，話し合いの場をもつことがある。このような事例検討を行うことでボランティアや医療介護福祉の関連職種の顔のみえる関係が促進され，次にチームで課題を解決する必要性が生じたときに連携が容易になる。

また，健康づくりや疾病予防システムをつくる活動のなか，その活動に地域の人々が関心をもち協力を申し出ることがある。「誰かの役に立ちたい」と思う地域の人々の気持ちを受け止め，サロンの運営などのボランティア活動につなげることもある。

III 地域・在宅看護におけるリスクマネジメント

A リスクマネジメントの概念

1. リスクマネジメントと危機管理

リスクマネジメント（リスク管理）とは，これから起こるかもしれないリスク（危険）に対して，事前に対応する「予防安全の行動」[15]である。

一方，**危機管理**とは，事故が発生した際の，迅速な対応による被害の拡大防止，また，適切な処置による事後のケアの実施といった「事故発生後の組織的行動」[16]である。

発生事故に対する危機管理活動が終了した後は，事故調査を行い，その中から教訓を導いて，再発防止対策として予防安全活動を開始しなければならない。両者は一連の流れで行われるものである。

2. 医療におけるリスクマネジメントの目的

1970年代には，医療事故に対する患者側のクレームや訴訟に対処し，損失を最小限にするための管理手法として，医療分野でもリスクマネジメントが取り入れられるようになった。1999（平成11）年，日本において手術患者の取り違え事故や消毒薬の誤注入事故が発生し，社会問題になった。これらの事故は，医療従事者が多数かかわっていたにもかかわらず，初歩的なミスが見過ごされ，重大な医療事故につながった。国の施策として，医療安全に対する取り組みが必要であるとの認識を深める契機となった。

また，これらの事故の当事者が看護師であったことから，日本看護協会はリスクマネジメントガイドライン[17]を作成した。このガイドラインでは，医療におけるリスクマネジメントの目的を「事故防止活動を通して組織の損失を最小に抑え，医療の質を保証すること」とし，従来の組織を中心に考えるリスクマネジメントから，患者を中心に考えるリスクマネジメントへの転換の方向を示した。

3. 医療・看護におけるリスクマネジメントの関連用語

1 アクシデントとインシデント

アクシデントは，エラーによって事故が引き起こされてしまった現象のことであり，通常，医療事故に相当する用語として用いる。

インシデントは，偶発事象のことであり，誤った医療行為などが患者に実施される前に発見されたもの，あるいは，誤った医療行為などが実施されたものの，結果として患者に影響を及ぼすに至らなかったものをいう。

2 医療事故と医療過誤

医療事故は，医療従事者の過失の有無にかかわらず，医療にかかわる場所・全過程において発生する人身事故一切をいう。たとえば廊下での転倒など，医療行為と直接関係がない場合も含まれ，患者だけでなく医療従事者が被害者となる場合もある。

医療過誤は，医療事故の発生が医療従事者や医療機関側の過失によるものをいう。

B 地域・在宅看護におけるアクシデントの特徴

病院と居宅では，ヒューマンエラーやアクシデントが起こる背景としての環境が大きく異なることを理解する必要がある（表5-7）。地域・在宅看護の場において，病院との環境の違いによって生じるアクシデントの特徴と対処方法を次に述べる。

1 療養環境の違いから

病院での療養環境は，空調から居室の広さまで療養環境は一定化されているが，居宅では，室温や湿度，採光など，療養者によってその環境は様々で，療養に適した環境を整えるのが困難なこともある。たとえば，経済的な理由からエアコンによる空調管理が行えなかったり，居室への動線に階段があったりする場合や，トイレや浴室がベッドから遠かったりする場合など，必ずしも療養に適した環境であるとは限らない。不適切な療養環境では，室内での転倒・転落だけでなく，身体状況に変調をきたす場合があり得る。看護師は，できる限り療養者に適した療養環境を整えるよう支援しなければならない。

表5-7 病院と居宅における環境・介護体制の比較

	病院	在宅
療養環境 （空調・音・採光など）	コントロールされている	コントロール困難
療養に必要な設備	整備されている	整備されていない
医療に必要な機器・医材料	種類は統一されており，常に整備	種類は様々で，必要最小限に整備
医療者による24時間の観察	ある	ない
ケアの実施者	看護師	家族（またはホームヘルパー）
ケアの実施者数	多数によるローテーション	単独の場合が多い
緊急時の医療者の対応	即時，対応可能	30分から数時間要することもある
情報	カルテを通じて一元化	それぞれの機関が保有
関係職種	1つの機関に集合している	多機関にまたがっている

2 医療に必要な機器や医材料の違いから

病院では，医療に必要な吸引器や人工呼吸器などの機器や，ガーゼや注射器，カテーテル類などの医材料は常に整備されているが，居宅では整備されていない。そのため，これらの機器・医材料を必要とする場合は主治医から提供を受けたり，レンタル業者から借り受けたり，療養者に購入してもらったりなどの手配を行う。地域・在宅看護では，必要とされる医療機器・医材料の手配や管理は，看護師の重要な業務である。これらの管理が確実になされないと，必要な医療処置が行えず，生命にかかわる事態を引き起こしかねない。また，看護師はあらゆる医療機器・医材料を正しく使用できるように理解し，緊急事態に備え，主治医と相談しながら起こり得る事態を予測し，事前に必要な備品を設置しておく。

3 観察者の違いから

病院では医師や看護師が常時滞在し，24時間体制で患者の観察を行うことができる。しかし，居宅では医師や看護師が間けつ的に療養者宅を訪れ，療養者の身体状況を観察するため，身体状況のささいな変化の発見が遅れてしまう場合がある。このような事態を回避するために，療養者にサービスを提供する多職種と連携し，密に情報共有を行う。また，療養者・家族に十分な説明や教育を行って，療養者の体調に変化がある場合は速やかに医療者に報告できるよう，体制を整えておくことも重要となる。

4 介護環境の違いから

病院では，主たるケアの実施者が看護師であるが，居宅でのケア実施者は多様である。家族介護が可能なケース，日中は家族が仕事に出ているため夜間のみ家族介護が行われるケース，主たる介護者が高齢であったり，独居のため介護者がいなかったりするケースもある。独居高齢者のケースでは，火災の原因となるもの（たばこの吸い殻，ガスの消し忘れなど）の除去や，火災予防対策（火災報知器の設置など）を支援する。

家族介護が困難なときは，ケアのすべてやその一部が訪問介護員により実施される場合がある。ケアの実施者が単独の場合は介護負担につながりやすく，反対に多人数でかかわる場合はケアの統一や情報共有が問題になりやすい。また，介護者不在時や家族によるケア実施時に事故が起こる可能性があるため，個々の患者の介護環境をアセスメントし，安全に生活できるよう助言し，介護環境を調整する。

5 緊急時の対応の違いから

病院では，ナースコールなどにより看護師がベッドサイドに駆けつけられるが，居宅では，電話による要請があっても，療養者宅まで即時に駆けつけることが難しい。このため，看護師は常に起こり得る事態を予測し，医師と密な連携をとりながら，療養者と家族に対して，事前に緊急時の連絡方法を確認し，急変時の対策を十分説明しておく必要がある。また，急変が予測される場合には，看護師の訪問回数や医療者による観察の頻度を増やす，急変時に必要な医療機器などを療養者宅に事前に設置するなどの事前対策が必要である。

6 情報の共有化の違いから

病院では，患者情報がカルテとして１つに集約されるが，居宅では，医師，訪問看護師，ホームヘルパー，デイサービスなど，多職種・多機関がかかわるため，療養者の情報は各機関で保有されている。多機関での情報共有は，多職種が集まる対面カンファレンスや療養者宅に設置する連絡ノート，緊急時では電話，ファクシミリなどで行われていることが多い。そのため，身体状況の変化や，それに伴うケア内容の変更などがあった場合，すべての関連機関・職種への迅速な周知は難しい。しかし，近年，ICT*技術の開発が進み，モバイル端末や医療用 SNS（social network service）を用いた情報共有の迅速化が進んでいる。

C 地域・在宅看護におけるインシデント・アクシデント防止

「人間はエラーを起こす」ということを前提に，個人・組織は生じたエラーが事故につながらないようマネジメント（管理）する必要がある。このリスクマネジメントは，①リスクの把握，②リスクの分析，③リスクへの対応，④対応への評価という一連のプロセスで行われる。

1. 個人で行うエラー防止対策

❶指差し呼称　地域・在宅看護では，１人（または最少の人数）でサービスの提供を行うため，

* **ICT**：information and communication technology の略。従来の IT（information technology）に代わる言葉として使われている。訪問看護で ICT 化という場合は，主に訪問看護業務ソフト・サービスなどの導入・使用を指すことが多い。

エラーを他者に気づいてもらう機会が少ない。**指差し呼称**は，個人で行うエラー防止対策として，最も基本的かつ有効な対策である。設備機器の動作確認時，薬剤管理や医療処置の施行時には，必ず次の流れで指差し呼称を行うように習慣づける。①確認する対象を指で差す，②指差したものを声に出す，③耳で聞いて確認する。

❷**復唱確認**　地域・在宅看護では，多職種で協働するため，コミュニケーションエラーの発生頻度が高い。コミュニケーションエラーの予防に役立つのが**復唱確認**である。声に出して復唱することで，口頭指示やあいまいな指示が発令された場合，自分だけでなく依頼した相手にもエラーを気づかせる機会となる。

❸**ダブルチェック**　投薬，処置，注射，機器操作などを実施する際は原則2人で確認を行う。地域・在宅看護の現場では単独で行動する場合が多いが，ダブルチェックができない環境にあっても，それができないことの危険性を理解したうえで，細心のエラー防止対策を講ずることが必要である。

❹**1患者1手洗い（1行為1手洗い）**　施設看護や通所サービス，外来看護においては，一度に複数名の患者の対応をしなければならない状況がある。感染予防の面から，1人の患者のケアごとに，また，薬剤・機器の取り扱いや医療処置の実施においては1行為ごとに，流水と石けんで手洗いを行う。

❺**作業環境の整備**　地域・在宅看護では，療養者の生活圏域（自宅，通所施設などを含む）ケアを提供する。環境が整わないなかでの処置やケアの実施は，事故を誘発しやすい。事故を起こさないためには，個別に工夫して，ケアや処置が安全に提供できる環境を整備することが重要である。

2. 組織で取り組むエラー防止対策

❶**事例の分析（インシデント・アクシデントレポート）**　日常業務においてインシデントやアクシデントに遭遇した場合は，速やかに上司に報告するとともに，**インシデント・アクシデントレポート**を記入する。レポートは，インシデント（アクシデント）を起こした当事者または発見者が記入し，事象の起こった状況や内容を詳細に記録して報告する（表5-8）。これらを集約した情報を，組織として分析し，事故予防・再発防止対策として使用する。地域・在宅看護実施においてもこれらのシステムが多くの事業所などで導入されている。

❷**組織におけるシステム改善**　事例分析から得られたエラーの要因から，システムや労働環境の改善など，組織として，エラーを再発させないための対策を講ずることが重要である。たとえば，各種のエラー防止マニュアルの作成，エラー予防策の周知徹底のための教育機会を設ける，看護師の判断力・技術力を定期的に判定し，必要に応じて，それを補完する対策や適切な業務を与えるなどである。

❸**労働環境への対策**　長時間労働による疲労を防ぐために，時間差出勤を行ったり，休日を振り替えるなど，看護職員の疲労が蓄積しないように勤務環境を整えることが必要である。訪問看護では，一事業所当たりの看護師数が病院と比べて少ないため，他事業所との

表5-8 インシデント・アクシデントのレベル分類（例）

影響レベル	傷害		内容
レベル0	―	インシデント	誤った行為が発生したが，患者には実施されなかった場合
レベル1	なし	インシデント	誤った行為を患者に実施したが，結果として患者に影響を及ぼすに至らなかった場合
レベル2	一過性	インシデント	行った医療または管理により，患者に影響を与えた，または何らかの影響を与えた可能性のある場合
レベル3a	一過性	アクシデント	行った医療または管理により，本来必要でなかった簡単な治療や処置（消毒，湿布，鎮痛薬投与などの軽微なもの）が必要となった場合
レベル3b	一過性	アクシデント	行った医療または管理により，本来必要でなかった治療や処置が必要となった場合
レベル4	永続	アクシデント	行った医療または管理により，生活に影響する重大な永続的影響が発生した可能性がある場合
レベル5	死亡	アクシデント	事故により死亡（原疾患の自然経過によるものを除く）

ネットワーク化による協働事業的な試みもなされている。

❹情報の共有化への取り組み（ICT，SNS） 地域・在宅看護の大きな特徴の一つとして，対象となるケースのほとんどに多職種・多人数がかかわり，関係機関が多機関にまたがることがあげられる。このため，すべての関係者による情報の共有化は，エラー防止においても必須課題となる。

現状では，電話やファクシミリ，集合カンファレンスで対応しているが，近年では，これらの情報伝達を円滑に行うために，ICTやSNS（social networking service）などを導入する機関も増えつつある。しかし，これらICTやSNSの活用は，情報漏えいなどのトラブルを起こす可能性もあるため，導入時にはルールづくりが必要である。

D 地域・在宅看護におけるリスクマネジメントの実際

在宅看護では，療養者環境（設備，室内環境，介護環境など），療養者へのかかわりが多人数・多機関にまたがるなどの特性から，思いがけないリスクが存在する。ここでは，在宅看護で発生したエラーの実例を紹介し，在宅看護の特性を振り返りながら，どのような点に注意しながらリスクマネジメントを展開していくかについて述べる。

1. 看護師の医療行為事故

1 特徴と対策

近年，点滴などの医療行為や人工呼吸器，輸液ポンプなど複雑な医療機器を必要とする在宅療養者が増加している。医療機器のエラー防止機能により安全性は高まっているが，そのことで，アクシデント（表5-9）を完全に防止できるわけではない。地域・在宅看護では，一人の看護師でこれら医療行為や機器管理を行う場合が多く，対象者により医療機器の種類が異なったり，場が整備された環境ではなかったりするのも特徴である。看護師

表5-9 医療行為事故の例

- 機器の誤作動や停止，故障
- カテーテル類の自然抜去や自己抜去
- チューブ類の挿入ミス
- 家族による医療機器操作ミス
- 投薬，輸液内容の誤認

は，知識や技術の向上に加え，医療機器の操作方法などを熟知し，エラー発生時のリカバリー対策をも念頭に置き，慎重に実施する。また，家族や介護職が医療機器を管理する場合もあるため，実施者が安全に実施できるように指導，教育することも重要である。

2 具体例

1. 膀胱留置カテーテルの挿入トラブル

対象者：50歳代，男性，頸髄損傷，導尿

2. 事故発生時の状況

- 療養者は排尿困難があり，家族が導尿していた。旅行に行くことになり，かかりつけ医の指示により出発前に訪問看護師が膀胱留置カテーテル（尿カテーテル）を挿入することになった。訪問看護事業所管理者は，訪問を指示した新人看護師に，療養者は頸髄損傷があるため痛みを感じないことから，慎重に対処するように注意を促していた。
- 新人看護師は，何回かカテーテルの挿入を試みた。複数回の試行後に尿流出を確認できたため，注入には抵抗があったが，固定用バルーンに蒸留水5mLを注入した。
- 注入直後より尿道口より出血したため，看護師は慌てて蒸留水を抜き，カテーテルを抜去したが，尿道口からの出血は続いた。

3. 対応

看護師は事業所に連絡したが，管理者につながらず，1時間後に管理者が療養者宅に到着した。かかりつけ医に電話報告したところ，止血を目的に，カテーテルを再挿入するよう指示があり，管理者が再挿入を行い，30分後に出血はおさまった。2時間の経過観察を行い，バイタルサインの変化もなかったため，管理者の判断により，家族の同意とかかりつけ医の許可のもと，利用者は旅行に出発した。管理者より利用者へ電話を定期的に入れ，状態を確認した，結果的には，無事に旅行を終えることができた。

4. 改善策

本事例では，管理者は，経験の浅い看護師に十分に配慮して処置を行わせたが，カテーテルの固定にミスがあり，本来必要でなかった処置が必要となったインシデントである。

事業所全体で，事故原因について勉強会を行い，再発防止策を検討した。後日，管理者と看護師が共に謝罪に行き，利用者からは，気にしなくてもいいと言ってもらえた。また，担当した新人看護師には十分なフィードバックを行った。

❶なぜインシデントが起こったか

❶療養者の病態の不十分な把握：頸髄損傷患者では，痛みへの閾値が高いため，尿道内でバルーンを膨（ふく）らませても療養者からの訴えが乏しいことの認識が薄かった。

❷手技の未熟：カテーテルが膀胱内に正しく留置されたか否かについて，看護師は「尿の流出の有無」と理解していたため，尿道内までしかカテーテルが挿入されていなかったが固定液を注入してしまった。また，注入に抵抗があれば，尿道内に留置されているこ

とを疑う必要があったが，注入を中止しなかった。

❸**管理者のマネジメント不足**：管理者は挿入にトラブルが発生する可能性が高い療養者へのカテーテル挿入を，新人看護師一人にまかせた。

❷対応の誤り

❶**手技中止の判断**：療養者への尿カテーテル挿入では，挿入困難であった場合は即時中止する必要がある。

❷**訪問中のフォローアップ**：管理者は，新人看護師が尿カテーテル挿入が困難になる事態があることも視野に入れて，即時応援に対応できるように待機する必要があった。

❸対応の評価

❶**医師への迅速な指示相談**：尿道口からの出血が止まらないことに対して，即時，かかりつけ医に指示を仰ぎ，適切な対処が行えた。

❷**組織全体の迅速な対応**：インシデント発生後，管理者が応援のため訪問したことで，カテーテルの再挿入，自律神経症状の観察など落ち着いて行うことができ，腎後性腎不全の発生などを防止できた。

❹対応の改善点

❶**原因究明と再発防止策の検討**：組織全体で，インシデントの振り返りを行い，原因についての勉強会を開催，組織としての再発防止策を検討する。

❷**医療行為のマニュアル化**：主要な医療行為の手技について，マニュアルや手順書作成，エラー発生時のリカバリー対策をも想定したトレーニングを行い，新人看護師が通常行っていない処置については，経験豊富な看護師と2名で対応することとした。

2. 看護師の伝達ミス

1 特徴と対策

訪問看護における医師の指示は,「訪問看護指示書」など書面で行われる。しかし,近年,終末期看護や医療機器装着への看護も増加しており，療養者の急変時においては，書面による指示のみでは不十分なことがある。また，地域・在宅看護実践では，医師，看護師，介護職など多くの職種がかかわるが，多数の機関に所属していることから，情報共有が困難である。

これらの特徴からも，看護師は，処置や投薬において，医師の指示を誤認しないよう，内容，方法，量，目的に至るまで，確実な理解と把握が必要であり，特に医師の指示や医療情報の伝達については，関係者のみ閲覧可能な医療用SNSの活用など，医療者間の伝達トラブルを起こさないよう細心の注意を払う必要がある。

2 具体例

1. かかりつけ医による指示変更の伝達ミス

対象者：60歳代，男性，末期がん，腹膜播種

2. 事故発生時の状況

がん性疼痛(とうつう)があり，定期処方で医療用麻薬（フェントス®テープ8mg，オキシコンチン®40mg分2）が処方されていたが，疼痛コントロールが困難なため，かかりつけ医からは頻回に処方内容の変更があり，訪問看護師は，その都度看護記録に，医師の口頭による処方変更を記入していた。休日に療養者より痛みが増強していると連絡があり，訪問看護師は，かかりつけ医に電話報告した。かかりつけ医からは，後刻指示を出すと伝えられた。

数分後，医師の代理として，診療所看護師から連絡があり，医療用麻薬（アンペック®坐薬20mg）の追加処方を伝えてきた。訪問看護師は，すでに医療用麻薬であるオキシコンチンが処方されていたため，代替か追加処方かを電話で確認したところ，診療所看護師は，代替ではなく追加処方であると回答したため，鎮痛を強化する目的と解釈した。

3. その後の経過

看護師は，新たに処方されたアンペック坐薬の挿入のため療養者宅を訪問した。偶然，担当薬剤師が訪問中であり，アンペック坐薬は，追加使用ではなく，オキシコンチンが内服できない場合にアンペック坐薬を代替する指示であったことを知らされ，投与を中止し，トラブルの発生はなかった。

4. 改善策

がん性疼痛に対する医療用麻薬の処方変更については，リスクが高く，特に注意を要する。本事例は，書面による指示受けが難しい休日時間外に発生している。処方変更は，診療所看護師により口頭伝達され，かかりつけ医へ目的の確認ができなかったために発生したインシデントである。

薬剤（点滴）などの変更指示は，FAXや電磁的な方法を用いて文書で受けることに統一し，やむを得ない場合は，指示者と実施者の間に仲介者を入れないことにした。また，必ず，その目的を確認することにした。

❶なぜインシデントが起こったか

❶休日・緊急対応：通常業務外の時間帯であり，かかりつけ医より書面での指示が得にくい状況であった。

❷伝達トラブル：かかりつけ医が業務多忙であったことから，診療所看護師の代弁により追加の指示が伝達された。

❸薬剤変更目的の誤認：訪問看護師は，医療用麻薬の重複使用について，追加処方という診療所看護師の言葉を，疼痛コントロール困難である療養者に鎮痛を強化することが目的であろうと解釈してしまった。

❷対応の誤り

❶状況認識の不足：書面による指示のみであったり，伝達による指示であったりする場合は，インシデントが起こりやすいことを認識する必要があった。

❷変更目的の言語化の不足：追加処方された薬剤の使用目的について，訪問看護師，診療所看護師，かかりつけ医のすべての者が明確に言語化する必要があった。

❸対応の評価

❶事前知識：療養者宅で薬剤師と合流できたのは偶然であったが，訪問看護師が処方の変更内容に疑問をもっていたため，薬剤師の報告により，即時投与を中止できた。

❹対応の改善点

❶**医師の指示受け**：薬剤（点滴を含む）などの変更指示は，FAXやメールなどを用いて記録に残る形で指示を受ける。

❷**緊急時の指示受け**：緊急時などやむなく口頭で指示を受ける場合は，仲介者を入れずに直接指示者に確認する。

❸**目的の確認**：医師の指示の変更を受ける際は，内容のみでなく変更する目的を確認する。また，主な治療や投薬に関する知識を看護師も習得することが必要である。

3. ケア事故

1 特徴と対策

在宅看護では，食事や排泄，保清に対して様々な看護ケアが提供される。利用者の身体機能や認知機能は様々であり，体調によっても変動があるため，十分に観察を行い，身体状況をアセスメントしてからケアを実施する。特に移動動作を伴うケアでは，患者を負傷させるだけでなく，看護師が負傷する場合もあるため注意を要する。ケア事故の例としては，車椅子（いす）やベッド移動など移動介助中の事故，入浴中の事故，食事介助中の窒息などの事故，福祉用具による負傷事故などがあげられる。

対策としては，適切な福祉用具の選定と活用，IADLの定期的な評価，体調不良時の代替策の事前検討などがある。

2 具体例

1. 入浴介助中のトラブル

対象者：90歳代，男性，加齢による下肢筋力の低下

2. 事故発生時の状況

介護支援専門員は週2回，訪問看護と訪問介護での入浴の実施をケア計画に導入していた。訪問看護時，事前のバイタルチェックで血圧が98/52mmHgと低めであり，看護師は清拭への変更を勧（すす）めるが，本人が強く希望，家族からも要望されたため，入浴することになった。数分後，療養者は気分が悪くなり，看護師は入浴の中断を判断したが，浴槽から立ち上がろうとした際に療養者が虚脱し，転倒後，訪問看護師と訪問介護員で協力して，療養者を浴槽から抱えて出した。

3. その後の経過

低血圧による一時的なショックが発生したが，転倒による肉体的な損傷はなかった。安静臥床により療養者の状態は落ち着いた。訪問終了後，状況をかかりつけ医に報告した。

4. 改善策

本事例は，バイタルサインの過小評価，高齢者の入浴基準のマニュアル化や福祉用具など，事前の安全対策の不備によりアクシデントが発生した。

後日，ケアカンファレンスを関係者全員で開催。シャワーボード，滑り止めマットなどの福祉用具の導入と，今後は，体調不良時には入浴を清拭に変更するなど，療養者，家族，サービス事業者間で確認して決定した。また，入浴以外の日常生活上の排泄動作，移動・移乗動作についての安全性の確認も行った。

❶なぜアクシデントが起こったか

❶危険の想定不足：入浴は，循環変動が起こりやすく，注意を要するケアの一つである。看護師はあらかじめ血圧が低いことを把握していたが，入浴行為で血圧の低下がさらに起こることを想定していなかった。

❷対象者の意向を尊重する心理：看護師は入浴時の危険性を危惧しつつも，本人と家族の強い要望より実施に至っており，サービス利用者の意向を尊重する心理が働いたと考えられる。

❷対応の誤り

❶判断の誤り：療養者や家族の要望が強くても，看護師は当日の状態と起こり得るリスクを説明し，入浴を中止し，代替え手段（清拭など）の実施をする必要があった。

❷事前打ち合わせの不足：体調が悪い場合は実施を見送るなど，利用者や家族との事前打ち合わせを行う必要があった。

❸対応の評価

❶応急対応：看護師は，早期に異変に気づき入浴を中断した。速やかに安静臥床をすることで療養者の状態は落ち着いた。

❹対応の改善点

❶体調不良時の対応の意思統一：看護師は，介護支援専門員に報告し，ケアカンファレンスの開催により，体調不良時の対応を療養者，家族，サービス事業者間で検討し，今後の対応の意思を統一する。

❷入浴以外の動作の安全性の確認：入浴行為以外のIADLについての安全性確認を行う。

4. 看護師の交通事故

1　特徴と対策

療養者宅への移動における看護師の交通事故は，訪問系サービスのなかで起きる事故では最も多い事故である。ほかにも，通所サービスへの送迎など搬送途中の交通事故もある。交通事故は，看護師が被害者にも加害者にもなり得る。移動手段に自転車，自動車などを利用する場合は，交通ルールを遵守し，時間には余裕をもって移動する，通行ルートを限定するなどの工夫がある。また，事故発生時の対応策を検討しておく必要もある。

2　具体例

1. 自転車による訪問途中の交通事故

対象者：70歳代，女性（通行者）

2. 事故発生時の状況

訪問看護師は，電動アシスト自転車で療養者宅に向かっていた。信号のない狭い道路であり，突然高齢女性が左右を確認せず，急いで道路を横断した。高齢女性は，看護師が乗車する自転車と接触し，その場で転倒した。

3. 対応

看護師は転倒した高齢女性を救助し，事業所に連絡，目撃した通行者に救急車の要請を依頼した。訪問看護事業所管理者が現場に駆けつけ，警察と高齢女性の家族に連絡を行った。高齢女性は救急車で病院に搬送され，看護師は駆けつけた警察官へ報告した。

4. その後の経過

高齢女性は鎖骨骨折と肋骨骨折と診断，痛みが継続することから1か月の入院を要した。高齢女性の家族との話し合いで事故は示談となり，事業所が加入する損害賠償保険より治療費および見舞金が支払われた。

5. 改善策

本事例は，交通安全への個人の認識不足などによる交通事故であるといえる。

業務に車両を使用する場合は，事業所において職員への定期的な交通安全教育の実施，できる限り自転車専用道路の交通ルートの選択，時間に余裕をもって移動するなど，交通事故の回避対策の職員教育を行った。事故発生時の対応マニュアルを設置した。

❶なぜアクシデントが起こったか

❶**予測できない行動**：看護師は高齢女性が左右を確認することなく道路を横断することを予測していなかった。

❷**交通ルートの選択ミス**：看護師は，自転車専用道路のある交通ルートを選択せず，狭い道を通行した。

❷対応の誤り

❶**予測の不足**：狭い道を車両走行するときは，通行者の飛び出しがあることを想定し，徐行する，必要があった。

❸対応の評価

❶**受傷者の救護**：看護師は高齢女性を救助しており，受傷者の救護を第一優先として対応した。

❷**組織的対応**：事故後，管理者へ連絡し，管理者の応援により，警察，救急，家族連絡などがなされ，事故後の組織的対応ができた。

❸**損害賠償保険の加入**：事故により高齢女性は1か月の入院となったが，治療費や見舞金などの損害賠償は，保険により賄（まかな）うことができた。

❹対応の改善点

❶**職員教育とルールの策定**：業務に車両を使用する場合は，事業所において職員への定期的な交通安全教育の実施，できる限り自転車専用道路の交通ルートの選択，時間に余裕をもって移動するなど，交通事故の回避対策の職員教育を徹底する。

❷**事故発生時対応マニュアルの策定**：事業所内に事故発生時の対応マニュアルを設置する。

5. 感染症

1　特徴と対策

感染は，ヒトの体内に病原体が侵入し増殖することをいい，病原体の増殖により症状がある状態を感染症という。感染症は，高齢者や体力がない者では重症化する場合があり，他者に感染させる可能性もある。また，感染症は，症状が先行し，のちに医療機関の検査により確定診断されるため，疑わしい症状の出現があった場合は，速やかに医師に報告し，感染予防策を講じたうえで，対応にあたることが望ましい。感染におけるリスクマネジメントでは，看護職自身が感染症を媒介しないよう，自己の感染予防に取り組むとともに，療養者家族やかかわる介護サービス事業者への教育や，感染者への心のケアを行う。また，事業所内感染が起こらないよう，組織的な対策も重要である。

▶ 感染症対策のポイント

❶感染症は，症状の発生から始まり，診察や検査がのちに行われることで診断が確定する場合が多いため，看護師は，感染の可能性を予測した場合は，医師と協働しながら，スタンダードプリコーションに加え，病原体に応じた感染予防対策（表5-10）を講じ，感染源が曝露されないよう対応にあたる（看護師が感染を媒介しないようにする）。

❷感染性の高い病原体や飛沫感染については，療養者との距離や接触時間などにも留意し，予測される感染症に応じた対策を要するため，感染症ごとにマニュアルを設置し，確実な対策が行えるよう実技トレーニングを積んでおく。

❸感染症は，感染症法により保健所等への届出が必要なものがあり，組織全体で体系的に取り組む。

❹同居家族や介護サービスなどの支援者に感染する場合もあり，かかわる支援者への感

表5-10 個別（予防）対策

	代表的な病原体	予防（スタンダードプリコーションに加え，以下を実施）
空気感染・飛沫感染	インフルエンザウイルス★ 新型インフルエンザウイルス★ 新型コロナウイルス★ ノロウイルス★ マイコプラズマ・結核菌・風疹ウイルス	室内の換気　距離の確保 必要に応じてガウン，ゴーグル，フェイスシールド，手袋，N95マスクの着用を行う
接触感染	シラミ　疥癬　MRSA　緑膿菌	ガウン，手袋の装着 設備，備品の消毒に加え，排泄物，吐物，唾液，体液への曝露を防止する
血液感染	B型肝炎ウイルス（HBV） C型肝炎ウイルス（HCV） ヒト免疫不全ウイルス（HIV）	針刺し事故防止 血液の曝露防止
経口感染	ノロウイルス★ ロタウイルス★ 腸管出血性大腸菌（O-157など）★	ガウン，マスク，手袋の装着 食品の加熱 調理器具の洗浄や殺菌

病原体の特性により予防法は異なるため，疫学的な知識をもって感染予防策に取り組む
★は感染源から接触感染があることに注意

染予防策の教育や周知は重要である。

❺多くの感染症は，短期の治療で感染性を消失させることが可能であることから，療養者に対する差別・偏見が起こらないよう正しい情報を提供し，当事者への心のケアを行う。

2 具体例

1. ノロウイルス感染

対象者：80歳代，男性，フレイル

2. 事故発生時の状況

別居の家族より，利用者の発熱と多量の嘔吐のため緊急訪問してほしいと依頼があった。季節は冬であり，発熱と嘔吐を伴う症状の出現に，看護師はノロウイルスによる感染を疑った。看護師は速やかにかかりつけ医に報告し，ガウン，マスク，ゴミ袋，足袋，手袋，ハイター®（次亜塩素酸ナトリウム含有）を持参し，緊急訪問を行った。訪問すると，本人は床一面に嘔吐して，床に倒れていた。

3. 対応

ガウン，マスク，シューズカバー，手袋を着用し，療養者の状態を観察した後，救急車を要請した。救急車を待つ間，看護師は嘔吐物をかたづけ，汚れた衣類を次亜塩素酸ナトリウム50倍溶液に浸し，床は同液で清拭。汚物はゴミ袋を2重に入れて封をした。救急隊員と家族が療養者の自宅に到着。看護師は状況を説明し，かかりつけ医に看護内容を報告した。搬送先の病院で，ノロウイルス感染症と診断，独居であるため，3日間の入院加療となった。

4. その後の経過

看護師は，家族に吐物などの処理，消毒など感染しないための対策を説明し，介護支援専門員にも，同様の説明と報告を行った。事業所は，対応看護師に感染徴候があれば，出勤停止と指示したが，看護師に感染徴候はなく，経過した。

5. 改善策

本事例は，緊急訪問前の家族情報から，看護師が感染症の発生を予見し，適切な対応を行えたことで，感染の蔓延を防止できたインシデントである。

遭遇する機会の多い感染症についてのマニュアルの設置，感染予防のための患者，家族などへの注意喚起，さらには感染を起こした者への心のケアなどについて検討会を開催し，共有が得られた。

❶なぜインシデントが起こったか

❶**多様な感染源**：ノロウイルスは，貝類などの食物などを介して感染するが，感染者の糞便や嘔吐物の処理が不十分であった場合にも感染する。

❷対応の評価（危機回避の評価）

❶**予測と事前の備品準備**：看護師は，家族の症状報告から感染症を予測し，現場で必要と考えられる個人用感染防護具などを持参し，速やかな緊急対応ができた。

❷**適切な緊急対応**：看護師自身の感染予防を図りながら，療養者の状態観察，救急隊への連絡，一時的な処置，主治医への報告など，一連の適切な対応がなされた。

❸**事後対応**：介護支援専門員や家族への報告および後の感染予防対策指導など，フォローアップがなされた。

❹**感染拡大の防止**：事業所は，感染者対応を行った看護師に感染兆候があれば出勤停止などの指示を与えており，組織的に配慮した対応が行われた。

❸対応の改善策

❶**マニュアルの策定と職員教育**：事業所対応では，頻度の高い感染症についてのマニュアル作成，感染予防のための療養者，家族などへの注意喚起，さらには感染を起こした者への心のケアなどについて検討し，職員間で認識を共有する。

6. 情報漏洩

1 特徴と対策

看護師は，適切な看護を行う目的で，通常では知り得ることのない対象者の心身や生活にかかわる情報を入手する。これは，個人情報保護法に位置付けられている「個人情報」，さらには特に配慮を要する「要配慮個人情報」にあたることが多い。看護師は，これらの情報を日常的に取り扱うことの重大性を認識し，勤務期間中，退職後においても療養者のプライバシーを保護しなければならない。情報漏洩(ろうえい)（表5-11）は，カルテや携帯電話，モバイルの紛失・盗難，メールやFAXの誤送信などの人為的ミスだけでなく，安易なSNSへの発信による情報突合による個人情報の特定，悪意の第三者による不正アクセスなどで情報が漏洩される場合もある。

対策としては，職場教育による職員のセキュリティ意識の向上，そして，人為的ミスを最小限とできるための職場内ルールの策定と運用，インターネットセキュリティーの強化など，従業者と組織が一体となった取り組みが必要となる。

2 具体例（情報漏洩・モバイルの紛失）

1. 事故発生時の状況

訪問看護記録を，電磁記録とし，モバイルでカルテ記入を導入したが，そのモバイルを帰宅途中に紛失した。看護師は，モバイルの扱い方を熟知しておらず，パスワードによるロックをかけていなかったため，内容を見られる危険な状態であった。

2. 対応

事業所の個人情報取扱責任者に報告し，利用者，家族，警察に連絡した。その後，職員全員で，利用者宅や看護師が立ち寄った場所に電話，訪問するなどして探した。

表5-11 情報漏洩による事故の例

- カルテやモバイルなどの端末機器，記憶媒体（メモリスティックなど）の紛失，盗難
- メールやＦＡＸの誤送信
- ブログやＳＮＳ（ツイッター，フェイスブックなど）への誤った情報発信
- 複数名におけるSNS投稿の突合による個人情報の特定
- デジタル写真による位置情報の特定

3. その後の経過

立ち寄った薬局にモバイルを置き忘れており，見つけることができた。その間に，内容の情報漏洩はなかった。

4. 改善策

モバイルは速やかに見つけることができ，情報漏洩には至らなかった。しかし，パスワードによるロックが，かけられておらず，事業所としての一元化したセキュリティ対策の不足や，職員への教育不足が明らかなインシデントである。

お詫びに加えて，経過や今後の対応策を利用者に書面で届けた。職員個人においてはパスワードと生体認証機能の追加を行い，事業所では，マニュアルを作成し，パスワードの定期的変更，GPS による端末追跡機能，遠隔ロック・消去機能を追加した。職員へは，マニュアルの周知徹底と，電子媒体の取り扱いや個人情報の取扱いやモラルに関する教育，入職時には，個人情報保護に関する守秘と誓約を事業所内規則に盛り込んだ。

❶なぜインシデントが起こったか

❶重要性の認識不足：モバイル端末機器の紛失が情報漏洩につながるという認識が不足していた。

❷機器の取扱いの誤り：モバイル端末機器についてパスワード設定ができることを知らなかった。

❷対応の誤り

❶情報セキュリティ対策の欠如：訪問看護では，要配慮個人情報を取り扱っており，情報セキュリティについての認識が，事業所，職員ともに不足していた。

❸対応の評価

❶事業所への報告：職員は事業所に速やかに報告を行い，迅速に対応できた。

❷情報の公開：療養者や家族に対し，お詫びに加えて，経過や今後の対応策を報告した。

❹対応の改善点

❶職員教育の開催：個人情報保護，電子媒体の取り扱いにかんする研修会を開催する。

❷電子端末の情報漏洩対応機能の強化：使用する電子端末の情報漏洩対策機能を複数追加する。

❸個人情報保護に関する誓約：組織内で，個人情報保護に関する誓約を追加する。

❹マニュアルの策定：情報漏洩につながりやすいエラー（紛失，盗難，誤送信）の防止対策，エラー発生時のリカバリー対策のマニュアルを策定する。

IV 災害マネジメント

A 災害が地域にもたらす影響

1. わが国における近年の自然災害と被害状況

日本はその位置や気象などの条件から，地震，台風，豪雨，火山噴火などによる**自然災害**が発生しやすい国である。特に地震については，世界におけるマグニチュード6以上の地震の2割が日本で発生しており，1995（平成7）年の**阪神・淡路大震災**では6437人，2011（平成23）年の**東日本大震災**では2万2288人の尊い命が奪われた。大都市直下型の地震である阪神・淡路大震災の死亡原因は，家屋の倒壊や固定されていない家具による圧死が約8割，倒壊した家屋から逃げ出せないまま火災に巻き込まれた焼死が1割であった[18]。一方，岩手県沿岸の海溝部を震源とする東日本大震災の死亡原因は津波による溺死が9割であり，その大半が高台に避難できなかった，またはしなかった高齢者であった[19]。

また，現代は多くの石油資源を消費する便利な生活と引き換えに，急速な地球温暖化が進んでいる。その影響で，近年では毎年のように局所的な豪雨や大型台風の上陸が発生し，洪水や土砂災害で多くの人が犠牲になっている。2018（平成30）年7月に死者237名[20]を出した西日本豪雨では，裏山が崩れ土砂が自宅になだれ込み，一家生き埋めとなったケースや，河川の氾濫（はんらん）によりみるみるうちに町全体が浸水したため，災害情報が届かなかった人や独居でからだが不自由であった高齢者が2階に逃げ遅れ，住宅の1階部分で遺体で発見される痛ましい事態が発生した。

2. 災害時のフェーズと支援ニーズ

災害発生後は，時間の経過とともに地域の支援ニーズは変化する。過去の大規模災害における災害時のフェーズとして，災害発生直後から災害現場での人命救助が中心となる**超急性期・急性期**，避難所生活での応急支援が中心となる**亜急性期**，仮設住宅などでの生活支援が中心となる**慢性期**，数年を経た地域コミュニティでの包括的なケアが中心となる**静穏期**におおむね分類され，各期に応じた支援を行うことが重要である。

3. 人口減少・超高齢社会と大規模複合災害

内閣府の中央防災会議は，南海トラフ地震や首都直下型地震などの甚大な被害をもたらす巨大地震が，今後数十年以内に高い確率で発生する予測を公表した[21]。また，2020年初頭の新型コロナウイルス感染症の蔓延（まんえん）のなかでは，感染拡大防止のための避難所運営をはじめとした災害対応が困難を極（きわ）めたことから，大規模災害と感染症パンデミックの複合災害への対策が確立していないことが大きな課題となった。このように，わが国は世界に類を見ない人口減少・超高齢社会のなかで未曾有の災害への備えを急がなければならず，人々の命と健康を守るすべての看護職は，その活動の領域を問わず，常日頃から様々な災害に備え，対応できるスキルを磨くことが求められている。

B 災害が在宅療養者にもたらす影響

1. 在宅療養者の特徴

在宅療養者は，常時，医療・介護・生活支援が必要な人々であり，災害時に最も脆弱な立場にある。特に，人工呼吸器や在宅酸素の使用，人工透析などの医療処置が欠かせない人にとっては，停電などのライフラインの寸断は生命に直結する問題である。そのほかの人にとっても，停電により空調機器などが使えないことは，夏は熱中症に，冬は低体温症に陥りやすいリスクが高い。また，移動能力が脆弱なことはもとより，認知機能の低下や精神・知的障害，難聴などにより，災害時に身を守るための情報収集や判断ができない結果として避難が遅れ，命を落とすリスクが高い人々である。

2. 災害関連死

在宅療養者は，災害そのものが原因で死亡する直接死から免れたとしても，災害直後は医療機関も被災し受診ができず，その後の過酷な避難生活（自宅・避難所・車中）や，長期的には，なじめない仮設住宅暮らしなどによる身体的・精神的・社会的な悪影響から慢性疾患などが悪化し，間接的に命を落とす災害関連死のリスクの高い人々である。

災害関連死の概念は，阪神・淡路大震災時に生まれ，その定義はおよそ24年後の2019年に内閣府により「当該災害による負傷の悪化又は避難生活等における身体的負担による疾病により死亡し，災害弔慰金の支給等に関する法律（昭和48年法律第82号）に基づき災害が原因で死亡したものと認められたもの」とされた。災害関連死の認定は市区町村により行われており，現時点で国統一の認定基準は明示されていないが，在宅療養者は高齢者が多く，重症化すると致命的な心疾患や呼吸器疾患，腎機能の低下などを有している人が多く，災害時の過酷な環境を改善できるための対策が急がれる。過去に災害関連死として市町村から報告のあった事例より，在宅療養者に関連の深いものを表5-12に記す。

C 在宅療養者・家族への防災対策の教育

1. 療養環境の安全確保

災害弱者である在宅療養者の命とその後の生活を守るためには，その家族を含め，事前

表5-12 災害関連死として市町村から報告のあった事例

- 系列の病院に搬送依頼するが断られた。
- 過酷な寒さと食事困難，治療も受けられなかった。
- 震災後は食事もままならず，点滴も余震の危険から外される状況にあった。
- 道路の決壊，ガソリンの枯渇などで受診できなかった。
- 胃ろう，寝たきりの人が，バスで８時間かけて避難した。
- 避難所，親戚宅などを転々と避難。
- 食事の配給はされたが，ふだんから柔らかいものを飲食していたので，飲食できる量が少なかった。
- 在宅介護をしていたが，ヘルパーも訪問看護師も来られなくなった。
- 断水でトイレを心配し，水分を控えた。
- 顆粒状の薬しか飲めないのに粒状の薬を処方されていた。

資料／内閣府：災害関連死事例集をもとに作成，http://www.bousai.go.jp/taisaku/hisaisyagyousei/pdf/siryo2.pdf（最終アクセス日／2021/09/03）

に災害時のリスクを想定し，備えることが非常に重要である。まず必要なことは，療養場所である住環境が各種災害に対してどの程度の被害想定があるのかを，市区町村が公表している**ハザードマップ**などで確認することである。河川氾濫（はんらん）による洪水浸水域，津波想定区域，土砂災害警戒区域に住む人は，避難を検討しておかなければならないが，台風などによる一時的な停電や断水などの場合は，備えさえあれば過酷な環境の避難所に行くよりも住みなれた在宅で復旧を待つほうがよい場合もある。

屋内の安全対策として，地震の揺れの際は，療養場所の家具やテレビなどが凶器となるため，高い所に物を置かず，家具を建物に固定する。割れたガラスでけがをすることがあるため，窓にガラス飛散防止フィルムを貼っておくよう指導することなどが，屋内での負傷を予防するために重要である（図5-8）。ライフラインの寸断に備え，居宅で生命に直結する医療機器を使用している場合は，最低数時間をしのぐことのできる発電機などの非常用電源を確保し，在宅療養者や家族が，いざというときに実際に使用できるように訓練しておくことは言うまでもない。

2. 在宅療養者の備え

災害時の備えは，一般の人にはライフラインが復旧するまでの最低７日分の食材や衛生用品の備蓄，通信手段の確保が推奨されているが，在宅療養者にあっては，それに加えて，疾患に応じた医療資材，摂食嚥下能力や治療上の食事療法を考慮した食品の備蓄が，健康状態を悪化させないための鍵となる。実例として，東日本大震災時には，経管栄養剤の製造に関連する工場が被災し，遠く離れた被災地以外でも調達が困難になったことや，新型コロナウイルス感染症蔓延（まんえん）時には，医療処置に必要な消毒用アルコールはもとより，人工呼吸器の加湿に必要な精製水も入手困難となった。また，備蓄は季節によって暑さ寒さ対策が異なったり，使用期限が迫ったりするため，年に数回は見直すことの必要性や，食品の場合は日頃から消費しながら買い足していくという，**ローリングストック**が提唱されている。治療に欠かせない薬剤に関しては，かかりつけの医療機関が被災する可能性もあるこ

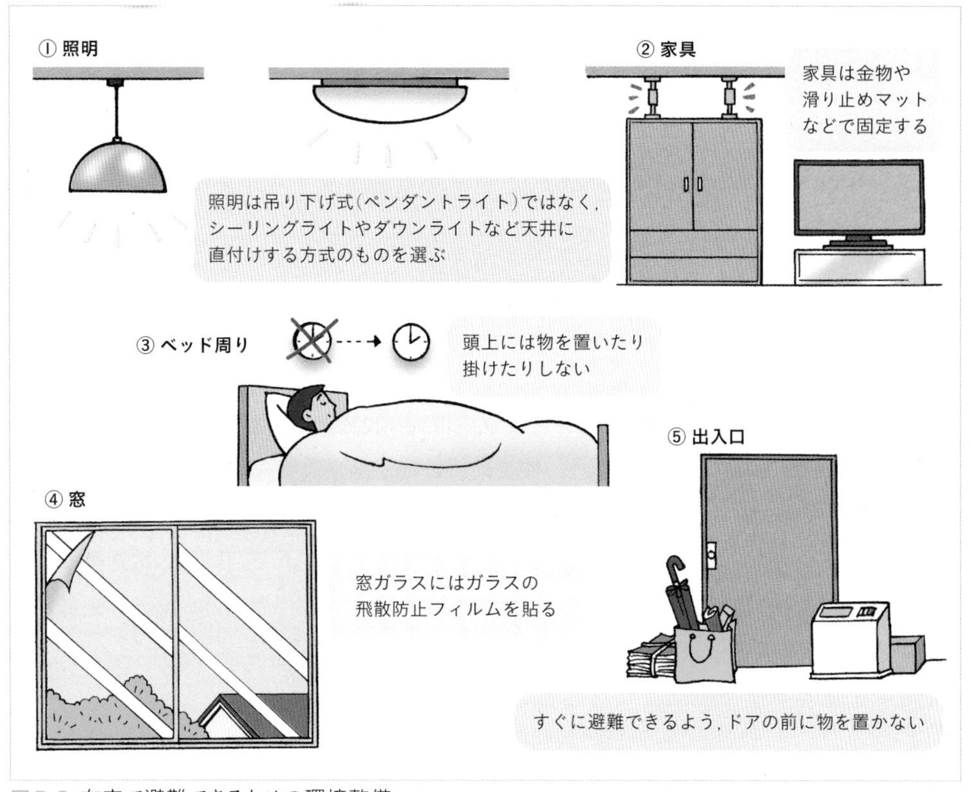

図5-8 在宅で避難できるための環境整備

とを想定し，機能しているほかの医療施設や薬局，避難所の救護所などで必要な薬剤を処方してもらえるよう，お薬手帳のコピーを分散して保管しておくことも重要である。

3. 身近な支援者の確保

医療と介護が必要な在宅療養者にとって，特に訪問看護や介護は命綱であるが，災害時には，医療機関や介護事業所自体も被災し，機能不全に陥ることもある。道路の陥落や冠水などで，必要なときに訪問できなくなることも想定し，バックアップ対策として，平時に多機関多職種との連携体制を構築し，療養者本人・家族との連絡方法を決めておくことが重要である。また，医療的ケアが必要な療養者には，支援者が駆けつけるまでの間，本人や家族で最低限のケアができるように教育を行っておく。

また，自宅の安全が確保されない場合は，速やかに避難をしなければならず，その際の移動手段の確保や，身近に駆けつけてくれる支援者を得ておくことが，安心と安全につながる。後述する市区町村が実施している**避難行動要支援者支援制度**などを積極的に活用し，日頃から地域の見守りの輪の中に溶け込むよう支援することが重要である。

D 医療機関と連携した災害時の健康危機管理

1. 重症患者の広域医療搬送

大規模災害時の被災地は，多くの傷病者が医療機関へ殺到するほか，医療施設や従事者の被災により機能不全に陥り，十分な医療提供体制が確保できないことが容易に想定される。そのような場合は，人工呼吸器装着や人工透析などの医療ニーズが高い人や，災害による傷病者のうち**トリアージ***で判断された人は，一刻も早く被災地外の医療機関へ搬送する必要がある。その際には厚生労働省により被災地へ**災害派遣医療チーム**（**DMAT**：**disaster medical assistance team**）*が派遣され，被災地における緊急治療や重傷患者の広域医療搬送が行われる（図5-9）。

東日本大震災時には，災害発生翌日から全国の災害拠点病院から自衛隊の輸送機により82チーム/384名の隊員が現地入りし，被災地の傷病者や入院患者が被災地外へ搬送された[21]。

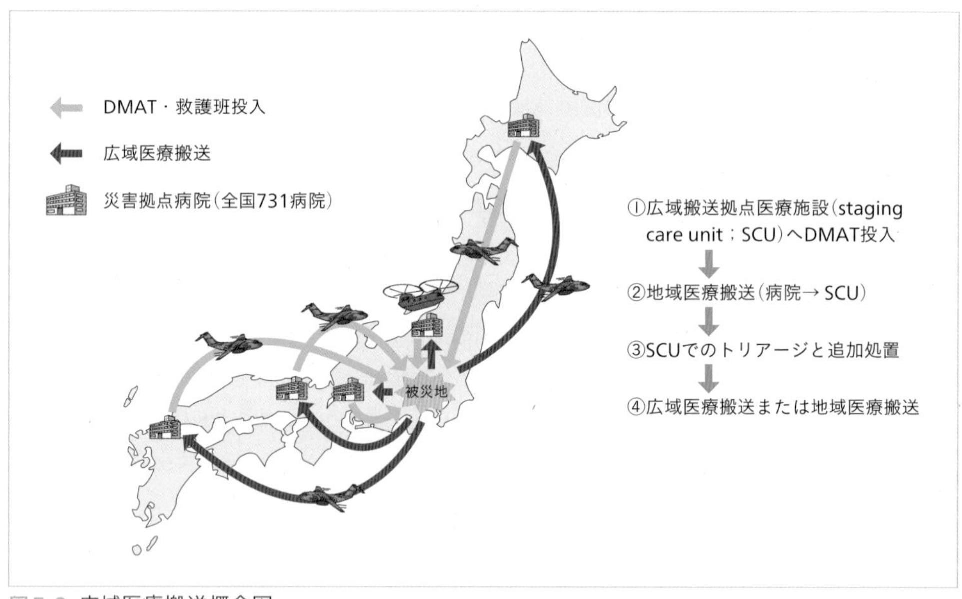

図5-9 広域医療搬送概念図

＊ **トリアージ**：災害時の限られた医療資源のなかで最大多数の命を救うために，治療の優先順位を決めることである。現場では患者の右手首に装着されるトリアージタグが用いられ，「赤色（最優先治療群）」「黄色（待機的治療群）」「緑色（保留群）」「黒色（無呼吸）」の4つのカテゴリーに分類されて処置が行われる。

＊ **DMAT**：医師，看護師，業務調整員（医師・看護師以外の医療職および事務職員）などで構成され，大規模災害や多傷病者が発生した事故などの現場に，急性期（おおむね48時間以内）から活動できる機動性をもった，専門的な訓練を受けた医療チームである。

2. ケアの継続のための多職種間での情報共有

居宅で暮らす医療・介護の必要度の高い人については，災害時にライフラインがストップしたときの対応や，避難を必要とする立地に住んでいる場合は，避難先での医療・介護をどのように受けるのかについて，平時から主治医・介護支援専門員・訪問看護師・訪問介護員などの関係者で話し合い，計画を共有しておくことが必要である。

医療的ケアを必要としなくとも，寝たきりの人にとっては，停電時にエアマットや電動ベッドが機能せず，適切な代替ケアがなされなかった場合は，褥瘡が発生したり，誤嚥性肺炎を発症したりすることにつながる。また，慢性疾患治療のための薬剤や経管栄養剤などを処方されている場合は，災害による中断で健康状態が悪化することのないよう，主治医との相談のもと，非常時の入手手段などについて，複数の策を講じておくことも必要である。

E 福祉機関と連携した災害時の生活危機管理

1. 避難生活中における災害時要配慮者への福祉ニーズへの対応

災害時の混乱のなかでは，本来は何らかの配慮が必要な高齢者や障害者，子ども，妊産婦，傷病者などの**災害時要配慮者**も，一般の避難所またはライフラインが断絶した自宅や車中泊などで避難生活を送っていることが多々ある。災害時要配慮者のなかには，あらかじめ市区町村が指定をした**福祉避難所***への移送が適切な人も混在している。そのような人々に必要な支援が行われない場合，生活機能の低下や疾患の重症化などの**健康二次被害**が生じることとなる。

このようなことから，厚生労働省は平成30年5月，各都道府県における災害福祉支援ネットワークの構築を目的とした「災害時の福祉支援体制の整備に向けたガイドライン」を示した[22)]。そのなかでは，大規模災害時などに，社会福祉士や介護福祉士などから構成される「**災害派遣福祉チーム**（**DWAT**：**disaster welfare assistance team**）」を被災地に派遣し，災害時要配慮者の福祉ニーズを早期に発見し，二次被害の防止を強化することが明記された。DWATが最初に派遣されたのは平成28年の熊本地震であり，約200名が避難した一般避難所において福祉ニーズの調査や要支援者の生活環境整備，入浴支援などの個別支援，避難所内の環境改善などの支援が実施された。

＊ **福祉避難所**：要配慮者に配慮した環境整備や，おおむね10人の要配慮者に1人の生活相談員などを配置するなどの規定を満たし，あらかじめ市区町村が指定を行っている避難所。

2. 避難生活中に起こりやすい健康二次被害

過酷な環境での避難生活が長引く場合，健常な人でも体調を崩しやすいが，高齢者などはさらに健康二次被害を起こすリスクが高い。食事はおにぎりやパン，麺類などの炭水化物食品が何週間も続き，塩分も過剰摂取となりやすく，高血圧や糖尿病などの慢性疾患が悪化しやすい。また，狭い空間に多くの人が密集するため，感染症や食中毒が起こりやすく，からだを長時間動かさないことによる**生活不活発病**や**エコノミークラス症候群**を引き起こしやすい。

看護職は福祉職などの他職種と協働して，その時点で入手できる資源を活用し，最善の生活環境整備を行うことが求められる。避難所に入れない諸事情をもつ在宅避難者や車中泊を続ける人々へのアウトリーチ活動も重要である（図 5-10）。予防的な視点で早期にかかわることで，災害そのものから助かった命を，健康二次被害に陥らせることのないようにしたい。

3. ボランティアとの連携

近年の災害時には，被災地の社会福祉協議会や NPO が中心となり「**災害ボランティアセンター**」が設置され，全国からのボランティアが被災した人々に対して，公的サービスではカバーできないきめ細やかな支援が実施されるようになった（図 5-11）。被災者の生活再建に向けて，個別具体的なニーズを汲み上げ，ボランティアの支援に結びつけることも大切である。

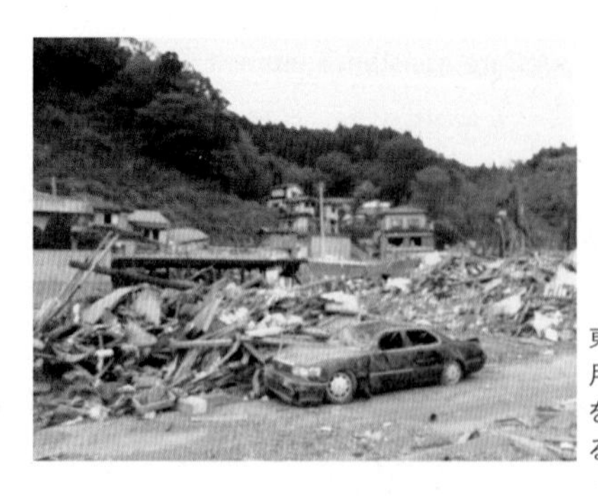

東日本大震災 2 か月後（2011［平成 23］年 5 月）の様子。筆者撮影。避難所の外で避難生活を送る人々にも，支援が行き届いているかを確認することが大切である。

図 5-10 在宅避難者へのアウトリーチ活動の重要性

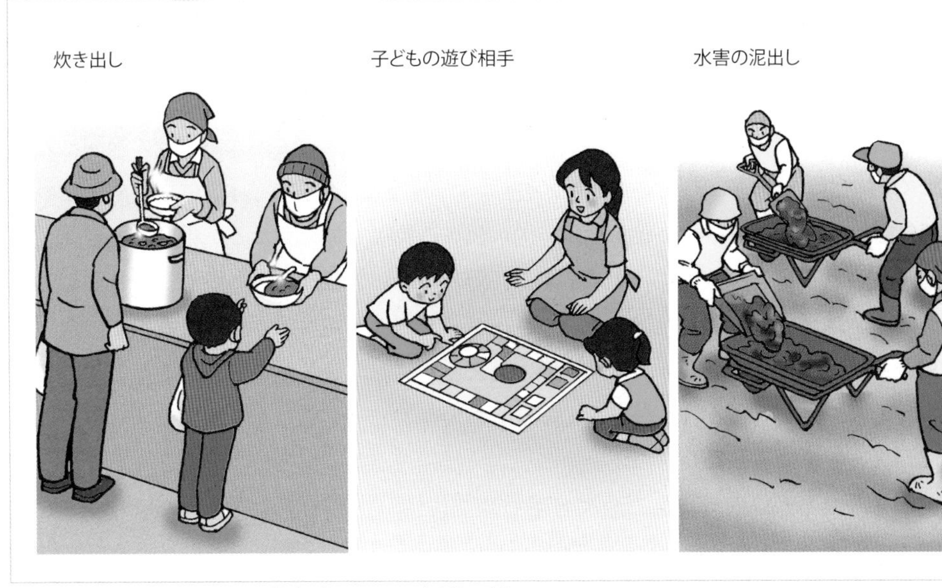

図5-11 被災地で行われた災害ボランティア活動の例

F 行政機関と連携した災害時の危機管理

1. 地域防災計画

地方自治体は，**災害対策基本法**（昭和36年法律第223号）に基づき，災害時における住民の生命，身体，財産を保護する責務がある。とりわけ住民に近い立場である市区町村には，地域の状況を踏まえた**地域防災計画**を策定することが義務付けられ，多くがホームページなどで公表されている。計画には，避難所や福祉避難所の場所，災害時の医療体制や救護所の指定，備蓄品目や保管場所，災害種別によるハザードマップなどの重要な情報が記載されている。災害が起こってしまってからこれらの情報を得るのでは遅く，公表されている行政情報を平時のうちに把握し，万が一在宅療養者が被災した際には，的確な情報提供や支援ができるように備えることが重要である。

2. 避難行動要支援者支援制度

市区町村は，地域防災計画の定めるところにより，災害時に自力で避難することが困難な避難行動要支援者について，避難の支援，安否の確認そのほかの避難行動要支援者の生命または身体を災害から保護するために必要な措置を実施するために，**避難行動要支援者名簿**を作成しておくことが義務付けられている。

作成された名簿は，原則本人の同意のもと，地域の支援者（町会・自治会，民生委員・児童委員，校区社会福祉協議会，消防団，警察機関等）に情報提供され，平時からの見守り活動に役立てられることを目的としている。

3. 地域包括ケアと防災・減災

今後，高齢化のピークと大規模複合災害が重なることは，すべての人が想定の範囲に入れておくべきことであり，住まい・医療・介護・予防・生活支援を一体的に提供するための**地域包括ケアシステム**づくりのなかに，防災・減災の視点を加えることが重要である。

災害時に電話が通じず道路も寸断するなか，離れて暮らす親族に代わって安否確認ができるのはその地域に暮らす人々どうしであり，ライフラインがストップしたなかでの炊き出しによる温かい食事の提供は，日頃の顔の見える関係があるからこそできることであろう。平時の緩やかな見守り合いや，ちょっとした困りごとを気兼ねなく相談できる風土づくりは，災害直後はもとよりその後の復旧・復興に強力な力となるはずである。

また今後，人々が対面で集まる場にICT技術を併用したハイブリッド型の地域コミュニティが，人々の絆を強める可能性があるとされている。変化が著しい現代社会の災害マネジメントにおいては，常日頃から社会の技術革新に関する情報収集を行い，地域に暮らす人々へどう役立てるのかを考え続ける姿勢が求められている。

文献

1) 近藤克則編：ソーシャル・キャピタルと健康福祉；実践研究の手法から政策・実践への応用まで，ミネルヴァ書房，2020，p.89-113.
2) 長寿社会開発センター：地域ケア会議運営マニュアル，平成24年度老人保健事業推進費等補助金 老人保健健康増進等事業，2013，https://nenrin.or.jp/regional/pdf/manual/kaigimanual00.pdf（長寿社会開発センターホームページ）（最終アクセス日：2021/04/24）
3) 佐伯和子：地域保健福祉活動のための地域看護アセスメントガイド：第2版，医歯薬出版，2018.
4) 近藤克則編：住民主体の楽しい「通いの場」づくり：「地域づくりによる介護予防」進め方ガイド，日本看護協会出版会，2019.
5) 前掲書1).
6) 家子直幸，他：エビデンスで変わる政策形成；イギリスにおける「エビデンスに基づく政策」の動向，ランダム化比較試験による実証，及び日本への示唆．三菱UFJリサーチ＆コンサルティング政策レポート，2016，https://www.murc.jp/wp-content/uploads/2016/02/seiken_160212.pdf（最終アクセス日：2021/05/01）
7) 鈴木達也，他：地域の保健室に関する文献的検討．自治医科大学紀要，42：47-56，2019.
8) 秋山正子編：「暮らしの保健室」ガイドブック，「暮らしの保健室」がコミュニティで果たす役割，日本看護協会出版会，2021，p.16-24.
9) 医療情報科学研究所編：公衆衛生がみえる2020-2021，メディックメディア，2020，p.5.
10) 植田章，他編著：対人援助職のための「相談援助演習」ワークブック，ミネルヴァ書房，2015，p.63-64.
11) 宗像恒次：行動科学からみた健康と病気，メヂカルフレンド社，2004，p.147-161.
12) ドロセアEオレム（小野寺杜紀訳）：オレム看護論，看護実践における基本概念，医学書院，2005，p.40-65.
13) 前掲書12)，2005，p.362-396.
14) 一般社団法人日本健康教育学会編集：健康行動理論による研究と実践，医学書院，2019，p.12-34.
15) 内閣府：平成18年版防災白書，http://www.bousai.go.jp/kaigirep/hakusho/h18/bousai2006/html/honmon/hm01010101.htm（最終アクセス日：2021/11/09）
16) 平成14年国土交通省 近畿地方整備局 震災復興対策連絡会議，https://www.kkr.mlit.go.jp/plan/daishinsai/1.html（最終アクセス日：2021/11/09）
17) 内閣府：平成25年版　高齢社会白書（全体版），https://www8.cao.go.jp/kourei/whitepaper/w-2013/zenbun/s1_2_6_07.html（最終アクセス日：2021/11/09）
18) 内閣府：令和元年版 防災白書，http://www.bousai.go.jp/kaigirep/hakusho/h31/honbun/0b_1s_01_01.html（最終アクセス日：2021/11/09）
19) 前掲書18).
20) 前掲書18).
21) 内閣府：令和3年南海トラフ地震対策基本計画，http://www.bousai.go.jp/jishin/nankai/（最終アクセス日：2021/11/25）

参考文献

・都筑千景編：地域特性がみえてくる地域診断：地域包括支援センターの活動充実をめざして，医歯薬出版社，2020.
・金川克子・田高悦子編：地域看護診断：第2版，東京大学出版会，2011.
・大竹文雄，平井啓編：医療現場の行動経済学，すれ違う医者と患者，東洋経済新報社，2018.
・三品桂子：重い精神障害のある人への包括型地域生活支援，アウトリーチ活動の理念とスキル，学術出版会，2013.
・総務省消防庁：DMATとは，https://www.fdma.go.jp/singi_kento/kento/items/kento028_02_haifu_02.pdf（最終アクセス日：2021/11/09）

第6章
地域・在宅看護と健康障害

この章では

- エンド・オブ・ライフケアの目的・意義を理解する。
- エンド・オブ・ライフケアを受ける療養者と家族の状況を踏まえて，支援を理解する。
- 難病の定義や制度，特徴を理解する。
- 難病のケアシステムや，難病療養者と家族の状況を踏まえて，支援を理解する。
- 地域・在宅看護に多い慢性疾患の特徴と慢性疾患療養者を支えるケアシステムを理解する。
- 慢性腎不全・慢性心不全・糖尿病・慢性閉塞性肺疾患（COPD）・がんの療養者への支援を理解する。
- 日常生活動作や生活不活発病，地域リハビリテーションの状況を踏まえて，生活機能の維持改善を目指した支援を理解する。
- 認知症を引き起こす疾患や判定・診断について理解し，認知症の症状に応じた認知症療養者と家族の支援を理解する。
- フレイルな高齢者の特徴と，介護予防を目指した支援を理解する。
- 精神障害の特徴と精神障害者を支える地域包括ケアシステムを理解する。
- 精神障害者とその家族への支援を理解する。
- 医療的ケア児の特徴や，医療的ケア児を支えるケアシステムを理解する。
- 医療的ケア児とその家族への支援を理解する。
- 複雑困難事例の特徴と背景にある要因を理解する。
- 複雑困難事例を支えるケアシステムとその支援を理解する。

I 地域・在宅看護とエンド・オブ・ライフケア

A エンド・オブ・ライフケアの意義，目的

1. エンド・オブ・ライフケアの定義

エンド・オブ・ライフケア（End of Life Care；EOL）という用語は，1990年代後半頃から欧米で提唱され始めたもので，高齢者人口の増加や医療技術の発展などにより世界的に人々のエンド・オブ・ライフに対する考え方やケア・アプローチに変化が見られてきたことから，パラダイムシフトが進みつつある（図6-1）。世界的にも比較的近年になって用いられるようになった概念であり，その定義は世界的にみてもいまだに明確ではなく，その概念には多少の揺れが存在している状況である。これまで同義語として用いられてきた近い概念の用語として，「終末期ケア」や「ターミナルケア」，「緩和ケア」がある。「緩和ケア」に関しては，痛みや苦痛に対し，それらを緩和するケアということで明確な定義が示されているが，エンド・オブ・ライフケアは「人生の最終段階」＝「エンド・オブ・ライフ」という時期を中心においた用語となっている。しかしながら，実際的にはこの時期も特定の期間を限定することが難しく，結果的には緩和ケアよりも対象やかかわる期間がより幅広いものとした考え方が主流になっている。

本書では，2012（平成24）年に長江らが世界的な概念を概観して見出された「診断名，健康状態，年齢に関わらず差し迫った死，あるいはいつかは来る死について考える人が，生が終わる時まで最善の生を生きる事ができるように支援すること」[1]という概念をエンド・オブ・ライフケアの定義として扱うこととする。

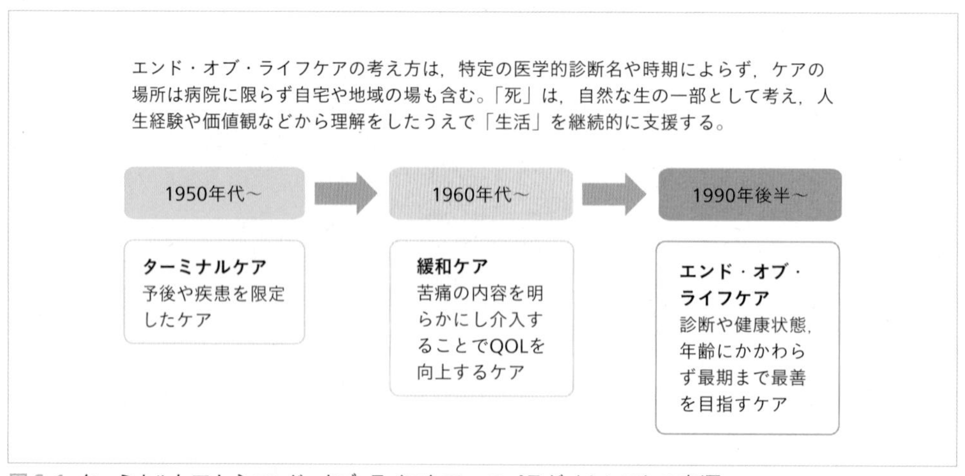

図6-1 ターミナルケアからエンド・オブ・ライフケアへのパラダイムシフトの変遷

2. エンド・オブ・ライフケアの目的

2015（平成27）年には厚生労働省がこれまで用いてきた「終末期医療」という表記を，「**人生の最終段階における医療**」へと名称変更した。このような経緯から日本でも，終末期医療という用語ではなく「人生の最終段階における医療」という名称へと変更されつつあり，総じて「エンド・オブ・ライフケア」という用語が様々な場面で用いられるようになってきた。

エンド・オブ・ライフケアに最も近い同義語として考えられる「緩和ケア」の対象者は，がん患者や悪性腫瘍疾患の患者に対して提供されるものとした考え方が強いため，対象が限定される。しかし，エンド・オブ・ライフケアの対象となるのは，がんの末期状態にある療養者や認知症の進行が進んで食事がとれなくなった療養者などだけではない。

エンド・オブ・ライフケアは人生の最終段階におけるケアを必要とする人へのケアを目的とするものであり，いかなる病態，タイミングにあっても自分自身の「死」を意識した

表6-1 good deathに関する医師と患者の考えかたの違い

項目	患者	医師
意識が明瞭であること	92%	65%
神と共にあること	89%	65%
家族にとって負担がない状況であること	89%	58%
他人の役に立てること	88%	44%
お葬式の準備ができていること	82%	58%
社会の負担にならないこと	81%	44%
自分の人生が完結したと思えること	80%	68%

70%以上の患者が「とても重要」と考えた項目について，医師が「とても重要」と考えた割合を示したもの。
出典／ Steinhauser, K.E., et al. : JAMA, 2000, p.2480-Table3 をもとに作成.

表6-2 エンド・オブ・ライフケアにおける重要なアセスメント項目

領域	ケアの実際
精神	• 療養者が疾患の進行をどの程度理解し，将来的な治療について認識する力をどの程度保持しているのかの理解 • 将来的な健康状態の低下をどの程度見据えられているのかの理解
社会	• 将来的にどのような社会資源の支援を受け入れることができるのか（フォーマル・インフォーマル双方を含め） • 介護者の介護力（程度と期間）
文化的要素	• 療養者の民族性（生まれ育った地域の特性や精神風土）がどのようにニーズに影響するか予測する • 健康やエンド・オブ・ライフケアに関して文化的なしきたりはあるのか
スピリチュアル	• 将来的なケアへの希望や価値観について，どのような認識をしているのか
医療	• これまでどのような慢性的な健康問題を抱えてきたのか • 将来的な医療ケアについて，意思決定はしているのか
身体	• 今後，在宅で安全に暮らしていくために，どのような支援が必要になるのか • 本人が最も望むニーズを予測したうえで，どのような支援を準備しておく必要があるのか
経済	• 将来的に必要なケアを受けるための財政的な余裕はどれくらいあるのか • 将来的なケア提供のために，財源管理への支援が必要か

出典／ Rogne, L., McCune, S.L. : Advance Care Planning ; Communicating about matters of life and death, Springer, 2014, p.127 をもとに作成.

時点で，その人はエンド・オブ・ライフケアを受ける対象者となり得る。また，それは療養者本人だけに限らず，エンド・オブ・ライフを認識した療養者本人を支える家族もまた，ケアを受ける対象者となる。

加えて，人それぞれ最期のときに望むこと，いわゆる「**望ましい死**」**good death** に向けた支援も重要な視点ともいえる。good death の考え方には，医療者と患者の間にはその考え方に乖離がある場合もあるので（表 6-1），その人が何を望むのかをていねいに確認する必要がある（表 6-2）。

B エンド・オブ・ライフケアのアプローチ

1. アドバンス・ケア・プランニング（Advance Care Planning）

アドバンス・ケア・プランニング（Advance Care Planning：**ACP**）は比較的新しい概念であり，直訳すると，Advance（事前に），Care（医療・ケアに対する），Planning（計画を立てること）ということで，「事前に医療・ケアに対する計画をすること」である。現在のところ ACP の定義は統一されてはいないが，共通して重視されていることは，意識低下の状態になる前に療養者・家族と医療従事者が共に考える，その思考と話し合いのプロセスが重要であるということである。本書では，「将来の意思決定能力の低下に備え，前もって今後の治療・ケア・療養に関する意向，代理意思決定者（本人の意思を推定する者）などについて，患者・家族，そして医療者があらかじめ話し合うプロセス」[2] を ACP の定義とする。

ACP は，より質の高いエンド・オブ・ライフケア実践に重要なケア・アプローチである。特に医療の現場で ACP を進めるうえでは，患者により近い立場にある専門職である看護師が最も重要な役割を担うことを期待したい。

ACP 実践によって“患者の自己コントロール感が高まる”“病院で死亡する患者の減少”“患者・家族の満足感が向上し，残された家族の不安や抑うつ傾向が減少する”といった効果が示されており [3, 4]，ますます医療介護の現場での普及が望まれる。

2. 緩和ケア（Palliative Care）

緩和ケアとは，生命を脅かす病に関連する問題に直面している患者とその家族の QOL を改善するアプローチであり，痛みやそのほかの身体的・心理社会的・スピリチュアルな諸問題の早期かつ確実な診断，早期治療と対応によって苦痛の予防と苦痛からの解放を実現することである [5]。

緩和ケアの具体的内容には，「痛みやそのほかのつらい症状を和らげる」「生命を肯定し，死にゆくことを自然な過程ととらえる」「死を早めようとしたり遅らせせようとしたりするものではない」「心理的およびスピリチュアルなケアを含む」ことなどが含まれる。

3. 看取り

看取りという言葉は日本語独特の表現で，近い将来，死が避けられないとされた人に対し，身体的苦痛や精神的苦痛を緩和・軽減するとともに，人生の最期まで尊厳ある生活を支援することである。人生の最期（臨死期）におけるケアであり，緩和ケア，終末期ケアやエンゼルケアと密接な関係にある。看取りは「無理な延命治療などは行わず，高齢者が自然に亡くなるまでの過程を見守ること」というとらえられ方もある。もともとは介護をするうえでの世話・看病など，療養者を介護する行為そのものを表す言葉として用いられていたが，介護や看病などケアの有無に限らず最期を見守ることを指して「看取り」という。

4. グリーフケア

看取りを行う場合，療養者を支え，共に看取りを体験する介護家族へのケアも非常に重要である。特別な人を死別によって失ったとき，その衝撃から引き起こされる様々な反応が「**悲嘆**（**グリーフ**）」であり，その悲嘆へのケアを一般的に**グリーフケア**という。エンド・オブ・ライフ期の療養者を看取る家族が喪失するものは，療養者本人の喪失だけでなく，これまで療養者と共に過ごすことによって成り立ってきた生活習慣や社会のなかでの関係性，また今後の生活への希望といったことなど多岐に渡る。看護職は看取りを行う家族が喪失するこれらの事柄についても意識しておく必要がある。

地域・在宅看護実践におけるグリーフケアは，死亡直後だけに限らないことが多い。死別から1週間後，1か月後，1年後などを目安に家族に連絡をとり，その際の家族の様子によってニーズを検討するなどの必要がある。

家族を亡くしたことによって引き起こされる悲嘆は正常な反応ではあるが，慢性的な悲嘆やうつ，身体反応といった病的反応に移行してしまう可能性もあり，療養者の死後も家族へのグリーフケアを継続的に行う必要がある。実際に，訪問看護ステーションのグリーフケアの実践報告によると，療養者の死後しばらくして遺族の話を聞くなどの自宅訪問や，電話・グリーフカードの送付，遺族会の実施などの報告[6), 7)]があり，様々な先駆的な取り組みが実施されている。また，高齢者にとって配偶者との別れは大きな転機である。長い人生を伴走してきた配偶者との死別による悲嘆は計り知れない。そして，残された高齢者が配偶者の看取りを終えた後，どのようにその状況を乗り越えられたかということは，その後の生活を大きく左右することになる。看取りをきっかけとして，持病が悪化したり，無気力・うつ状態や閉じこもりになったりする可能性も少なくない。よって，高齢者へのグリーフケアは，身体的・精神的な面における機能低下を予防するための介護予防的視点も含まれることになる。

訪問看護でエンド・オブ・ライフ期のケアを実施する際は，ターミナルケア加算*が算定できる場合がある。しかし，家族へのグリーフケアに関しては，被保険者の死亡と同時に保険適用ができなくなるため，今のところは医療・介護報酬として請求できない。

C エンド・オブ・ライフケアのためのケアシステム

1. 社会資源

社会資源とは，社会生活を営むうえで起こり得る問題を解決するために利用可能な制度や施設，資金，情報といったシステム，物的，人的な資源を総称したものである。在宅でエンド・オブ・ライフケアを支えるためには，これらの社会資源を最大限活用することが必要であるため，療養者や家族が活用できるフォーマル・インフォーマルな社会資源双方を理解しておく必要がある（表6-3）。

2. 地域包括ケアシステム

在宅でのエンド・オブ・ライフケアを担うのは，医師や看護師といった医療従事者だけでは質の高いエンド・オブ・ライフケアを提供することは難しい。地域包括ケアシステムを早期に構築し，多職種間での連携・調整とともに，ケアを統合していくことが求められる。

たとえば，地域包括支援センターや行政担当者，社会福祉協議会，介護支援専門員が所属する居宅介護支援事業所や訪問看護師やヘルパーなどの介護保険サービス事業者，かかりつけ薬局の薬剤師，在宅医療機器業者，訪問歯科診療所などの専門職者に加えて，近所の人やボランティアなどのインフォーマルサポートも含め，様々な関係者がその一翼を担う。これらの関係者一人ひとりが療養者のどの部分のケアを行うかを明確にし，お互いにその役割を補完し合いながら在宅でのエンド・オブ・ライフケアを実践していく必要がある。これが地域包括ケアシステムであり，このシステムが有機的に動いていくことによって，本人・家族が安心して在宅で最期を迎えられる環境が構築される。

表6-3 エンド・オブ・ライフケアのための社会資源（例）

	病院関係	地域・在宅関係
フォーマルな社会資源	主治医・病棟看護師 退院支援看護師 医療ソーシャルワーカー 薬剤師	地域包括支援センター，行政担当者（障害・生活保護担当ケースワーカーなど），介護支援専門員，介護保険サービス事業者，かかりつけ医（訪問診療），訪問看護ステーション，訪問歯科診療
インフォーマルな社会資源	院内ボランティア	民生委員，近隣の知人，町内会・自治会活動，チャプレン，臨床宗教師，まちの保健室など

＊ **ターミナルケア加算**：訪問看護サービスの提供において，「死亡日」，「死亡日前14日以内」に2日以上ターミナルケアを行った場合，2000単位のターミナルケア加算が算定される。なお，本加算を算定するためには「24時間連絡できる体制を確保していること」，「必要に応じて訪問看護を行うことができる体制を確保していること」といった提供体制要件が示されている。

このようなケアシステムを有機的に動かしていくために，看護師にはケアチームをコーディネートする役割を担うことが求められる。医療と生活の双方の視点をもつ看護師がチームの中心となって，多職種との連携やケアコーディネートの中心的な役割を担うことが多い。特に訪問看護や定期巡回・随時対応型訪問介護看護，看護小規模多機能型居宅介護などの地域包括ケアシステムにおけるケアサービスの充実を進めることや，看取り期における本人・家族との十分な話し合いや，訪問看護と他の介護関係者との連携をさらに充実させる観点から，「人生の最終段階における医療・ケアの決定プロセスに関するガイドライン」などの内容に沿った取り組みを行うことが明示されている[8)]（Column 参照）。

Column

人生の最終段階における医療・ケアの決定プロセスに関するガイドライン 改訂版

本ガイドラインは，人生の最終段階を迎えた本人・家族らと医師をはじめとする医療・介護従事者が，最善の医療・ケアをつくりあげるプロセスを示すガイドラインである。①人生の最終段階における医療・ケアのありかた，②人生の最終段階における医療・ケアの方針の決定手続きの2点について，その指針が示されている。

2015（平成27）年に名称が変更されたが，高齢多死社会の進展に伴い，地域包括ケアの構築に対応する必要があることや，英米諸国を中心としてアドバンス・ケア・プランニング（ACP）の概念に基づく研究・取り組みが普及してきたことなどを踏まえ，名称とともに次の5点について2018（平成30）年3月に改訂がなされた。

1）病院における延命治療への対応を想定した内容だけではなく，在宅医療・介護の現場で活用できるよう，**医療・ケアチームの対象に介護従事者が含まれることを明確化**
2）心身の状態の変化などに応じて，本人の意思は変化し得るものであり，医療・ケアの方針や，どのような生きかたを望むかなどを，**日頃から繰り返し話し合うことの重要性を強調**
3）本人が自らの意思を伝えられない状態になる前に，本人の意思を推定する者について，**家族等の信頼できる者**を前もって定めておくことの重要性を記載
4）今後，単身世帯が増えることを踏まえ，3）の**信頼できる者の対象を，家族から家族等（親しい友人等）に拡大**
5）繰り返し話し合った内容をその都度文書にまとめておき，本人，家族らと医療・ケアチームで共有することの重要性について記載

文献／厚生労働省：人生の最終段階における医療・ケアの決定プロセスに関するガイドライン，2018．https://www.mhlw.go.jp/file/04-Houdouhappyou-10802000-Iseikyoku-Shidouka/0000197701.pdf（最終アクセス日：2019/6/5）

D 末期がん療養者へのエンド・オブ・ライフケアと看護

1. 療養者への看護

がんは，診断を受けてから初期治療期・維持期・再発期・緩和ケア期・看取り期・臨死期・グリーフケア期と，診断された時点での病態による相違はあるが，経過がある程度明確である。ここでは，初期治療期・維持期を経て，"再発期〜臨死期"を中心にその看護について説明する。

❶再発期

現状の病態を受け入れつつも希望も見いだせる心理的サポートが必要となる。様々な困難や不安に向かっていかなければならない時期であり，トータルペインに対するていねいな看護が必要になる（図 6-2）。今後の治療をどうするか，最期の療養場所についても本人・家族が利用できる社会資源などを勘案してサポートする。

❷緩和ケア期

がんの進行により様々な身体症状が出現し，日々増悪する時期である。疼痛（とうつう）が増強し，食欲不振や便秘などを訴えるようにもなるため，疼痛マネジメントとともに身体症状へのケアをていねいに行う（表 6-4）。また，治療の限界を受け入れるために，本人・家族への心理サポートが重要である。療養者の価値観を尊重し，様々な苦痛を最大限緩和できるようにケアチームで対応する（表 6-5）。

❸看取り期

最期の瞬間まで，療養者本人と家族の思いを尊重してかかわる。死亡直前に現れる様々な症状（図 6-3）についてあらかじめ家族に伝え，その動揺を最小限にとどめるようにする。聴覚は最期まで残るため，家族が療養者に語りかけることを提案したり，家族が後悔しな

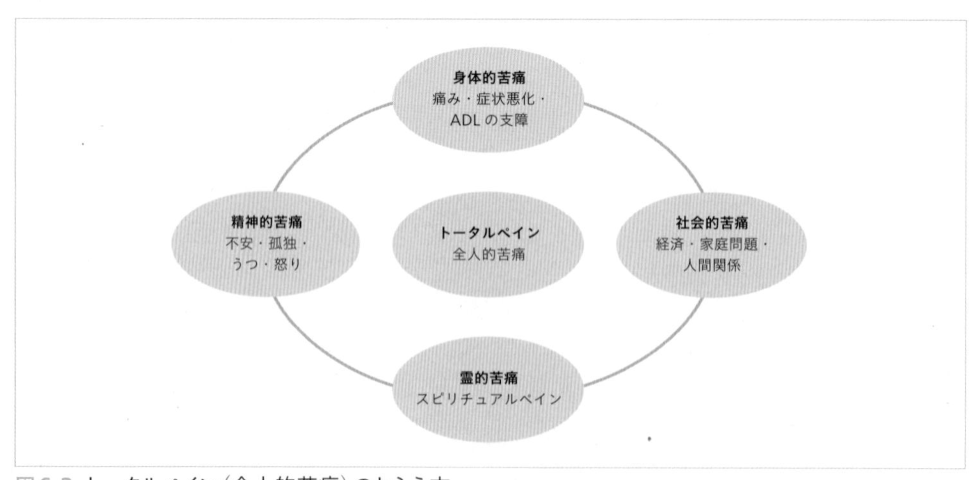

図 6-2 トータルペイン（全人的苦痛）のとらえ方

表6-4 緩和ケア期の身体・精神状態と療養者・家族へのケア

状態 / ケア内容 \ 時期	緩和ケア前期 （余命数か月）	緩和ケア中期 （余命数週間）	緩和ケア後期 （余命数日）
身体の状態変化	食欲不振 便秘 倦怠感出現 疼痛出現	口腔内乾燥 食事摂取量低下 浮腫の出現 発熱 呼吸困難感 疼痛増強	高熱 水分摂取のみ 全面的に排泄介助 浮腫悪化 呼吸困難感増加 全身倦怠感増強
精神の状態変化	意識は清明	発語が減る 傾眠傾向 せん妄（もう）発症	発語しない 呼名への返答なし 終日閉眼・昏睡
療養者へのケア	症状マネジメント 疼痛緩和	症状緩和ケア（ステロイド薬使用） 輸液の減量 鎮痛薬の検討	安楽体位の工夫 安心感を与える 清潔ケア タッチング
家族へのケア	死の受容への支援	介護負担への配慮 予期悲嘆への支援 看取りの準備	死亡直前の症状についての説明 看取りの具体的な方法の説明

表6-5 疼痛アセスメントの項目

アセスメントの視点	確認事項
日常生活への影響	• 睡眠・食事・排泄・移動などの日常生活に対する痛みの影響を確認 • 痛みで覚醒するようなことがないかの確認
疼痛パターン	• 持続的な疼痛と突出痛のパターンを確認
疼痛の強さ	• 疼痛評価ツール（フェイススケール，NRS，VAS，VRS）などを用いて定時的に評価する • 疼痛を訴えられない療養者に対しては，表情やからだの動き，精神状態の変化を観察して評価する
疼痛の経過	• 疼痛がいつから存在しているのかの確認 • 突然に疼痛が出現した場合は，骨折や消化管穿孔・感染症や出血の可能性を考慮
疼痛の性状	• 疼痛の性状は，体性痛か内臓痛か神経障害性疼痛かの判断材料になる • 疼痛の性状を表現するのは難しいので，「強く押される感じの痛みか，針で刺される痛みか」など，例に出して確認
疼痛の増悪因子と軽減因子	• 疼痛が増悪する刺激を下げて緩和する方法を探る
現在の鎮痛処置への反応	• 定期的に使用している鎮痛薬の種類の確認，指示どおりの服用か，副作用の程度と有無の確認
レスキュー使用薬の効果と副作用	• レスキューで使用する薬の使用頻度や効果の確認 • レスキュー使用薬による副作用の確認
疼痛と精神的問題の関係	• 疼痛と精神的な問題との関連性を確認し，価値観を尊重したうえで治療やケアの方針，鎮痛薬の選択を検討

出典／日本緩和医療学会緩和医療ガイドライン委員会編：がん疼痛の薬物療法に関するガイドライン 2014 年版，2014，p.31-35，一部改変．

いよう，ケアに参加することを勧めたりすることもある。この時期は，いつ臨終を迎えるかわからないため，療養者をできるだけ一人にしないようにする。

❹臨死期

死の直前から死の瞬間，死の判定から死後の処置までの時期は，家族にとって最も辛い瞬間であるが，その後の様々なセレモニーや手続きに向け動き出さなければならない時期

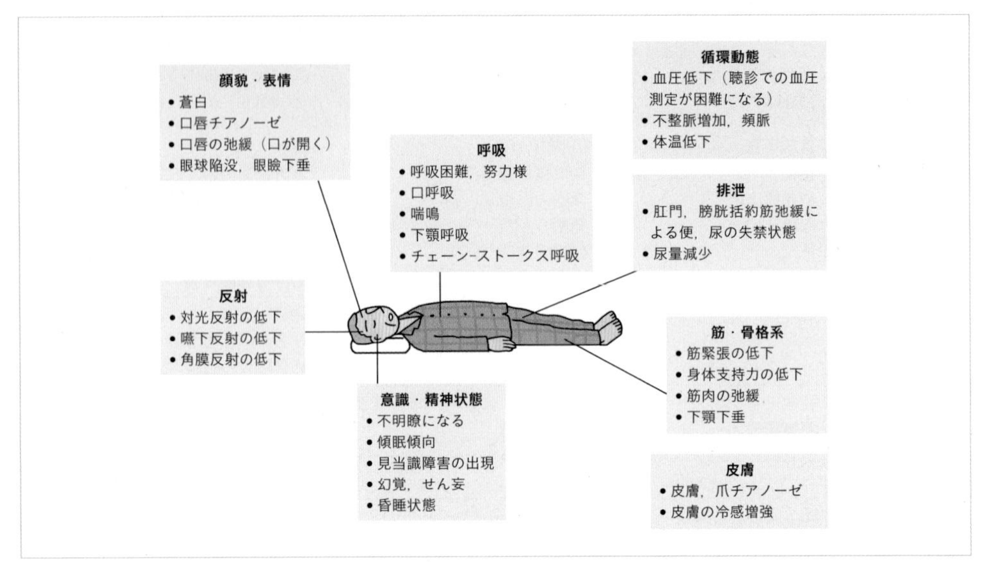

図6-3 危篤時の身体状態変化

でもある。医師が死の3徴候（呼吸停止，心拍停止，瞳孔反射消失）の確認を終えたら，家族が療養者と十分にお別れができるように，療養者の身体状態や外見を簡単に整え，医師や看護師はベッドから離れて家族が療養者に近づくことができるように配慮する。死後の処置（エンゼルケア）は，家族が落ち着く頃を見計らい，一連の流れを説明した後，家族に立ち会いの意思を確認した後開始する。

2. 家族への看護

❶再発期

再発の告知により，家族は療養者の今後の療養サポート・介護や暮らしの変化への不安を強く感じることになる。心理的サポートと共に，往診医との関係調整・様々な社会資源の情報提供など在宅看取りに向けた環境の準備と心構えができるよう支援を始める。

❷緩和ケア期

疼痛コントロールが療養者のQOLに大きく影響する時期である。療養者が感じて表出する苦痛は家族の苦痛にもつながるため，療養者ができるだけ安寧に過ごせるために，リラクゼーションなどによる苦痛の緩和に家族がかかわれるような方法を共に考える。

❸看取り期

看取り期では，家族の疲労もピークに達するため，レスパイトケアを検討する。看取りのパンフレット「これからの過ごし方について」などを用いながら，在宅看取りを行うための心構えを醸成するためのサポートを続ける。

❹臨死期

死の直前から死の瞬間，死の判定〜死後の処置までの時期は，家族にとって最もつらい時期であることを理解したうえで，死亡診断書作成にかかわる重要な時期でもあるため，かかりつけ医との連絡調整を家族の精神的フォローをしながら進める。

❺グリーフケア期

看取りを終えた直後から，家族へのグリーフケアは始まる。残された家族は多くの悲嘆を体験するが，後の悲嘆プロセスへの影響に配慮し，できるだけ共に死後の処置と最後のお別れができるように支援する。初七日や四十九日などのタイミングに，療養者と家族のエピソードを振り返るようなカードを送付する事も，家族の悲嘆を和らげるグリーフケアとなることがある。

3. 他職種・地域との連携

末期がんの療養者の場合，急変時の対応や痛みの緩和などのために経時的な状況観察とかかりつけ医への報告が必要になることがある。そのため，訪問看護だけでなく定期的に訪問する訪問介護や介護支援専門員らとの密接な情報共有･情報交換が必要になる。また，住み慣れた地域で在宅看取りを行う場合は，長年かかわりのある近所の友人や知人らとの面会なども本人・家族が望めばその機会をつくる環境調整を行い，本人の精神的な支援を行う必要がある。また，末期がん療養者は，死亡時期が予測されやすいこともあり，死亡24時間以内のかかりつけ医による診察が行われていることが多い。そのため死亡診断書はスムーズに発行されるが，臨死期では訪問看護師などがかかりつけ医よりも早く本人宅へ到着する場合が多い。よって，かかりつけ医と連絡を取ったうえで指示に従い，療養者の身体の変化に関する詳細な時刻と状況変化を記録し，患者の死亡確認した時刻をかかりつけ医に報告する。

E 非がん療養者へのエンド・オブ・ライフケアと看護

1. 療養者への看護

非がん療養者の予後予測は難しく，高齢者は老衰も同時進行するうえに様々な慢性疾患を抱えていることが多く，いつからがエンド・オブ・ライフ期なのかを見きわめるのは非常に難しい。非がん療養者のエンド・オブ・ライフケアでは，最も対応する機会が多いものは認知症高齢者の看取りまでの看護である。認知症のうち最も多い原因疾患がアルツハイマー型認知症であり，全体の6割を占める。ここではアルツハイマー型認知症高齢者のエンド・オブ・ライフケアについて中等度進行期から看取り期にわたる看護を説明する。

アルツハイマー病は，発症から終末期まで約10年余りの経過をたどることが多い。おおむね発症から7～8年経過すると大脳全体の萎縮が進み，嚥下が困難となって食事が摂れなくなったり，からだを動かせなくなり寝たきりになる経過をたどり，心身ともに廃用が進み，死に至る。がん療養者と比較すると，いわゆる終末期といわれる時期が不明確であり，認知症高齢者のエンド・オブ・ライフケアはかかわるべき時間が非常に長い。

❶中等度進行（BPSD出現）期

記憶障害や見当識障害が進行する時期であるとともに，様々な外的要因によるストレスからBPSDが見られる。療養者本人は生活上のままならなさや，不安感などもBPSDに影響する。できるだけ療養者本人が安心でき，心地よい状況でいられる環境づくりが大切な時期である。また，本人の意思がまだ確認できる大切な時期でもあるため，このタイミングで本人の好むこと，安心できること，価値観などを再確認し，今後のかかわり方や治療・ケアに関して家族，ケア担当者らと共有することが望ましい。将来的に人工栄養導入に関する意思決定が必要になる可能性についても家族に十分な理解を得ておく時期でもある。

❷重度進行期

意思疎通が難しくなる時期である。発症からおおよそ7～8年程度の経過時期であり，心身ともに廃用が進行する。失禁や嚥下機能障害，歩行障害などが出現するため，体力が低下し寝たきりになることも多い。本人の嗜好や選好に配慮したケアを取り入れていく。

❸看取り期

患者自身の思いを意思表示することが難しくなる時期である。嚥下困難も進み，口から

Column

在宅での看取りを実現させるために効果的な支援

在宅で看取りを行う場合，家族には特に急な変化などへの対応について事前に情報を提供しておく必要がある。最後は自宅で息を引き取りたいという，がん療養者本人の意向を尊重しようと，家族も在宅エンド・オブ・ライフケアを実践していたにもかかわらず，容態の急変に家族が対応できずに病院へ救急搬送され，そのまま息を引き取るケースが少なくない。そのような事態を避けるためにも，家族には看取りの過程やかかわり方，緊急時の対応などについて，事前にていねいに説明を行っておく。

看取りのパンフレット「これからの過ごし方について」[1]は，看取りを行う多くの家族の助けになるという調査報告がある[2]。国内の緩和ケア病棟10施設で看取りのパンフレットを用いて説明を受けた遺族260名に対して，患者の死後6か月に質問紙調査を行ったところ，81%の家族が「とても役に立った・役に立った」と回答した。パンフレットは「この先どのような変化があるかの目安になった」「いろいろな症状や変化がなぜ起きているのかがわかった」「気持ちの準備に役立った」といった意見が見られた。しかし，このようなパンフレットは補助的なツールであることを忘れてはならない。また，5%の家族は，「あまり知りたくない内容だと思う」と回答していることから，パンフレットを使用する必要性とタイミングは吟味する必要がある。何よりも重要なのは，家族の心情に常に配慮したかかわり合いなのである。

文献／1）OPTIMプロジェクト（緩和ケア普及のための地域プロジェクト，厚生労働科学研究　がん対策のための戦略研究）：これからの過ごし方について．http://gankanwa.umin.jp/pdf/mitori01.pdf（最終アクセス日：2019/6/5）
2）山本亮，大谷弘行，他：看取りの時期が近付いた患者の家族への説明に用いる「看取りのパンフレット」の有用性・多施設研究．Palliative Care Research, 7（2）：192-201，2001.

水分も食事も摂ることが難しくなってくる。栄養状態も低下し脱水も進むため，褥瘡予防に努め，本人のQOLを第一に考えた環境をつくり，苦痛を緩和するケアを提供する。

2. 家族への看護

❶中等度進行（BPSD出現）期

家族の精神的負担が大きくなる時期である。この時期には，家族も在宅ケアを続けられるかどうかの思いに悩むことが多いため，看護師は家族の精神的負担を把握し，サポートする。

❷重度進行期

この時期になると，ADLへの全面的な援助が必要となってくるため，大きな介護負担が家族にかかってくる。家族の介護負担への支援とともに，今後看取り期にさしかかる状況を考えて，家族自身が療養者の死に向き合えるよう，心の準備ができる支援が必要である。これまでの療養者本人の生き方や価値観を共に振り返りながら，最期を迎える準備を始める。

❸看取り期

嚥下困難状態が進行し，口から水分も食事も摂ることが難しい状況が続くと，生命の危機に陥る。よって，胃瘻（いろう）などからの栄養注入や持続点滴による補水などの人工栄養法の導入をどうするかという選択が求められるため，家族にとって非常につらい判断を迫られる時期である。人工栄養の導入状況によって看取りへのタイミングは変わってくるが，どの選択をした場合にも家族のこころの支援が必要である。看取りまでの進行は緩徐であるが，いつ臨死期になってもおかしくないことを家族にも伝え，看取りのときの最終的な対応について話し合いをしておく。

3. 他職種・地域との連携

非がん療養者の場合，徐々に機能低下をきたすため，看護職だけではなく介護支援専門員や訪問介護，デイサービスの介護職やリハビリテーション職などの専門職が長年本人・家族とかかわりながら地域での暮らしを支えていくことになる。訪問看護師は，これまで長年かかわりのあった専門職からていねいに経過を聞き取り，本人・家族の特徴を理解して支援計画を考える。また，本人・家族とかかわりがある民生委員や地域のボランティアなどからも情報を収集しながら，これまで暮らしたなじみの地域において，本人・家族が望むエンド・オブ・ライフケアを提供する。また，非がん療養者の臨死期は予測が難しい場合が多いため，各専門職の観察・報告が重要になる。訪問時に臨死期が近いと判断できる場合には，かかりつけ医と連絡を取ったうえで指示に従い，療養者の身体の変化に関する詳細な時刻と状況変化を記録し備える。かかりつけ医に連絡が付かない場合は，緊急連絡先の医療機関に状況を説明して連絡を取り，指示に従う。

F 非がん療養者へのエンド・オブ・ライフケアの支援例

1. 事例の概要

・**療養者**：A さん（85 歳）男性
・**疾患**：脳梗塞後遺症　高次脳機能障害　誤嚥性肺炎
・**状態**：45 歳で脳梗塞発症後片麻痺・高次脳機能障害の後遺症が残った。要介護 5 で認知症高齢者自立度Ⅳ。訪問診療，訪問看護，訪問介護，ショートステイなどのサービスを活用して在宅にて妻が 40 年間介護を続けてきた。徐々に嚥下機能低下が進み，誤嚥性肺炎を繰り返し衰弱してきている。
・**家族構成**：主介護者の妻（83 歳）と二人暮らし
・**住環境**：大都市郊外の市営住宅の 1 階
・**地域特性**：至便な郊外に建てられた築 40 年以上の市営住宅が立ち並ぶ。高度経済成長期から住み続けている住民も多く，近年では高齢化が顕著。顔見知りも多く，公園でゲートボールや将棋を定期的に楽しむ人が多い。老人会活動も活発で，月 1 回会合が実施されている。

2. 情報収集

妻は夫の介護を生きがいとも思っている。嚥下機能の低下が進むなか，A さんの嗜好に合わせた流動食を調理し時間をかけて経口摂取させてきた。誤嚥性肺炎のたびに，機能低下がみられる。胃瘻（いろう）造設は本人・妻共に拒否しており，必要な栄養・水分は補給されていない。最近は本人の意思表出も極端に少なく，眠っている時間が多い。

3. アセスメント

低栄養・脱水傾向が進んでいる。長い経過のなかで，かかりつけ医や訪問看護師らと話し合いを繰り返し，自然な形で最期の時まで自宅で過ごす意思を確認しているため，人工的水分・栄養補給などは行わない方針である。血圧も徐々に低下しつつあり，妻へは看取りの時期が近付いていること，臨終期の徴候などの準備について話を始める必要があると考える。

4. 計画

①A さんの看護目標

A さんと妻が最期の時まで自宅で穏やかに過ごすことができる。

②看護計画

（1）A さんの苦痛症状緩和

・痛みや呼吸困難感の症状には主治医と連携して対応を検討する。

・呼吸が安定するように，安楽な体位を，常に保持できるようにする。

（2）主介護者の妻へのケア

・妻が安心して他者のケアを受け入れられるように声をかけつつ，妻の心身の負担の緩和を考える。

・看取りのパンフレット（212 頁 Column）を用いて心の準備を促す。

（3）グリーフケアの準備

看取り後，長年 1 人で介護を担ってきた妻の悲嘆を想定し，近隣の知人らとともに妻の心身のサポートを継続できるよう準備を進める。

また，供養に関する様々な行事が落ち着いた頃（四十九日後）に，A さんと妻とのエピソードを振り返るような文面の手紙やカードを送付する。ケアに携わった関係者と近隣の友人・知人や民生委員等と A さんの死後に妻宅に集まり，妻と A さんについて語らう場を持つことを提案する。

5. 実施

A さんの意識が明確なときには，好きなコーヒーをしみこませて凍らせた綿棒を口の中に入れて楽しみの時間をつくった。

ケアチームで話し合った結果，急変時にも病院への搬送は行わないことで合意した。臨死期の徴候を妻に説明し，緊急時の報告方法を確認した。妻が少しでも休息できる時間をつくるようにケアのタイミングを調整した。

ある日，早朝に妻より「体位変換をしようと A さんのもとに行くと息をしていない」と訪問看護ステーションへ連絡が入った。急遽訪問診療医と訪問し，死亡確認を行った。

6. 評価

A さんは，穏やかに眠るように臨終を迎え，最大限苦痛の緩和に努めたケアが提供できた。40 年の在宅介護の末，最期まで A さんを在宅で看取った妻は，悲嘆は強かったが達成感を感じている様子も見受けられる。しかし，83 歳と高齢であり，身寄りもほかにいないため今後の生活への不安も感じており，Aさんにかかわったケアチームでグリーフケアを行うことにした。メンバーが時折妻を訪問し，Aさんの生前のエピソードについて語り合い，妻の生活が安定するまで見守った。近隣の老人会の仲間も定期的に訪問し，妻は地域活動に参加し，笑顔を取り戻していった。

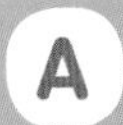

Ⅱ 地域・在宅看護と難病ケア

A 難病の理解

1. 難病対策の動向

難病の患者数は，人口の高齢化や医療・ケア技術の進歩に伴い，年々増加している。患者数が最も多い難病は**パーキンソン病**（2020［令和2］年度末約14万2000人）と**潰瘍性大腸炎**（約14万1000人）であり，次いで**全身性エリテマトーデス**（約6万4000人）である[8]。在宅ケアの対象となる難病の多くは，医療的ニーズと介護ニーズを併せもつ筋神経系の疾患（「**神経難病**」とよぶ）である。その代表的なものには，**筋萎縮性側索硬化症（ALS）**や，多系統萎縮症（MSA），パーキンソン病，脊髄小脳変性症，多発性硬化症などがある。

表6-6に難病対策の変遷を示す。日本の難病対策は，**スモン***に対する研究の整備がきっかけで始まり，1972（昭和47）年に策定された「**難病対策要綱**」に基づいている。当初は，原因と治療法の解明のための①調査研究の推進と，②医療施設の整備，③医療費の自己負担の解消，の3本柱で対策が進められた。1997（平成9）年に見直され，福祉関連の施策が追加されて5本柱となった。このように，難病の制度は徐々に充実化が図られてきた[9]。

また，難病は，病状の悪化進行が特徴であり，障害が固定化されていないという理由から，これまで「障害者」として認められなかった。しかし，2013（平成25）年4月施行の**障害者の日常生活及び社会生活を総合的に支援するための法律（障害者総合支援法）**では，障害者の定義に難病等が加えられ，障害福祉サービス等（障害福祉サービス，相談支援，補装具および地域生活支援事業）の利用が難病等にも拡大された。

難病療養者数の増加により，医療費助成に要する予算はますます膨張し，安定供給が難しくなった。また，難病患者からは，公平性の観点から医療費助成の対象疾患のさらなる拡大と見直しへの要望があがっていた。これらを克服するため，これまで根拠法がなかった難病対策であったが，難病対策要綱策定から40年以上の実績を経て，ついに2015（平

＊ **スモン**：subacute myelo-optico neuropathy（亜急性脊髄視神経末梢神経炎）の頭文字をとったものである。キノホルムという整腸薬によって引き起こされた薬物中毒であることが判明して，1970（昭和45）年に製造・販売中止となり，新たな症例の発生はない。

表6-6 難病対策の変遷

1955（昭和30）年代	スモンの発生とその対策が始まる
1972（昭和47）年	**難病対策要綱**策定 対策の3本柱： ①調査研究の推進 ②医療施設の整備 ③医療費の自己負担の解消
1994（平成6）年	地域保健法公布[注1)]
1997（平成9）年	難病対策要綱改正（対策が5本柱になった） 対策の5本柱： ①調査研究の推進（難治性疾患克服研究事業：対象は臨床調査研究分野の130疾患） ②医療施設等の整備（重症難病患者拠点・協力病院設備） ③地域における保健・医療福祉の充実・連携（難病特別対策推進事業，難病情報センター事業，難病相談・支援センター事業など） ④ QOLの向上を目指した福祉施策の推進（難病患者等居宅生活支援事業） ⑤医療費の自己負担の軽減（特定疾患治療研究事業）対策
2012（平成24）年	地域社会の共生の実現に向けた新たな障害保健福祉施策を講ずるための関係法律の整備に関する法律成立
2013（平成25）年	**障害者の日常生活及び社会生活を総合的に支援するための法律（障害者総合支援法）**施行[注2)]
2015（平成27）年	**難病の患者に対する医療等に関する法律（難病法）**施行[注3)] 3本柱： ①難病にかかわる新たな公平かつ安定的な医療費助成 ②難病の医療に関する調査および研究の推進 ③療養生活環境整備事業の実施

注1）地域保健法第6条に，保健所の保健師の難病に関する活動が「治療法が確立していない疾病，その他の特殊疾病により長期に療養を必要とするものの保健に関する事項」として提示され，広域的かつ専門的技術支援を柱としている。
注2）2013（平成25）年4月より，難病等が障害者総合支援法の対象となった。
注3）難病の患者に対する医療費助成に関して，法定化によりその費用に消費税の収入を充てることができるようにするなど，公平かつ安定的な制度を確立するほか，基本方針の策定，調査および研究の推進，療養生活環境整備事業の実施等の措置を講ずるものである。

成27）年1月より，**難病の患者に対する医療等に関する法律（難病法）**が施行された。

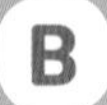

B 難病療養者を支えるケアシステム

1. 社会資源

難病療養者が利用できるフォーマルな社会資源は，年々充実してきている。表6-7に示したように，難病療養者は4つの制度（①医療保険，②介護保険，③障害者総合支援法，④難病法）を組み合わせて活用する。4種類と多岐にわたっており，申請窓口やサービス提供機関も様々である。

療養者と家族は，社会資源の活用を勧められても，「まだまだ人の世話にならなくても大丈夫だから」「自分たちだけで何とかなるから」など，社会資源の導入に消極的な場合が少なくない。また，社会資源の利用を受け入れることは「自分ができないことを認めるということ」と考えてしまう場合が多い。情報提供とともに，療養者や家族の心情に配慮しながら社会資源の導入を検討する必要がある。

表6-7 在宅難病療養者が活用できる4つの制度

制度	窓口	対象
医療保険	医療機関	医療保険加入者
介護保険	市区町村	65 歳以上の被保険者 40 歳以上の第 2 号被保険者（特定疾病）
障害者総合支援法	市区町村	65 歳未満で介護保険の特定疾病でない場合に，361 疾患の難病は，障害福祉と難病法により諸サービスを利用する
難病法	保健所等	指定難病

注）介護保険と医療保険で重複するサービスは介護保険が優先であるが，厚生労働省の定める特定疾病については，訪問看護は医療保険の適用となる。

2. 地域包括ケアシステム

1 医療保健福祉による様々な支援

難病は病状進行により身体機能が徐々に失われ，自立度が低下する。身体機能障害は，日常のあらゆる面で生活障害を引き起こす。上肢機能障害（手が動かない）は，自力での更衣や食事摂取が困難となる。下肢機能障害（歩けない）は，外出困難，トイレ動作や入浴動作などに伴う移動障害が生じる。構音障害は，言語的コミュニケーションが困難となる。これらの失われた機能による生活障害に対しては，日々の生活面での工夫や福祉用具の活用，家族あるいはサービス利用による第三者の手でタイムリーに補完し，障害があってもできる限り自立した暮らしが営めるよう，生活の再構築を行う。

また，確立した治療法はなくても，対症療法（医療処置）によって，生命の延長や苦痛緩和が可能である。嚥下（えんげ）困難に対しては，胃瘻（いろう）造設により栄養管理を行う。呼吸不全に対しては，**非侵襲的陽圧換気療法**（NPPV，鼻マスク型呼吸療法）や**侵襲的陽圧換気療法**（TPPV，気管切開下陽圧呼吸療法）がある。そのため，対症療法を選択するにあたっての意思決定支援が重要となる。

呼吸障害がある場合（特に夜間に酸素飽和度が低下する場合）には，NPPV を早めに導入することで呼吸筋の疲労を軽減し，呼吸緩和を図ることができる。しかし，NPPV を受け入れることができない療養者は多く，導入が難しい。また，胃瘻造設術については，呼吸障害の悪化時に手術を行うことは危険性が高くなるため，造りたくても造れなくなってしまう。時期を逸しないように意思決定ができ，適切な導入が図れるようにする。

そのためには，療養者と家族のニーズをアセスメントし，療養者と家族と共に，利用する社会資源の種類や利用頻度，利用時間などを決める。したがって，在宅ケアシステムは，療養者ごとに異なる。難病療養者の在宅療養生活支援には，医療・介護・福祉にまたがる様々な職種が，情報共有と役割分担を行う有機的な連携が求められる。

医療とケアに精通する職種である看護師間の連携（看看連携）を図 6-4 に示す。そのなかで難病支援に特徴的な職種として，保健所保健師や難病相談・支援センター*の**難病相談支援員**があげられる。治療が必要な場合には入院対応が，障害が中重度になると介護負担

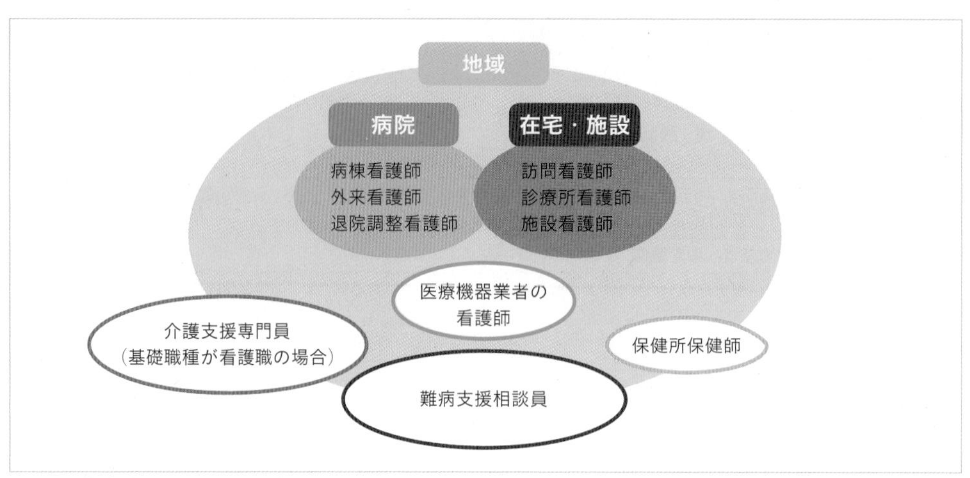

図6-4 難病支援における看看連携

が増大するため，レスパイト入院が必要となる。切れ目のないケアが提供できるよう，在宅，施設，病院で働く看護職間の連携が重要である。

2 病状進行のたびに見直す支援体制

難病は病状の悪化進行を特徴とする。そのため，病状進行のたびに支援体制の見直しを行い，必要なサービスの導入や回数の調整を図る（図6-5）。病状が重度化した場合には，複数名による訪問看護，複数の訪問看護ステーションによる訪問看護の検討を行う。また，2人主治医制（訪問診療医と病院医師）は，緊急時の後方ベッドの確保や専門的診療の確保，迅速な対応など多くのメリットがあるため，可能性を検討する。在宅人工呼吸器を装着した難病療養者は，在宅人工呼吸器使用特定疾患患者訪問看護研究事業に申請できる。申請が認められれば，訪問看護ステーションなどが診療報酬にて請求できる回数を超えて，訪問看護を利用することができる。

3 病院から在宅への移行支援

図6-6は，人工呼吸器を装着したあるALS（筋萎縮性側索硬化症）患者の病院内での支援者と，退院時に引き継いだ在宅での支援者を記したものである。院内連携はもとより，退院カンファレンスを行うなど，病院と地域との連携により，切れ目のない移行支援に努める必要がある。

病状進行により言語的コミュニケーションが困難となるため，なるべく早期から訪問看護を導入することが望ましい。言語的コミュニケーションが十分にとれるうちから療養者にかかわることで，信頼関係が構築しやすくなるだけでなく，顔面の表情がかすかであっ

＊ **難病相談・支援センター**：地域で生活する難病患者や家族の日常生活支援，地域交流活動の促進，就労支援などを行う拠点として，2003（平成15）年から各都道府県に整備された。2015（平成27）年の難病法第29条に位置づけられた。

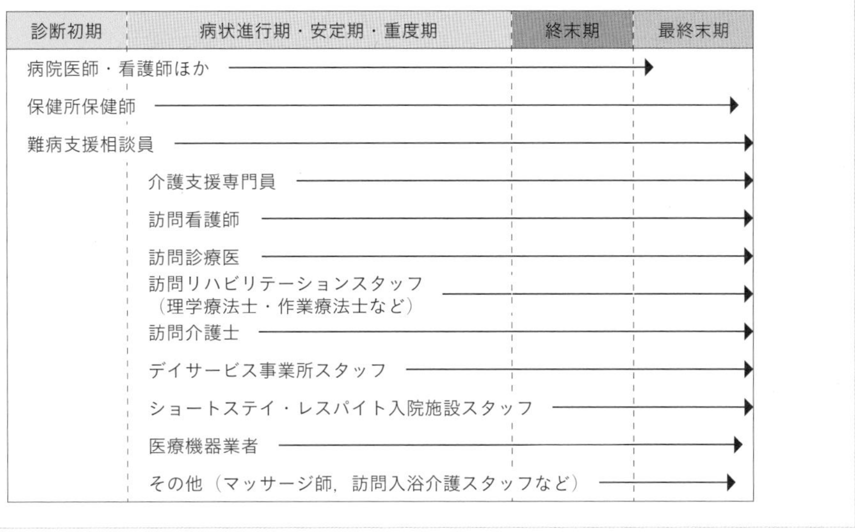

図6-5 病状進行による支援体制の変化

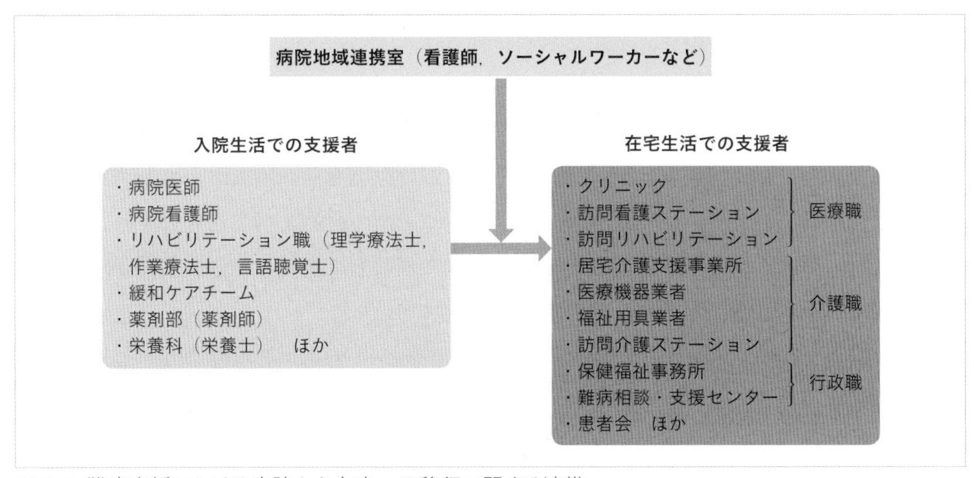

図6-6 難病支援における病院から在宅への移行に関する連携

ても，気持ちを読み取ることができるようなコミュニケーションが可能となるため，療養者のニーズに合ったケアを提供しやすくなる。

C 難病療養者への看護

1. 療養者への看護

1 病状進行に伴う難病療養者の心理状況の理解

難病の診断技術は向上しているが，なかなか診断がつかない場合もある。診断がつくのも恐いが，診断がつかない不安も計り知れないものである。なかには，複数の診療科を受診し，1年以上経ってからようやく診断がつく人もいる。診断が確定しない間は，体調不良を訴えても「気持ちの問題だ」「仕事をしたくない言い訳だ」などと周囲から理解を得られず，大変苦しい思いをする人もいる。

診断告知時は，自分が難病になったという事実に大きなショックを受ける。しかし，入院しても入院期間の短縮によって，心理面のフォローは十分になされないまま退院となる。また，入院による診断確定から，診断技術の進歩により昨今では，病名告知が外来でされる場合も少なくない。しかし，外来は忙しいため，こころのケアを行う時間を確保することが難しい。そのため，病院看護師と保健所保健師との連携が重要となる。

療養者は，時間の経過とともに自分で行えることが失われていくという，喪失体験の連続を経験する。たとえば，歩行に困難を抱えるようになった療養者が，杖を使用することをやっと受け入れられるようになった頃，病状の進行によって車椅子生活を余儀なくされ，さらに，普通の車椅子ではなくリクライニングの車椅子が必要になる。また，嚥下困難を生じるようになった療養者が，食事の際にとろみ剤を利用するなどの対応を行っていたところ，胃瘻造設についての意思決定を求められるなどである。このような場合，療養者は新たな病状を受け入れる間もなく，進行する次の病状に振り回されることが少なくない。

神経難病の場合，訪問看護はなるべく早期から導入できることが望ましいが，実際には病状が進行し，胃瘻の管理や人工呼吸器の管理などの医療処置が導入された時点で訪問看護が導入されることが多い。訪問看護師は，発症や診断の経過，病名を告知されたときなど，各段階における療養者の気持ちの変化を十分に理解し，療養生活の連続線上で，療養者と家族にかかわる姿勢をもつことが重要である。

また，療養者が「治りたい」「歩けるようになりたい」など，不可能に近いと思われる希望を抱いていても，それが療養者の生きる支えになっている場合は多い。看護者は，現状を受容できていないと思うのではなく，療養者の希望を受け止め，理解・共感を示すことが重要である。そして，何より，療養者が社会の一員として生きている実感を抱けるよう，また，生きている意味を見いだせるようかかわることが大切である。

2　意思決定支援

難病療養者は，身体機能を喪失していくたびに意思決定が求められる。ALSの病状は一般的には進行が速いが，個人差がある。急に死亡する交通事故や心臓発作などとは異なり，ある意味，考える時間がもてる病気ともいえる。気管切開を行い，人工呼吸器を装着するか否かの選択は，命にかかわるため非常に難しく，決断には相当な苦悩や葛藤が生じる。最良の意思決定とは，本人と家族にとって納得のいく決定ができることである。そして，本人の意思が尊重されなくてはならない。

また，呼吸苦など身体的苦痛が大きいと，冷静な意思決定はできない。療養者の心理状況をアセスメントしながら，早め早めの意思決定支援（ACP）が重要であることは言うまでもない。

看護師は，療養者と家族が話し合いの場をもてているかを見守ったり，時には話し合いができるよう後押ししたり，本人と家族の話を別々に聞いたりなど，臨機応変に対応する。また，意思決定をしたとしても，気持ちは揺れ動いて当然であることを念頭に置いて，療養経過の折に触れ，意思の再確認をすることも重要である。情報提供を行う際は，人工呼吸器を装着した場合と装着しなかった場合について，身体面だけでなく，経済面や介護面についても説明することが重要である。そして，本人・家族が行った最終的な決定は，決して否定しないように努める。

3 緩和ケアとセルフケアを高めるケア

療養者にとってはできないことが増えていく状況が生じるが，残存能力を発掘し，それを最大限活用するという視点は重要である。小指でも額でも，わずかながらでも動く機能が残っているならば，スイッチの工夫次第でコミュニケーションをとることは可能である。看護者は「してあげる」のではなく，療養者のできることを発掘し，少しでも療養者が自立した生活が送れるように支援する。

そのためには，苦痛の緩和が重要である。「難病ケアは，緩和ケアに始まり，緩和ケアで終わる」といっても過言ではない。トータルペインの考え方に基づき，身体的苦痛のみならず，精神的苦痛，社会的苦痛，霊的苦痛（スピリチュアルペイン）に目を向け，苦痛の緩和に努める。

4 コミュニケーション支援

話したいことが話せないのは，生活を送るうえでの大きな苦痛である。そのため，コミュニケーション支援は，生活の質の向上に大きく影響する。近年，AAC（補助代替コミュニケーション，augmentative & alternative communication）機器の開発がめざましい。

筆談が可能であれば，簡易筆談器（「かきポンくん」など）や，手は動かないが目が動くのであれば，簡便で費用がかからない文字盤がある。そのほか，携帯用会話補助装置（「レッツチャット」「ボイスキャリーペチャラ」など），パソコン（「伝の心」「話想」など），脳血流による意思伝達装置（「心語り」），脳波による意思伝達装置（MCTOS［マクトス］）など，各種スイッチが開発されている。療養者の状況に合わせて，適切な方法を選択する。

AAC機器の導入にあたっては，理学療法士や作業療法士との協働について，また，費用に関する公的補助制度の利用可否について，保健所保健師に相談する。コミュニケーション支援においては，何よりも，療養者からの「伝えたい」「聞いてもらいたい」，そして，介助者・支援者からの「聞きたい」という双方向的な関係性が構築されていることが重要である。

表6-8 病状進行に伴う療養者の心理と家族への影響

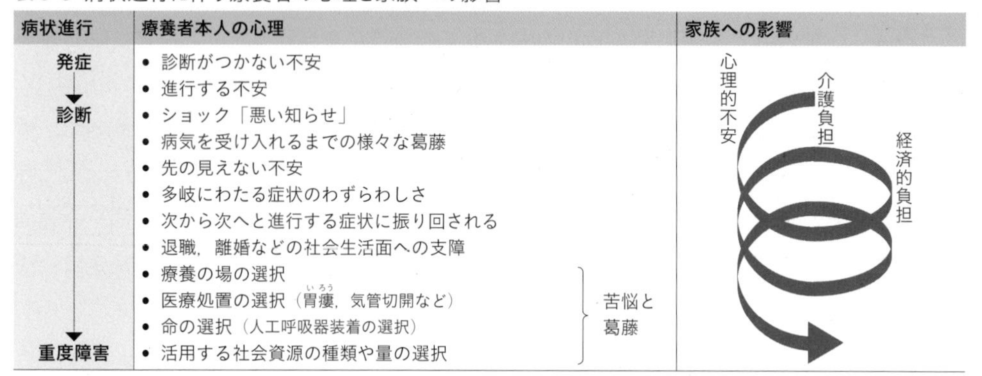

病状進行	療養者本人の心理		家族への影響
発症	• 診断がつかない不安		
↓	• 進行する不安		
診断	• ショック「悪い知らせ」		
↓	• 病気を受け入れるまでの様々な葛藤		
↓	• 先の見えない不安		
↓	• 多岐にわたる症状のわずらわしさ		
↓	• 次から次へと進行する症状に振り回される		
↓	• 退職，離婚などの社会生活面への支障		
↓	• 療養の場の選択	苦悩と葛藤	
↓	• 医療処置の選択（胃瘻，気管切開など）	苦悩と葛藤	
↓	• 命の選択（人工呼吸器装着の選択）	苦悩と葛藤	
重度障害	• 活用する社会資源の種類や量の選択	苦悩と葛藤	

2. 家族ケア

1 家族の心理状況の理解

病状の進行とともに増大する，療養者の苦悩や葛藤が家族に及ぼす影響を表6-8に記した。家族の一員が難病を発症することは，家族にとって大きな打撃となる。1つ屋根の下で一緒に暮らし，そばにいるにもかかわらず，家族は何もできずに療養者の病状が進行していく過程をただ見守るしかないという状況は大きな苦しみである。それゆえ，家族ケアは重要である。また，家族が難病について十分に理解できているとも限らない。

家族の理解度や病気の受け止め方をアセスメントしながら，家族教育を行うことが重要である。

2 家族教育

家族は，療養者を大事に，あるいは，不憫に思うあまり，療養者自身ができることも代わりに行ってしまうことがある。しかし，その行為はかえって，療養者に「自分は役立たずである」という印象をもたせることにもなるため，療養者はつらい思いをする。人間は一人で生きることはできないが，日常生活活動の一つ一つを人の世話に頼らざるを得ないという事実を受け入れることは，非常に苦しいことである。家族には，不自由ながらも，また，いつもより少し時間がかかっても，療養者自身のことはなるべく療養者が行うというかかわりが重要であることを伝える。

3 介護負担の軽減

支援においては，療養者のみならず，家族アセスメントや家族ケアが重要である。家族介護者が愚痴や不平不満をいつでもこぼせるような関係づくりや，傾聴する姿勢が重要である。また，必要に応じて，社会資源の導入を検討する。難病の多くは徐々に重度化するため，療養者と家族の両者に対して，無理をせず，なるべく早期からレスパイトサービスの定期的な利用を療養生活の習慣とするなど，その必要性を根気よく伝えていく必要がある。

3. 他職種・地域との連携

難病は身体面のみならず精神面・社会面・スピリチュアルな側面に影響を及ぼし，様々な生活障害を引き起こす。そのため，保健・医療・福祉分野にわたる社会資源を活用し，個別性のある生活支援を創造しながら生活再構築を行っていく。社会資源は充実化してきているが，利用に消極的な療養者が少なくない。看看連携はもとより，病院と診療所との連携（病診連携），薬薬連携（病院薬剤師と地域の薬局との連携），医療と介護との連携などの強化が必要である。また，病状は悪化進行するため，社会資源の導入のタイミングは重要である。適切なタイミングでの導入を行うためにも多職種連携は必要不可欠であり，情報共有をタイムリーに行うためにも，ICT を活用したコミュニケーションツールの活用が進んでいる。

D 難病療養者への支援例

1. 事例の概要

療養者：B さん（68 歳），男性
疾患：筋萎縮性側索硬化症（ALS），軽度認知症
状態：約 2 年前に発語が不明瞭となり，大学病院に精査入院し，ALS との確定診断がついた。約 8 か月前から，呼吸機能の低下がみられ，非侵襲的人工呼吸療法（NPPV）が導入になり，訪問看護が週 1 回導入となった。
家族構成：妻と二人暮らし，子どもなし
住環境と地域特性：都会で飲食店を経営していたが，田舎暮らしにあこがれ，65 歳で閉店し，若いときに購入した山間地の温泉リゾートマンション 10 階の 2DK に引っ越した。老後の生活を楽しもうという矢先の発症であった。発症初期頃は，高速バスで 1 時間半をかけて大学病院に通院していたが，NPPV 導入を機に，主治医を地域の支援病院に変更した。自家用車がなく，受診にはタクシーを使っていた。病状悪化や緊急時のために，診療所（週 1 回のみ開院）の医師も連携先に加えた。

2. 情報収集

認知症のため，NPPV は嫌がってしまい装着時間が長くとれない。妻は面倒見がよく，励ましながらマスク装着の支援を行っていたが，長くて 30 分間程度であった。嚥下障害には，妻が軟らかいものやとろみをつけて調理していたが，経口摂取には時間がかかり，むせがみられた。やせは顕著であり，病院からエンシュア・H が処方されていた。発語はまったくできず，コミュニケーションがとれない。そのため，妻のストレスは増大していたが，不平不満を言うことはなかった。本人は歩行に問題がなく身体的介護はあまり必要ないため，本人も妻も病状を十分に理解していないようである。

3. アセスメント

病状の悪化進行が速い。嚥下障害により経口摂取は危険な状況である。呼吸障害は SpO_2 が 92 ～ 94％であるが，活動量が少ないこともあり呼吸困難の訴えはない。肺音は異常なし。しかし，NPPV をうまく使いこなせていないため，病院受診時の呼吸機能の検査の結果を把握する必要がある。

4. 計画立案

❶B さんの看護目標

ALS に伴う合併症と病状進行を可能な限り遅らせ，妻と共に在宅療養生活を継続する。

❷看護計画

(1) 本人の病状のアセスメント

・病状をアセスメントする。特に，嚥下障害や呼吸機能障害に注意が必要である。

(2) 病状の苦痛緩和

・呼吸リハビリテーションを行う
・マッサージを行う。

(3) 誤嚥予防の指導を行う
・嚥下体操を指導する。
・調理方法を指導する。
・吸引器の導入を勧(すす)める。

(4) 妻の介護負担とストレス軽減
・妻の話をよく聞き，ストレスや不安軽減に努める。
・介護保険サービスを紹介し，適切な利用をすすめる。
・レスパイトケアの機会を一緒に考える。

(5) 意思決定支援
・胃瘻(いろう)造設や気管切開についての説明をし，意思を確認する。

5. 実施

社会資源が少ない地域であるため，訪問看護師，介護支援専門員，デイサービス，診療所・病院と連携を強化した。ALSという病気を扱った経験がない支援者ばかりであったため，大学病院の地域連携室の看護師にアドバイスをもらいながら，機会をみては人工呼吸器や胃瘻装着に関する意思決定を図ったところ，これらを希望しないとのことだった。デイサービスの利用は本人が嫌がったが，妻の同行や滞在時間を短めにするなどの工夫をして利用につなげた。温泉好きの本人が，マンション1階の男湯で入浴できるよう，男性のヘルパーを依頼し，入浴介助してもらった。訪問看護利用時間中は，妻も女湯で入浴でき，夫婦ともに憩いの機会となった。また本人がデイサービスに行っている間は，妻は，マンションの1階にあるお食事処のランチタイムにパートとして勤め，気分転換する時間となった。

6. 評価

本人の病状の悪化に伴い，妻のストレスは増大したが，デイサービスや訪問介護と協働し，妻のストレスを軽減できた。妻はデイサービス利用に対し，介護を第三者にゆだねることに抵抗があったが，その時間はパートとして働き，気分転換になった。マンションの自治会長も優しく，Bさん夫婦にとっては慣れない土地であったが，地域とのつながりをもてた生活ができるようになった。

III 地域・在宅看護と慢性疾患管理

A 地域・在宅看護に多い慢性疾患と管理

1. 疾病構造の変化と慢性疾患

わが国は，高齢化の進行と欧米化した食生活，喫煙，運動不足など不適切な健康習慣によって，生活習慣病が急増した。それに伴い疾病構造は，感染症などの急性疾患からがんや循環器病などの生活習慣病をはじめとした慢性疾患へと大きく変化した。

慢性疾患とは，徐々に発症して治療も経過も長期に及ぶ疾患の総称である。慢性疾患を適切にコントロール出来ない場合，急性増悪の繰り返しと合併症の併発から死に至る。発症要因は,生活習慣要因に加え事故やストレスなど外部環境因子と遺伝要因があげられる。

2. 慢性疾患の療養者数

在宅医療の推進と在院日数の短縮化から，治療の場が入院から**外来・地域**へとシフトし

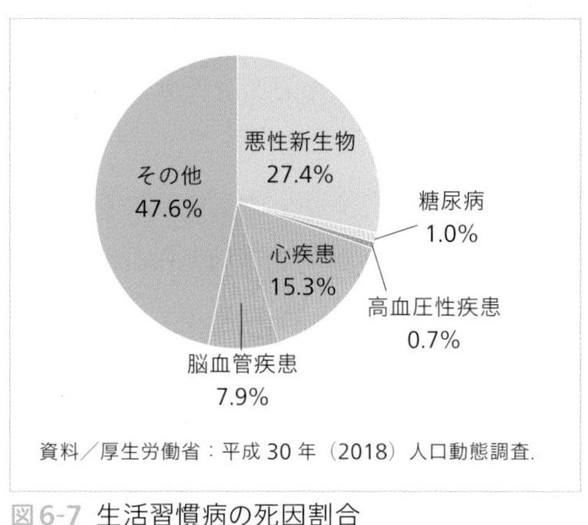

資料／厚生労働省：平成 30 年（2018）人口動態調査.

図6-7 生活習慣病の死因割合

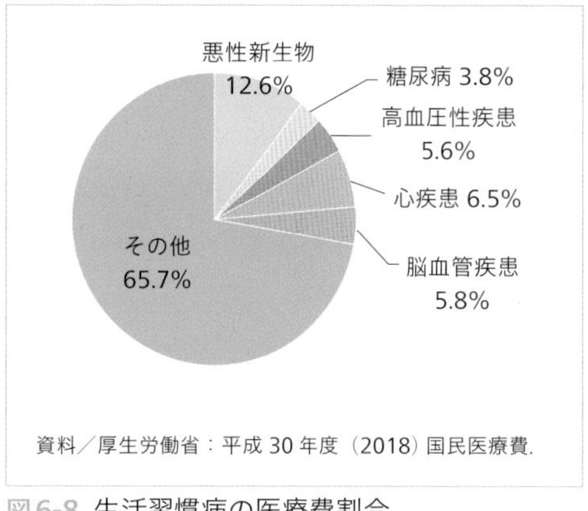

資料／厚生労働省：平成 30 年度（2018）国民医療費.

図6-8 生活習慣病の医療費割合

ている。そのため，慢性的な療養状態の継続支援が必要な医療ニーズの高い在宅療養者が**増加**している。2018（平成 30）年の総患者数（傷病別推計）においては，生活習慣病である慢性疾患の高血圧性疾患が第 1 位（993.7 万人），糖尿病が第 3 位（328.9 万人）となっており，悪性新生物は 178.2 万人，心疾患は 173.2 万人，脳血管疾患は 111.5 万人と多数を占める。

3. 慢性疾患の死因と医療費

慢性疾患の急性増悪による集中治療と繰り返す入退院や糖尿病性腎症による人工透析の導入などは，高い医療費の支出を招く。また，2018（平成 30）年の死因では，生活習慣病（悪性新生物，心疾患，脳血管疾患，糖尿病）が全体の 52.3% を占めており，生活習慣病の医療費を合計すると 12 兆 443 億円に達し，国民医療費の 27.8% となる。適切な慢性疾患管理が，医療費の適正化においても極めて重要な課題となる（図 6-7，8）。

B 慢性疾患療養者を支えるケアシステム

1. 慢性疾患の管理

慢性疾患の管理には，適切な診断・治療と療養者の**自己管理**とそれを支える心理社会的ケアが必要である。療養者は発症から症状の進行，急性増悪など様々な身体症状の経過をたどり，家族や友人地域社会との交流の減少や失業・休業や経済的困難など精神・社会的問題も引き起こされる。長期にわたって病と折り合って自己の人生を生きることとなる療養者とその家族を支援する看護実践が重要となる。

慢性疾患管理の看護実践には，セルフケア・セルフマネジメント・セルフモニタリングの概念を理解することが重要である。

セルフケアとは，療養者自らの健康を守るための活動であり，社会生活全般を含む広範囲で様々な活動を意味する。次に，**セルフマネジメント**とは，医療者の支援をもとに，慢性症状への対処や治療法を療養者の日常生活に組み込んでいく疾病管理のことを指す。最後に，**セルフモニタリング**とは，療養者が自身の血圧や体温・血糖値などの身体状況を測定・記録することと，身体状況や疾病に関連した症状に意識を向けることである。

セルフケアとセルフマネジメントの概念はほぼ類似したものであるが，セルフケアの中にセルフマネジメントが含まれ，セルフマネジメント活動の一つがセルフモニタリングとなる。

2. 社会資源

慢性疾患療養者の増加に伴い，日常生活における健康管理を始めとし，疾病の段階に応じた身体心理社会的ケアの必要性が増大している。その発症予防から合併症対策，急性増悪の予防に至るまでの一連の過程において，全人的な視点に立ち，慢性疾患と向き合う療養者とその家族を地域における多職種で連携して支えていくことが必要である。

持続可能な医療提供体制を構築するため，「地域医療構想」が制度化された。地域医療構想は，急性期から回復期，慢性期まで，将来の医療ニーズの予測を踏まえ，関係者の協議によって地域に必要とされる医療提供体制の整備を進めるものである（表 4-5 参照）。地域医療構想と地域包括ケアシステムは，車の両輪の関係にあり，お互いが補完し合うことで，医療と介護の連携を推進することを目指している。

3. 在宅医療システム

1 地域連携クリティカルパス

クリティカルパスとは，診療の標準化，根拠に基づく医療の実施（evidence based medicine：EBM），インフォームドコンセントの充実，業務の改善，チーム医療の向上など，良質な医療を効率的，かつ安全，適正に提供するための手段として開発された診療計画表である。

地域連携クリティカルパスは，急性期から回復期，さらには在宅療養までの切れ目のない円滑な医療提供体制の実現を目指して，治療を受けるすべての医療機関で共有する治療計画である。療養者が暮らす地域で医療・介護にかかわる多職種が情報共有と役割分担を行い，療養場所の変化のなかでも一貫したケアを行う，チームで療養者を支えていくためのしくみである（図 6-9）。地域連携クリティカルパスは，特定の区域ごとではなく，医療連携体制に必要な医療資源によって運用され，その対象疾患には，脳卒中，大腿骨頸部骨折，がん，糖尿病，急性心筋梗塞などがある。

2 ディジーズ・マネジメント

ディジーズ・マネジメント（disease management）とは，慢性疾患療養者の増加に伴う医療費の増大を背景に，米国を中心に導入・展開された，主に慢性疾患の治療を改善するプロ

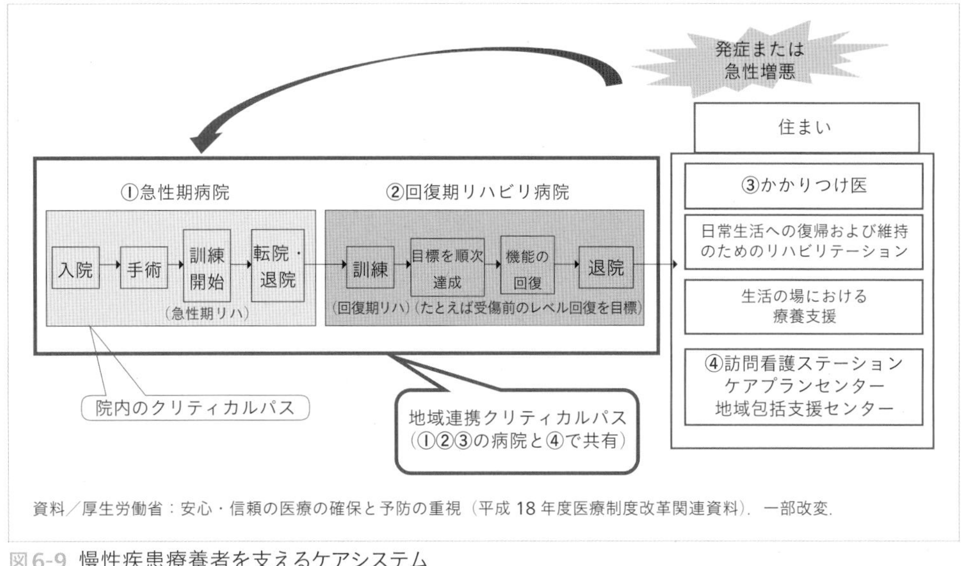

図6-9 慢性疾患療養者を支えるケアシステム

セスである。多職種が協働して療養者の疾病管理をサポートし，総合的な健康改善とそれに基づく費用コントロールを目標とする。療養者のQOLと臨床アウトカム（生体データ，症状）の向上と医療費の適正化を目標に，最新のガイドラインに基づいたケアを行うため，エビデンスに基づく医療（EBM）の実践手段ともいえる。

C 慢性腎不全療養者への看護

1. 療養者への看護

1 慢性腎不全の背景と特徴

慢性腎不全とは，様々な原因によって**慢性腎臓病**（chronic kidney disease：**CKD**）が進行することで，腎臓の糸球体や尿細管が冒（おか）され，腎臓機能の低下が持続する疾患である。慢性腎臓病の重症度は，表6-9のように原疾患・GFR（glomerular filtration rate：糸球体ろ過量）区分・たんぱく尿区分を合わせた5段階のステージにより評価する。その重症度は死亡，末期腎不全，心血管死亡発症のリスクを緑のステージを基準に，黄色，オレンジ，赤の順にステージが上昇するほどリスクは上昇する。

慢性腎臓病が進行し，G5ステージの**末期腎不全状態**に至った場合，体内にたまった老廃物（尿毒素や余分な水分）を除去するために，**腎代替療法**（renal replacement therapy：RRT）が必要となる。この腎代替療法は，対症療法としての**血液透析**（hemodialysis：HD）・**腹膜透析**（peritoneal dialysis：PD），根治療法としての**腎移植**（献腎移植や生体腎移植）がある。日本では慢性腎臓病の患者が20歳以上の成人の8人に1人である約1,330万人いると報告

表6-9 慢性腎臓病（CKD）の重症度分類

<table>
<tr><th colspan="2">原疾患</th><th colspan="2">蛋白尿区分</th><th>A1</th><th>A2</th><th>A3</th></tr>
<tr><td colspan="2" rowspan="2">糖尿病</td><td colspan="2" rowspan="2">尿アルブミン定量
（mg/日）
尿アルブミン/Cr比
（mg/gCr）</td><td>正常</td><td>微量アルブミン尿</td><td>顕性アルブミン尿</td></tr>
<tr><td>30未満</td><td>30～299</td><td>300以上</td></tr>
<tr><td colspan="2" rowspan="2">高血圧
腎炎
多発性囊胞腎
移植腎
不明
その他</td><td colspan="2" rowspan="2">尿蛋白定量
（g/日）
尿蛋白/Cr比
（g/gCr）</td><td>正常</td><td>軽度蛋白尿</td><td>高度蛋白尿</td></tr>
<tr><td>0.15未満</td><td>0.15～0.49</td><td>0.50以上</td></tr>
<tr><td rowspan="6">GFR区分
（mL/分
/1.73㎡）</td><td>G1</td><td>正常または
高値</td><td>≧90</td><td></td><td></td><td></td></tr>
<tr><td>G2</td><td>正常または
軽度低下</td><td>60～89</td><td></td><td></td><td></td></tr>
<tr><td>G3a</td><td>軽度～
中等度低下</td><td>45～59</td><td></td><td></td><td></td></tr>
<tr><td>G3b</td><td>中等度～
高度低下</td><td>30～44</td><td></td><td></td><td></td></tr>
<tr><td>G4</td><td>高度低下</td><td>15～29</td><td></td><td></td><td></td></tr>
<tr><td>G5</td><td>末期腎不全
（ESKD）</td><td>＜15</td><td></td><td></td><td></td></tr>
</table>

重症度は原疾患・GFR区分・蛋白尿区分を合わせたステージにより評価する。CKDの重症度は死亡，末期腎不全，心血管死亡発症のリスクを緑のステージを基準に，黄，オレンジ，赤の順にステージが上昇するほどリスクは上昇する。
（KDIGO CKD guideline2012を日本人用に改変）
出典／日本腎臓学会編：エビデンスに基づくCKD診療ガイドライン2018，東京医学社，2018，p.3.

されており，新たな国民病ともいわれている。

末期腎不全によって，透析療法を導入した慢性透析患者数は2020（令和2）年末で約35万人と増加しつづけており，医療費の多くを占めている。また，2020（令和2）年の慢性透析導入患者の平均年齢は全体が70.9歳，男性は70.2歳，女性が72.5歳であり，透析患者の高齢化が顕著である（図6-10）。

慢性腎臓病の初期は，自覚症状がほとんどなく，病状が進行すると，夜間尿，貧血，倦怠感，むくみ（浮腫），息切れなどの症状が出現する。症状を自覚したときには，すでに進行しているというケースも少なくない。そのため，定期的な健康診断で早期発見に努め，発症後は早期から適切な治療で末期腎不全を予防することが重要である。

2 慢性腎不全の治療

慢性腎不全の治療は，病状の程度によって腎不全保存期と末期腎不全（透析期）に分けられる。**腎不全保存期**では，腎機能低下を予防するために，薬物療法，生活習慣の改善，食事療法（塩分やたんぱく質，カリウムの制限，適正なエネルギー摂取），運動療法を組み合わせて行う。

末期腎不全（透析期）では，療養者の身体状況，生活環境，意向に沿った腎代替療法を選択する。

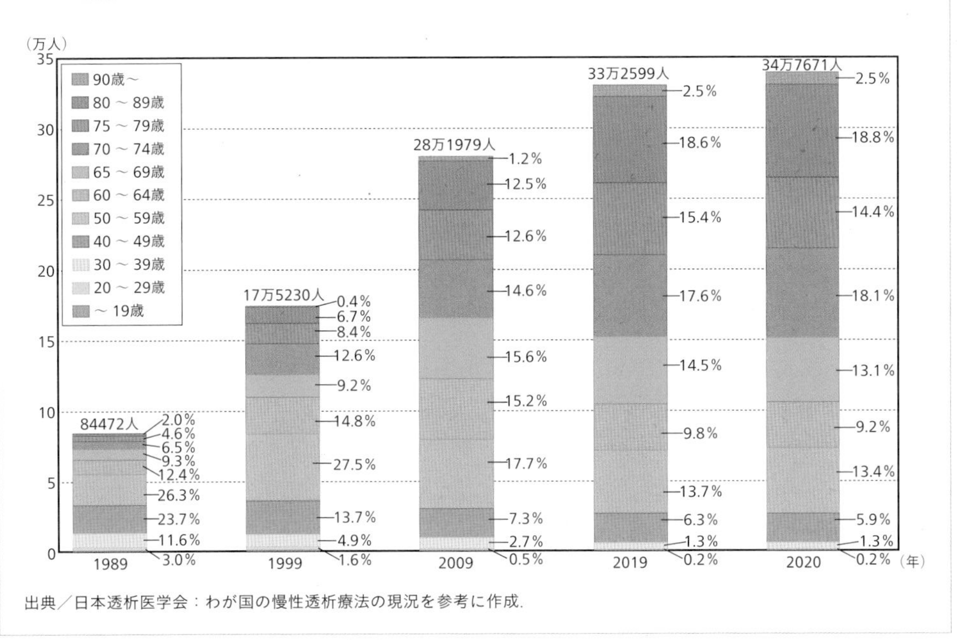

図6-10 慢性透析患者の年齢分布の推移

血液透析療法は，透析液供給装置と透析機器（ダイアライザー）に血液を通し，血液中の老廃物や不要な水分を除去して，血液を浄化する方法である。日本では血液透析を選ぶ患者が97.2％と圧倒的に多く，腎代替療法の主流となっている。血液透析では，血液を毎分200mLほど体外へ取り出し，透析器に通過させる必要があるため，安全に血液を体外へ取り出す為の血液経路である**バスキュラーアクセス**（vascular access：VA）が作成される。VAの大多数が，利き腕とは反対側の皮膚の下で動脈と静脈を直接つなぐ自己血管シャントである。

腹膜透析療法は，透析液を腹腔内に貯留し，腹膜のもつ半透膜の機能を利用して老廃物を除去する方法である。腹膜透析は，透析液の注入と排出を行うために，腹腔カテーテルを留置する必要がある。

3 慢性腎不全療養者の看護

慢性腎不全療養者の在宅生活を継続していくために重要なことは，適切な透析療法の継続と食事・水分管理，適切な服薬，感染予防，VA管理といったセルフマネジメントである。また，腹膜透析療法では，1日に数回の頻度で1回30分程度，腹腔カテーテルから透析液を注入と排出する処置を療養者自身で行う必要がある。療養者にとって透析療法は，一生涯必要となる治療であり，療養者とその家族が，「透析と共に生きる」といった前向きな考え方に移行できるような精神的な支援を行う。

血液透析療法療養者は，溢水による循環器系合併症と感染症のリスクが高く，死亡原因の第1位は心不全であり，第2位は感染症である。心不全の原因として，体液過剰・高血圧があり，非透析日の飲水量と塩分摂取量の過多が体液量を増加させ，心臓への負担を増大させる。そのため，日常生活での水分管理が重要であり，毎日決まった条件下での体重測定や飲水量を記録する自己管理ノートを作成するなど，セルフモニタリングを対象者に勧める。

また，感染症の原因として，食事制限による栄養状態の不良や免疫調節異常による細菌などに対する白血球機能の低下がある。食事管理では，透析導入前のたんぱく制限が緩やかになり，適切な栄養摂取が必要な透析食となる。管理栄養士と連携しながら指示量を守った栄養摂取が出来るように支援する。

血液透析では，シャント血管に1回の透析で2本の針を穿刺するため，週に3回行う

Column

マルチモビディティとポリファーマシー

マルチモビディティ（multi morbidity：多疾患併存）とは，「同時に2種類以上の慢性疾患が併存し，診療の中心となる疾患が設定し難い状態」のことである。欧米の調査においては，マルチモビディティの療養者は，死亡率と医療費が高く，QOL（quality of life）が低いと報告されている。日本においても，高齢化や疾病構造の変化により，マルチモビディティを有する療養者は増加する傾向と予測される。複雑で持続的なケアを要する状態であることから，療養者の関連する診療科が複数になりやすく，ポリファーマシーの原因にもなる。

ポリファーマシー（polypharmacy）とは，「poly」＋「pharmacy」で「多剤併用」を示す造語が由来となり，単に服用する薬剤数が多いことではなく，それに関連して薬物有害事象のリスク増加，服薬過誤，服薬アドヒアランス低下等の問題につながる状態とされている。高齢者では，生活習慣病等と老年症候群が重積することで，治療薬や症状を緩和するための薬物の処方が増加し，多剤服用になりやすい傾向がある。

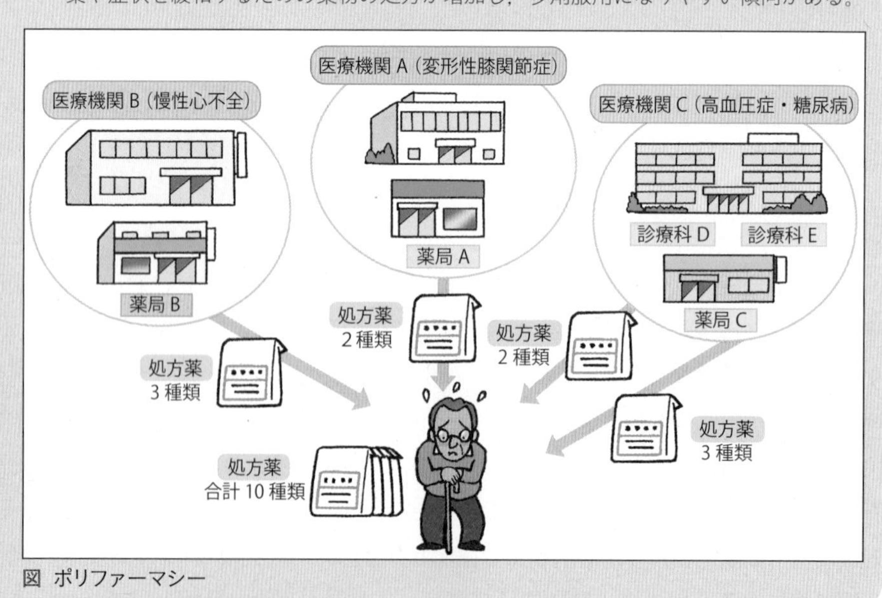

図　ポリファーマシー

と1年間で約300回穿刺されることになる。そのため，VA管理は，継続した血液透析療法の鍵となる。シャント血管の流動音とともに振動音を確認する必要があること，変化があったときはすぐに医療機関へ連絡するように伝える。

腹膜透析療法療養者では，腹膜カテーテルを通じた腹膜炎と生命にかかわる重篤な合併症である**被嚢性腹膜硬化症**（encapsulation peritoneal sclerosis：EPS）の予防と早期対処が重要である。腹膜カテーテル挿入部の発赤・腫脹・膿などの異常がないか，また排液の混濁を認めた場合は，混濁した腹膜透析液を持参して医療機関へ受診することを伝える。またEPSとは，腹膜透析療法の継続に伴って腹膜が劣化し腹腔内の炎症に伴い腸管が癒着・炎症性被膜によって覆われ腸閉塞症をきたすイレウス症候群のことである。悪心・嘔吐，蠕動低下，腹痛などの腹部症状があった場合も，早期に医療機関へ受診することを伝える。

2. 家族への看護

慢性腎不全は透析療法を伴い長期的な経過をたどることから家族の支援も重要である。1回に約4時間の時間を要し週3回行う血液透析や1日に4～5回透析液を腹腔内に貯留する必要がある療養者と暮らす家族は，療養者を支えるために社会生活を変えながら暮らす。透析療法特有の食事・水分管理やVA管理などの療養協力をする家族は，慢性的な疲労から療養協力に対する継続困難感が高まりやすい。療養者の治療的なセルフマネジメントに対して，家族も関心が向けられるように，医療者と家族が連絡ノートなどを利用して，連携を図っていく。また，療養者の病状に対する不安，経済的不安，食事管理の負担，加齢に伴う介護負担などを抱えることから，療養者の生活の場を知り，住まいの環境を整え，療養負担を軽減することが重要である。

3. 他職種・地域との連携

慢性腎不全療養者が，透析医療と共に生活していくためには，身体の異常を早期に発見できるように様々な職種との連携が不可欠である。

血液透析療法療養者では，週3回程度の血液透析を病院で行っていることから，血液透析病院の主治医・看護師・臨床工学士・管理栄養士は日常的に連携して治療に当たっている。しかし，血液透析療養生活に必要なセルフマネジメントを評価するためには，療養者の在宅生活を把握することが必要である。院内の多職種連携だけでなく，在宅医療・介護サービスの担い手と連携し情報共有することで，血液透析療法を支援していく。

腹膜透析療法療養者では，療養者自身の適切なセルフケア行動の実施が不可欠になるため，血液透析療法療養者に比べると，若く自立した在宅療養者であることが多い。腹膜透析病院の主治医・看護師・管理栄養士と情報共有し，腹膜透析療養生活に必要な自己管理行動（腹膜カテーテル管理，腹膜透析回数・時間，食事療法，服薬管理）を評価する。また，腹膜透析業者を通じて，腹膜透析に必要な物品（透析液，キャップ，コネクトキットなど）の管理や補充が適切に行えているか評価する。

D 慢性心不全療養者への看護

1. 療養者への看護

1　慢性心不全の背景と特徴

心不全（Heart Failure）とは「なんらかの心臓機能障害，すなわち，心臓に器質的および，あるいは機能的異常が生じて心ポンプ機能の代償機転が破綻した結果，呼吸困難・倦怠感や浮腫が出現し，それに伴い運動耐容能が低下する臨床症候群」と定義される。2021（令和3）年1年間の死因別死亡総数のうち，心疾患（高血圧性を除く）は21万4623人で，全体の14.9%を占めており，悪性新生物に次ぐ死因の第2位である。心疾患の内訳で最も多い死因の心不全は，8万9933人（41.9%）を占めており，20年間で約2倍近くまで急増している（図6-11）。生活習慣の変化や高齢化のため，心疾患患者は今後もますます増加し，2030（令和12）年には慢性心不全患者は130万人に達するとも予測されている。

2　慢性心不全の治療

慢性心不全の治療は，主に**薬物療法**と**非薬物療法**に分類される。薬物療法では，降圧薬や血管拡張薬によって血管の抵抗を下げることで心臓の負担を軽減し，末梢の循環を改善する。また，交感神経の働きを抑えることで，心臓の心拍数や収縮力を抑える。利尿薬は，体内に蓄積した過剰な水分によって起こる肺のうっ血に基づく労作時呼吸困難，浮腫等の症状を軽減する。高度に心機能が低下した場合は，強心薬によって，心臓の筋肉の収縮を増強させてポンプ機能を改善させる。

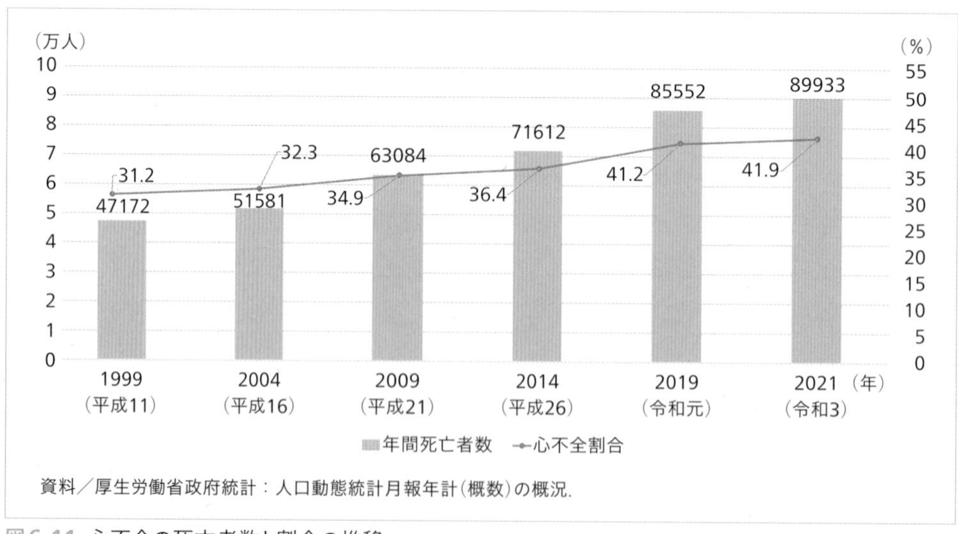

図6-11　心不全の死亡者数と割合の推移

非薬物療法では，生活様式の改善などによる慢性心不全を増悪化させる誘因を防ぐ，セルフマネジメントとなる。心不全リスク因子である高血圧，喫煙，脂質代謝異常，メタボリックシンドロームの改善のため，適切な食習慣と体重維持，運動療法，節酒，禁煙が必要となる。食事療法では，心臓の負担に直結する循環血液量が，体内のナトリウム量によって変動することから，減塩による**ナトリウム制限**が最も重要である。軽症心不全では厳格なナトリウム制限は不要であり，1日およそは食塩相当量6g以下程度の減塩食とするが，重症心不全ではより厳格な塩分制限が必要となる。高齢の心不全療養者では，過度のナトリウム制限が食欲を低下させ，**低栄養状態**につながることもあるため，味付けを調整するなどの工夫が必要である。目標体重はBMI値22を指標に普通体重（BMI値18.5～24.9 kg/m^2）を維持するようにし，短期間の体重増加は体液貯留が主であるため，心不全の悪化の可能性を疑う。運動療法では，浮腫を有する急性増悪時には活動制限と安静が必要であるが，安定した慢性心不全療養者では，過度の安静による廃用性変化のリスクもあることから，心臓機能の状態に合わせた心臓リハビリテーションを行う。

病状進行に伴い血液の循環不良から呼吸困難が出現すると，活動性は著しく低下し日常生活に支障をきたす。酸素濃度低下を改善するため，在宅酸素療法（home oxygen therapy：HOT）やマスクから圧力をかける非侵襲的陽圧呼吸を行う。

3 慢性心不全療養者の看護

慢性心不全の経過は多くの場合，慢性・進行性であり，急性増悪を反復することにより徐々に重症化していく。心不全の治療後に自宅で生活している療養者にとって，一見改善しているようにみえるときも，心臓の機能は徐々に悪化していると認識する必要がある。心臓機能の低下によって，動悸や息切れ，全身倦怠感や呼吸困難感などの症状が現れ，療養者の日常生活動作の困難と社会生活の制限を引き起こす。慢性心不全療養者の急性増悪による再入院を防ぐために，生活習慣病の予防や改善，療養者の適切なセルフケア行動を推進する。

❶薬物療法

慢性心不全療養者は心臓機能の保護や負担の軽減と併存疾患の治療などを目的に，複数の内服を行うことが多い。主治医，薬剤師，看護師で連携をとりながら，療養者の内服している薬剤の効果と有害作用について療養者や家族に理解してもらう。高齢による認知機能の低下や理解度に応じて，**服薬カレンダー**の使用や同居家族の支援を得る。

❷食事療法

食事療法で重要なことは，塩分の制限と低栄養の予防である。主治医，栄養士と連携をとりながら，慢性心不全療養者の理解を促す。生活指導のみに焦点を当てるのではなく，コショウ，からしなどの香辛料や酢，レモンなどの酸味を加える，一品だけ重点的に味付けするなど食事の楽しみを損なわない工夫を行う。療養者とその家族が日常生活に取り入れて継続出来るように，負担を理解することも必要である。

❸運動療法

慢性心不全の治療による入院では，一定期間の安静が必要となり，その期間が長くなるほど療養者の筋力は低下し，日常生活動作が困難になる。主治医の指示のもとで，適切な程度と量の運動療法を行い，日常生活動作の改善をする。

❹セルフモニタリング

慢性心不全療養者が労作時の呼吸困難，体重増加，浮腫の出現など増悪時の症状を理解し，セルフモニタリングできることは，急性増悪の予防または早期対処に有効である。心臓機能に負担をかけないよう，ストレス管理や毎日の体重測定を習慣化し，早期の受診行動を促す。

2. 家族への看護

慢性心不全療養者の家族は，療養者の塩分制限や服薬管理，HOT などの治療を長期にわたって支援していくことになる。また，急性増悪と寛解による入退院を繰り返すこと，重度に心機能が低下するとわずかな労作で呼吸困難が生じ身体活動が制限されることから，家族の身体的・精神的負担は大きい。看護師は，家族が療養者とともに生活をしていくうえでのセルフマネジメントだけでなく，悩みや不安を表出しやすい関係づくりを図っていく。また，家族の慢性心不全に対する理解度を把握し，より理解できるように支援する。

3. 他職種・地域との連携

慢性心不全療養者においては，多職種連携による疾病管理が心不全再入院率の低下をもたらすことは数多く報告されている。入院生活では病院食によって，水分・塩分やカロリーが厳重に管理されるが，自宅での療養生活では，もとの食習慣に戻ることで体重増加や血圧上昇を生じやすく，症状の増悪化と再入院のリスクにつながる。病院での医師・看護師・理学療法士・薬剤師・管理栄養士・心理療法士などで構成される多職種チームと，在宅生活を支援する訪問看護師，訪問介護，通所介護，介護支援専門員などと連携することで，体重増加や息切れ・浮腫などの心不全悪化徴候を早期にとらえることができる。また，外来診療における情報共有の手段として**心不全手帳***を使用すること，退院時は退院前カンファレンスなどによって，切れ目のない情報共有を行う。療養者の生活習慣改善に対する受け止め状態を多職種の視点でアセスメントし，療養者の生活を支援する。

＊ **心不全手帳**：日本心不全学会が発行する手帳で，「治療のガイド」と「毎日の記録」で構成されている。「治療のガイド」は，心不全という病気や治療内容，日常生活上の注意点が記載されており，「毎日の記録」では，日々の体重，血圧，脈拍などを記録するためのページとなっている。生活管理と自分の状態の変化を記録することで，自分の心不全に対する意識を高め，またその情報を手帳からスムーズに医療者が共有することで，治療に役立てることが出来る。

E 糖尿病療養者への看護

1. 療養者への看護

1 糖尿病の背景と特徴

糖尿病（diabetes mellitus：**DM**）はインスリン作用不足による慢性の高血糖状態を主徴とする代謝疾患群である。令和元（2019）年国民健康・栄養調査結果によると「糖尿病が強く疑われるもの」は約1000万人と推計されている。特に70歳以上の年齢層では20%以上を占め，その割合が高くなっており[10]，超高齢社会であるわが国においては今後も高齢者の糖尿病が増えることが予測される。

糖尿病合併症には急性合併症と慢性合併症があり，療養者のQOL，生命予後を悪化させる。在宅看護においては，合併症の発症予防とともに，早期に発見し，治療に結びつけていくことが重要となる。

1）糖尿病急性合併症の種類と特徴

急性合併症には糖尿病ケトアシドーシス，重症低血糖，高血糖高浸透圧症候群，感染症があり，重度の場合は昏睡に陥る。病態把握や治療を早急に行う必要があるため，在宅療養において発症した際には一刻も早く，適切な治療が受けられる体制を整えておく必要がある。

2）糖尿病慢性合併症の種類と特徴

糖尿病慢性合併症には細小血管症である網膜症，腎症，神経障害と大血管症である冠動脈疾患，脳血管障害および，末梢動脈疾患に分類される。また，高齢者の糖尿病は一般的な糖尿病合併症に加え，認知症，うつ，ADL低下，サルコペニア，フレイルなどの老年症候群をきたしやすく[11]，在宅療養の継続に支障をきたすおそれがある。

2 糖尿病の治療

糖尿病の治療の原則は，食事療法，運動療法，薬物療法により，血糖値を正常化することであり，目的は合併症の発症予防と進展を阻止することである。

血糖コントロールの目標値はHbA1c7.0%未満を目指すように心がけるが，個々の疾患や合併症に応じて個別に治療目標を設定される。特に高齢者は加齢により，低血糖が自覚されにくいという特徴や，認知機能や身体的機能，社会的背景による個人差が大きいことから，**高齢者糖尿病の血糖コントロール目標**[12]が設定されている。たとえば，この目標では重症血糖が危惧される薬剤（インスリン製剤など）を使用している場合，認知機能が正常かつ，ADLが自立している75歳以上の高齢者では，血糖コントロールの目標値はHbA1c8.0%未満となり，多くの併存症がある場合は目標値がHbA1c8.5%未満となるなど，個別に目標値が設定される。

3 糖尿病療養者の看護

糖尿病療養者の在宅生活を維持するために重要な目標は低血糖，高血糖，急性合併症を起こさせないことである。特に低血糖の発生は生命予後やQOLに大きく影響する[13)]。また，糖尿病の高齢者が低血糖を発症することで認知症のリスクが高まることが報告されており[14)]血糖コントロールをいかに安定させるかは重要である。在宅療養では血糖値の変化だけではなく，訪問時の会話や状況から食生活や生活リズムの変化などを注意深く観察し，看護を提供することが重要となる。

❶食事療法

血糖値をコントロールするためには食事療法が基本となる。しかし，病院で指導された食事療法を自宅で継続することは困難である。日常の食習慣（1日の食事の回数や量）やだれが食事を作っているのかなどの情報収集を行ったうえで，食事療法が継続できるように支援を行う。

❷運動療法

運動療法は糖尿病治療の基本のひとつである。特に高齢者は血糖コントロールだけではなく，ADLの維持，認知機能低下予防にも有用であることから，定期的な身体活動が実施でき，継続できるような支援を行う。

❸薬物療法

食事・運動療法では血糖コントロールが不十分な場合に経口薬が処方される。在宅療養においては服薬忘れや過剰服用による低血糖を防止するために，療養者の自己管理能力に合わせた支援を行う。場合によっては服薬カレンダーの利用や，家族やホームヘルパーなどに協力を求めることが必要となる。

注射療法は，インスリン注射（ペン型，持続皮下注入［CS II］療法），インスリン以外の注射薬など様々なタイプがある。また，作用時間も薬剤によって様々である。看護師は療養者がどのタイプのインスリンを使用しているかを熟知し，低血糖や**シックデイ***に対応できるようしなければならない。さらに，自宅での保管方法や，自己注射が困難になっていないかなどを注意深く観察する必要がある。

❹合併症の予防

糖尿病の場合，細小血管障害，大血管障害のほかに，感染を起こしやすい。糖尿病性足病変や歯周病にも罹患しやすく，重症化しやすい。このため，毎日の口腔ケア，フットケア，皮膚保護に努め，外傷の予防などが必要である。特に，糖尿病足壊疽から下肢の切断

＊ **シックデイ**：糖尿病患者が治療中に発熱，下痢，嘔吐をきたし，また，食欲不振のため食事ができないときをシックデイとよぶ。このような状態では，インスリン非依存状態の療養者は著しい高血糖やケトアシドーシスに陥ることがあり，インスリン依存状態の療養者は糖尿病性ケトアシドーシスを発症することもあるため，特別な注意が必要である。

は，ADLやQOLが低下するばかりでなく，在宅療養の継続や生命予後にも悪影響を及ぼす。看護師は下肢の観察を定期的に行うと同時に，必要な場合は早期受診を促す。同時に療養者自身が適切なセルフケア行動がとれる支援が重要である。

2. 家族への看護

糖尿病療養者の家族は，診断当初に糖尿病の知識や治療に関する指導を療養者と共に受ける。療養者が小児や高齢者の場合には，日常生活全般の管理から内服薬の管理，場合によってはインスリンなどの注射の手技を療養者本人に代わって家族が実施しなければならない。さらに，シックデイや低血糖の際の対処方法などの緊急事態への対応策も熟知しておかなければならない。しかし，療養者が独居や同居家族が高齢の場合は，緊急を要する病状の変化への対応が遅れることが考えられる。療養者の同意を得ることができれば，ふだんはあまり交流の少ない別居家族についてもコンタクトをとり，病状だけではなく，日常生活の状況や治療状況などの情報の共有を行い，療養者の見守り体制の強化に努める。

3. 他職種・地域との連携

糖尿病の管理をしながら在宅療養を継続するためには，病院の糖尿病外来やかかりつけ医，訪問看護師，介護支援専門員との連携が重要である。

医療機関との連携では，受診の際に訪問看護師が同行することがあり，内服状況や生活状況，特に高齢者は自己管理能力に低下がないかなどについて主治医に報告を行い，場合によっては内服薬やインスリン注射の薬剤の変更も打診する。また，シックデイや低血糖時の対処方法などについてもふだんから主治医と訪問看護師は話し合い，緊急時には早期に治療が開始できるよう準備しておく。また，高齢者の場合には，ADLの低下や認知機能の低下により，これまで実施できていた食事や内服の管理，注射などが実施できなくなる可能性がある。看護師が常駐する施設や居住系施設においては，内服の管理やインスリンなどの注射を療養者に代わり実施することが可能であるため，サービス導入の際には介護支援専門員などに情報提供を行う。

F 慢性閉塞性肺疾患療養者への看護

1. 療養者への看護

1 慢性閉塞性肺疾患（COPD）の背景と特徴

慢性閉塞性肺疾患（chronic obstructive pulmonary disease；**COPD**）は，たばこ煙を主とする有害物質を長期にわたり吸入暴露することなどにより生じる肺の炎症性疾患であり，肺気腫，慢性気管支炎とよばれてきた疾患の総称である。

日本においては，COPDの死亡者数の年代別割合の推移では，半数以上は80歳代が占める[15)]。その傾向は顕著になっており，地域で生活する高齢者においてCOPD療養者が増加していると考えられる。

2　COPDの合併症・併存症

❶全身併存症

COPDは疾患自体が全身への影響をもたらし，併存症を誘発すると考えられることから**全身疾患**ととらえられている。全身の影響として，全身性炎症（血中の炎症性サイトカインの上昇，血中CRPの上昇），栄養障害，骨格筋機能障害，心・血管疾患，骨粗鬆症，不安・抑うつ，糖尿病などがある。特に，在宅療養においては，体重の変化，食事摂取状況や外出の状況など，日々の生活スタイルに変化がないかなど，肺以外の全身に発症する疾患（全身性併存症）の病態を念頭に入れ，ケアを行う必要がある。

❷肺合併症

肺合併症には，喘息，肺がん，気腫合併肺線維症などがある。季節や日内の呼吸症状の変動，喀痰の性状などの観察を自己で行えることが，肺合併症の早期発見，早期治療につながる。在宅療養において，看護師は療養者本人や家族に，呼吸状態の自己管理について継続的に指導することが重要となる。

3　COPDの治療

治療は疾患の進行抑制に向けた対症療法が中心であり，禁煙の徹底と薬物療法，感染予防，呼吸リハビリテーションが行われる。これらの治療を行ったうえで，動脈に流れる酸素濃度や二酸化炭素濃度，右心不全症状徴候（浮腫や体重の増加など）などのから，医師が必要と判断した場合に，**在宅酸素療法**（HOT）や**非侵襲的陽圧換気療法**（noninvasive positive pressure ventilation；NPPV）が行われる。治療の目標は，①症状やQOLの改善，②運動耐用能（運動に耐えられる能力）と身体活動性の向上，維持，③増悪の予防，④全身併存症と肺合併症の予防，治療があげられている。

4　COPDの在宅療養者の看護

COPDの主症状は，呼吸困難，咳嗽，痰である。特に，労作時の呼吸困難感は，食事，入浴，排泄といった日常生活活動が制限される。特に高齢者は加齢とともに起こる，身体機能の低下に加え，呼吸困難感は死への不安につながり，精神面にも影響を与えるため，在宅療養の継続が困難となる。禁煙などの治療の徹底と継続を支援することで，症状緩和を図り，QOLの高い在宅療養につなげることが重要となる。

❶禁煙

COPD療養者のなかには病院では守られていた禁煙が，在宅療養開始とともに継続できなくなることが多い。禁煙はCOPD療養者の呼吸機能低下や死亡を予防する。最近は，非燃焼・加熱式たばこや電子たばこといった煙の出ない，あるいは煙の出にくいたばこ製品がある。これらについても日本呼吸器学会は，いかなる状況であっても使用を推奨していない[16]。また,受動喫煙はCOPDの増悪因子となることから,療養者本人だけではなく,同居する家族にも同様に禁煙を指導する。

❷ワクチン接種

インフルエンザワクチン接種によりCOPDの重篤な増悪や死亡を防ぐ。同居家族がインフルエンザに罹患することで療養者が感染するため，同居家族にも感染予防行動の指導が重要である。また，肺炎球菌ワクチンについても，65歳以上では重症度を問わず，65歳未満では重症のCOPD療養者に接種が推奨されている。接種時期を逃さないために，定期受診時に接種できるように，看護師があらかじめ医療機関に連絡を入れておくなどの対応も必要となる。

❸薬物療法

薬物療法の中心は気管支拡張薬である。高齢者は視力や認知機能の低下，指先の操作が困難になることにより,服薬管理や治療薬の交換や適切な吸入ができなくなることがある。実際に吸入薬を使用してもらうなどの吸入指導や，場合によっては家族など介護者への服薬管理や吸入指導が必要となる。

❹包括的呼吸リハビリテーション

包括的リハビリテーションの中心となるのは，運動療法と**セルフマネジメント**の教育である。包括的リハビリテーションの有益性は呼吸困難の軽減，運動耐容能の改善，健康関連QOLやADLの向上，自己効力感の向上と知識の習得などである[17]。

運動療法は薬物療法や酸素療法を併用することで呼吸困難感を軽減し，運動持続時間を延長することが報告されている[18]。療養者本人と話し合いながら，目標を設定し，具体的な運動療法を身に付けられるように支援する。

セルフマネジメントの教育については，息切れの軽減やQOLの改善，呼吸器疾患に関連した入院の減少効果が示されている[19]。

❺在宅酸素療法（HOT）

HOTの導入は十分な内科治療と呼吸リハビリテーションを行い，1か月以上安定した状態において，安静時$PaO_2 \leqq 55$Torr，および$PaO_2 \leqq 60$Torrで，かつ睡眠時または運動負荷時に著しい低酸素血症（一般的には$PaO_2 \leqq 55$Torr（$SpO_2 \leqq 88\%$））をきたすものであって，医師が必要と認めた場合に導入される[20]。また，**高二酸化炭素血症***（$PaCO_2 \geqq 55$Torr）や夜間の低換気などの睡眠時呼吸障害がある症例，あるいは増悪を繰り返す症例にはNPPVが導入される。在宅療養でのこれらの治療の導入には，高い自己管理能力が求められる。特に高齢者では，視力低下により流量計の目盛りが見えず，医師から処方されている流量が守れていないことや，認知機能の低下により安静時に酸素流量を減量せず，体動時の流量

＊ **高二酸化炭素血症**：動脈血中の二酸化炭素分圧が正常より上昇している状態。正常基準値は$PaCO_2 = 35 \sim 45$Torrである。

の状態で長時間経過している場合がある（具体的な管理方法は第7章-Ⅲ-E「呼吸管理」を参照）。

❻急性増悪

COPDの急性増悪症状とは息切れ，咳や痰の増加，胸部不快感・違和感の出現や増強などを認める状態のことである。在宅での療養が困難となり，入院加療が必要となることが多い。急性増悪は療養者のQOLを低下させるだけでなく，生命予後を悪化させることから，予防することがきわめて重要であり，早急に医師や看護師へ報告する必要性の指導を行い，早期治療へとつなげる。

2. 家族への看護

COPD療養者の在宅療養継続には，病状の増悪予防が重要である。医師より指示されている治療の徹底やリハビリテーションの継続，感染予防対策など療養生活におけるセルフマネジメントが重要になり，長期に及ぶことも少なくない。そのため，同居する家族の療養者への治療等の協力はCOPD療養者の増悪予防に影響を与える。特に高齢者においては，身体能力，認知機能の低下により，薬物治療やリハビリテーション，栄養の管理などセルフマネジメント能力が低下すること考えられることから，家族を含む介護者への禁煙や治療の指導，増悪時の症状の説明，指導は重要である。

3. 他職種・地域との連携

在宅療養の継続には，安定期の呼吸リハビリテーションやセルフマネジメントの支援，増悪期の早期発見，治療には医療機関や通所サービスなどと連携する。特にHOTを受ける療養者に関しては，酸素流量の不用意な増量が死亡などの最悪の結果を招くため，医師の指示内容の徹底など情報共有は必須である。また，療養者の外出や旅行の際は医療関係者だけでなく，酸素供給業者や福祉用具関連業者との連携が重要である。さらに，HOTやNPPVを行っている場合は災害時や機器の故障時の迅速な対応について，療養者，家族，看護師は関連業者と連携をとり，あらかじめ対応方法の検討を行う。

G がん療養者への看護

1. 療養者への看護

1 がんの背景と特徴

わが国でがんは1981（昭和56）年以降，死亡原因の第1位である[21]。2021（令和3）年には約380万人が死亡しており，年々増加傾向にある。近年はがん医療技術の進展により，長期生存が可能となり，がんは慢性疾患としてとらえられるようになっている。また，がんは診断から治療，完治に至る過程のなかで身体的，精神的，社会的な苦悩を抱えながら療養する。がん療養者においては**がんサバイバーシップケア**という考え方が重要となる。がんサバイバーシップとは「がんと共生し克服し，それとともに生き抜いていくという経験であり生きるためのプロセスである」とされ[22]，がん療養者やその家族や友人を含む人々に対して，このプロセスを支える重要性を意図している。なお，アメリカがん治療学会（American Society of Clinical Oncology：ASCO）[23]にはサバイバーシップケアガイドが示されており，療養者に応じた情報や社会資源が紹介されている。

2 がんの治療

がんに対する治療は，手術療法，薬物療法，放射線療法を組み合わせた，**集学的治療**が行われる。がん医療技術の進歩や医療の供給体制により，治療の場が外来や居宅へと移っている。療養者が通院や在宅医療を受けながら安全に効果的な治療が受けられるよう支援が重要となる。

3 がんの合併症

がんの合併症には，がんの浸潤・転移による臓器障害や，胸水や腹水など体液の貯留があり，疼痛（とうつう）や圧迫，呼吸困難が起こる。また，がんが存在することで，全身症状や血液凝固系，電解質・代謝の異常など特有の合併症をもたらす。これらは緊急処置を伴う場合（**がん緊急症***）があり，治療期から終末期までどの病期によっても起こる。合併症は在宅療養継続の危機になるだけではなく，生命の危機に直結する場合もある。在宅療養において速やかに対応できるように，体制を整えておくことが重要である。

4 がん療養者の看護

在宅療養でのがんの看護は，がんの部位や病期，治療によって変化する。たとえば，外来では，がん薬物療法や放射線療法を受ける場合は，治療だけでなく，その有害作用へのケアも必要となる。また，再発や転移，病状が進行した場合には治療や療養の場の選択などの意思決定支援や，疼痛などの苦痛に対する緩和ケアが必要となる。在宅療養は医療者が常時そばにいるわけではない場所での治療や療養となるため，療養者が安全に不安なく在宅療養が継続できるよう支援する。

❶外来がん薬物療法における在宅での看護

通院による外来がん薬物療法は，抗がん剤やホルモン療法薬，分子標的薬，免疫チェックポイント阻害剤があり，疾患により治療は異なる。療養者は外来で治療を行うため，帰宅後の合併症や有害作用の管理は療養者本人や家族にゆだねられる。外来看護師は帰宅後に起こり得る合併症や有害作用について，療養者や介護者に教育することが重要である。また，訪問看護が導入されている場合は，訪問看護師は外来での治療時の情報を把握し，

* **がん緊急症**：がんの罹患中に緊急処置を要する程度に病状が悪化した状態。がんの増悪によるものでは腸閉塞や腫瘍からの出血などがあり，また，がん治療に伴うものとしては放射線肺炎の重症化などがある。

外来と連携しケアを行う。

❷居宅における注射薬によるがん薬物療法

抗がん剤やサイトカイン療法薬（インターフェロン製剤），ホルモン療法薬などの治療の場面で療養者や家族による自己注射の管理が行われる。

安全に治療を行うために抗がん剤は皮下埋め込み式ポートなどからディスポーザブルのポンプに充塡され，一定時間持続注入することが多い。療養者は外来で抗がん剤の点滴を開始したあと帰宅する。療養者が持続点滴中の管理や使用物品の管理，抗がん剤曝露への対処などを行うことから，治療による身体的負担だけでなく，心理的負担も大きくなることが予測される。反面，抜針のためだけに病院へ行くという時間の拘束や身体的な負担が軽減される。看護師は療養者・家族がどこまで実施可能なのかを見きわめ，場合によっては，訪問看護師による抜針や物品の管理が必要となる。訪問看護師は療養者の治療の場や治療方法を検討するため，病状の報告に加え，生活状況や自己管理能力について外来看護師に情報を提供することが重要である。インターフェロン製剤などの皮下注射による治療薬の注入も，管理能力や療養環境によって居宅で行うことがある。看護師は，定期的に安全で確実に対象者が実施しているかを確認するとともに，薬剤や注射針などを正しく管理しているか注意する必要がある。

❸内服によるがん薬物療法

内服によるがん薬物療法は抗がん剤や分子標的薬があり，医師から処方された用法や用量・形状，時間を守るセルフケアが重要である。療養者や家族には自己勝手な薬剤の粉砕などは決して行わず，医療者に相談するよう伝える。また，経口抗がん剤の治療は外来から始まる場合も多く，在宅療養中に有害作用が多く出現する。療養者や家族に有害作用の説明を十分に行い，有害作用が出現した場合の対処法を説明する。

がん疼痛の緩和を目的にした薬物療法も行われる。薬物投与はWHOによる「**薬物投与5原則***」が推奨されており，オピオイド製剤については24時間一定の効果を得るために，服用時間を遵守する。内服忘れなどによる確実な内服治療が行えない場合は，訪問看護師や薬剤師の訪問での薬剤管理の導入を検討する。

❹放射線療法

放射線療法は治癒を目指すものから，症状緩和，手術前後に行われるものまで目的は幅広く，通院で治療されることも多い。放射線療法の有害作用は**急性期有害事象**と**晩期有害事象**があり（表6-10），治療中から治療後10年以上たってから発生するものがある。特に晩期有害事象については，治療から時間が経過しているため療養者の有害事象への注意が低下し，発見が遅れる場合がある。治療後においても，外来看護師や訪問看護師は有害事象について継続的に観察や評価をする。

---

* **世界保健機関（World Health Organization：WHO）による投薬5原則**：①経口的に（by mouth），②時刻を決めて規則正しく（by the clock），③除痛ラダーにそって効力の順に（by the ladder），④患者ごとの個別的な量で（for the individual），⑤そのうえで細かい配慮を（with attention to detail）行うことである。

表6-10 放射線療法による主な有害事象

時期	主な有害事象
急性期	脱毛，紅斑，水疱形成，びらん，浮腫，放射線肺炎，脳圧亢進，骨髄障害，結膜炎，角膜炎，膀胱炎，腎炎
晩期	皮膚色素沈着，皮膚潰瘍形成，腸管狭窄，消化管潰瘍，穿孔，放射線肺線維症，脳壊死，末梢神経障害，骨折，骨壊死，白血病，白内障角膜潰瘍，直腸出血，腎硬化症

❺緩和ケア

がんの痛みは身体的苦痛としてのみではなく，**トータルペイン**として理解する[24)]。がんの緩和ケアは疼痛緩和や治療で生じる有害事象への対応に加え，終末期ケアや心のケアなど幅広い領域に及び，病変の診療開始とともに早期から行われる。また，痛みは療養者のQOLに大きく影響することから，病院・外来・地域などすべての場で緩和ケアが提供される。在宅療養においても，薬物による疼痛緩和やリハビリテーション，終末期のケアなど，療養者の病状に合わせ緩和ケアを行うことが重要となる。

2. 家族への看護

がん療養者の家族は，療養者ががんと診断されたときから「大変な病気」あるいは「死につながる病気」ととらえる。そのため，疾患の経過やライフスタイルの変化，就労，経済的な問題など，今後の人生設計における大きな不安を抱えることとなる。また，療養場所が居宅へ移行すると，薬剤管理や有害作用，がん緊急事象発生時の対応など，治療に関する管理やケアが家族にも求められ，身体的，精神的な負担となる。看護師は家族背景を十分に把握したうえで，がん治療や在宅での療養にかかわるセルフケア能力をアセスメントする。場合によっては，サービスの導入や療養費の支援の相談窓口の紹介など，療養者だけではなく，家族も含め，安心して在宅療養できる環境を整える。

3. 他職種・地域との連携

がん拠点病院のがん相談支援センターやがんのピアサポートにて，がんに関する問題や悩みを相談できる。また，療養者や家族が医療的ケアの実施が困難な場合には，訪問看護師が医療処置を実施する。看護師が配置されているデイサービスでは，入浴後のストーマの交換を，療養者に代わり看護師が実施することができる。看護小規模多機能型居宅介護においても看護師が常駐しているため，看取り期や，病状が不安定ながん療養者の在宅生活の継続のため「通い」「訪問」「泊まり」のサービスを利用することが可能である。がんの進行や治療による有害作用により病状の変化や急な対応が求められる場合には，その対処についてサービス担当者間での情報共有を行うことが必要である。

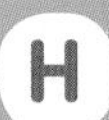 慢性疾患療養者への支援例

1. 事例の概要

療養者 Cさん（72歳），男性
疾患：糖尿病，閉塞性動脈硬化症，高血圧症
状態：糖尿病と高血圧の指摘を受けていたが，弁当屋の仕事が忙しく放置していた。長時間の立ち仕事で下肢の疲労を感じやすくなり，歩行や階段昇降時にふくらはぎの痛みを感じるため，かかりつけ医を受診。糖尿病と高血圧症の悪化，閉塞性動脈硬化症の指摘を受け，インスリン自己注射を導入した。
家族構成：妻と二人暮らし，近隣に息子夫婦
住環境：1階は弁当屋の商業スペースであり，2階にCさん夫婦が居住している。居住スペースに上がる階段は細く急勾配である。
地域特性：大都市の商店街内住宅。平日は近隣住民，休日は観光客が多く訪れ活気がある。商店街振興組合の活動も活発であり，商店街住民の交流も盛んである

2. 情報収集

ふくらはぎの痛みによって，歩行や階段昇降に支障はあるが，セルフケアは自立している。インスリン自己注射導入の必要性について理解し，自身に針を刺すということにも納得し，意欲的に取り組むことが出来ている。妻との関係は良好であり，Cさんの食事療法や運動療法に対して積極的に協力している。Cさんは「また自由に歩けるようになりたいなあ」と話す。

3. アセスメント

糖尿病と高血圧症の悪化により，閉塞性動脈硬化症を併発していることから，適切な血糖コントロールと服薬管理，運動療法の導入が必要である。また，現在は店を息子夫婦に譲っていること，ふくらはぎの痛みによって，外出が減っており，社会的関係が減少している。

Cさんは，もともと自立心が強く，納得すれば健康管理行動を実行する強みがある。また，居住している商店街の住民同士の交流も盛んであるという社会資源の強みがある。

4. 計画

❶Aさんの看護目標

安定した血糖コントロールのもと，地域社会と交流しながら療養生活を送る。

❷看護計画

(1) 血糖値測定・インスリン自己注射手技の確立

安定した血糖コントロールのために，外来看護師見守りのもとで血糖値測定・インスリン自己注射の適切な手技について教育を行う。

(2) 運動療法の支援

・安全な外出のために，手すりなど環境を整備する。
・下肢血行障害の改善のために，ふくらはぎの痛みを感じるまで歩行し，痛みが取れるまで休憩，その後再度歩行する運動療法を行う。

(3) 服薬管理行動の支援

・内服薬の種類と効果を確認する。
・飲み忘れや飲み間違いがあるときは，服薬カレンダーを使用する。

(4) 交流の維持促進

・自宅1階の弁当屋の手伝いに参加する。
・妻と共に自宅周囲の商店街で散歩と買い物を行い，住民と交流を図る。
・社会参加活動への参加を促す。

5. 実施

看護師の支援により，血糖値測定とインスリン自己注射の手技を確立した。また，外出の促進と転倒予防のために，自宅内の細く急勾配な階段に手すりを設置した。運動療法については，妻と共に自宅周囲の商店街で散歩と買い物を行い，近隣住民との交流を進める動機づけを図った。

6. 評価

血糖コントロールが確立し，Cさんの健康に対する意識が向上した。同時に服薬カレンダーを導入したことで，飲み間違いがなく適切な服薬を行えている。階段に手すりを設置することで，Cさんと妻の外出時の転倒の危険性を低下させ，外出頻度の向上につながった。また，妻と共に散歩・買い物を行う事で，Cさんの運動療法が無理なく継続できた。Cさんは，しだいに地域住民と交流するようになり，商店街振興組合会議への参加によって，Cさんのこれまでの経験を活かす社会的役割を得ることができた。

Ⅳ 地域・在宅看護と生活不活発病予防

A 生活不活発病の理解

1. 生活不活発病とは

生活不活発病は，本来もっている機能を長期間使用しないことで生じる二次的な機能障害の総称である。以前は「**廃用症候群**」という用語が用いられていたが，現在は生活不活発病という用語が一般的に用いられている。

生活不活発病を引き起こす要因は，脳血管疾患や骨折といった疾患や外傷のみではない。かぜをひく，膝が痛むからと過度に安静にする，屋内の階段でつまずいて家族から2階には上がらないように言われる，屋外でつまずいたことをきっかけに外出に恐怖心をもつ，災害などで避難所生活となったなど，様々である。つまり，生活動作のしにくさや生活動作の量的制限，社会参加の低下がきっかけとなる。また，1つの特定の要因だけで生じるのではなく，複数の要因で発生すると考えられている。特に，高齢者は，加齢に伴う心身機能の低下により生活動作が緩慢になったり，活動耐性の低下によって生活範囲や活動が縮小したりしやすいため，ささいなきっかけで不活動になりやすい。さらに，不活動によって心身の機能が低下すると，さらに不活動となるなど，悪循環に陥りやすい。このような生活不活発病の悪循環の結果，いわゆる**寝たきり**といわれる状態を引き起こす。寝たきりになると，日常生活全般で介護が必要となるため，療養者だけでなく家族にとっても心身の負担が大きくなる。したがって，生活不活発病にならないように，日頃から予防することが重要となる。

生活不活発病でみられる症状には，筋萎縮（いしゅく）や関節拘縮（こうしゅく），起立性低血圧，静脈血栓症，浮腫，沈下性肺炎，便秘，尿路感染，認知機能の低下，うつ状態，睡眠障害，褥瘡（じょくそう）などがあげられる。生活不活発病そのものに対する有効な治療法はないことから，生活不活発病を引き起こす要因をできるだけ軽減し，生活不活発病の出現を早期に発見・介入する必要がある。特に，地域・在宅看護では，これらの個別の症状の改善のみに着目するのではなく，生活不活発病そのものの改善に介入をすることが求められる。

2. 生活不活発病の評価

生活不活発病の評価は，療養者の活動状況や療養者にみられる症状から総合的に評価する。この評価指標の一つに**障害高齢者の日常生活自立度判定基準**がある（表6-11）。これは，何らかの障害を有する高齢者の日常生活自立度を客観的かつ短時間に判定することを目的としており，「できる」かどうかといった能力の評価ではなく，「しているか」という状態

表6-11 障害高齢者の日常生活自立度判定基準

生活自立	ランクJ	何らかの障害などを有するが，日常生活はほぼ自立しており，独力で外出する **J-1** 交通機関などを利用して外出する **J-2** 隣近所へなら外出する
準寝たきり	ランクA	屋内での生活はおおむね自立しているが，介助なしには外出しない **A-1** 介助により外出し，日中はほとんどベッドから離れて生活する **A-2** 外出の頻度が少なく，日中も寝たり起きたりの生活をしている
寝たきり	ランクB	屋内での生活はなんらかの介助を要し，日中もベッド上での生活が主体であるが，座位を保つ **B-1** 車椅子に移乗し，食事，排泄はベッドから離れて行う **B-2** 介助により車椅子に移乗する
	ランクC	1日中ベッド上で過ごし，排泄，食事，着替えにおいて介助を要する **C-1** 自力で寝返りをうつ **C-2** 自力では寝返りもうてない

* 判定にあたっては，補助具や自助具などの器具を使用した状態であっても差し支えない。

に着目して評価する。また，「一時的に」できるのではなく，「継続的に」していることを評価する。障害高齢者の日常生活自立度は，要介護認定申請のための主治医意見書の評価項目としても記載されるが，療養者は評価されるときにできる姿を見せようと無意識にふだん以上の動作をする場合もある。そのため，療養者の日常生活動作を評価する場合には，家族といった身近な人からの情報も併せて確認する必要がある。

日常生活動作（activities of daily living；ADL）は「一人の人間が独立して生活するために行う基本的で，各人ともに共通に繰り返される一連の身体的動作群」で，食事，整容，更衣，排泄，入浴といった家庭における身の回りの動作（セルフケア）に関する行為である。一般的にADLはセルフケアと移動を含む用語として定着している。現在は，「日常生活動作」という言葉が運動的要素を強調するという指摘があることから「日常生活活動」と訳されることも多く，**基本的ADL**（basic activities of daily living；BADL）とよばれている。

また，基本的ADLに対し，家庭や地域社会で行う活動として，**手段的ADL**（instrumental activities of daily living；IADL）がある。具体的には，食事の準備，家事，洗濯，買い物，電話，服薬管理，交通機関の利用，お金の管理などが含まれる。しかし，IADLは，性別，文化的背景，環境などの影響を受けるため，実行状況を踏まえて評価する必要がある。

B 生活不活発病予防のためのケアシステム

1. 社会資源

生活不活発病を予防するための社会資源には，介護保険や医療保険でのリハビリテーションがある（表6-12）。療養者がどの保険でサービスを利用するかは，療養者の疾患や状況から決定される。また，介護保険で訪問看護ステーションから訪問リハビリテーションを受ける場合には，理学療法士や作業療法士，言語聴覚士といった**リハビリ職**は看護師等の代わりに訪問する位置付けとなり，訪問回数の制限がある。

表6-12 保険制度によるリハビリテーション

保険制度	リハビリテーションの種類
医療保険	• 診療所・病院・介護老人保健施設での機能訓練（外来・訪問リハビリテーション） • 訪問看護ステーションからの訪問看護
介護保険	• 診療所・病院・訪問看護ステーション・介護老人保健施設の訪問リハビリテーション，訪問看護，通所リハビリテーション • 介護療養型医療施設，介護老人保健施設への通所リハビリテーション

また，介護保険では，日常生活の移動・移乗を支援する福祉用具貸与サービスが活用できる。たとえば，車椅子（いす）や特殊寝台，手すりなどの特殊寝台付属品，エアマットや体位変換クッションなどの床ずれ防止用具や体位変換器，移乗リフト，歩行器などである。また，ポータブルトイレや特殊尿器の購入費用，入浴補助具や手すりの取り付け，段差の解消，滑り止め防止といった住宅改修の費用も，一部介護保険で補助される。

さらに，サービス付き高齢者向け住宅や軽費老人ホーム（ケアハウス），有料老人ホームなどの住まいも，生活不活発病を予防する社会資源に含まれる。

そのほか，介護保険や医療保険でのサービスに限らず，地域で行われている活動も重要な社会資源である。自治会活動や清掃，花壇をつくる，百歳体操，ウォーキング，ゲートボールやパターゴルフといった活動も地域の特色に合わせて様々に行われている。

このような専門職による機能訓練や日常生活動作訓練，アクティビティケアや日常生活動作の介助を受けたり，地域にある様々な資源を活用したりしながら，療養者のもつ力を最大限に生かして，予防的な視点をもって生活機能の維持・改善を図ることが重要である。また，療養者の生活状況に合わせて療養者自身が生活を管理できるように，意思決定支援をすることも求められる。

2. 地域リハビリテーション

地域リハビリテーションは，「障害のある子供や成人・高齢者とその家族が，住み慣れたところで，一生安全に，その人らしくいきいきとした生活ができるよう，保健・医療・福祉・介護および地域住民を含め生活にかかわるあらゆる人々や機関・組織がリハビリテーションの立場から協力し合って行う活動のすべて」をいう[25]。機能障害の改善だけでなく，WHOのICF（第2章-Ⅰ-D-1「国際生活機能分類」参照）の普及により，生活機能の向上や社会参加，その人らしい暮らしの再構築の重要性が指摘されている。

地域リハビリテーションでは，地域における医療・保健・福祉にかかわる専門家だけでなく，地域住民やボランティアの人々を含め，あらゆる人々が参画することが求められる。厚生労働省の「高齢者の地域における新たなリハビリテーションの在り方検討会報告書」[26]では，高齢者が通所リハビリテーションを継続する理由として，身体機能の改善のほか，日常生活での機能向上や社会参加への希望も多く，多様なニーズをもつことがあげられている。しかし，通所・訪問リハビリテーションでは，身体機能向上を中心としてリハビリテーションが実施されており，「活動」や「参加」などの生活機能全般を向上させるためのバランスのとれたリハビリテーションが実施されていないという課題が指摘されている。

地域リハビリテーションの活動には，運動機能や口腔機能の向上，認知症予防，栄養改善，うつ・閉じこもり予防，ボランティア育成などがある。最近では，参加者の意欲向上を図りながら，「心身機能」「活動」「参加」を満たすために，地域や参加者の特性を考慮した取り組みも積極的に行われている。たとえば，蕎麦打ちが上手な地域住民を講師として蕎麦道場を開催し，蕎麦を打つために必要な体力づくりとしてダンベル体操を取り入れて心身の活性化や地域の連帯感の強化を図る，認知症の人に回想法的な効果を期待した懐かしい郷土料理教室を行う，継続して参加意欲を高められるように参加証を作成して参加ごとにシールを1枚貼るなどの取り組みがある。

C 生活不活発病予防・回復の必要な療養者への看護

1. 療養者への看護

在宅療養者が何らかの疾患に罹患した場合には，疾患から速やかに回復できるように支援する必要がある。必要に応じて点滴などの医療処置や内服治療が確実にできるように，関係機関や家族と調整を図る。また，疾患のために過度に安静になると，生活不活発病に陥りやすくなることから，療養者の症状を確認しながら，安静と活動のバランスを図ることが求められる。体調がすぐれないことを理由に，療養者が活動に消極的になったり，「病気のときは安静にするのが一番」といった価値観をもっていたりすることもある。そのため，療養者に活動の必要性について理解を促しながら，少しずつ活動の量と範囲が拡大できるように支援していく。

また，生活不活発病を引き起こす疾患そのものを予防することが重要である。生活習慣病のコントロール不良により脳血管疾患や心疾患などを引き起こさないために異常の早期発見や早期介入，治療が継続できるように支援する。特に高齢者では，熱中症や脱水，骨折の発生に留意し，訪問看護指示書に記載された疾患の管理だけではなく，発生し得る疾患や状態を予測し，予防的に介入する。

さらに，心理的要因によって自信を失い，不活動になることもある。たとえば，認知機能の低下や抑うつ状態で自発的に活動することが難しくなったり，疾患に伴って何らかの障害が残ったりすると，喪失感や意欲低下，回復へのあきらめを抱くことがある。このような療養者には日常生活動作そのものがリハビリテーションになること（**生活リハビリテーション**）を伝えるとともに，療養者ができていることをそのつどフィードバックして，自信を回復し，成功体験を積み重ねられるように支援する。

2. 家族への看護

療養者の病気や加齢に伴って体力や筋力が落ち心身機能が低下すると，家族は「無理はさせないで寝ていたらよいだろう」「年だから仕方がない」と考えることも多い。「転んでけがをすると危ないから動かないで」と療養者の行動を制限してしまうことがある。また，介護体制の不足や，反対に過剰な介護によって，療養者の活動範囲が縮小することがある。

家族には，生活不活発病そのものの理解を促すとともに，生活不活発病を発生すると家族の負担がより増加することを説明する。介護体制が不十分な場合には，介護保険サービスや地域の活動といった社会資源の活用についてアドバイスをし，必要な資源につながるように支援する。過剰な介護をしている場合には，療養者にはどこまで何を行ってもらい，家族はどこまでの介護を行うのがよいのか，具体的なアドバイスをする。さらに，役割や生きがいなど，これまでの療養者の生活を踏まえて家族と一緒に話し合い，療養者のもつ力を発揮できるような安全な環境について助言することも重要である。

3. 他職種・地域との連携

生活不活発病の予防は，リハビリ職だけがその役割を担うのではない。リハビリ職は，心身機能評価やリハビリテーションメニューの作成，具体的な数値的目標の設定，可動域拡大訓練，筋力の増強，姿勢の改善といった専門的な介入を行う。リハビリ職がどのような介入をして，どのように評価しているかを十分に把握したうえで，在宅ケアにかかわる他の専門職が，それらを日常生活動作のなかでどのように取り入れて実施していくかを検討することが必要となる。つまり，療養者の生活不活発病の改善には，他職種との連携とコミュニケーションが必須である。

たとえば，歩行機能が十分にあるのに買い物に行けない療養者は，ICFでは，心身機能である歩行機能があるのに，買い物という活動ができていないことになる。つまり，「買い物に行くADLはある」が，「買い物に行っていない」という差が生じている。この差を縮小するために，訪問介護で療養者の買い物に同行するといった介入が検討できる。療養者の生活機能を維持するために，どのようなかかわりが必要かを専門職間で認識し，連携する必要がある。

また，住宅改修制度を活用する場合には，補助金額の制限があることから，その必要性をよく吟味する。テーブルや壁などをうまくつたって室内を歩行している場合には，療養者にとって手すりなどは不要かもしれない。タイムリーに必要な改修ができるように，各職種で情報を共有する。

さらに，地域の活動に療養者が参加できるように支援することも，生活不活発病の予防において重要である。地域活動を把握しておくとともに，療養者の交友関係やこれまでの活動状況などの情報を収集して，それらを生かした活動ができるように，地域の関係機関・職種や住民と連携を図る。

D 生活不活発病の療養者（慢性期）への看護

1. 療養者への看護

まず重要なことは，療養者のADLとADLに影響を及ぼす要因を正確にアセスメントすることである。療養者のADLは，**障害高齢者の日常生活自立度判定基準**（**寝たきり度**，表6-11参照）や**バーセルインデックス**（Barthel index），**KatzのADL自立指標**（Katz ADL index），**FIM**（functional independence measure）（表6-13）などのADL評価スケールを活用して，アセスメントする。その際には，ICFを用いてADLの能力レベルである「できるADL」（「できる活動」）と，実践レベル「しているADL」（「している活動」）の差を把握する。また，ADLに影響を及ぼしている要因は何かをICFの「健康状態」や「環境」「個人」といった背景要因から多面的にアセスメントする必要がある。

また，活動を維持できるように，生活リハビリテーションを意識し，「しているADL」を増やすかかわりが必要である。たとえば，トイレに行った後に室内を2周する，ものを取ってきてもらうなど，活動をするきっかけを生活のなかに意図的につくることが重要である。

さらに，生活不活発病が進行している場合には，生活不活発病に伴う新たな症状の出現や悪化を予防し，症状の軽減を図る。特に高齢者の死亡原因で高い割合を占める肺炎や心疾患の予防に努める。具体的には，口腔ケアや誤嚥（ごえん）防止のトレーニング，適度な運動を実施する。また，生活リズムが変化すると睡眠障害が生じやすく，さらに不活動になるなど，悪循環につながりやすい。そのため，介護保険サービスなどの社会資源を活用しながら社会性を維持できるような活動を取り入れて，生活リズムを整えられるように支援する。

健康状態によって療養者が自身で活動をすることが難しい場合には，**エンド・オブ・ライフケア**の視点に立ち，苦痛の軽減を図る。筋萎縮や関節拘縮（こうしゅく）などが進行した場合は，可動域を評価したうえで，可動域訓練やマッサージなどを継続し，疼痛予防や軽減を図る。また，褥瘡の発生を予防するために療養者の体位を考えたり，体位変換器を活用したりする。便秘は多くの療養者で発生しやすいため，定期的に排便ができるように支援する。

2. 家族への看護

家族への看護では，まず，家族が療養者の状態をどのように受け止めているかを把握する。また，生活不活発病の悪化は家族の介護疲れや負担につながりやすいことを説明し，どのように悪化を防ぐかについて話し合う。さらに，家族が療養者の生活のニーズをどのようにとらえているか，家族自身のニーズは何か，日々の活動やリハビリテーションにどのような期待をしているかについて話し合い，それらの目的を共有することが大切である。

家族への看護において重要なことは，療養者と家族が生活のなかでできるだけ負担が少

表6-13 FIMのADL評価スケール

レベル		
	7＝完全自立（時間，安全性を含めて） 6＝修正自立（補助具使用）	介助者なし
	部分介助 5＝監視 4＝最小介助（患者自身で75%以上） 3＝中等度介助（50%以上） 完全介助 2＝最大介助（25%以上） 1＝全介助（25%未満）	介助者あり

		入院時	退院時	フォローアップ時
セルフケア				
A．食事	箸 スプーンなど			
B．整容				
C．清拭				
D．更衣（上半身）				
E．更衣（下半身）				
F．トイレ動作				
排泄コントロール				
G．排尿コントロール				
H．排便コントロール				
移乗				
I．ベッド，椅子，車椅子				
J．トイレ				
K．浴槽，シャワー	浴槽 シャワー			
移動				
L．歩行，車椅子	歩行 車椅子			
M．階段				
コミュニケーション				
N．理解	聴覚 視覚			
O．表出	音声 非音声			
社会的認知				
P．社会的交流				
O．問題解決				
R．記憶				
合計				

注）空欄は残さないこと。リスクのために検査不能の場合はレベル1とする。

出典／慶應義塾大学医学部リハビリテーション科訳：FIM；医学的リハビリテーションのための統一データセット利用の手引き，第3版，慶応義塾大学医学部リハビリテーション科，1991.

なく継続ができる方法を考えることである。たとえば，生活のなかでできる活動として，食事はベッドの上ではなく，なるべく食堂で座位になって家族と一緒に摂（と）ることや，整容や更衣，歯磨きなど，時間がかかっても療養者ができそうなことは，準備だけ手伝い，なるべく見守ってもらう，トイレへの移乗や立ち上がりを家族が介助する場合には，すべてを介助するのではなく療養者のもつ力を生かすことを助言する，といったことがあげられる。また，家族に腰痛が生じたり，介助の回数が多くなったりして介護疲れが生じるといった，家族の負担をできるだけ減らす方法を一緒に検討する。

一方，療養者の心身機能や身体構造が大きく変化しているが，家族がその変化を超えて過剰に回復を期待する場合もある。その場合，間違った方法（誤用）や以前と同じかそれ以上の動作を求める（過用）ため，療養者の心身に過剰な負荷がかかり，さらなる心身機能や身体構造の悪化につながることがある。また，家族関係の悪化にもつながりやすい。したがって，療養者の健康状態や心身機能・身体構造について，家族が理解できるように繰り返し説明し，療養者の状態やリハビリテーションの目的を常に共有する。

さらに，生活不活発病が悪化すると，家族の介護量が増え，家族の体調が悪化することもある。家族が体調管理や，レスパイトを目的とした介護保険サービス等の利用ができるように助言する。

3. 他職種・地域との連携

他職種との連携では，生活不活発病の要因，症状の程度，療養者のもつ力について，それぞれの専門職が評価した視点を共有することが大切である。また，家族の状況，協力の程度，生活環境や活用できるサービスによって，各職種間で介入の目的や方法，役割について共通理解を図る。

また，居宅では，様々なサービスを活用しても，日常生活の支援の大部分は家族が担うことが多い。そのため，療養者と家族の状況やニーズを常に把握しながら，療養者と家族が望む生活を継続できるように支援する。通所サービスや短期入所サービスを活用し，療養者の活動性や社会性の維持を図るとともに，家族にとって負担の大きい排泄や入浴，体位変換といった支援は，訪問看護や訪問入浴，福祉用具などを積極的に活用できるように調整する。地域によって利用できる社会資源が異なることも多いことから，地域にある資源を把握し，それらの活用可能性を検討する。

E 生活不活発病の療養者への支援例

1. 事例の概要

療養者：Dさん（70歳代），男性
疾患：**パーキンソン病**（**Hoehn-Yahrの重症度分類**：ステージIII）
状態：5年前にパーキンソン病と診断された。抗パーキンソン薬を朝夕2回内服している。要介護2，障害高齢者の日常生活自立度A1で

ある。
家族構成：妻は50代のときに他界している。子どもは2人（娘，息子）がいるが，それぞれ独立し，遠方に住んでいる。キーパーソンは娘で，1～2か月に1度訪問がある。
住環境：サービス付き高齢者向け住宅（サ高住）に住んでいる。
地域特性：自然豊かな農村地域である。最寄りの駅までは車で15分かかる。地域の人間関係はよく，地域活動が盛んである。サービス付き高齢者住宅は車やトラックが通る大きな道路に面している。買い物は車で10分ほど移動する必要がある。

2. 情報収集

以前は木造アパートの2階に住んでいたが，ウェアリングオフ現象のために室内で転倒を繰り返し，アパートの階段で動けなくなることが複数回あり，隣の地域のサ高住に転居した。Dさんは「なるべく自分のことは自分で行いたい」という意欲があり，排泄や更衣，入浴，服薬管理は自分で行っている。かかりつけ医には定期的に往診してもらっている。買い物は娘と一緒に外出する際に行っている。もともと地域活動やカラオケ喫茶によく行っていたが，病気を発症してからは徐々に活動への参加が少なくなっていた。

3. アセスメント

服薬は自己管理していたが，ウェアリングオフ現象がみられていたことから，活動時間に応じた服薬のタイミング調整が必要である。また，巧緻性の低下も考えられ，服薬が確実にできていない可能性もある。さらに，病気をきっかけに生活のなかでの活動が縮小しており，最近動きにくさを感じていることから，パーキンソン病の進行に加え，生活不活発病による症状の可能性がある。サ高住では職員による見守りの機会も増えたが，Dさんの自分でやりたいという意欲を支えることが必要となる。

4. 計画

❶Dさんの看護目標

パーキンソン病の進行と生活不活性発病を予防しながら，活動範囲を拡大して，Dさんの望む生活をできる限り継続することができる。

❷看護計画

(1) パーキンソン病の症状のコントロール

Dさんや施設職員と協力しながら，Dさんの生活行動や動きにくさの症状を把握してもらい，内服時間，どのような時間や活動のときにウェアリングオフ現象が出やすいかを明らかにする。それをもとに服薬の調整や活動する時間帯をDさんと一緒に検討する。また，服薬管理と内服の方法を確認し，服薬管理方法の変更や声かけなどの介入が必要かを検討する。

(2) ADLの維持・向上と生活範囲の拡大

パーキンソン病が進行性の疾患であるため，訪問リハビリテーションで筋萎縮の軽減や可動域訓練，日常生活動作の維持を図る。また，日常生活での行動範囲が縮小し，活動量も低下しつつあることから，Dさんの好みに合わせて参加できる活動を検討する。

5. 実施

Dさんと施設職員の協力によって得た情報をもとに，医師と相談しながら服薬時間を調整した。また，どのような時間や活動のときにウェアリングオフ現象が出やすいかが明らかになり，食事の時間や活動時間の目安をDさんと施設職員とで共有した。服薬動作を確認すると，薬を床に落としてしまうことがわかり，Dさんに合う管理方法に変更した。

リハビリテーションでは，ADL評価を行いながら，転倒しないように室内での歩行や移動，更衣動作，排泄動作などの確認を行い，多職種で情報を共有し，統一した方法で助言ができるようにした。

また，Dさんがウェアリングオフ現象が現れにくい時間帯に行われている地域の活動に参加できるように，協力を求めた。

6. 評価

服薬の調整により，Dさん自身が症状をコントロールできるようになった。また，日常生活動作の確認や地域活動への参加により，行動範囲が広がり，もともと社交的だったDさんはすぐに地域に溶け込み，積極的に地域活動にも参加できるようになった（図6-12）。

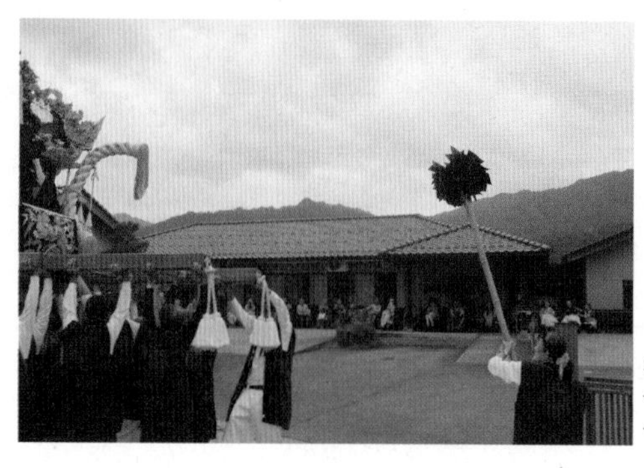

秋祭りの様子。ふだんから交流のある地域住民が，サービス付き高齢者向け住宅の近くで神輿を披露している。

図6-12 サービス付き高齢者住宅と地域との交流

V 地域・在宅看護と認知症ケア

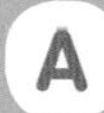 認知症の理解

1. 認知症とは

認知症とは，加齢に伴う変化の範囲を超えて，慢性あるいは進行性の認知機能の低下がみられる症候群である。認知症を引き起こす疾患には，アルツハイマー病，脳血管疾患，レビー小体病，前頭側頭葉変性症などがあげられる。つまり，認知症は疾患ではなく，脳の疾患に伴って生じる症状なのである。地域・在宅看護における認知症ケアでは，認知症を引き起こしている疾患や原因は何か，認知症の療養者と家族が困っていることは何かを把握し，適切な治療につなげたり，それらに合わせた支援を行うことが求められる。

2. 認知症の判定・診断

WHOの国際疾病分類（International Statistical Classification of Diseases and Related Health Problems：ICD）の第10版（ICD–10）の診断基準では，認知症は日常的に支障をきたす記憶障害と認知機能障害の2つが存在すること，それらの症状が意識障害のない状態で一定期間存在すること，情緒的不安定性や無関心等が認められることがあげられている。

また，認知症の前段階として，**軽度認知障害**（mild cognitive impairment: MCI）がある。軽度認知障害は，本人または家族からの記憶障害の訴えがあるが，日常生活にはそれほど支障がなく，認知症とは診断できない状態であると定義されている。65歳以上の高齢者のうち約400万人が[27]軽度認知障害であると試算されており，年間10％前後の人[28]が認知症に移行するといわれている。そのため，軽度認知障害の人を早期に発見して予防的

表6-14 認知症高齢者の日常生活自立度判定基準

ランク		判断基準	みられる症状・行動の例
I		何らかの認知症を有するが，日常生活は家庭内および社会的にほぼ自立している	
II		日常生活に支障をきたすような症状・行動や意思疎通の困難さが多少みられても，だれかが注意していれば自立できる	
	IIa	家庭外で上記IIの状態がみられる	たびたび道に迷うとか，買い物や事務，金銭管理など，それまでできたことにミスが目立つなど
	IIb	家庭内でも上記IIの状態がみられる	服薬管理ができない，電話の応対や訪問者との対応など1人で留守番ができないなど
III		日常生活に支障をきたすような症状・行動や意思疎通の困難さがみられ，介護を必要とする	
	IIIa	日中を中心として上記IIIの状態がみられる	着替え，食事，排便，排尿が上手にできない，時間がかかる。 やたらに物を口に入れる。物を拾い集める，徘徊，失禁，大声・奇声をあげる，火の不始末，不潔行為，性的異常行為など
	IIIb	夜間を中心として上記IIIの状態がみられる	ランクIIIaに同じ
IV		日常生活に支障をきたすような症状・行動や意思疎通の困難さが頻繁にみられ，常に介護を必要とする	ランクIIIに同じ
M		著しい精神症状や問題行動あるいは重篤な身体疾患がみられ，専門医療を必要とする	せん妄，妄想，興奮，自傷・他害などの精神症状や精神症状に起因する問題行動が継続する状態など

資料／厚生労働省：平成24年度全国厚生労働関係部局長会議（厚生分科会）資料；（11）老健局，p.37.

な介入を行うことが重要である。

さらに，認知症の判定には，わが国では，**認知症高齢者の日常生活自立度判定基準**がよく用いられる（表6-14）。これは，認知症が日常生活にどの程度影響を及ぼしているか判断する基準であり，介護保険の要介護認定を行う際の参考の一つにされている。

1 認知症の症状のアセスメント

認知症の症状のアセスメントでは，認知症の日常生活自立度判定基準や臨床認知症評価尺度（Clinical Dementia Raiting：CDR）などを用いながら，客観的に症状の重症度を判断する必要がある。CDRとは，認知症の重症度を判定するための評価指標のひとつであり，国際的に広く活用されている。CDRでは検査上での認知機能のスコア化に基づく評価ではなく，趣味や社会活動，家事などの日常生活の状態から評価を行う。CDRは0（健康），0.5（認知症の疑い），1（軽度認知症），2（中等度認知症），3（重度認知症）の5段階で評価する。特に，認知症の重症度が軽度の場合，療養者と会話が成立したり，日常生活動作がおおむね自分で行ったりできる場合には，「年相応のもの忘れ」と勘違いされることが多い。しかし，療養者の不安が大きい状況や急な環境の変化が生じた場合など，心理的要因から認知症の症状が増強することも多いことから，客観的に重症度をアセスメントし，どのような状況のときに症状が変化しやすいのかなどを予測し，事前に対応を検討する。

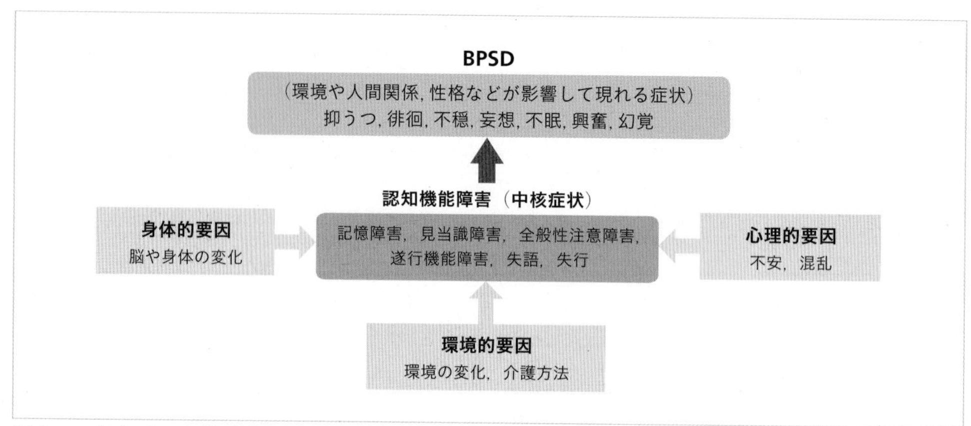

図6-13 認知症の中核症状とBPSDとの関係

3. 認知症の症状

認知症の症状は，**認知機能障害**と**認知症の行動・心理症状**（behavioral and psychological symptom of dementia：**BPSD**）の2つに大別される（図6-13）。

認知機能障害は，認知症を引き起こす疾患の進行に伴い，認知症の療養者に共通して認められる。認知症の中核的な症状となることから，**中核症状**ともよばれる。具体的には，過去の出来事を忘れる記憶障害，人や時間・場所がわかりにくくなる見当識障害，周囲の状況の判断や選択がしづらくなる全般性注意障害，物事を計画立てて実行できない遂行機能障害，意図した単語を表出しにくくなる失語，道具の使用方法がわからなくなる失行などである。

BPSDは，認知機能障害を基盤に，身体的・心理的・環境的などの何らかの要因が加わって引き起こされると考えられている。具体的には，焦燥・不穏，攻撃性などの行動症状や幻覚・妄想，抑うつ，易怒性などの精神症状がある。以前は「問題行動」といわれていたが，現在は使用しない。また，「周辺症状」は「中核症状」と比して用いられていたが，現在はBPSDが一般的に用いられている。

近年では，BPSDは認知症の療養者にとって意味のある行動と考えられている。認知症の症状がみられる場合には，関連している認知機能障害は何か，BPSDを引き起こしている要因は何かを把握し，要因を軽減できるように介入して，認知症の症状の悪化を予防することが重要である。

B 認知症ケアのためのケアシステム

1. 社会資源

認知症ケアのための社会資源には，介護保険法によるサービスのほか，成年後見人制度といった権利擁護，認知症サポーターや高齢者の見守り・SOS ネットワーク，認知症カフェ，患者･家族の会といった支援団体の活動などがある。特に地域におけるフォーマル･インフォーマルな団体との関係性を構築し，認知症の療養者や家族を含む誰もが住みやすい地域づくりに，積極的に参画することが重要である。

1 介護保険法によるサービス

介護保険法による資源には，訪問介護，通所介護，小規模多機能居宅介護，短期入所生活介護，共同生活介護（グループホーム）などがある。療養者の認知機能低下やそれに伴う日常生活動作の維持･向上を図ることや，介護者の心身の状態の悪化や介護体制不足といった環境要因を整えるためにも，これらの資源を活用して支援することが重要である。

2 成年後見制度

成年後見制度は，ノーマライゼーションや自己決定の尊重といった理念のもと，判断能力が不十分なために財産や権利を守ることが難しい場合に，後見人が代理となって財産を管理し，必要な契約などを締結するなど，療養者の保護を目的に民法を根拠として制度化された（2000［平成 12］年）。成年後見制度は，本人の判断能力が不十分となる前から利用できる**任意後見制度**と，判断能力が不十分となった後でないと利用できない**法定後見制度**に分けられる。また，法定後見制度は，常に自分で判断することが難しい状況にある者が対象となる**後見**，簡単なことであれば自分で判断できる者が対象となる**保佐**，大体のことは自分で判断できる者を対象とした**補助**の 3 つに分けられている。

3 認知症サポーター

認知症サポーターの養成*は，2005（平成 17）年度に厚生労働省の「認知症を知り地域をつくる 10 ヵ年」構想の一環として開始された。認知症サポーター養成講座は，市役所や地区公民館，小・中・高等学校，金融機関などで積極的に行われている。現在，認知症サポーターは 1390 万人に達し（2022［令和 4］年 6 月末時点）[29]，認知症を正しく理解すること，認知症の療養者や家族を温かい目で見守り，地域での相互扶助・協力・連携，ネットワークの中心的役割を担うことが期待されている。

4 高齢者の見守り･SOS ネットワーク

高齢者の見守り･SOS ネットワークは，高齢者が行方不明になったときに，地域の生活関連団体などが捜索に協力して速やかに行方不明者を発見・保護するしくみとして 2010（平成 22）年度から開始された。家族からの捜索依頼があると，行方不明者の特徴を簡潔にまとめた情報をファクシミリやメールを使って送付し，協力団体（郵便局，銀行，コンビニエンスストア，タクシー会社，宅配会社，町内会，介護サービス事業者など）に捜索協力を要請する。連絡を受けた協力者は，行方不明者らしき人を見つけた場合，本人かどうかを確認した後，自治体や警察などに連絡する。また，厚生労働省のホームページには，身元不明の認知症高齢者などに関する特設サイトがあり，検索できるシステムも開始され，2015（平成27）年より全都道府県にリンクしている。このほか，現在は，地域特性に合わせた様々な支援ネットワークが構築されている。

5 認知症カフェ

認知症カフェ*は，地域での日常生活・家族の支援を強化する目的で，2013（平成25）年度より開始された。認知症の療養者と家族，地域住民，専門職者など，だれもが自由に集える場であり，療養者や家族が情報交換をするだけでなく，療養者と地域住民との交流をとおして，認知症の正しい理解が広まることが期待されている。2022（令和4）年5月の報告では，47都道府県1518市町村で，7737カフェが運営されている[30)]。

6 患者・家族会などの支援団体

各都道府県や市町村，医療保険福祉施設などが独自で患者・家族会を行っており，療養者や家族が自分の生活に合った会を選択することが可能である。なかでも，介護経験者が立ち上げた「認知症の人と家族の会（当時は「呆(ぼ)け老人をかかえる家族の会」）」は，日本で最大規模の家族会の一つであり，認知症の療養者と家族が共に励まし，助け合うとともに，認知症になっても安心して暮らせる社会の実現を提言するなどの活動を行っている。また，この家族会は，すべての都道府県に支部があり，支部ごとの活動も積極的に行っている。

2. 地域包括ケアシステム

厚生労働省の地域包括ケアシステムの概念には，認知症高齢者の地域での生活を支えるためにもその構築が重要であることが明記されている。特に，成年後見制度の活用のサポートや虐待被害の防止および早期発見，早期対応という点から，地域包括支援センターなどが中心になって，認知症ケアに携わる保健医療福祉などの専門職や認知症サポーター，民生委員などの様々な社会資源がつながるケアシステムを構築することが求められる。

また，2014（平成26）年に成立した医療介護総合確保推進法により，「保健医療および福祉に関する専門知識を有する者による認知症の早期における症状の悪化の防止のための支援そのほかの認知症であるまたはその疑いのある被保険者に対する総合的な支援を行う事業」として**認知症総合支援事業**が開始された。2015（平成27）年度から地域支援事業の包括的支援事業に位置付けられ，2018年度からは全国の市町村で取り組みが進められている。この事業は，認知症施策の重要課題である，できる限り早い段階からの支援を推進するための**認知症初期集中支援推進事業**と，地域における医療・介護等の連携の推進のための**認知症地域支援・ケア向上事業**の2事業で構成されている。

＊ 認知症サポーターの養成（p. 257），認知症カフェ（p. 258），認知症初期集中支援チームの設置（p. 259）などの認知症施策は，介護保険法に基づいて推進されている。

1　認知症初期集中支援推進事業

認知症初期集中支援推進事業は，認知症の療養者を早期に発見し，認知症の診断につなぎ，その診断に合わせて個別性に応じた支援を行うことを目的としている。この事業では，地域包括支援センターを中心に**認知症初期集中支援チーム**＊が設置されている。

認知症初期集中支援チームは，複数の専門職で構成され，家族の訴えなどにより認知症が疑われる人や，認知症の療養者およびその家族を訪問し，アセスメント，家族支援などの初期の支援を包括的・集中的に行い，自立生活のサポートを行うチームと定義されている。支援を受ける対象は，40 歳以上の人で，在宅生活をしており，認知症の疑いがある，または適切な医療・介護サービスに結びついていない，もしくは，医療・サービスを受けているが，BPSD が顕著なため対応に苦慮している場合である。

認知症の療養者や家族が必要とする日常支援や診療につながるように，認知症疾患医療センターなどの専門医療機関やかかりつけ医と連携を図り，介護支援専門員に引き継ぐなどの支援を行う（図 6-14）。

2　認知症地域支援・ケア向上事業

認知症の人への効果的な支援体制を構築するとともに，認知症ケアの向上を図るための取り組みを推進する体制づくりの推進役として，**認知症地域支援推進員**＊が地域包括支援セ

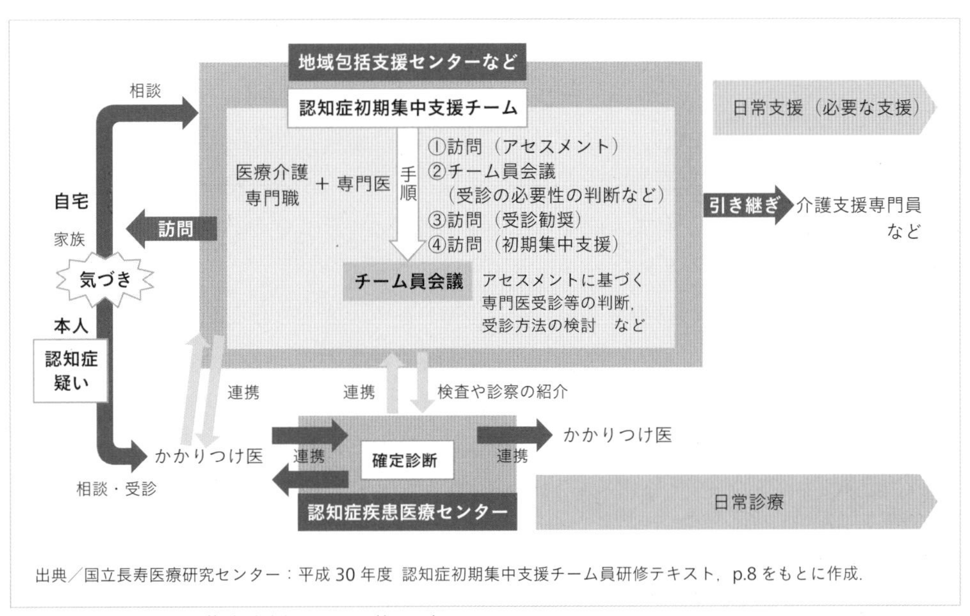

図 6-14　認知症初期集中支援チームの位置づけ

＊ **認知症地域支援推進員**：認知症の医療や介護の専門的知識及び経験を有する医師，保健師，看護師，作業療法士，歯科衛生士，精神保健福祉士，社会福祉士，介護福祉士もしくは研修等を受けて認知症の医療や介護の専門的知識及び経験を有すると市町村が認めた者

ンターを中心に配置されている。

認知症地域支援推進員は，地域の医療や介護の関係機関，地域の支援機関などの連携支援や認知症の人やその家族を支援する体制づくりなどの役割を担う。また，地域の実情に合わせて企画や調整などに携わりながら，病院や介護施設などでの認知症対応能力の向上や介護保険サービスを利用しながら在宅生活が継続できるように支援する。さらに，認知症カフェなどの地域で行われている取り組みと共同して家族介護支援を行ったり，認知症ケアに携わる多職種の協働研修などの取り組みを行っている。

C 認知症の療養者・家族への看護

1. 療養者への看護

認知症の症状は，認知症を引き起こしている疾患の進行に伴って変化する。また，認知症の症状の変化に伴って，生活のなかでの困りごとも変化する。したがって，認知症の療養者への看護では，認知症の進行の程度を把握するとともに，認知症の療養者と家族が日常生活のなかで何に困っているのか，その背景や原因を明らかにして，それらの軽減を図ることが重要である。特に主にどの中核症状の影響によって生活のしにくさが生じているのかをアセスメントし，その解決に向けて具体的に支援を行うことが求められる。また，療養者本人には認知症の進行に伴う不安がどの段階においても常にあることから，その不安を軽減できるように支援することが重要である。

1 認知症の重症度に合わせた支援

認知症の症状の重症度を適切にアセスメントしたうえで，療養者の生活に合わせた支援をすることが重要である。特に重要なことは，療養者のできることとできないことの両方を見きわめ，できることは療養者自身に継続してもらい，できないことだけを補助することである。また，療養者の言動を否定したり説得したりするような言葉かけは，療養者の自尊心を低下させるとともに，療養者との信頼関係が構築できずに支援者自身が療養者の症状を増強させる要因になりかねないことに留意する。

2 初発期

初発期は，CDR0.5に相当する。新しい経験・情報が記憶しにくい（記憶障害），それまで行っていた趣味などへの関心が薄れる，感情的に不安定になるといった症状がみられる。また，認知症の療養者は，「何かおかしい」という漠然とした不安やとまどいを感じ，様々な努力をして取り繕うが，うまくいかずに落ち込むことが多くなる。

この時期は，療養者や家族が何に困っているかについて，ていねいに話を聞いて，アセスメントし，困りごとを解決する具体的な方法を療養者と一緒に考え，介入する。たとえば，何かを探すことが多い場合は療養者と置き場所を決めて目印をつける，予定を忘れることが多い場合はカレンダーや冷蔵庫などに予定のメモを貼るなど，療養者の記憶を補助するような支援を検討する。ここで重要なことは，療養者と一緒に生活に合った方法を考え，療養者自身が意思決定をできるように支援する。

3 初期

初期は，CDR1に相当する。最近のことがわからない（記憶障害の進行），道に迷う（見当識障害など），言葉が出にくい（失語），何をするにも億劫（おっくう）になるといった症状がみられることが多い。また，認知症の療養者は，今までと違う自分を認識しながら「こんなはずはない」と強く否認し，葛藤しやすい。さらに，今までできていたことができない喪失感が怒りとなり，身近な家族に向けられやすい時期である。

この時期は，療養者も葛藤しながら生活を送っていることを理解し，時間がかかったり，上手にできなかったりしても，療養者自身が取り組もうとしていることはできるだけ見守るようにする。また，療養者はすべてができないわけではない。そのため，療養者ができないことは何か，何を補助するとできるのかを考えながら，療養者自身が納得のいく方法で支援する。さらに，療養者自身もできないことが増えることを自覚し，自分の存在価値が揺らぐ時期でもあることから，療養者が自信をもてるような声かけを意図的に行うことも大切である。

4 中期

中期は，CDR2に相当する。よく知っているものの名前がわからない（記憶障害の進行），生活での失敗が目立つ（遂行機能障害，全般性注意障害など）といった症状がみられやすい。また，認知症の療養者は，できない・わからない状況にふさぎ込んで絶望しやすく，現在の状況と折り合いをつけようとする。その行動がBPSDとして現れやすい時期である。

この時期は療養者が感じている絶望感や孤独感の緩和方法を考えてかかわり，療養者のペースに合わせて安心感をもたらす支援をする。たとえば，療養者にとって居心地の悪い場所にいた場合に，「家に帰ります」と言って出ていこうとすることがある。その場合は，その言動を否定したり説得したりするのではなく，どうしてそのように感じるかをアセスメントし，療養者が心地よいと感じられる会話を通じて，安心感を得てもらう。また，見当識障害や全般性注意障害といった中核症状の進行に伴い，慣れた場所で迷ったり事故に遭ったりしやすくなるため，身に着けているものに連絡先を記載する，かばんや靴に反射素材のものを付けるなど，事前に安全対策をしておく必要がある。

5 後期

後期は，CDR3に相当する。昔のことがわからない（記憶障害の進行），まわりに関心を示しにくいといった症状がみられやすい。脳全体の萎縮に伴い，運動機能が低下して生活全般で介助が必要となる。また，認知症の療養者は，一見他者からの声かけなどに反応がないように感じられるが，感覚的にはとても敏感である。そのため，療養者が「心地よい」と感じられる刺激を多く提供できるかがケアのポイントとなる。

この時期になると，療養者は食事・排泄・清潔といった基本的ニーズを自身で満たすことがしづらくなり，感染症などを罹患しても自ら心身の不調を伝えることが難しくなる。したがって，基本的ニーズを満たせるようなかかわりが求められる。

2. 家族への看護

家族の言動によって，療養者の認知症の症状が増強したり，BPSDがみられることがある。BPSDにより，家族の介護疲れにつながることから，認知症の療養者を介護する家族への支援も重要である。

❶家族のアセスメント

家族への看護では，まず，家族の置かれている状況を理解することが重要である。療養者との現在や過去の関係性はどうか，療養者にどのような感情を抱いているか，療養者の症状をどのようにとらえているかなどをアセスメントする。

また，認知症の療養者を介護する家族が，介護する状況を受容するまでには6段階のプロセスがある（図6-15）。家族がどの受容プロセスにいるかをアセスメントして，そのプロセスに合わせた介入をする。たとえば，療養者が認知症であることにショックを受けて混乱をしていたり，療養者が認知症ではないと否認したりしている段階のときに，「このようにするとよいですよ」といった助言は家族の耳に届かず，受け入れられる状況にない。この時期には混乱した家族の話を傾聴し，家族自身が考えを整理できるように支援する。

さらに，家族の身体的・精神的・社会的な状況についてアセスメントする必要がある。認知症療養者を介護する家族は高齢であることが多く，家族も病気を抱えながら生活して

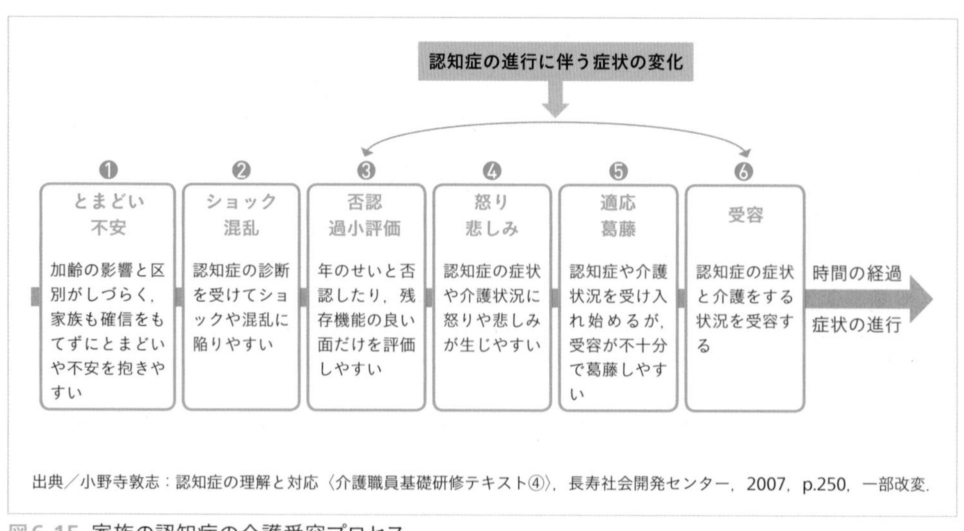

出典／小野寺敦志：認知症の理解と対応〈介護職員基礎研修テキスト④〉，長寿社会開発センター，2007，p.250，一部改変．

図6-15　家族の認知症の介護受容プロセス

いることが多い。また，介護者は仕事などの他の役割との両立が困難であったり，今後の生活についての先の見通しに不安を抱くことがある。さらに，家族が完璧主義であると，介護を抱え込み，社会から孤立しやすくなる。したがって，家族の介護体制の不足，家族の志向性，家族の介護疲れの程度についてアセスメントし，介入していく。

❷家族への支援

家族に認知症の適切な理解や認知症の人への対応について助言することが療養者のBPSDの改善や発症の抑制につながり，介護者の抑うつやQOLの向上につながる。家族が理解しやすい方法で，家族が困っていることを中心に生活の維持・改善に向けた具体的なアドバイスを行うことが求められる。

療養者の認知症の初発期では，受診時など，ほかの専門職者と家族が話し合う際に，家族が療養者に伝えるべきポイントについて一緒に考え，具体的なアドバイスをする。初期では家族が療養者の変化にとまどいを大きく感じやすいことから，療養者の言動がなぜ起こっているのか，どのような中核症状の影響なのかを家族にていねいに説明し，具体的な対応方法を伝える。また，何かが生じた際の連絡先や窓口を確認しておくことも重要である。中期では，事故などの危険性も高まることから，療養者や家族の安全を守る方法について十分に話し合う。また，家族には，認知症になったからといってすべてができなくなるわけではないこと，安易にすべてを介助するのではなく，できるところは療養者自身に行ってもらうようにすることを助言する。さらに，必要に応じてフォーマルなサービスやインフォーマルなサポートを積極的に活用できるように調整を図る。後期では，今後起こり得る認知症の進行について説明を行い，療養者や家族のQOLについて一緒に考え，支援する（図6-15）。

3. 他職種・地域との連携

他職種との連携では，介護保険を利用している療養者であれば，サービス担当者会議で，それぞれの専門職がもっている情報を共有する。たとえば，各サービス利用時にどのような言動があり，何ができて，何ができなかったのか，各専門職が見た事実を共有して，その解釈を行い，療養者本人のQOLの維持・向上を図るためにはどうすればよいかをチームで話し合う。また，専門職の対応が異なると療養者が混乱し，特定の専門職との信頼関係が崩れて，必要なサービスが提供できないこともある。したがって，チームで情報や対応を統一することが求められる。また，介護保険を利用していない療養者や家族は，地域包括支援センターが中心となって支援を行う。

また，地域住民の認知症の理解が得られにくいと，認知症の療養者や家族は地域から孤立し，地域住民とのトラブルが生じやすくなる。特に，地域住民は，火の元やたばこの吸い殻処理が困難になり火事などが生じないか，認知症の進行によって自分や地域に危害が生じるのではないかといった心配を抱きやすい。そのため，認知症の療養者や家族に地域での理解者や支援者はいるのか，日頃からの地域との関係性などの情報を把握し，療養者や家族の了解を得たうえで，地域での理解者とも情報を共有しておくことが必要となる。また，そのようなネットワークが地域にない場合には，専門職者として支援者や地域住民とのネットワークを構築し，地域での困りごとを気軽に相談できる関係性を地域住民と築く。

D 認知症の療養者への支援例

1. 事例概要

療養者：E さん（80 歳代），女性

疾患：アルツハイマー病（アルツハイマー型認知症），糖尿病，高血圧

状態：10 年前に糖尿病と高血圧を指摘され，内服治療を続けてきた。5 年前にアルツハイマー型認知症と診断された。要介護 2，認知症高齢者の日常生活自立度 Ⅱb，身長は 154cm，体重は 89kg，BMI は 37.5 である。前回の受診時に空腹時血糖が 437mg /dL であった。

家族構成：息子夫婦（60 歳代）と同居。夫は他界している。息子には 3 人の子どもがいるが，それぞれ独立している。キーパーソンは息子である。

住環境：15 年前に引っ越してきた高層マンションの高層階に住んでいる。室内はバリアフリーである。

地域特性：主要な駅が徒歩 15 分圏内にあり，交通の便のよい都市中心部である。車がよく通り大通り沿いにマンションがある。ほかにも高層マンションが立ち並び，若い世代の入居者が多い。マンションの近くには古くからの商店街もあるが，坂道である。

2. 情報収集

かかりつけ医には月に 1 回，息子夫婦の介助で通院している。1 日 3 回経口血糖降下薬が処方されているが，飲めていないことも多いようである。E さんは，室内では壁を伝いながらゆっくりと自力で歩くことができる。歩くと膝の痛みを訴えることがある。最近失禁がみられるが，家族が問うと「していない」と言って自室に閉じこもってしまう。また，汚れた下着や服などはそのまま自室にしまい込んでいる。入浴を息子の妻がときどき手伝おうとすると，自分でできると言って拒否することも多い。介護拒否があるため，E さんと息子は言い争うことが多くなっている。マンションのエレベーターのボタンが押せなくなり，1 人での外出はほとんどない。通所サービスは E さんが拒否したため利用せず，友人は近所にはあまりいない。日中は息子夫婦が仕事で不在のため，1 人で室内にいる。食事は息子の妻が作るが，食べることが好きで日中は食べ物を探して食べているようである。室内には息子の手書きで「危ないから外に出ないように」といった張り紙がある。

3. アセスメント

服薬管理や食事管理が難しいこと，BMI も高く運動不足であるため，血糖コントロールが不良である。血糖コントロールの不良は，認知機能を悪化させるため，糖尿病治療ができるような支援が必要である。また，社会とのつながりが希薄なこと，日中独居で活動性も乏しいことから，心身機能がさらに低下するリスクが高い。E さんの希望を尊重しながら，E さんに合った介護サービスを導入し，認知機能の改善や社会性の維持を図る必要がある。また，失禁や介護拒否もあり，家族との関係性も悪化しつつあるため，家族への介入が必要である。

4. 計画

❶ E さんの看護目標

血糖コントロールと社会資源の活用で認知機能を低下による症状を緩和し，在宅生活を継続することができる。

❷看護計画

1）血糖値のコントロール

医師と調整を図り，見守りのもとで確実に内服できる方法に変更をする。家族への介護拒否があり，家族が内服の介助ができない場合は，訪問看護といったサービス利用時に内服できるように調整をする。

2）認知機能の維持・向上

訪問時には日時や時間の確認，関心のある話題など，E さんの認知機能に働きかける会話を意図的に行う。また，通所サービスに抵

抗を示していたため，訪問リハビリテーションなど個別の活動から徐々に人とかかわる機会を増やし，Eさんの関心のある活動が行えるサービスの導入を検討する。

3）家族への支援

Eさんの症状の理解を促し，具体的な対応について助言する。また，家族会など地域にある資源の紹介をする。

5. 実施

医師と連携を図り，1日3回の内服を家族のいる朝と夕方の2回に変更をした。また，訪問リハビリテーションを導入し，リハビリテーションの一環で近くの商店街を歩くようにした。

また，認知症の中核症状である判断力の低下（全般性注意障害）や遂行機能障害のために，汚れた下着の片づけ方がわからないと考えられたため，家族と相談し，自室に「着替え入れ」と大きく書いた脱衣用のかごを置き，失禁したことを問い詰めないようにした。さらに，本人が気づかないように汚れた下着を洗濯するなど，自尊心を傷つけない対応について家族に助言した。家族には近くで開催している家族会を紹介した。

6. 評価

確実な服薬ができるようになり，血糖値が安定した。また，「外に出るとすっきりする」という発言もみられるようになったことから，通所サービスを導入することができた。さらに，本人の訴えをよく聴くと，Eさんは排泄について「自分はできる」と思っており，失禁を認めない様子がうかがえた。さらに，家族会に参加した家族は，同じ境遇にいる家族から介護のヒントをもらうなどするうちに，専門職者からアドバイスをもらうだけでは得られなかった気持ちの余裕がもてるようになり，その後Eさんと言い争う回数が減るようになった。

VI 地域・在宅看護と介護予防

A フレイルの理解

1. 介護予防の基本的な考え方

介護予防とは，要介護状態の発生をできる限り防ぐこと，また要介護状態にあっても，その悪化をできる限り防ぐことである[31]。

現在，日本人の平均寿命は飛躍的に延伸し，2020（令和2）年には男性が81.56歳，女性が87.71歳となっている。一方，人が日常生活の制限なく健康に過ごせる期間を表す健康寿命をみると，平均寿命に比べ，男性で約9年，女性で約12年短い[32]。介護予防では，高齢者の心身の機能を維持することにより健康寿命を延伸し，QOLを向上させることを目指している。

2. 介護予防の必要なフレイルな高齢者の状態像

▶フレイルの定義　**フレイル**（frailty）とは，加齢に伴う生理的な予備能力の低下によって，ストレスへの脆弱性が高まり，転倒，入院，施設入所，要介護状態，死亡などに陥りやす

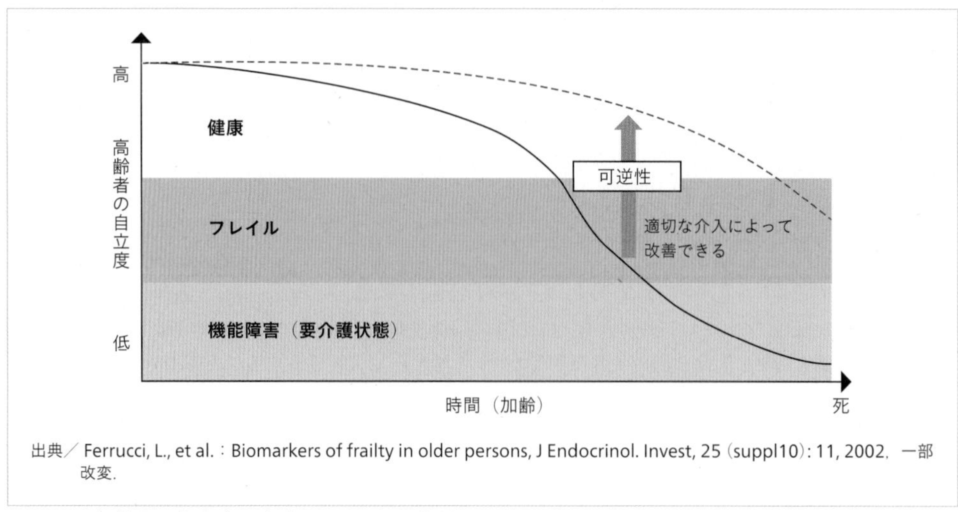

図6-16 高齢者の自立度の変化とフレイルの特徴

い状態をいう[33]。図6-16のように，フレイルは健康から要介護状態に至るまでの中段階的な状態として位置づけられている。フレイルの特徴は，可逆性の概念を含むことである。すなわち，一般的に高齢者は要介護状態に陥ると，そこからの改善が困難であるが，フレイルの高齢者には，適切な介入があれば再び健康な状態に戻ると考えられている[34), 35)]。そのため，フレイルの高齢者には，予防的なアプローチが特に大切である。

▶ **フレイルの基準** 現在，フレイルの基準には様々なものがあり，現段階では国際的な統一は得られていない。最も代表的なフレイルの基準としては，リンダ・P・フリード（Fried,L. P.）らの基準があげられる[36]。これは，フレイルを①体重減少，②筋力低下，③疲労感，④歩行速度の低下，⑤身体活動の低下，という身体的な表現型でとらえ，このうちの3つ以上を併せもつ場合にフレイルと判定するものである。

▶ **フレイルの疫学** 地域在住高齢者におけるフレイルの頻度は7.4％であり，年齢とともに増加し，性別では男性よりも女性のほうがフレイルの頻度が高いとされる[37]。今後，後期高齢者が増加することによって，ますますフレイルな高齢者も増えることが予測される。

3. フレイルな高齢者に起こりやすい健康問題

1 高次な生活機能の障害

人の生活機能にはいくつかの段階があり，M・パウエル・ロートン（Lawton, M.P.）は，人間の生活機能を7つに体系化している。図6-17のとおり，人は高齢期になると，高次から低次へ，複雑から単純へと生活機能を喪失していく[38]。フレイルな高齢者は，身の回りの動作である「身体的自立」は維持している一方，人との親密なつきあいや社会交流といった「社会的役割」，テレビの視聴，本を読むなどの「状況対応」，外出，買い物，調理などの「手段的自立」を含む，高次な生活機能が障害されている人が多い。

2 老年症候群

▶ **老年症候群の定義**　フレイルに密接に関連する健康問題として，**老年症候群**（geriatric syndrome）がある。老年症候群とは，高齢者に多くみられ，原因は様々であるが，治療だけでなく介護，看護が重要である一連の徴候を指す[39]。

▶ **老年症候群の特徴**　老年症候群の特徴は，多因子性と相互関連性である。図6-18のとおり，老年症候群は老化に伴う身体的・心理的・社会的問題が複雑に絡み合って発生し，さらに，その徴候は相互に関連しながら増加する。たとえば，視力障害から外出を控えるようになり，食欲が低下し，低栄養に陥り，下肢筋力が低下することで転倒が発生する，というような負の連鎖が容易に発生する。このようにして老年症候群が集積することにより，高齢者のADLおよびQOLは低下し，要介護状態や入院といった望ましくないイベントにつながる。

▶ **主な老年症候群**　老年症候群に含まれる徴候は極めて多いが，たとえば，転倒・骨折，せん妄（もう），めまい，認知機能障害，褥瘡，低栄養，尿失禁，難聴，視力障害などがある。ここでは，フレイルな高齢者で頻繁にみられ，予防的対処が重要な徴候について説明する。

❶**転倒**：**転倒**は高齢者に頻発し，生活機能低下や医療・介護ニーズの増加につながる最大の危険因子である[40]。転倒の発生には内的要因（疾患や筋力など個人の要因），外的要因（住環境や履物など周囲の要因），誘発要因（つまずき，滑り，めまいなどの転倒のきっかけ）などが関連している[41]。転倒に伴って起こりやすい高齢者の骨折のなかで最も問題となるものが，**大腿骨頸部骨折**である。転倒は，外傷の有無にかかわらず，生活機能への自信喪失や転倒に対する恐怖感（転倒恐怖）から，閉じこもりやADLの低下につながりやすく，それが再転倒のリスクを高めるという悪循環を生みやすい。

❷**低栄養**：フレイルな高齢者には**低栄養**の人が多い[42]。高齢者の低栄養は，身体活動の低下や基礎代謝量の低下といった生理的要因のほか，嚥下（えんげ）障害，認知機能低下，うつ，独居，経済的問題，買い物や調理などの支援不足といった身体的・心理的・社会的要因によって発生する[43]。低栄養は，免疫能の低下，感染症，創傷の治癒の遅延などを引き起こし，高齢者の生命予後を左右する[44]。

❸**認知機能低下**：フレイルな高齢者では，軽い見当識障害や記憶力の低下などがみられることが多く，特に**軽度認知障害**（MCI）に注意を払う必要がある。MCIとは，加齢による生理的な認知機能低下と認知症の前駆状態の境界の状態であり，将来，認知症へ進行する可能性が高いことから，早期発見と早期対応が必要とされている。

❹**うつ**：高齢者の**うつ**は，気分や意欲の落ち込みなどの精神症状に加え，食欲低下，めまい，頭痛，発汗，便秘など，様々な身体症状を伴うことが多い[45]。また，記憶力の低下などの訴えから認知症と間違われることも多い。高齢者のうつの原因は，加齢による心身機能の衰えに対する悲哀や，配偶者や知人との死別などがきっかけになることも

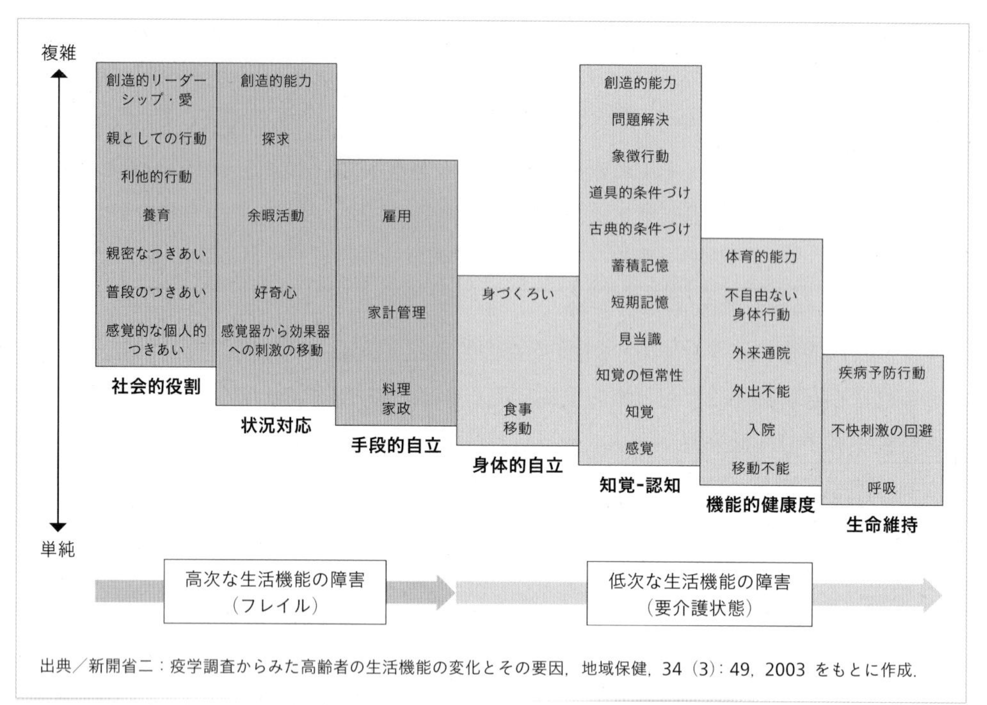

出典／新開省二：疫学調査からみた高齢者の生活機能の変化とその要因，地域保健，34（3）：49，2003 をもとに作成．

図6-17 人の生活機能の諸段階（ロートン，1972）と高齢者の状態像

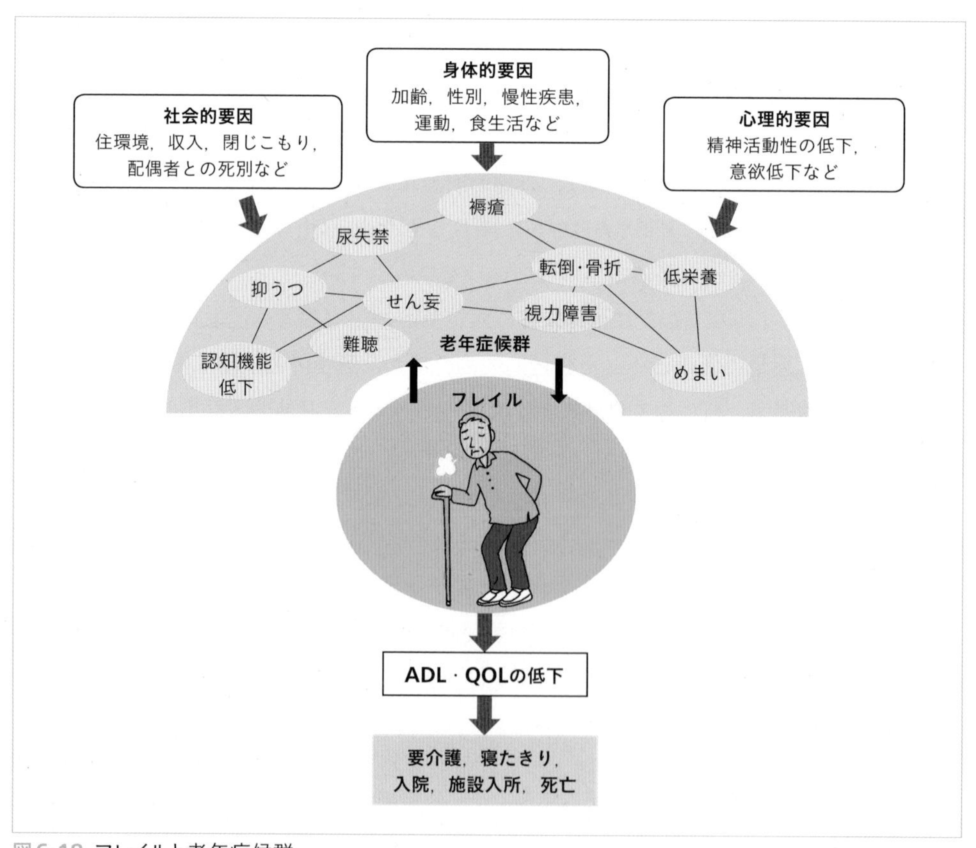

図6-18 フレイルと老年症候群

多い。重篤な場合には自殺企図につながることもあるため，注意が必要である。

B 介護予防のためのケアシステム

1. 社会資源

1 フレイルな高齢者を支える人

フレイルな高齢者は，外出や買い物などの手段的日常生活動作の一部に手助けを必要としており，また，社会参加の機会の減少によって容易に孤立しやすいため，家族や友人，民生委員や自治会長，近隣住民など，身近な地域の人々とのつながりや支えが不可欠である。また，高齢者の健康状態やケアニーズによって，医師，看護師，保健師，薬剤師，栄養士，リハビリテーション専門職，社会福祉士，介護支援専門員，ホームヘルパーなどの保健医療福祉領域の専門職がかかわっている。

2 フレイルな高齢者を支える制度や機関

ここでは，フレイルな高齢者が活用できる社会資源のうち，介護予防や生活支援にかかわる主な社会資源について説明する。

❶地域包括支援センター

地域包括支援センターは，公正・中立な立場から，専門職（保健師，社会福祉士，主任介護支援専門員）による高齢者の総合相談支援，介護予防ケアマネジメントなどを行う地域の中核機関である。フレイルな高齢者や家族は，初期の段階から，日常生活上の困り事などを相談でき，地域の社会資源やサービスなどの情報提供を受けることができる。また，要支援認定を受けた場合などには，状態のアセスメントや，予防給付，介護予防・日常生活支援総合事業などのサービス利用におけるケアプランの作成やモニタリング，評価といった一貫した介護予防マネジメントを受けることができる。

❷介護予防·日常生活支援総合事業

介護予防・日常生活支援総合事業（以下，総合事業）は，市町村が中心となって，地域の実情に応じた多様な主体によるサービスを充実させることによって，地域の支え合いの体制に基づく効果的・効率的な介護予防や生活支援を可能にするための事業である。総合事業は，介護予防・生活支援サービス事業と一般介護予防事業に分けられる。

▶ **介護予防・生活支援サービス事業**　市町村の窓口への申請によって，要支援認定，もしくは介護予防・生活支援サービス事業対象（基本チェックリスト*による判定）に該当する者は，

＊ **基本チェックリスト**：厚生労働省において作成され，2006（平成 18）年より要介護状態のリスクが高い高齢者を把握する目的で導入されている調査項目である。基本チェックリストは IADL，運動機能，栄養状態，口腔機能，閉じこもり，認知機能，抑うつを含む 25 項目で構成される。

状態に応じて，①訪問型サービス（身体介護，生活援助など），②通所型サービス（機能訓練，ミニデイ，サロンなど），③そのほかの生活支援サービス（配食や見守りなど）を利用できる。サービスの実施主体は多様であり，介護事業所，NPO，民間企業，ボランティア，住民などが想定される。そのため，サービス内容もまた柔軟性に富んでいる。たとえば，身体的な介護は不要だが，重い荷物が運べず買い物の付き添いを要する高齢者などは，ホームヘルパーによる専門的サービスではなく，住民などが実施している外出支援サービスが活用される場合もある。本事業の利用の際には，地域包括支援センターによる介護予防ケアマネジメントを受ける。

▶ **一般介護予防事業**　すべての高齢者が参加できる住民主体の介護予防活動の普及，育成，支援，また，介護予防機能の強化などのための事業である。

❸介護保険による介護予防サービス

市町村の窓口への申請によって，要支援認定を受けた高齢者は介護保険制度における予防給付によるサービス（介護予防サービス）を利用できる。介護予防サービスには，訪問看護，訪問リハビリテーション，通所リハビリテーション，福祉用具貸与，住宅改修などが含まれる。予防給付の利用の際は，地域包括支援センターによる介護予防ケアマネジメントを受ける。

2. 地域包括ケアシステム

フレイルな高齢者は，生活機能の一部に障害があるが，身体的自立を維持している者が多い。一方で，慢性疾患や老年症候群などの健康問題を抱えており，容易に要介護状態に陥るリスクを抱えている。このようなフレイルな高齢者にとっての在宅ケアシステムの役割は大きく分けて２つある。１つは，心身の自立度を維持向上するための介護予防であり，もう１つは生活機能低下を支えるための生活支援である。

フレイルな高齢者にとっての地域包括ケアシステムを図 6-19 に示す。フレイルな高齢者には，高齢者が住み慣れた地域とのつながりを維持しながら，支援を受けられる体制が必要である。そのため，フレイルな高齢者への在宅ケアシステムでは，介護保険の予防給付による画一的なサービスだけでなく，住民や家族の手助けや見守りといったインフォーマルな支援や，市町村が実施する多様な介護予防・日常生活支援サービスが整っていることが重要である。

C フレイルな高齢者・家族への看護

1. フレイルな高齢者への看護

フレイルな高齢者への看護では，要介護状態の発生を予防し，自立性を維持・向上することで，本人や家族の QOL を維持・向上することを目指す。

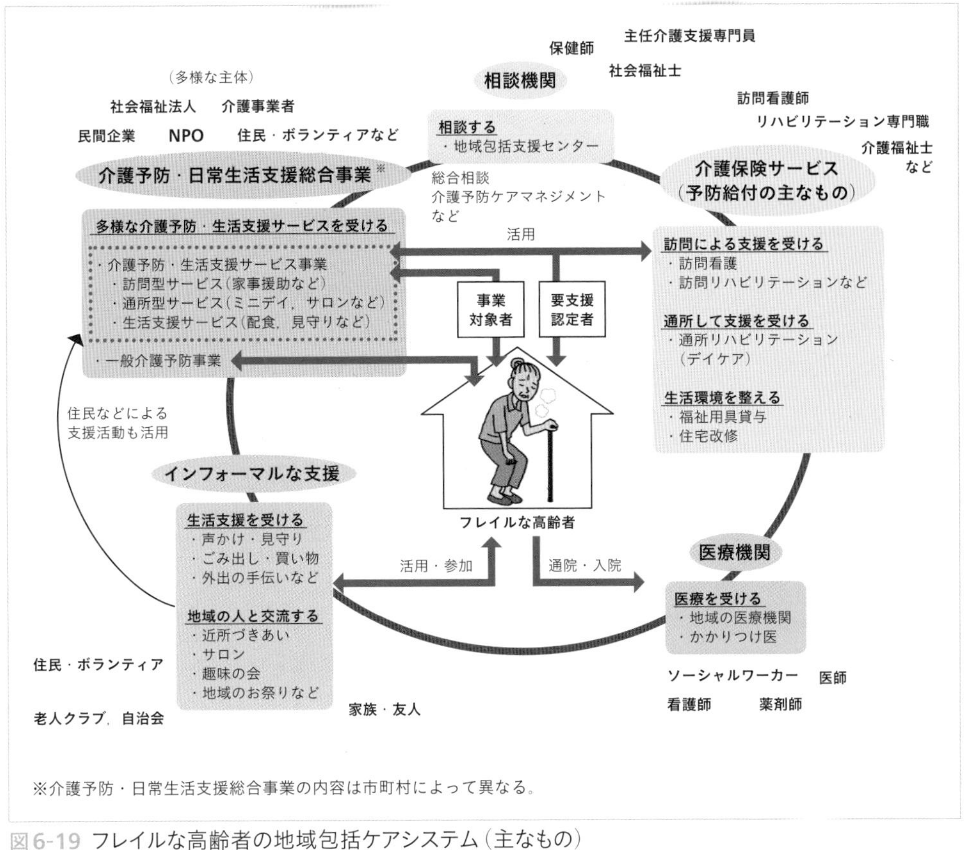

図6-19 フレイルな高齢者の地域包括ケアシステム(主なもの)

1 フレイルな高齢者のアセスメント

フレイルな高齢者は，慢性疾患に加え，軽度の生活機能低下や老年症候群を抱えている一方，要介護高齢者などに比べて，生命に直結する問題が少ないため，看護上の課題を見きわめることが難しい。したがって，フレイルな高齢者のアセスメントでは，要介護化につながるリスクを包括的に評価し，適切な予防的介入につなげる必要がある。アセスメントの内容を表6-15に示す。特にフレイルな高齢者では，IADL，老年症候群，社会参加や社会資源(特にインフォーマルなもの)，地域の状況などは重要な項目である。

2 本人の自立を目指した看護

フレイルな高齢者は，適切な介入によって自立度が改善する可能性をもっている。そのため，できる限りセルフケアを促進できるようアプローチする。ここでは，本人の介護予防ニーズを見きわめ，**強み(ストレングス)**を活用した看護を展開することが大切である(図6-20)。たとえば，ある独居高齢者のJさんは，買い物を日課にしているが，認知機能低下から同じものを購入しがちで，冷蔵庫には賞味期限切れの食品がたまっている。このとき，Jさんのできない部分を補うため，ホームヘルパーなどによる買い物代行サービスを

表6-15 フレイル高齢者のアセスメント項目の主な内容

疾患の状況	• 主な疾患の現病歴，既往歴 • 受診状況，治療方針，治療内容，服薬状況 • 医療処置，医療機器類の使用状況
日常生活自立度と全身状態	• 基本的 ADL（食事，排泄，歩行，入浴，更衣など） • 手段的 ADL（買い物，食事の支度，外出，服薬など） • フィジカルアセスメント • 栄養状態，食物摂取状況および水分出納 • 睡眠状態，認知機能，ストレスなどの心理状態 • 残存機能と活用状況 • 老年症候群の有無・程度・予防策の実施状況 • 寝たきりによる合併症の有無
療養者の意向・価値観	• 療養生活への意向，疾患の受け止め • 生活歴，生きがいや楽しみの有無
家族・介護者の状況	• 家族構成，家族関係 • 介護者の年齢・就労状況・介護負担の有無・健康状態 • 介護にかかわる家族の有無や副介護者の有無 • 介護者の意識や意欲，介護の基礎知識や技術 • 家族の療養生活への意向，疾患の受け止め
社会参加・社会資源	• 外出の頻度，社会参加の状況，閉じこもりの有無 • 社会資源の利用の有無・内容・頻度など • 利用可能な社会資源の種類（フォーマル，インフォーマル） • 経済状況
住環境	• 間取り，段差，床材，睡眠を妨げる音・光など • 地域の状況（交通機関，買い物施設，医療機関など）

フレイルな高齢者
自立度
•問題点のみに注目
•「できない」を補うケア
•強みに注目
•セルフケアを促すケア
自立度

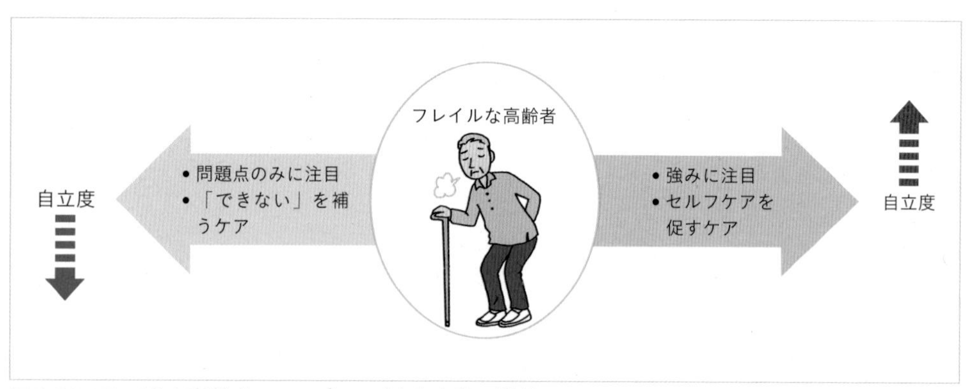

図6-20 フレイルな高齢者へのアプローチと自立度の関係

導入した場合，Jさんは閉じこもりになり，さらに認知機能や自立度が低下する可能性がある。一方，Jさんの認知機能低下の予防ニーズを見きわめ，日課で行っている買い物は強みとして生かし，まずJさんに買い物前の冷蔵庫の整理と買い物リストの作成を習慣づけることから始めれば，買い物の自立や認知機能低下の予防に効果があるかもしれない。

3 老年症候群のケア

フレイルな高齢者に起こりやすい転倒・骨折，認知機能低下，うつ，尿失禁，低栄養といった老年症候群は，明らかな疾患ではなく，高齢者に頻発する症状であるため，「年だから仕方がない」と見過ごされがちである。しかし，放置することにより集積し，ADL・

QOLが低下するため，介護予防では老年症候群のケアが極めて重要である。老年症候群のケアのポイントは，その多因子性と相互関連性を踏まえた援助である。看護師は，老年症候群の背景にある複数の原因やほかの徴候との関連性をアセスメントし，改善できる原因に対する積極的なアプローチを行い，また，相互関連性による悪循環を断ち切るための予測的，予防的な援助策を検討する必要がある。

2. 家族への看護

フレイルな高齢者に対しては，直接的なケアよりも日常生活のなかでの予防的介入が重要である。そのため，同居，別居にかかわらず家族がフレイルな高齢者に対し，予防的視点をもって，高齢者本人の自立を維持できるように家族に教育する必要がある。たとえば，うつや閉じこもりにならないよう，日常的な外出支援を家族に提案することや，低栄養を予防できるバランスの良い食事について家族へ助言する。また，高齢者本人が自立しているADLやIADL，得意なことなどは「強み」であり，生活のなかでそれを生かすことができる方法について，家族と共に具体的に考える。

3. 他職種・地域との連携

1 他職種と連携した包括的なアプローチ

高齢者の要介護状態の発生には，慢性疾患，心身機能の低下，社会参加の減少，所得や家族の問題，住環境などの身体・精神・心理・社会的要素が関連している。また，医療処置，リハビリテーション，生活支援など様々なニーズに対応するには，1つの職種によるアプローチだけでは不十分であるため，多職種や地域の人々と密に連携・協働することが大切である。

2 医療・疾病予防

高齢者は高血圧，糖尿病，関節疾患，心臓疾患など複数の慢性疾患を抱えていることが多く，地域在宅での継続的な医療の提供体制が求められる。また，入院医療に比べ，在宅療養者への医療では，高齢者・家族の自律性や協力体制が特に要求されるため，看護師は，医師や薬剤師などの医療従事者との連携に加え，療養者・家族の健康管理行動の維持促進をめざしたかかわりが要求される。

3 地域に根ざした社会資源の活用とまちづくり

フレイルな高齢者の自立を目指すには，状態に応じた柔軟な社会資源の活用が鍵となる。そのため，看護師は高齢者の住む地域の社会資源を十分把握し，適切な社会資源につなぐ必要がある。この際，介護保険の予防給付だけではなく，市町村が実施する多様なサービスや，近隣住民などによるインフォーマルな支援に注目することが大切である。たとえば，転倒による骨折で入院し，術後に在宅復帰した高齢者に対しては，まず，予防給付による訪問リハビリテーションで身体機能の向上を目指すが，状態が改善すれば，次は地域住民が運営する体操教室への参加につなげるなど，最終的には本人が主体的に地域とかかわることができる形に導くことが望ましい。一方，このような社会資源がどこでも整っているとは限らない。看護師は高齢者のケアをとおして，地域に不足している資源や改善すべき制度に気づき，地域社会に提言することで，高齢者が安心して暮らせるまちづくりに参画する役割も担っている。

D フレイルな高齢者・家族への支援例

1. 事例の概要

療養者：Fさん（80歳），女性
疾患：骨粗鬆症，高血圧症
状態：約3年前より両下肢の筋力低下が進み始め，歩行が不安定である。過去に2回の転倒歴があり，大腿骨頸部を骨折している。骨粗鬆症，高血圧症の治療のため，定期的にかかりつけ医を受診している。要支援2，寝たきり度ランクA1，認知症高齢者自立度Ⅰ。
家族構成：娘夫婦と同居。夫は10年前に他界。キーパーソンは娘（59歳）である。
住環境：一戸建て。玄関，浴室，トイレなどには手すりが設置されている。
地域特性：都市圏の郊外住宅地。一戸建てが多く，住民は顔見知りが多いが，高齢化により空き家が目立つ。徒歩10分圏内に公園が2か所ある。また，空き家を利用した住民主体のデイハウス（一般介護予防事業）で，週2回，体操教室や唄う会が開催されている。

2. 情報収集

入浴や排泄は自立している。歩行は，自宅内は手すりを使って行っている。調理，洗濯，買い物などの家事は，主婦である娘がすべて行っている。Fさんは自宅内で1日中テレビを見て過ごすことが多く，外出は月1回の通院だけである。50年近く同じ町に住んでいるため，近隣には顔見知りが多く，時々，友人が訪ねてくる。昔は婦人会のコーラス部に入っていた。徒歩10分圏内に公園や住民主体のデイハウスがある。本人は「また転ぶんじゃないかと思うと出歩くのは恐い。出かけたい気持ちはあるけど，足が弱って，もう昔のようにはいかない」と話す。この半年で体重が減少しており，BMIは18.0で「やせ」の判定である。

3. アセスメント

下肢筋力の低下，2回の転倒歴，骨粗鬆症があることから，再転倒・骨折のリスクは高い。出かけたいという気持ちはあるが，転倒恐怖が強いため，下肢筋力を強化し，恐怖感なく安全に歩行できるよう援助する必要がある。現在，家事のすべてを娘が行っているが，簡単な家事であれば自分でできる可能性がある。低栄養についても，さらなる筋力低下などにもつながるため，改善が必要である。自宅内は安全な環境が整っているが，外出時は福祉用具が必要である。なお，近隣の友人と交流があることは，Fさんの強みとして，外出意欲の向上に活用できると考える。加えて，徒歩圏内に公園や住民主体のデイハウスがあり，外出につながる社会資源になり得る。

4. 計画

❶Fさんの看護目標

転倒することなく外出でき，前向きな気持ちで自宅生活を送ることができる。

❷看護計画

（1）家事動作の向上

・本人ができる家事を行えるよう，本人，娘と共に家事の役割分担を考える。

（2）老年症候群のケア

・転倒予防のため，訪問看護師などによる下肢筋力強化のリハビリテーションに加え，日常生活に娘との公園への散歩を取り入れ，安全のため，外出時は福祉用具の使用を勧める。
・低栄養状態については，娘の協力を得ながら食事内容の改善などを図る。

⑶ **閉じこもり予防**

・娘と共に，まずは家の周囲の散歩から始める。

・近隣の友人と交流の機会を増やしていく。

・住民主体のデイハウスへの参加を勧める。

5. 実施

Fさんおよび娘と相談し，まずは娘の見守りのもと，洗濯物を干すことと，食事の後の食器洗いをFさんが実施することになった。下肢筋力強化のため，訪問看護の際の短時間のリハビリテーションを開始した。同時に，住民主体のデイハウスについての情報提供をしたところ，特に「唄う会」に興味を示している。また，外出用の歩行器をレンタルし，娘と公園まで散歩するようになった。低栄養については，娘と相談のうえ，栄養価の高い食事を摂れるよう食事内容を見直した結果，現在BMIは21.0に改善している。最近は散歩途中に友人宅を訪ね，話をすることを楽しみにしている（図6-21）。

6. 評価

Fさんの家庭内での役割が増えたことで，Fさんの家事動作は向上した。下肢筋力強化のリハビリテーションや日々の散歩，歩行器の使用により，転倒恐怖の解消と歩行機能の改善につながっている。栄養状態の改善は，転倒・骨折予防にも良好に働いていると考える。公園への散歩を日課にすることで外出頻度が増え，友人との交流が維持できており，閉じこもり予防に効果があった。今後も転倒のリスクは高いため，注意は必要である。状態をみて，住民主体のデイハウスに通えるかどうかを見きわめたい。

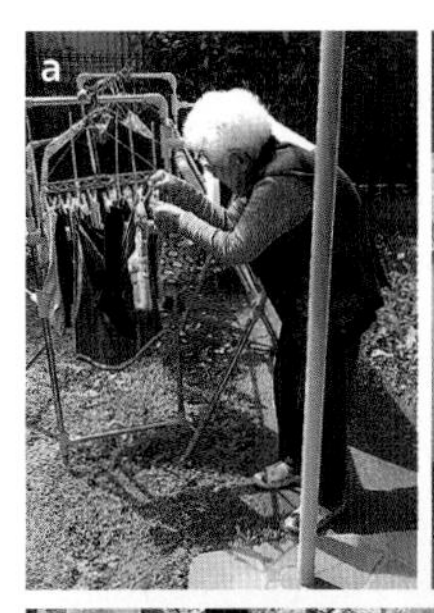

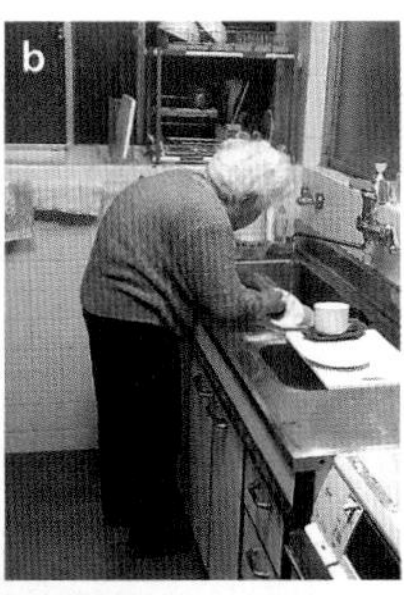

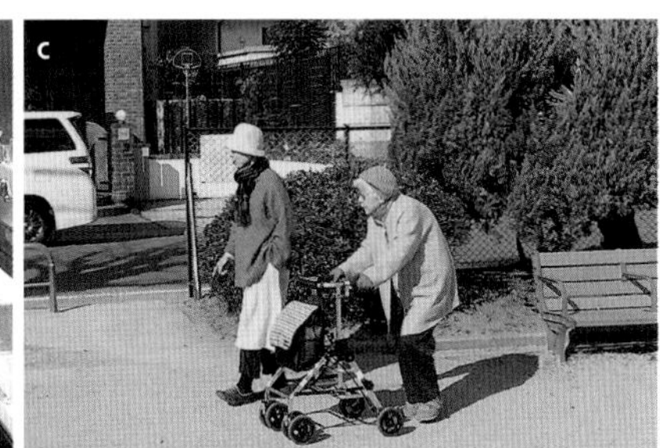

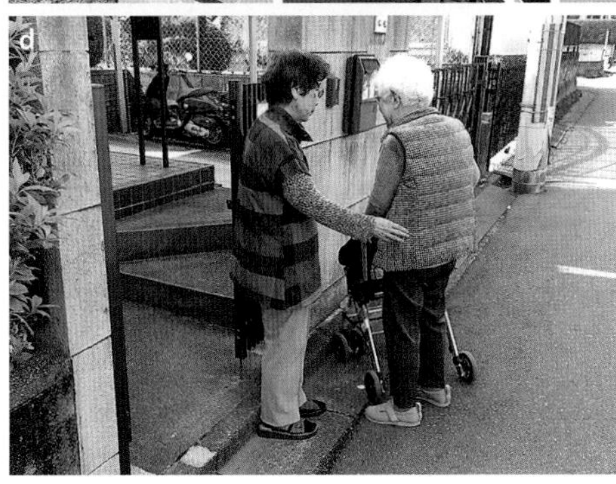

a・b：できることは自分で行う（洗濯物干し，食器洗い）
c：日常にリハビリテーションを取り入れる（娘との散歩）
d：本人の強みを生かす（近隣の友人を訪ねる）

図6-21 自立を目指した援助（例）

Ⅶ 地域・在宅看護と精神障害ケア

A 精神障害の理解

1. 精神障害ケアの基本的な考え方

訪問看護でケアを提供する，精神障害がある療養者の多くは統合失調症であり，2019（令和元）年介護サービス施設・事業所調査において，訪問看護ステーションの全利用者の5.8%にあたる[46]。統合失調症は，訪問看護ステーションの利用者のなかでは少ない障害であり，在宅看護に関する実習ではあまり遭遇しないかもしれないが，徐々に増加傾向にある。ここでは，主に統合失調症をもつ在宅療養者に関する理解について述べる。

訪問看護は，精神障害がある療養者にケアを提供する際，主治医から訪問看護指示書または精神科訪問看護指示書を得ている。したがって，薬物療法などの医療をすでに受けており，支援があれば在宅療養が可能と判断されているといえる。そこで，在宅における精神障害をもつ療養者へのケアでは，障害をコントロールしながら安定した生活を目指す。

精神障害はほかの障害と比べ，偏見や差別の歴史を経ている。したがって，看護師の精神障害に対するとらえ方も様々な影響を受けているが，特にケアにおいてこの障害に対する偏見をもつことは，効果的な訪問看護を行ううえで大変な障壁となる。ここでは，看護師の態度の重要性を述べた後，障害の特徴，身体面の合併症予防について説明する。

2. 看護師の態度の重要性

援助する側の「態度」は，精神障害がある者への治療的関係において極めて重要である[47)~49)]。精神障害をもつ対象者の性質や疾患に対して，医療専門職が否定的な気持ちを抱いていたとしたら，適切なアセスメントやケアの提供は困難を極める[50)~53)]。

地域で生活するために，人はルールを守り，必要な日常生活技能*を身につけなければならない。それは，精神障害がある者も同様である。たとえば，ごみは町内会で決められた日時・場所に出すなどである。実際に，精神障害がある者は，そのようなルールに対応しながら社会生活を営んでいるが，時にはルールに対応できない療養者も存在する。このようなとき，看護師のなかには，「生活するうえで必要であっても，注意をしたら療養者の病状に影響するのではないか」「何か言ったら，訪問を受け入れてくれなくなるのではないか」などと思う者も少なくない。

＊ **日常生活技能**：精神疾患に罹患したり，長期入院をしたりすると，「規則正しい生活」「身だしなみ」および「掃除」「調理」といった家事などの，日常生活技能（living skills）が低下することがある。本節では，麻痺などによる「動作」が制限されることにより起こることとは異なることから，「日常生活動作」ではなく「日常生活技能」の言葉を用いる。

訪問看護師に必要な態度として重要なことは，「療養者と率直に話をする」「もともと備えている，地域で生活する能力を尊重する」「療養者の意思を尊重して支援する」ことである[54]。

看護師は，自身の価値観や願望を療養者に押しつけていないか，意見が違っていてもその違いを尊重できているかを振り返る必要がある。見渡せば，人の価値観は多様であり，いかなる疾患をもっているとしてもそれは同様である。

3. 統合失調症の特徴

統合失調症とは，陽性症状（妄想，幻覚，思考障害，緊張病症状，奇妙な行動など）と陰性症状（感情鈍麻，無感情，無欲，自閉，快感喪失など）の病態を示し，100人に1人が発症する疾患である[55]。陽性症状および陰性症状に注目しがちであるが，近年，神経認知機能（注意力，記憶力，遂行機能など）の障害がこの疾患の中核症状であることが明らかになってきているため[56]，そのアセスメントは重要である。気分障害にも，軽度ではあるが，これらの症状がみられる場合がある[57]。神経認知機能障害は，日常生活を営んでいくための障壁になっていく。したがって，訪問看護が社会生活を営む利用者を支えるために，日常生活技能の向上および支援が重要となる。

日常生活技能に支障がある場合，食事や洗濯といった家事，金銭管理，入浴や更衣などの身だしなみ，服薬，交通機関の利用などへ適切な対応ができなくなる。そのうえ，長期の入院生活によって，他人とコミュニケーションをとる機会が少なかったり，就学や就職などの社会生活を経験していない場合がある。このような点において支障がある場合は，リハビリテーションとして**社会生活技能訓練**（social skills training；**SST**）を行うこともある。この訓練は入院中に行われることもあるが，在宅生活の具体的な場面で行うと，個々の環境設定に応じて日常生活技能を獲得することができる。

神経認知機能障害と，社会的認知機能障害は関連している[58]。統合失調症をもつ者の社会的認知機能障害の特徴として，表情知覚・社会知覚の障害，結論への飛躍，原因帰属バイアス，心の理論*に関する障害がある[59]。たとえば，同級生とすれ違ったとき，自分を認識しないで無表情で通り過ぎた（表情知覚の障害）場合，その同級生の直前の出来事に思いを馳せることなく（社会知覚の障害），「怒っているに違いない」と思いこみ（結論への飛躍），さらに「同級生は私に対して怒っている」と考える（原因帰属バイアス，心の理論）などである。本当は，同級生が急いでいて，ただ気づかずに通り過ぎただけかもしれない。しかし，それが事実であるかないかにかかわらず，結果的に，この同級生に会うことを恐れるようになり，対人関係が悪化してしまう。このように，対人関係や情動に課題がある場合は，どの部分でつまずいているのかをアセスメントする必要がある。

外出できない原因が，陰性症状によるひきこもり・自閉による場合もあるが，他人の目

* **心の理論**：他人の心の動きを類推したり，他者が自分とは違う信念をもっているということを理解したりする機能をいう。1970年代に理論が体系化された。

線やすれ違いざまに聞こえる幻聴に対する恐怖の場合もあるため，そのアセスメントは極めて重要である。

4. 身体面の合併症予防

精神障害がある療養者は，薬物療法などの治療をすでに受けている。そこで，療養者が使用している抗精神病薬の有害作用を熟知したうえで，身体面へのケアを提供することが求められる。

抗精神病薬の有害作用は，自発性の低下や易疲労感による運動不足，また，食事摂取量の増加による肥満傾向を引き起こす場合がある。非定型抗精神病薬*のなかには，有害作用に高血糖を認めるものもある。一方，食費の節約をしている場合や調理を適切に行えない場合は，やせを認めることもある。さらに，年齢を重ねると，一般的に高血圧や糖尿病，動脈硬化などを認める者が多くなるため，生活習慣病の健康管理が重要になってくる。なお，精神安定薬を服用している高齢者は，低体温を呈して感染症を見落とされたり，起立性低血圧が出現したりする場合があるため，注意が必要である[60]。

B 精神障害者を支える地域包括ケアシステム

1. 社会資源

精神障害のある療養者は，障害者総合支援法による「介護給付」「訓練等給付」「自立支援医療（精神通院医療）」などの支援を得ることができる。「介護給付」は，障害支援区分の認定を受けた後，本人の希望と必要性に応じて給付される。給付の内容は，食事の介助や外出などの移動支援の居宅介護･重度訪問介護などがある。「訓練等給付」は，自立訓練（機能訓練と生活訓練）・一般企業への就職への訓練を行う就労移行支援・一般企業への就職が難しい者に働く場を提供する就労継続支援・共同生活援助（グループホーム）などがある。医療費の自己負担を軽減するための「自立支援医療（精神通院医療）」は，世帯の所得水準に応じて1か月の負担に上限を設定し，これに満たない場合には1割負担とする制度である。障害者総合支援法によるサービスを受けることができる者は，①精神障害者保健福祉手帳を持っている，②精神障害を事由とする年金を受けている，③精神障害を事由とする特別障害給付金を受けている，④自立支援医療受給者証（精神通院医療に限る）を持っている，⑤医師の診断書により精神障害者であることが確認できる，などの条件がある。

介護保険における地域包括支援センターのような相談場所として，障害者総合支援法においては地域相談支援がある[61]。**地域相談支援**は，市町村から委託を受けた事業所が行っており，地域移行支援と地域定着支援がある。**地域移行支援**は，精神科病院入院中の患者

＊ **非定型抗精神病薬**：クロルプロマジンなどの定型抗精神病薬に比べ，錐体外路症状が少なく，統合失調症の治療ガイドラインで第一選択となっている。

が地域に移行するための相談支援を行う。**地域定着支援**は，居宅で単身生活をしている者を対象に，緊急時の相談支援などを行う。また，介護保険におけるケアマネジメントに該当する支援も市町村から委託を受けた事業所が行っており，計画相談支援という。計画相談支援には，サービス利用支援と継続サービス利用支援がある。**サービス利用支援**は福祉サービス等利用計画作成を，**継続サービス利用支援**はそのモニタリングを行う。事業所は，市町村の障害担当が窓口やホームページで紹介や公開を行っている。

2. 地域包括ケアシステム

精神障害がある訪問看護の利用者のなかには，適当な日常生活技能を行うことができない者や，単身で生活している者がいる。そのような療養者は，訪問介護などの福祉サービスなどに結びつけていくことが必要となる。精神障害がある療養者の場合，医療保険で訪問看護を受けていることが多い。日常生活技能において多くの障害を抱えていたり，多重課題がある困難なケースの場合は，訪問看護で抱え込まず，前述したサービス利用支援を活用し，かかりつけの医師や精神科病院医療ソーシャルワーカー，行政の市町村障害福祉課，生活保護の担当者などとも連携し，チームで療養者の生活を支援していく。

また，在宅で生活している重度の精神障害のある療養者に対して，利用者の生活の場へ赴く「**包括型地域生活支援プログラム**（Assertive Community Treatment；ACT）」がある。精神科医師，訪問看護師，ソーシャルワーカー，作業療法士などの約10人1チームの多職種が，100人程度の利用者を24時間・365日体制で支援し，危機介入にも対応する。

2016（平成28）年度の診療報酬改定において，精神障害がある者で通院困難な在宅療養者に対して，当該精神科医療機関が医師の訪問診療や訪問看護を計画的に行っている場合，「精神科重症患者早期集中支援管理料」を月1回，6か月以内に限り算定できることになった。このように，訪問看護ステーションのほか，精神科医療機関からも医師の訪問診療や訪問看護を提供できるよう，ケアシステムが整えられている。

2017（平成29）年2月には，「これからの精神保健医療福祉のあり方に関する検討会」報告書がとりまとめられた[62]。そのなかで，精神障害のある療養者のいっそうの地域移行を具体的な政策手段により実現していくため，「精神障害にも対応した地域包括ケアシステム」という政策理念が明記された。その内容は，「精神障害の有無や程度にかかわらず，だれもが安心して自分らしく暮らすことができるよう，障害福祉計画に基づき，障害保健福祉圏域ごとの保健・医療・福祉関係者による協議の場を通じて，精神科医療機関，そのほかの医療機関，地域援助事業者，市町村などとの重層的な連携による支援体制を構築する必要性」を示したものであった。この政策理念を基軸としつつ，介護保険事業計画における「地域包括ケアシステム」の成果を踏まえ，精神障害者が地域の一員として安心して自分らしい暮らしをすることができるような方策を検討することが求められている。

C 精神障害者への看護

1. 療養者への看護

1 アセスメント技術

精神障害がある療養者に対して，訪問時に行うアセスメントの内容を次に示す[63]。

- 病状，生活状況，環境の変化
- 睡眠状態
- 家事・対人関係・生活・病気などへの対処に係る認知機能状態
- 独自のこだわり，価値観，もともとの性格
- 周囲からの偏見・失敗などによるこれまでの体験

療養者の「将来に向けた意思」も，日常生活技能を身につけるための目標に結びつけられることがあるため，重要な視点である。看護師は，これらのアセスメントを行いながら療養者を知り，彼らの希望を共有したうえで地域における生活を継続できるように支援していく[64]。希望の共有は時間がかかることもあるが，看護師は焦らずにかかわっていく。

「病状，生活状況，環境の変化」は，再発や精神症状の悪化の前兆(ぜんちょう)の場合もあるため注意を要する[65]。病状の変化には，陽性症状や陰性症状の増悪が，生活状況や環境の変化には，引っ越しや家族員の病気や死別などのライフイベントがあげられる。また，2020（令和2）年度精神科訪問看護基本療養費の算定要件として，「機能の全体的評定（GAF）尺度によるアセスメント」が義務付けられた。睡眠状態も症状を反映するため，重要なアセスメント項目となる。就寝時間や起床時間のほか，寝つき，中途・早朝覚醒がないかなどについても情報収集を行う。

精神症状が悪化すれば，日常生活技能に影響して，生活が乱れて再入院などにつながっていくため，「家事・対人関係・生活・病気など へ対処に係る認知機能状態」のアセスメントは重要である。家事や生活状況のアセスメントをするうえで，家の中を観察することも重要な情報源である。また，「ふだん」と違うと気づくため，日頃の利用者の生活ぶりや，精神症状をよく把握しておく。症状の悪化時には，以前と似たような経過をたどることがあるため，主治医からあらかじめ療養者の精神症状の悪化の様子を聞いておく。

2 コミュニケーション技術

ふだんの療養者を知るために，世間話のようなコミュニケーションを駆使することも重要である。はじめの頃は会話がなかなか続かなかったり，質問しても療養者が答えなかったりする場合も珍しくない。このようなとき，生活の場を観察することから話の糸口を得ることができる。たとえば，部屋の中を見れば，彼らの趣味や関心を推(お)し量(はか)ることができ

る。得意分野に関することは比較的話しやすいのは，だれでも同じである。最初は会話が続かなくても，だんだん顔なじみになってくると，援助する側も話し方の特徴がつかめるし，療養者も他人との会話に慣れてくる。

特に，抗精神病薬の服薬状況の確認は慎重を要する。できている，できていないにかかわらず，やらなければならないことを他者に確認されると，だれでも疑われていると感じ，腹立たしく思いがちである。確認を躊躇する場合には，「お薬をちゃんと飲めていますか」とストレートに尋ねるより，「お薬は合っていますか」「睡眠薬を飲むとよく眠れますか」などと声をかける。

看護師の生活上の前回のアドバイスなどを，療養者がどう受け止めているのかを，次回の会話や生活環境から確認することも重要である。もし，看護師のアドバイスを療養者が実行できない場合，その人なりの理由があるかもしれない。「独自のこだわり・価値観・もともとの性格」や「周囲からの偏見・失敗体験などによるこれまでの体験」が影響していることもある。たとえば，もともとの性格なのか病気が要因となっているのかの判断が難しいが，いつものやり方を変える提案をしても，かたくなに受け入れなかったり，これまでたくさんの失敗を経験していることでやり方を変えることへ不安を募らせたりすることがある。生命の危険が伴わないのであれば，その人の価値観やこだわりなどをアセスメントし，アドバイス方法を変えたり中断したりする。また，訪問のたびに前回の看護師のかかわり（生活上のアドバイスなど）を，療養者がどう受け止めているのか，会話や生活環境から確認することが重要である。

3　症状の変化への対応

病状悪化が疑われる場合，夜間の睡眠や食事などが十分とれているか，最近，心配事や焦りがないかを確認する。療養者は疲労が重なると，幻聴・幻覚などの症状に苦しんでいることがある。主治医に，このような症状の出現時に使用できる頓服薬を処方してもらい，休養をとるように説明する。睡眠が十分にとれない場合にも，主治医に睡眠薬の調整を検討してもらう。療養者が，休養を十分にとり，疲れをためないように支援していくことは，訪問看護の重要な役割の一つである。

いつも剃っている髭が伸びていたり，においや髪の汚れを認めたりした場合には，病状悪化の可能性も考える。気分障害のみならず統合失調症の悪化でも，悲観して自殺や自傷を行うこともある。療養者の話をよく聞いて，勘違いしていることがあれば訂正を試みるが，訂正が受け入れられない場合には受診を主治医と検討する。生命に危険があると判断された場合には，一時的に専門的な医療機関への入院などを主治医と検討していく。

4　日常生活技能の向上に対するケア

訪問看護を始めた頃，療養者から具体的な要望がない限り，血圧などのバイタルサイン測定をした後に，世間話のような会話を繰り返すことがある。世間話をするときは，具体的な処置をしていないことから，看護師は仕事をしていない気持ちを抱きがちになる。しかし，療養者の意思や希望，価値観，こだわり，社会的認知の状況を把握するためにも，話しやすいことからの会話は重要である。この時期，看護師は指示的な援助や日常生活技能の向上を目指したケアを最小限にすることが大切である。ただし，火事など，命や社会生活を継続できなくなるような危険性があるときや，療養者が訪問看護のサービス外の内容を希望するときは，道理が理解できるように説明する。訪問看護の契約内容の説明を療養者本人にすることも重要である。

会話のなかで，療養者に，生活していくうえでの希望や意思が見いだされてきたら，多少現実離れしていたとしても，療養者の価値観に合わせながら，実現に必要な日常生活技能を向上するように介入する。

精神障害がある者は，認知機能障害のために情報の取り違えや勘違いをすることもある。料理や洗濯などの家事を覚え，同時進行するのが難しい場合はあるが，手順を示した詳細なメモを利用したり，最初は看護師が一緒に作業をするなどで，徐々に要領を覚えることができる。指示的なかかわりをするとき，看護師は端的にわかりやすく中立的に話をすることが必要である。傷つけないようにと気遣い，まわりくどい表現をしたり，逆に感情的に注意すると，ゆがんだ認知となり，療養者はその本質的な必要性も理解しがたくなり混乱する。

しかしながら，なかには一人で日常生活技能を行えない療養者もいる。その際には，サービス利用支援と連携し，訪問介護などの福祉サービスに，徐々に結びつけていくことが必要である。また，困難事例の場合，療養者の主治医，利用しているサービス事業者，行政などと連携し，安定した生活が送れるよう，情報共有や役割分担，対応方法の統一を行う。

社会的認知機能障害のために，対人関係に悩んだり，他者に対して激しい情動を抱く療養者もいる。多くの場合，その障害のために認知がゆがんだ状況にある[66]。したがって，療養者がどのように認知しているかをアセスメントし，その矛盾に気がつくように整理していくことで，自身の症状を理解することにつながる。症状のコントロールができていれば，もとより精神障害がある療養者は，自分の誤解に気づくことができるし，認知の修正が難しい場合には，病状の悪化が予測できる。

看護師がケアするうえでいつも配慮しなければならないことは，療養者ができたことに関して「肯定的に評価」し，自信を回復できるようにすることである。精神障害がある者の多くは，就職や就学を断念したり，対人関係で傷ついた経験が少なくない。一度できたことは，それ以降ほめたり認めてあげたりすることを忘れがちであるが，常に働きかけることが大切である。

療養者が一人暮らしの場合，火災防止へのケアも大切である。療養者が火災を起こすとその地域で生活できなくなる可能性が高い。訪問看護師は療養者宅を訪ねた際，暖房の使い方やたばこの火の始末のしかたを確認することが必要である。石油ストーブなどを使用している場合には，療養者の日常生活技能を考慮のうえ，エアコンを勧めるなどの工夫が必要なこともある。

5 訪問看護時の安全面の配慮

精神科病院を長い間受診していないことを理由に，訪問看護が依頼される場合もある。訪問看護は，利用者と契約を取り交わしていること，医療に結びついていることを前提に行うサービスである。精神障害がある者の病状悪化によって危害が及ぶ可能性が予測される場合，訪問看護師は自らの安全への配慮を含めて保健所などの行政の介入などを依頼し，単身で対応してはならない。

2. 家族への看護

医療保護入院を経験した精神障害がある者の家族は，精神保健福祉法旧第 22 条のもとでは「保護者」としての役割を担ってきたが，2013（平成 25）年 6 月に家族の「保護者」は廃止となった。それまで「保護者」の役割は，精神障害がある者に治療を受けさせ，その財産上の利益を保護することが含まれており，1999（平成 11）年の法改正以前では自傷他害を監督することも規定されていた。したがって「保護者」である家族は，精神障害に対する世間の偏見のなかで，その症状の責任を負い，厳しい立場に置かれてきたといえる。こうした「保護者」の 8 割は親であり，親の高齢化が進むにつれて親も介護を要する場合が少なくない[67)]。要介護高齢者の訪問看護に出向くと，精神障害がある中年の子どもが介護者であるケースに遭遇することもある。

一方，訪問看護で出会う家族の多くは，療養者と非常に密着した関係をもっている。療養者自身が行えることも先取りして行ってしまうなど，過剰な保護をする場合もあるため[68)]，家族関係のアセスメントは重要なポイントとなる。家族関係と社会との関連をアセスメントするために，エコマップなどを活用することは，療養者と家族の密着性や社会資源との浸透性を把握するのに役立つ。家族に療養者のできることを説明し，適切な距離感で接するように説明することも重要である。

3. 他職種・地域との連携

精神科訪問看護を提供する際に，精神科を標榜する主治医のほか，様々な社会資源と連携する。障害福祉サービス利用に関して，地域相談支援が活用できるが，重度な精神症状，家族への負担，経済的危機など，さらに困難な状況を抱える利用者には，多くの社会資源を活用し，利用者や家族を支援する。保健所や精神保健福祉センターは，保健師や精神保健福祉士などによる精神面の健康相談，保健医療福祉に関する相談，家族相談など幅広い相談のほか，サービス提供事業所への研修を行っている。発達障害者支援センターは，発達障害児（者）への支援を総合的に行うことを目的とした専門的機関である。経済的に困窮する場合は，福祉事務所の生活保護を利用したり，就労支援施設等の訓練等給付により経済的な基盤を確立するように支援する。精神科訪問看護を提供するときには，これらの他職種・地域の社会資源を理解し，利用者の状況にあわせて連携をすることが求められる。

D 精神障害がある療養者・家族への支援例

1. 事例の概要

療養者：Gさん（30歳代），男性

疾患：統合失調症

状態：大学受験に失敗し，都内の工場に勤めたが「同僚に悪口を言われている」などの幻聴に悩み，工場の寮に引きこもるようになった。退職後，幻聴と引きこもり，自傷行為があり，地元の精神科病院へ入退院を繰り返すようになる。退院時，主治医から訪問看護による支援を勧められる。退院時GAF尺度は41-50の間と評価されている。

家族構成：父親と二人暮らしである。医師の兄は他県の大学病院で勤めているが，引きこもりがちなGさんのことをいつも気にかけており，近所の地域活動支援センターの利用などを勧めている。Gさんは大学へ強い憧れを抱き，また兄へのコンプレックスも持ち続けている。母親は10年前に自殺している。

住環境：一戸建てに住んでおり，Gさん用の部屋もある。

地域特性：地方の農村地帯で，家業もビニールハウスでトマトやキュウリを栽培している。一戸建てが多く，農業をとおしての近隣との付き合いが多いが，住民は高齢化しており，仕事をしておらず身なりを構わないGさんに対してはあたりさわりのない態度で接している。

2. 情報収集

A看護師が訪問看護を週1回提供し，血圧などのバイタルサインを測定後，雑談をしながら1日の生活や療養の自己管理方法などについてさりげなく情報収集した。

父親が仕事で不在でも食事を用意して食べたり，入浴したりできるが，ほとんど自室に引きこもってテレビや動画サイトなどを見ている。内服管理はキッチンにある服薬カレンダーを使用し，父親の声がけもあり飲み残しなく管理できている。生活リズムは規則的であり，23時には寝て，8時に起床している。月2回の外来通院は一人で通い，それが唯一の外出する機会である。主治医に外出を勧められ，外来通院時に近所の就労継続支援事業所（就労継続）の喫茶に寄り，そこのスタッフと会話する。スタッフには就労継続の利用を勧められているが，他の利用者とコミュニケーションをとったり，仕事をする体力に自信がなく断っている。以前，仕事をしていたとき，からだがふわふわと揺れる感じがしてつらかったことをA看護師にも話す。

3. アセスメント

生活管理はできているが，自室へ引きこもることが多く，他者とのかかわりは就労継続のスタッフ，主治医，A看護師である。就労継続を利用する自信がない。身体面に関して，現在はふわふわと揺れる感覚はなく，BMIも23と標準で，公共交通機関を利用して受診ができるなど，体力的な問題はない。

父親がGさんに声がけを欠かさず，Gさんも生活リズムを崩さず，主治医の勧めを受け入れて就労継続のスタッフと会話をするなど，努力をしている。仕事をしていた頃の体験を引きずっているが，Gさんが自信を取り戻せば，他者とのかかわりや外での活動へと広がり，引きこもりの改善になり得る。

4. 計画

❶Gさんの看護目標

規則的な生活や自己管理を継続しながら，外出や社会資源の活用機会を増やし，自信をもつことができる。

❷看護計画

(1) 生活リズムや自己管理能力の維持

- 週1回訪問看護時に，生活リズムや自己管理，外出状況を情報収集する。
- 父親に引き続き内服や生活状況の見守り・声がけを依頼する。

(2) 他者とのコミュニケーション機会の増加

- A看護師以外が訪問しコミュニケーションをとることで，対人関係を広げていく。
- Gさんが他者との関係で悩んでいるとき，どの部分で躓いているのかを一緒に考え，解決を促す。

(3) 社会参加に関する情報提供
・父親に買い物や簡単な仕事の手伝いをGさんに頼むことを提案し，自信がもてるようにする。
・大学などに憧れが強いので，近所の大学の催しがあれば情報提供をする。
・利用可能な障害者の社会資源について情報提供する。

5. 実施

Gさんは，生活リズムや自己管理を乱すことなく，A看護師以外の3人の看護師とも慣れ，コミュニケーションをスムーズにとれるようになってきた。父親に頼まれて，3回に1回は買い物を引き受けていたが，家業の農業を手伝うまでには至らなかった。外来通院時に寄る就労継続が近隣大学と合同で農業を取り入れた訓練をすることを聞き，Gさんは参加したいと思うようになり，その訓練に申し込んだ。いつも喫茶にいるスタッフも訓練に同席し，Gさんは体力を使う野菜の収穫を上手にやり遂げた。大学教員に感謝され，Gさんは「からだもふわふわ揺れなかったし，これなら続けられるかもしれない」と自信をもった。一緒に訓練に参加している人とのコミュニケーションに悩むこともあったが，就労継続スタッフと連携し，訪問看護の際に悩みへ対応するようにした。

6. 評価

引きこもりがちなGさんが社会参加できるように，複数の訪問看護師に慣れ，父親の依頼による外出機会を増やすことから支援した。また，Gさんが大学へ憧れている価値観に結びつけて，就労継続に結びつけることができた。父親と就労継続スタッフ，主治医，看護師が連携し支援したことで，Gさんが自信をもてるようになり，引きこもりが改善している。

VIII 地域・在宅看護と小児ケア

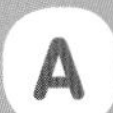

A 地域・在宅における小児ケアの概要

1. 小児在宅ケアの動向

小児在宅ケアとは，健康問題や障害をもちながら成長発達を遂げる子どもたちが，家族とともに健やかな生活を送るための必要な支援である。小児在宅ケアの現状は，周産期医療・小児医療の治療技術の進歩や医療体制の整備にともない，ハイリスク妊婦および新生児の割合が増加していることが背景にある。

在宅サービスの充実のために2016（平成28）年改正された発達障害者支援法における発達障害とは，「自閉症，アスペルガー症候群その他の広汎性発達障害，学習障害，注意欠陥多動性障害その他これに類する脳機能の障害であってその症状が通常低年齢において発現するものとして政令で定めるもの」とされている。発達障害については，症状の発現後できるだけ早期に発達障害を発見し，発達支援を行うことに関する国及び地方公共団体の責務を明らかにされ，学校教育等における支援を図ることが示された。また，小児慢性特定疾患児や家族に対しては，相談支援等に加え，個々人の状況に応じ，一般の母子保健・

子育て支援や障害児支援，難病対策等により支援が行われている。小児がんの在宅ケアには，小児の化学療法，外科療法，放射線療法などの専門家によるチーム医療とともに小児専門の緩和ケアチーム，看護体制，相談支援員の配置と患児・家族への相談体制，整備が図られている。

2. 緩和ケア

WHOにおける小児緩和ケアについて次のように説明されている。①小児緩和ケアとは，からだ，心理，精神への積極的かつ全人的なケアであり，家族支援を含む。②小児緩和ケアは診断時に始まり，根治的な治療の有無にかかわらず継続的に提供される。③医療提供者は，子どもの身体的，心理的，社会的苦痛を評価し，緩和する。④効果的な緩和ケアは，家族も含めた幅広い多職種的な対応と，地域における社会資源を有効に活用する。⑤緩和ケアは三次医療施設，地域診療所でも，家庭でも提供できる。

子どもを対象とした緩和ケアは小児がんに限らず，余命が限られているすべての病気の子どもたちとその家族を対象につらさを和らげ，その生活の質を重視するケアである。緩和ケアの開始は病状の進行具合によって判断されるものではなく，診断時に始まり，闘病生活をとおして提供され続ける。亡くなった後の家族のグリーフケアも含むものである。

B 医療的ケア児の理解

1. 医療的ケア児とは

医療的ケア児とは，医学の進歩を背景として，NICUなどに長期入院した後，引き続き人工呼吸器や胃瘻（いろう）などを使用し，痰の吸引や経管栄養などの医療的ケアが日常的に必要な**児童***のことをいう[69]。全国の在宅における医療的ケア児は約2万人と推計されている（図6-22）。医療的ケア児の特徴として，①歩ける医療的ケア児から寝たきりの**重症心身障害児***までいること，②生きていくために日常的な医療的ケアと医療機器が必要であることがあげられる（図6-23）。

2021（令和3）年9月に**医療的ケア児及びその家族に対する支援に関する法律**（医療的ケア児支援法）が施行され，障害や医療的ケアの有無にかかわらず，安心して子どもを生み，育てることができる社会が目指されることとなった。医療的ケア児が在籍する保育所・学校等に対する支援として，看護師等または喀痰吸引等が可能な保育士の配置が行われるようにすることは国・地方公共団体の責務となった。

＊ 児童福祉法では18歳未満を児童と定義している。

＊ **重症心身障害児**：重度な肢体不自由と重度な知的障害が重複している児童を示す。

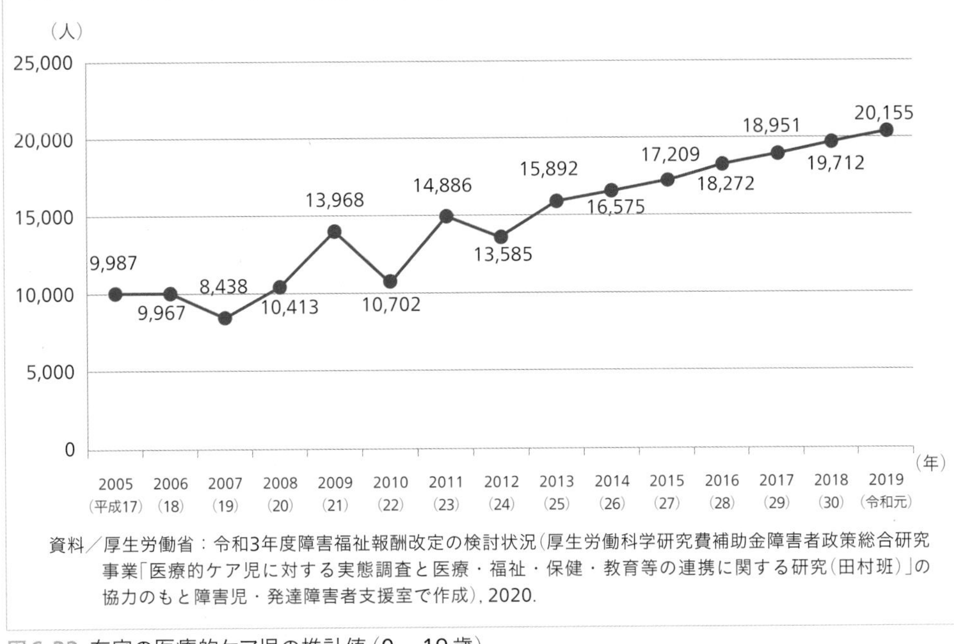

資料／厚生労働省：令和3年度障害福祉報酬改定の検討状況(厚生労働科学研究費補助金障害者政策総合研究事業「医療的ケア児に対する実態調査と医療・福祉・保健・教育等の連携に関する研究(田村班)」の協力のもと障害児・発達障害者支援室で作成), 2020.

図6-22 在宅の医療的ケア児の推計値(0～19歳)

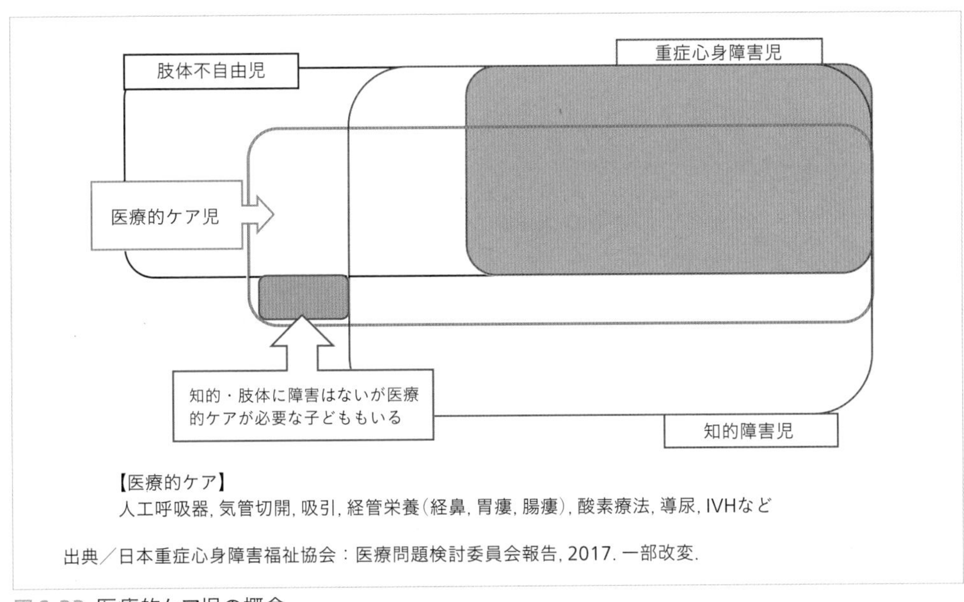

【医療的ケア】
人工呼吸器, 気管切開, 吸引, 経管栄養(経鼻, 胃瘻, 腸瘻), 酸素療法, 導尿, IVHなど

出典／日本重症心身障害福祉協会：医療問題検討委員会報告, 2017. 一部改変.

図6-23 医療的ケア児の概念

2. 医療的ケア児の基準

1971（昭和 46）年の大島分類基準*および 1988（昭和 63）年の超重症児スコア*では，医療的ケア児は十分な医療保険福祉のサービスを利用することができていない現状から，医療依存度や見守り度について加味された**医療的ケア判定スコア**が示された（表 6-16）。スコア点数が，3 点以上の児を医療的ケア児と定義し，対象となる児は，出生後 NICU から退

表6-16 医療的ケア判定スコア

医療的ケア判定スコア（新案2）		基本スコア	見守りスコア 高	見守りスコア 中	見守りスコア 低
① 人工呼吸器（NPPV，ネイザルハイフロー，パーカッションベンチレーター，排痰補助装置，高頻度胸壁振動装置を含む）	利用時間中の使用の有無にかかわらず	10	2[1]	1	0
② 気管切開カニューレ		8	2[2]		0
③ 鼻咽頭エアウェイ	利用時間中の使用の有無にかかわらず	5	1		0
④ 酸素療法	利用時間中の使用の有無にかかわらず	8	1		0
⑤ 吸引	口鼻腔・気管内吸引	8	1		0
⑥ 利用時間中のネブライザー使用・薬液吸入		3	0		
⑦ 経管栄養	経鼻胃管，胃瘻	8	2		0
	経鼻腸管，経胃瘻腸管，腸瘻，食道瘻	8	2		0
	持続経管注入ポンプ使用	3	1		0
⑧ 中心静脈カテーテル	中心静脈栄養，肺高血圧症治療薬，麻薬など	8	2		0
⑨ その他の注射管理	皮下注射（インスリン，麻薬など）	5	1		0
	持続皮下注射ポンプ使用	3	1		0
⑩ 血糖測定[3]	利用時間中の観血的血糖測定器	3	0		
	埋め込み式血糖測定器による血糖測定[4]	3	1		0
⑪ 継続する透析（血液透析，腹膜透析を含む）		8	2		0
⑫ 排尿管理[3]	利用時間中の間欠的導尿	5	0		
	持続的導尿（尿道留置カテーテル，膀胱瘻，腎瘻，尿路ストーマ）	3	1		0
⑬ 排便管理[3]	消化管ストーマ	5	1		0
	利用時間中の摘便，洗腸	5	0		
	利用時間中の浣腸	3	0		
⑭ 痙攣時の管理	坐剤挿入，吸引，酸素投与，迷走神経刺激装置の作動など	3	2		0

＜注意事項＞
1）人工呼吸器の見守りスコアについては，人工呼吸器回路が外れた場合，自発呼吸がないために直ちに対応する必要がある場合は，「高」2点，直ちにではないがおおむね15分以内に対応する必要がある場合は「中」1点，それ以外の場合は「低」0点と分類する。
2）人工呼吸器と気管切開の両方を持つ場合は，気管切開の見守りスコアを加点しない。
3）⑤吸引，⑩血糖測定，⑫排尿管理，⑬排便管理については，複数項目のいずれか1つを選択する。
4）インスリン持続皮下注射ポンプと埋め込み式血糖測定器とが連動している場合は，血糖測定の項目を加点しない。
資料／厚生労働科学研究費補助費（障害者政策総合研究事業［身体・知的等障害分野］）分担研究報告書　平成30-31年度.

院し，在宅生活が始まった時点から現行のすべての障害福祉サービスを使用できる。

3. 日常生活で必要な医療的ケアの内容

在宅で実施している医療的ケアとしては，服薬管理が最も多く，次いで経管栄養，吸引である。経管栄養，気管切開，人工呼吸器などが必要な児童のうち約9割がNICU・ICU（PICU含む）の入院経験があり，NICUなどの退院児の約6割以上が吸引や経管栄養を必

＊ **大島分類基準**：大島良一によってつくられたIQと移動機能の2軸分類。区分1～4が重症心身障害とみなされてきた。

＊ **超重症児スコア**：医療的ケアを点数化した超重症児スコアが，鈴木康之によって提起された。超重症児スコアの合計得点25点以上を超重症児，10点以上25点未満を準超重症児と規定している。

要としており，約2割が人工呼吸器管理を必要とするなど，特に高度な医療を必要としている[70)]。

4. 在宅療養移行支援

厚生労働省は，総合周産期母子医療センターにNICU入院児支援コーディネーターを配置し，長期入院児の状況把握，移行先との連携および調整，療育・療養環境への移行を行っている。長期入院からの在宅移行は，まず家族の子どもへの愛着形成と受容の過程への寄り添いが必要である。長期入院による母子分離により母親の子どもへの愛着形成が阻害されやすく，退院後の育児困難感が高くなることや虐待のリスクが危惧される。

在宅療養移行支援の概要を表6-17に示す。在宅療養移行期には，医療機関で家族に日常的ケアや医療的ケア手技の獲得を教育するが，病院で行っていたケアを家庭で実施できるように簡素化することがポイントとなる。在宅生活をイメージした24時間の家庭生活スケジュール表を作成する。家族に教える手技はチェックリストを活用し進捗状況を共有する。また，ケアの手技は母親1人だけでなく，父親など複数の人に習得してもらう。

退院前後には在宅療養調整期の支援が始まる。訪問看護師は子どもの受け入れに向けて家族に事前に面談を行い，訪問看護の利用について意思を確認する。事前に医療機関で本人に会うことで在宅療養と入院環境の違いを確認できる。退院前カンファレンスでは，子どもの状態，必要な医療的ケア，家族や生活の情報，社会資源などを共有し課題を検討する。地域のかかりつけ医との連携を行い，予防接種や感冒罹患時の往診などの調整を行う。可能であれば，退院前に一時帰宅や外泊練習を行い，自宅での在宅療養を経験してもらい，問題点があれば調整を行う。退院前に自宅に訪問することで，経済状況，価値観，育児力，療養環境を確認することができる。また，介護者の休息のためのレスパイトができる施設や病院との連携が重要となる。

表6-17 在宅療養移行支援

	在宅療養移行期	在宅療養調整期
家族	• 退院後の生活を相談 • 医療的ケア技術の習得 • 必要な各制度のサービス利用の申請 • 一時帰宅，外泊練習，移乗練習	• 医療的ケア上の不安や困っていることについて相談 • 児童の状況をノートなどに記入して活用 • 在宅での緊急時の対応確認
基幹病院	• 退院前カンファレンスの開催 • 病状，障害状況，成長発達，今後の方針について説明 • 日常ケア，医療的ケアの指導 • 緊急時，災害時の対応方法の確定 • かかりつけ医，訪問看護，福祉サービス導入の手配 • 必要な機器・物品などの手配	• 定期診察 • 家族の在宅生活での思い，疲労度の把握 • 急病時の受け入れ • 本人および家族の状況について地域医療機関，訪問看護，保健所との情報交換 • 必要時，医療的ケアの見直し
訪問看護	• 退院前カンファレンスへの参加 • 本人・家族の状況確認 • 緊急時，災害時の対応方法の確認 • 退院後の支援サービス内容の確認 • 訪問看護計画作成	• 在宅での本人の症状，医療的ケア状況，家族の健康状況の報告 • 訪問看護，リハビリテーションについて課題の検討 • 関係機関と在宅生活上の課題について情報交換

5. 成長に合わせた療育

療育とは，高木憲次によって「療」は医学的リハビリテーション，「育」は社会的リハビリテーションを表す意味で用いられた。現在の**療育**は，治療・教育・リハビリテーション・保育・福祉・社会参加に限定されず，障害をもつ子どもが一人ひとりの能力と個性に応じて過ごせるように家族や周囲が働きかけをしていく包括的な支援を意味する。在宅での体調や暮らしが落ち着いてきたら，療育を受けることにより，個別や少人数のなかで専門家や友だちと遊んだり学んだりすることで，子どもの心身の発達や豊かな心，考えることなど生きていく力を育んでいく。成長に合わせた療育を通じて，子どもは心身の機能を向上し，認知，感覚，言語面について理解を深める。家族以外の人や場所とかかわることが大きな刺激となり，興味や関心，表現の幅が広がる。子どもは人とのかかわり方やコミュニケーションスキルを学ぶことができる。

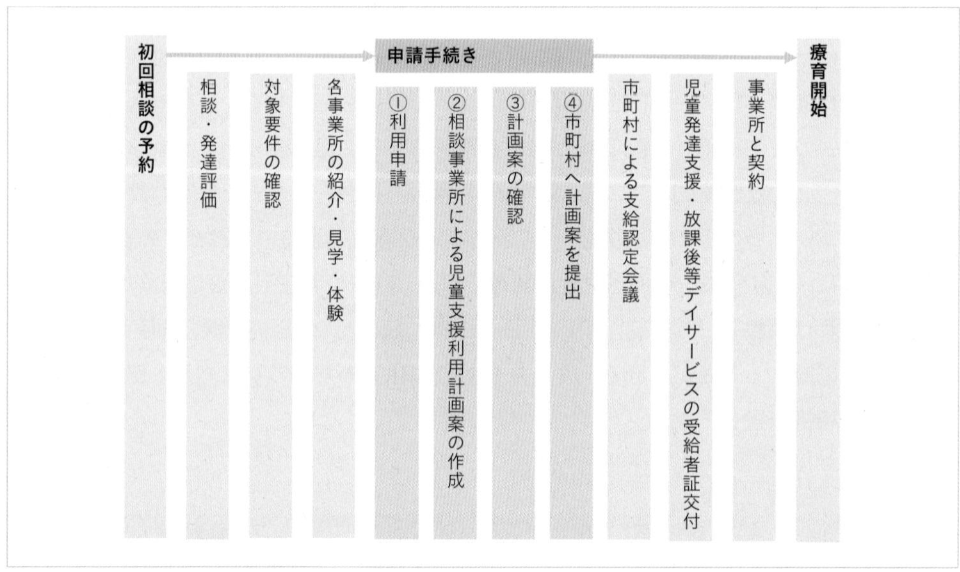

図6-24 療育を受けるための手続き

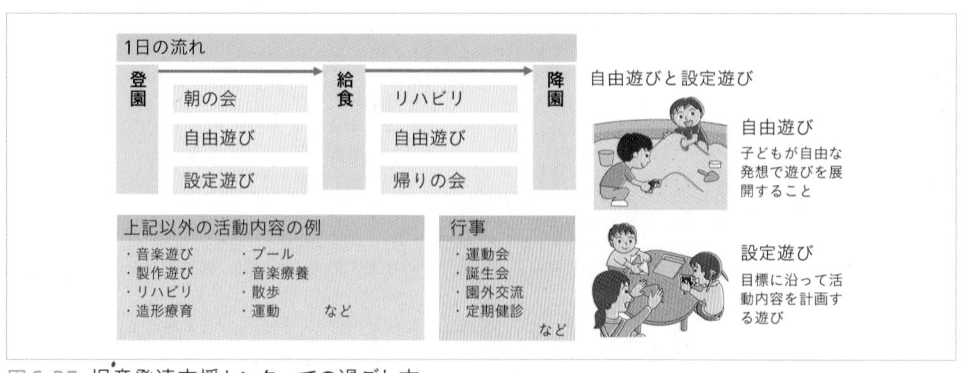

図6-25 児童発達支援センターでの過ごし方

療育は，福祉型・医療型児童発達支援センターや療育センターで受けられる（図 6-24, 25）。しかし，医療的ケア児への感染症や大きな音に敏感な感覚をもつ子どもには過刺激にもなり得るため，子どもの状況や特性に合わせたタイミングで無理のない範囲で始めるのがよい。主治医，訪問看護師，保健師と相談し，開始する時期を検討することが望ましい。ただ，在宅でのリハビリテーションは早期に開始することが望ましく，からだの動かし方を伝え，子どもの成長に合わせたかかわりを学ぶことが重要である。

6. 教育支援

インクルーシブ教育とは，障害のある者が，その能力などを最大限に発達させ，自由な社会に効果的に参加することを可能とするために，障害のある者と障害のない者が共に学ぶことである。この考え方は，2006（平成 18）年に国連総会で採択された障害者の権利に関する条約の中で明記されている。このため，医療的ケア児は，小・中学校における通常の学級，通級による指導，特別支援学級，特別支援学校といった多様な学びの場から，子どもの発達と日常生活能力に合わせた学びの場を選択する。特別支援教育コーディネーター*が個別の教育支援計画を立案する。

C 医療的ケア児を支えるケアシステム

1. 社会資源

医療的ケア児の日常生活における支援には，**障害児通所支援**，**訪問支援**，**相談支援**などのサービス体制がある（表 6-18）。各サービスを受けるために，身体障害者手帳（窓口：市町村障害福祉課）・療育手帳（窓口：18 歳未満は児童相談所）の申請ができる。医療費の助成制度は未就学児の場合，小児慢性特定疾患医療費助成制度，乳幼児医療費助成制度，自立支援医療（育成医療）がある。本人に支給される手当は，障害児福祉手当，心身障害者福祉手当，難病患者福祉手当がある。養育者に支給される手当は，特別児童福祉手当，障害手当（児童育成手当）がある（重複受給はできないものもある）。主に身体障害児や難病の場合，失われた身体部位や部分を補って必要な身体機能を得たりするために，補装具および日常生活用具の貸与や費用負担がある。

訪問看護は，定期的に自宅を訪問して，医師の指示のもと病状の観察や医療的なケア，医療機器の管理や操作・指導などを行う（表 6-19）。育児全般の相談や家族の健康相談なども併せて実施される。

* **特別支援教育コーディネーター**：保護者や関係機関に対する学校の窓口として，また，学校内の関係者や福祉，医療等の関係機関との連絡調整役としての役割を担う者として，位置付けられている。

表6-18 医療的ケア児を支えるサービスの一部

<table>
<tr><th colspan="3">サービス名（制度）</th><th>主な対象</th><th>サービス内容</th></tr>
<tr><td rowspan="3">障害児通所支援</td><td colspan="2">児童発達支援
（障害福祉サービス等）</td><td>0歳～5歳の未就学の障害児</td><td>日常生活上の基本的な動作の指導など</td></tr>
<tr><td colspan="2">医療型児童発達支援
（障害福祉サービス等）</td><td>肢体不自由がある医学的管理下での支援が必要な障害児</td><td>日常生活上の基本的な動作の指導等の支援と治療</td></tr>
<tr><td colspan="2">放課後等デイサービス
（障害福祉サービス等）</td><td>6歳～18歳の就学する障害児</td><td>授業の終了後や学校休業日に生活能力向上の訓練などの支援</td></tr>
<tr><td rowspan="4">訪問支援</td><td colspan="2">居宅介護
（障害福祉サービス等）</td><td>障害支援区分1以上に相当する支援が必要な障害児</td><td>居宅での入浴，食事，通院の介助，生活の相談など</td></tr>
<tr><td rowspan="3">医療</td><td>訪問看護（医療保険）</td><td rowspan="3">【医療保険】
40歳未満の者，要介護者，要支援者以外</td><td>訪問看護師によるケア，日常生活の支援</td></tr>
<tr><td>訪問診療（医療保険）</td><td>かかりつけ医が定期的に診察</td></tr>
<tr><td>往診（医療保険）</td><td>かかりつけ医が急変時に診察</td></tr>
<tr><td rowspan="2">相談支援</td><td colspan="2">計画相談支援
（障害福祉サービス等）</td><td>障害福祉サービスの申請（変更含）に係る障害児・保護者</td><td>障害福祉サービスの支給決定前にサービス等利用計画案を作成など</td></tr>
<tr><td colspan="2">障害児相談支援
（障害福祉サービス等）</td><td>障害児通所支援の申請（変更含）に係る障害児・保護者</td><td>障害児通所支援の通所給付決定前に障害児支援利用計画案を作成など</td></tr>
<tr><td colspan="3">短期入所
（障害福祉サービス等）</td><td>障害支援区分1以上に相当または医療的ケアが必要な障害児</td><td>障害支援施設または病院等に短期間入所し日常生活を支援＜レスパイトケア＞</td></tr>
</table>

資料／厚生労働省：平成30年『医療的ケアが必要な子どもと家族が，安心して心地よく暮らすために』ー医療的ケア児と家族を支えるサービスの取組紹介ー

表6-19 訪問看護が提供する主なサービス

- 病状の観察 ●食事・栄養の支援 ●医療機器の管理，指導 ●家族への介護指導
- リハビリテーション ●褥瘡の予防や創傷処置 ●からだの清潔 ●服薬管理
- 排泄の支援 ●カテーテル交換，点滴などの医療処置 ●ターミナルケア
- 家族支援 ●レスパイト ●療育支援

2. 地域ケアシステム

医療的ケア児の地域生活を支えるためには，生活の場における，医療，介護のニーズに応えられる生活基盤を確保し，疾病の予防や早期発見・早期対応を行えるよう，地域ケアシステムを構築する。医療的ケア児等コーディネーターは，保健，医療，福祉，子育て，教育等の必要なサービスを総合的に調整し，医療的ケア児等とその家族に対しサービスを紹介するとともに，関係機関と医療的ケア児等とその家族をつなぐ役割を担う（図6-26）。

また，子ども本人の意思表示を大切にし，子ども本人の意思が確認できないときは，家族や支援者から情報収集を行う。医療サービスは訪問看護・訪問診療などのチーム連携を考える。福祉サービスなど短期入所・居宅介護・生活介護等，医療的ケア児へのサービスが少ない地域では，社会資源をモデル的に開発したり，先進地域のサービスと連携して支援体制をつくる。

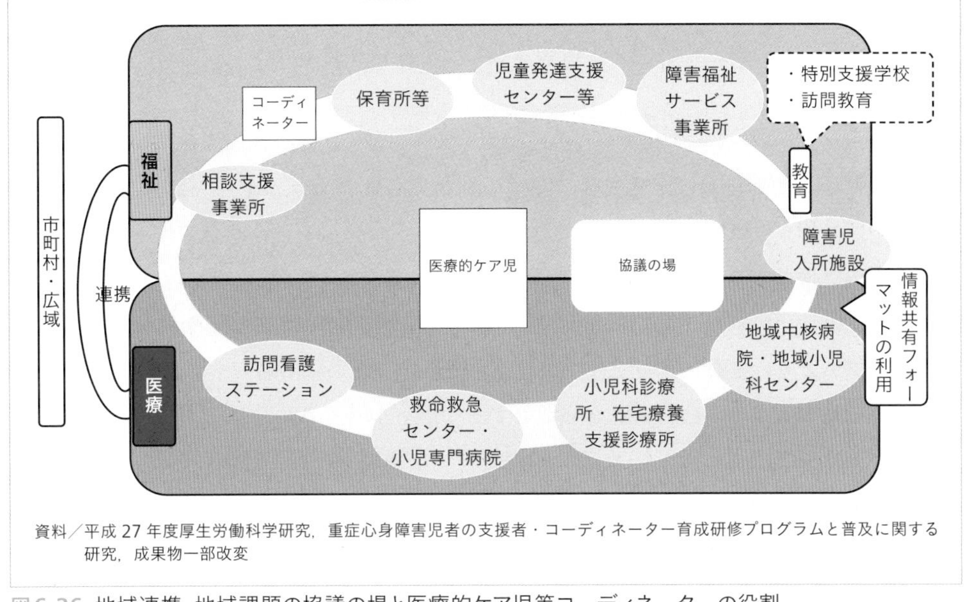

資料／平成27年度厚生労働科学研究，重症心身障害児者の支援者・コーディネーター育成研修プログラムと普及に関する研究，成果物一部改変

図6-26 地域連携・地域課題の協議の場と医療的ケア児等コーディネーターの役割

D 医療的ケア児への看護

1. 子どもへの看護

1 呼吸を整えるためのケア

医療的ケア児は，①呼吸中枢の障害，②気道狭窄に伴う閉塞性呼吸障害，③胸郭可動域の制限，④誤嚥や気道分泌物貯留などの要因が絡み合い，しばしば慢性呼吸不全を呈する。慢性呼吸不全とは，室内気吸入時の動脈血酸素分圧が60mmHg以下（おおむね経皮的動脈血酸素飽和度［SpO_2］90％以下），またはそれに相当する呼吸障害を呈し，呼吸困難の症状をきたす状態である。慢性呼吸不全を有する医療的ケア児は，日中の傾眠傾向や努力呼吸などの症状を生じ，生活の質が低下する。生命を維持するうえで，気管切開術を必要としたり，人工呼吸器での管理を行ったりすることもある。医療の介入を行う際には，障害や症状だけでなく，生活をトータルで見たうえで，より良い生活をすることを目的とする。たとえば，血中酸素飽和度が低く，$SpO_2$90％以下であっても，学校や通所先での生活制限を避ける目的で低酸素を許容することがある。

具体的対応方法としては，①気道，特に上気道がしっかり開いているようにすること，②換気のための胸郭や横隔膜の動きがしっかりできるようにすること，③痰などの分泌物が呼吸を阻害しないように吸引することがケアの基本となる。呼吸障害を軽減するためにも，姿勢管理（ポジショニング）が重要である。姿勢管理は，①支持面積を拡大し，全身の緊張を緩める，②気道の狭窄を解除する，③排痰を促進する，④口腔内分泌物の気道内流入を軽減する，⑤胃食道逆流現象を緩和することも期待される。

2 栄養摂取を整えるためのケア

子どもにとっての食事は，①成長・発達のために必要なエネルギー・栄養を摂り込む，②成長発達に伴う食行動を獲得する，③人とのコミュニケーションをとる場として食育の機会となる。医療的ケア児は，胃食道逆流（gastroesophageal reflux：GER）による胃食道逆流症（gastroesphageal reflux disease：GERD），消化管通過障害筋緊張や痙攣，体軀変形などの合併により，医療ケアの依存性が高く，病態的に低栄養に陥りやすい。また，摂食・嚥下障害を有するため，経管栄養を必要とすることも少なくない。低栄養に起因する弊害を防ぎ，QOLの向上につなげるため，栄養管理では個別の評価と対応が必要となる。

エネルギー必要量の算出上，身長計測も重要となるが，側彎，股関節脱臼などによる影響から測定誤差が大きいため，腓骨長（F）から身長，下腿周囲長（CC）から体格指数（body mass index：BMI）を出す換算式などを用いる。

身長（**H**）：男児　H = 3.44 ×腓骨長（F）＋ 37.5（cm）
　　　　　女児　H = 3.06 ×腓骨長（F）＋ 47.2（cm）
BMI：男児　BMI = 0.61 ×下腿周囲長（CC）＋ 1.32
　　　女児　BMI = 0.69 ×下腿周囲長（CC）＋ 0.29

体重については，目指すBMIを設定し，目標体重（kg）＝身長（m）^{2} ×目標BMIにより，目標体重を算出する。一般に，BMIの標準値は22とされるが，医療的ケア児では筋緊張の変動が大きいアテトーゼ型で14，筋緊張の変動が小さい痙直型で18とする報告がある。1日当たりのエネルギー消費量は，推定エネルギー必要量（kcal/日）＝基礎代謝量（kcal/日）× 0.8 ×身体活動レベル（1.2）として算出できる。

摂食・嚥下が困難な児童の食事は，栄養のバランスが良く，少量で高カロリー，高たんぱく，高ビタミン，高ミネラルであることが基本である。個々の摂食・嚥下に合わせた食事形態で，誤嚥を防ぎ食べやすく，安心・安全に調理され，におい・味にメリハリがあることが好ましい。本来は口から摂食することが理想であるが，重度の咀嚼・嚥下機能障害があり経口摂取が制限される場合には，経管により流動食・経管栄養剤を胃や十二指腸へ注入する方法が採られる。経鼻胃管による栄養法で誤嚥性肺炎を繰り返したり，からだの変形のためにチューブの挿入が困難な場合は，胃瘻による栄養法が選択される。腸管機能がイレウスなどで正常に機能しない場合や重度の消化吸収障害が現れる場合には，経静脈栄養法が行われる。

3 日常の看護ケア

医療的ケア児の排泄については，薬剤（抗痙攣薬，筋弛緩剤など）の影響や，運動機能障害により臥床の状態が長く，食物繊維や水分の不足，自律神経のアンバランスから便秘症になることが多い。これに加え尿意・便意や排泄があったことを伝えることが難しいなどの特徴がある。排泄ケアの場面でも，発達段階に応じた援助を心がけ，排泄パターンや排泄サインを把握し，ケアを行うことが望ましい。寝たきりでトイレ以外の場所で排泄を行う場合，カーテンやついたてなどを使用するなどの配慮を行う。

入浴は，気管切開，人工呼吸器，酸素などの医療機器，胃瘻や腸瘻，経鼻カテーテルなどのチューブ類といった付属物が多く，筋緊張やてんかん発作による予想外の動きによる危険も多い。しかし，清潔を保ち，新陳代謝を高め，スキンシップやコミュニケーションによる心地良さや安らぎを実感できるなどの効果は大きい。入浴時は，自ら動いたり，移動中の介護者の転倒によるストレッチャーからの転倒，湯温調節不良による熱傷，筋緊張による浴室ストレッチャーへの四肢のはさみ込み，気管切開孔への水の流入，入浴補助具の使用による窒息を防ぐことが必要である。

毎日のケアは，単なる介助ではなく，心身の発達を支えるものでなくてはならない。からだを動かすケアで，変形や拘縮がある場合，無理に動かすとからだにストレスがかかり，変形や拘縮（こうしゅく）を強めてしまうことがある。また，臥床が長くなることで筋肉や骨が細くなり，骨粗鬆症（こつそしょうしょう）となっている場合があるため，無理に動かすと骨折のリスクが高まる。からだを動かすケアは，①視界に入ってから声かけをする，②手掌（しゅしょう）全体で優しくゆっくりと触れる，③最小限の力でゆっくりと動かす，④動かす関節の近くを支える，⑤関節の動く範囲を確認することがポイントとなる。

4 発達を促すためのケア

子どもの発達には，連続性と順序性がある。運動機能は，首がすわらないと頭は自由に動かせるようにはならず，肩や腕を動かして座るという動作にはつながらない。粗大運動が獲得され微細運動の獲得につながるなどの原則がある。言葉の理解には聴覚，認知，発語の３つの機能の発達が必要となる。「聞こえている」「言葉を理解できている」「呼吸を調整して，舌を動かす筋肉の協調運動ができている」能力が連動して，「言葉を話す」動作に結びつく。コミュニケーションは言葉を用いたものだけでなく，からだに触れられる，抱っこされることで他者とのかかわりをもつことができる。人のぬくもりに安心感が得られ，心地良いと感じるタッチングは，コミュニケーションの手段となる。会話やレクリエーションの内容は，生活年齢に伴って工夫し，配慮していく。

2. 家族への支援

生まれてきたわが子に疾病や障害があると知らされると，多くの親は大きな衝撃を受ける。医師に告知されても事実を認められず，「先々で治るのではないか」「障害はずっと続くのか」と不安に駆（か）られる。首がすわらない，言葉が出ないなどの発達の遅れが明らかになると，手術や訓練で治るのではないかと専門の医療機関，訓練施設を訪れる。子どもの成長過程で現れる笑顔やかわいいしぐさに励まされ懸命に生きる姿に，子どもの命を守り，人生を豊かなものにしてあげたいと前向きに考えていくようになる。障害受容について家族の思いを受け止め，一緒に考えていくなかで家族の要望を明らかにしていく。また，同じ障害をもつ親どうしの出会いは，悩みや不安を話し，共感的に聞き合うことができる。そして，家族全員に医療的ケア児を理解・認識してもらい，子育てと介護に協力してもらうことが重要である。

また，きょうだいは，親に自分の不安や悩みを伝えにくさを感じ，友達に障害のあるきょうだいのことを話せない等の悩みを抱えていることもある。親の高齢化に伴い，親自身の悩みとしても，親の亡き後の障害者の介護をきょうだいに頼んでよいのかという葛藤が生じる。きょうだいの思い，親の思いに寄り添い家族全体を支援する必要がある。

3. 他職種・地域との連携

学校との連携においては，１つのニーズに対して，多職種が関わることが多いので，目的と情報共有のあり方を明確にする必要がある。特別支援教育における医療的ケアは，日常生活に必要な医療的な生活援助行為と定義される。特別支援学校における医療的ケアは，一定の研修を受けた教員ができるもの口腔内の喀痰吸引，鼻腔内の喀痰吸引，気管カニューレ内部の喀痰吸引，胃瘻または腸瘻による経管栄養，経鼻経管栄養などである。学校と保護者との連携協力を前提に，原則として学校看護師等を配置し，主として看護師等が医療的ケアに当たり，教員等がバックアップする体制が望ましいとされている[71)]。医療や看護を必要とする児童の教育支援計画は，教員，学校看護師，養護教諭，学校医，主治医などと，保健所保健師や訪問看護ステーション看護師等との地域との連携の中で検討される。

E 医療的ケア児とその家族への支援例

1. 事例の概要（図6-27）

療養者：Hくん（16歳），男児

疾患：脳性麻痺，胃食道逆流症，ウエスト症候群

状態：出生時に極小未熟児入院治療を受けた。1歳児のとき，心停止や喘息（ぜんそく）悪化などで入院。2歳児のとき人工呼吸器管理にて状態安定。筋緊張，嘔吐を繰り返す。医療的ケアは，人工呼吸器，吸引・吸入，胃瘻（いろう），浣腸。発達支援学校の高等部に，母親の送迎のもと週5回通学している。社会資源活用は，①放課後デイサービス（週2回），②訪問看護（週2回；入浴介助），③訪問ヘルパーによる通院介助，④レスパイト入院，⑤T病院小児科への通院である。

家族構成：父親と母親と3人家族。

地域特性：都市の分譲マンション1階，周囲は飲食店も多く人通りも多い。

2. 情報収集

食事は，胃瘻からラコールやミキサー食を母親が流入。排泄はおむつを使用。通学中，信号待ちで吸引を行うこともある。体重は17kg。手指操作はできない。表情が豊かで，まばたきを用いてイエス／ノーのコミュニケーションを行う。現在は$SpO_2$100～90％と安定している。てんかんは抗てんかん薬を内服し，発作は起こっていない。気管支炎や肺炎で入院となることもある。発達支援学校では，楽器の演奏やプールを体験する。テレビが好きで，休日は両親と演劇や旅行を楽しむなど活動的である。医療的ケアは主に母親が実施している。母親は定期的

にポジショニングに配慮できている。

3. アセスメント

人工呼吸器を使用しており，筋緊張の亢進と胸郭の扁平による呼吸障害，胃食道逆流症に起因する誤嚥性肺炎，てんかんのリスクは高い。入浴，移動時には骨折のリスクがある。親子関係は良好であり，コミュニケーションの促進が必要である。Hくんは，特別支援学校や放課後デイサービスを通じて友達と交流し，余暇を楽しむことができている。

4. 計画

❶Hくんの看護目標

疾患に伴う，呼吸障害，てんかんを起こさず，適切な発達支援を受けながら在宅生活を送ることができる。

❷看護計画

(1) 適切な呼吸管理

麻痺や変形による胸郭の運動障害により深い呼吸が妨げられ，咳による排痰が難しい。気道の分泌物は日常的な吸引のケアを行う。入浴介助後には，気管切開のガーゼ・固定ひもの交換を行い，気管カニューレの固定を適切にする。人工呼吸器の日常管理やアラーム対応を確認する。

(2) 安全な入浴介助

気管切開部に水が流入しない工夫を行う。自宅の浴槽に介助者が抱え入浴を実施する。

(3) 発達支援

簡単な質問に応答したり，学校での経験や，意見，希望などを話す機会をつくる。Hくんが示した笑顔を表出行動として受け止めて，イエス／ノー反応に結びつける。豊かな感覚を提供する遊び（プール，打楽器の演奏，ボディペインティング）を通じて，いろんな素材に触れ，そのなかでいろいろな手の使い方を経験する。視線追跡ができるアイトラッキングを活用し目を通してゲームプレイを楽しむ。

5. 実施

週2回の訪問看護時に入浴介助を実施する。他の日程はホームヘルパーと母親で入浴介助を行った様子を確認した。首まわりを洗浄する際には，気管カニューレの位置ずれに注意しながら実施した。入浴後，固定ひもの締めつけ具合やカニューレの位置を確認した。最近は，発達支援学校の遠足について楽しみにしている。学校でのプールや音楽の授業についてHくんの反応を確認する。親にアイトラッキングの活用方法を伝え日常のなかで活用できるようにする。

6. 評価

在宅での呼吸状態も安定し，胃食道逆流症やてんかん発作もみられない。コミュニケーションは，イエス／ノー反応の間，どちらでもないを含めた3段階くらいを表現することができるようになった。学校の様子を確認し，在宅でも取り入れられる感覚遊びを提案する。アイトラッキングについては，時々活用している場面もみられる。作業療法士とも連携しゲームで楽しむこと以外にも意思疎通ツールとしての活用方法を検討する。今後は，発達支援学校卒業後，地域でどのように過ごしていきたいか希望を確認する機会をつくり，必要な社会資源の情報提供を行う。

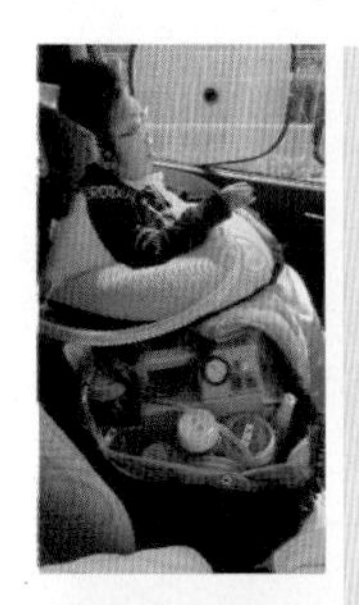

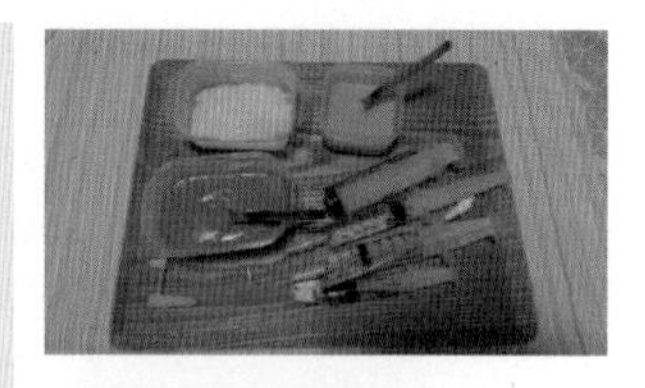

Hくんの1日

6:00	薬・ラコール注入	15:00	下校
7:00	薬剤吸入	17:30	浣腸
7:30	顔拭く，歯磨き	19:00	薬・ペースト食注入
8:15	着替え	20:20	薬剤注入（カフアシスト）
8:30	荷物搬入準備	21:00	入浴
8:45	出発		気管切開部・胃瘻
9:15	学校到着		ガーゼ交換
	学校看護師に引継ぎ		歯磨き
	水分注入，ラコール注入	22:30	就寝
	薬吸入		

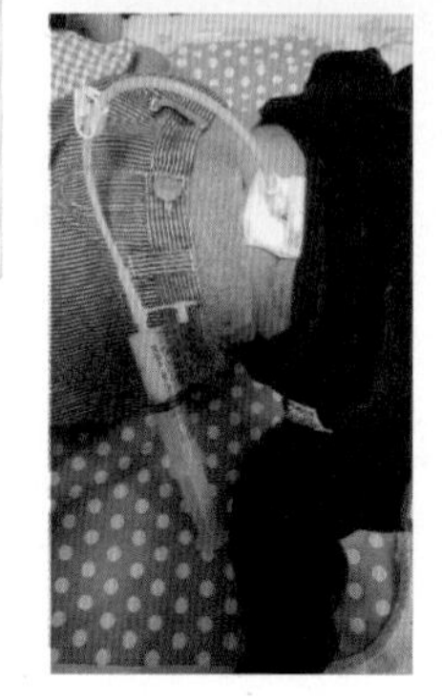

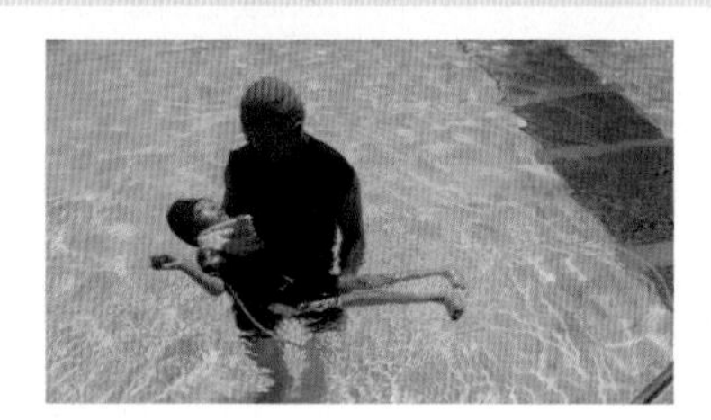

図6-27 Hくんの1日

IX 地域・在宅看護と複雑困難事例ケア

A 複雑困難事例の理解

支援の対象者が，1つの疾病や障害により，生活上の困難が生じている場合は，具体的な支援を考えやすい。しかし地域で暮らす対象者のなかには，1人で複数の疾病や障害を併存しており，おのおのの問題が複雑に絡み合っていることがある。また，認知症の高齢者である親を精神障害者の子どもが介護せざるを得ない状況に陥り，結果的に高齢者虐待と障害者虐待が同時に発生してしまっている場合もある。つまり，対象者本人だけでなくその家族も，疾病や障害を有しており，家族ぐるみで多面的な支援が必要な状態に陥っている場合もある。このように多種多様な健康や生活上の課題（以下，健康・生活課題）が複合している人々を総称して，**複雑困難事例**とよぶことがある。複雑困難事例を生む背景要因は，大きく分けて4つに大別することができる（図6-28）[72]。

1 本人の健康・生活課題

特に高齢者では，高血圧，糖尿病，高脂血症といった複数の疾患を有している場合が珍しくない。問題になるのは，疾患ごとに複数の主治医がいて，互いの処方する内服薬について調整が十分にされていない場合や，本人の服薬管理が不十分で症状コントロールがう

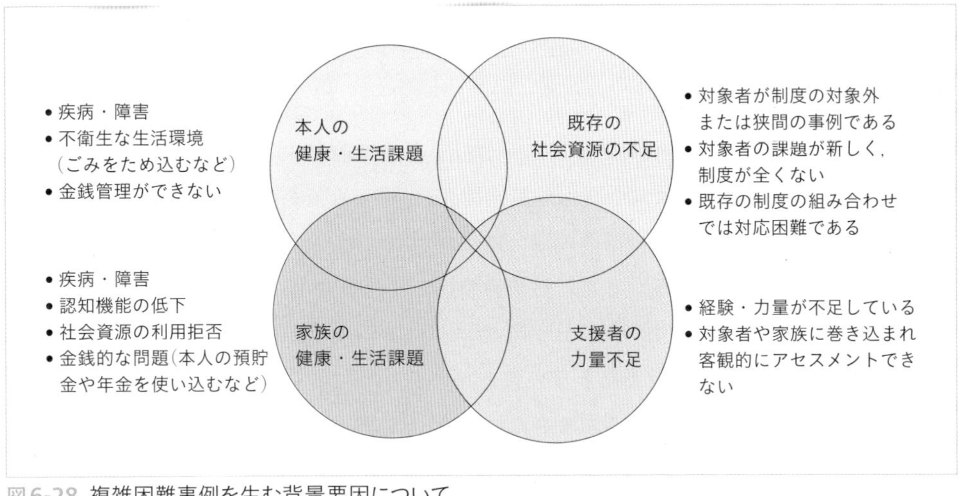

図6-28 複雑困難事例を生む背景要因について

まくいっていない場合である。またセルフネグレクトに代表されるように，本人が支援者の介入やサービスの利用を拒否したり，支援を求めない間に徐々に病状が悪化したりしていく場合もある。

治療を第一の目的として入院している病院の患者と異なり，地域・在宅看護では自宅で生活している「生活者」が支援の対象者である。このため，病院の入院患者と比べると，本人が治療や支援を受けることに必ずしも積極的ではなかったり，乗り気ではなかったりすることがある。地域では主に本人の生活の場で支援を行うため，まず，本人と支援者が信頼関係を結ぶことが鍵となる。しかし，複雑困難事例では，それすらも難しい。また，複雑困難事例のなかには，いわゆる「ゴミ屋敷」とよばれるような劣悪な住環境で生活する者や，経済的に困窮している者も含まれる。健康の社会的決定要因に代表されるように，複雑困難事例の支援では，本人の生活面の課題も健康と深く関連していることを念頭に置く必要がある。

2 家族の健康・生活課題

本人が天涯孤独で独居の場合を除けば，同居や別居にかかわらず家族がいる場合がほとんどである。家族の力だけで本人の生活を支えることができれば，支援者の出る幕はほとんどない。ところが，長年の家族関係の悪化が原因で，家族が本人の支援にかかわることを拒否していたり，本人を虐待したりしていることもある。また，家族自身にも健康・生活課題があり，本人の支援を十分に行えない場合もある。特に80代の親が50代のひきこもりの子どもと同居して経済的に生活を支えているような**8050問題**の世帯では，親が認知症になったことをきっかけに，親子ともに支援が必要な対象者として急浮上することがある。このように，家族が本来期待される役割・機能を十分に発揮することが難しい場合には，本人のみならず家族に対する支援も並行して考える必要があるため，家族がいないケースや，家族が適切に支援できるケースよりも複雑化し，難しさが増す。

3　既存の社会資源の不足

たとえば同じ末期がんの患者であっても，対象者の年齢が 39 歳だと介護保険法を利用できないが，40 歳以上であれば介護保険が適用され，様々なサービスの利用が可能になる。このような制度と制度の狭間の事例の場合には，利用したくても法律や社会資源を利用することができないことがある。また，対象者の抱える健康･生活課題が非常にまれである，もしくはこれまで一度も発生したことがないようなまったく新しい課題に相当する場合，使える社会資源がまったく見当たらないことがある。既存の社会資源の対象や枠組みを，現場の裁量権である程度自由に運用できなければ，具体的なサービスを投入することが困難になり，本人やその家族の健康・生活課題の改善の見通しが立たないため，支援者が難しさを感じることがある。

4　支援者の力量不足

学生時代の臨地実習では，単純かつわかりやすい健康･生活課題を有する事例を担当し，学びを深める場合が多い。しかし，卒業して現場に出たら，支援者の経験年数や力量とは関係なく，複雑困難事例を担当することになる。このため，支援者は複雑困難事例をどうアセスメントしたらよいのか見当がつかず，途方に暮れることがある。また支援者自身が，対象者の支援目標を検討したり，支援を展開するために必要な技術や力量が不足している場合にも，支援に難しさを感じることがある。経験を積むと過去の支援経験を応用して複雑困難事例にある程度対応できるようになる。しかし，中堅やベテランになっても，これまでに経験したことがないような健康・生活課題を抱える複雑困難事例の支援において難しさを感じることはあるので，日々研鑽を積む必要がある。

B　複雑困難事例を支えるケアシステム

1. 社会資源

複雑困難事例の健康・生活課題は，既存の「親子」「高齢者」「障害者」のような分野別の制度では十分に対応することができない場合がある。また，経済成長期の生活保護制度の利用者は，高齢者や障害者の世帯が中心であったが，非正規雇用労働者の増加やニート，引きこもりのように人間関係の躓(つまず)きなどから定職に就けず，生活に困窮している生産年齢層（満 15 歳以上 64 歳未満の者）が近年増加している。このため，2015（平成 27）年に**生活困窮者自立支援法**が施行され，①相談支援，②就労支援，③多様な就労機会の提供，④居住確保支援，⑤家計相談支援，⑥健康支援，⑦子ども・若者の支援を，各自治体が包括的・個別的かつ早期から継続して行うことになった[73)]。

また，複雑困難な健康・生活課題に対応するためには，対象者の属性や困りごとなどの分野を問わず，広く「地域住民」からの相談として受け止め，継続的に支援することが必要である。このため，社会福祉法第106条の4第2項に基づき，2021年4月から**重層的支援体制整備事業**が開始された。これは，各市町村においてあらゆる相談支援機関や関係者が包括的かつ継続的な支援体制を構築するために，①属性を問わない相談支援，②参加支援，③地域づくりに向けた支援を一体的に実施することを必須としている[74]。

2. 地域包括ケアシステム

複雑困難事例の支援は，その健康・生活課題の複雑さゆえに，1つの部署や機関の提供する支援だけでは完結できない場合がほとんどである。また，急激な病状悪化や家庭内外での事故などによる緊急入院を予防し，可能な限り住み慣れた在宅で自分らしく生活を続けていくことが，対象者のQOLの維持という観点からも重要である。彼らが療養しながら地域や在宅で生活を継続していくためには，支援者は疾病のコントロールだけでなく，生活面の支援についても同時並行的に検討することが必要になる。このため，地域にある様々な関係機関の協力を得て，地域の社会資源を組み合わせながら対応していくことが重要である。

そこで登場したのが「地域包括ケアシステム」という考え方である（図6-29）。日本は世界に類を見ないスピードで高齢化が進展しており，団塊世代が75歳以上となる2025年以後，医療や介護のニーズがさらに増大していくことが予測されている。2005（平成17）年の介護保険法改正の際に，地域特性を踏まえた地域包括ケアシステムの構築を目指すことを打ち出された。中心的な機関として各市町村に設置された地域包括支援センターが，高齢者の総合相談，権利擁護や介護予防，地域における支援体制づくりを担っている[75]。

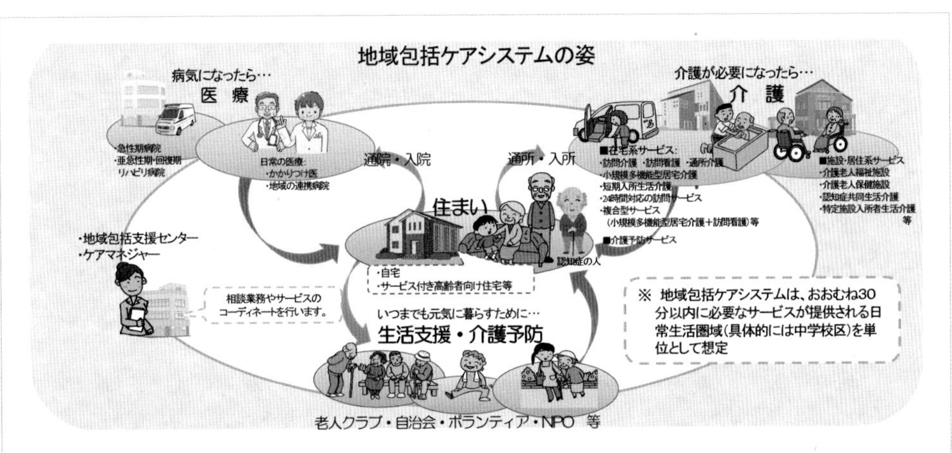

資料／厚生労働省：地域包括ケアシステム，https://www.mhlw.go.jp/stf/seisakunitsuite/bunya/hukushi_kaigo/kaigo_koureisha/chiiki-houkatsu/（最終アクセス日：2021/08/30）

図6-29 地域包括ケアシステムの姿

当初，地域包括ケアシステムは高齢者のみを対象としていたが，高齢化と表裏一体の課題である少子化と，増え続ける児童虐待の課題に対応するために，厚生労働省は母子保健分野にもこの考え方を採り入れることにした。2017（平成29）年4月から，住民の妊娠・出産・子育ての相談に応じるとともに支援プランを策定し，切れ目ない育児支援と虐待予防を目的とする「子育て世代包括支援センター」を各市町村に設置することが努力義務化された[76]。また，入院医療から地域生活への移行が推進されている精神障害者に対しても，地域包括ケアシステムの導入の必要性が議論されている[77]。精神障害者が地域の一員として，安心して自分らしい暮らしができるように，「地域の助け合い・教育（普及啓発）」，「住まい」，「社会参加（就労）」，「保健・予防」，「医療」，「障害福祉・介護」がバランスよく醸成されていくことを目指している[78]。このように，対象者の特性に合わせた形で，住む地域や日々の生活の維持を基盤としたケアシステムの構築が進められている。

3. 地域共生社会と「我が事・丸ごと」の地域づくり

地域包括ケアシステムは，住み慣れた地域や自宅で自分らしい生活を継続するための切り札として整備が進んできた。しかし，それでも複雑困難事例を十分に支援できない場合がある。たとえば，地域包括支援センターの職員が，急激に認知機能が低下してきた80代の高齢者の支援のために家庭訪問した事例を考えてみよう。対象者の自宅に行ってみると，実は中学生の頃からずっと自室にひきこもっている50代の息子がいることが発覚した。地域包括支援センターの支援対象者は65歳以上の高齢者のため，50代の息子は支援の対象外になってしまう。息子の支援担当窓口は保健センターになるので，地域包括支援センターの職員から保健センターの保健師や精神保健福祉士に息子の支援を依頼することにした。しかし，同じ世帯に複数の支援対象者がいる場合には，一人ひとりに別々の関係機関がアプローチするよりも，世帯全体を丸ごと支援する方法を検討し，支援するほうが

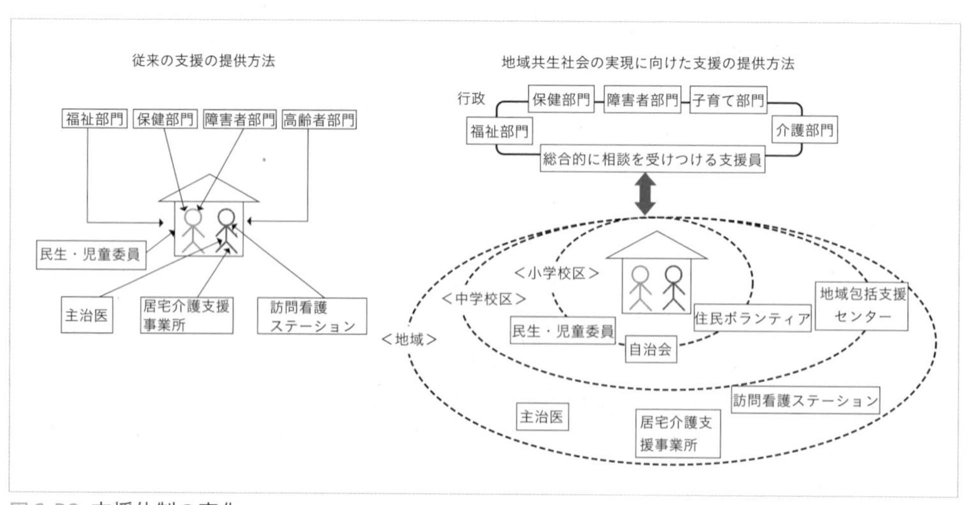

図6-30 支援体制の変化

効果的である。

そこで厚生労働省は，平成 28 年度に**地域共生社会**という考え方を打ち出した。いわゆる行政の縦割りを打破し，支援の支え手や受け手といった関係を超えて，地域住民や関係機関が世代や分野を超えて組織横断的につながることにより，世帯全体の複雑かつ複合的な健康・生活課題の解決を図ろうとする取り組みである。これにより，地域特性や既存の関係機関のつながりを生かした形で，組織横断的に包括的な支援体制を構築しようという機運が高まり，実際に各地で体制整備が進められている（図 6-30）[79]。複雑困難事例のような，多元的な課題をもつ人々が社会的に排除されることなく，包摂される社会やしくみづくりを進める必要がある。このことを**社会的包摂**という。

C 複雑困難事例への看護

1. 対象者本人への支援

対象者本人への支援は，主な健康・生活課題について以下の 3 つの問いに基づいて情報収集やアセスメントを行ったうえで，支援方法を検討する必要がある。1 つ目は，「なぜその課題が生じているのか？」という問いである。これは，課題の背景にある様々な要因についてひも解きながら，何が根本的な原因なのかを探る際に役立つ。2 つ目は，「背景要因どうしはどのようにつながっているのか？」という問いである。これは，背景要因の関連性を検討し，その根深さを把握することに役立つ。3 つ目は，「どの背景要因，もしくはどこの背景要因どうしのつながりにアプローチすればよいのか？」という問いである。これは，どこにアプローチすれば最も効果的な支援が提供できるかを検討するうえで役立つ。

支援者が，複雑困難事例を支援する際に難しさを感じる要因の一つに，必ずしも最も理想的あるいは最適な支援方法を選択できない場合があることがあげられる。また，地域や在宅では，本人の希望する生活と，関係者が考える本人にとって望ましい生活の間にギャップが生じている場合もある。たとえば，セルフネグレクトや支援を拒否する事例では，本人が受診や治療を拒否しているため，外来受診にすらこぎつけられず，在宅で療養が可能なぎりぎりのところまで病状が悪化していくのを見守るしかないことがある。その時点で最も理想的あるいは最適な支援方法を選べなくても，残りの選択肢からよりベターな支援方法を，本人・家族・関係機関と相談しながら選んでいくことが重要である。支援者としてベストな支援方法を選べなかったことに対して，罪悪感や無力感にさいなまれたり，ジレンマを感じるかもしれない。しかし，現場では日常的にそういう場面に遭遇することが少なからずある。それでも支援者として「本人にとってベストな支援は何か？」を，走りながら考え続けることが求められる。もしかしたら目の前の本人や家族への支援では，ベストな支援を選択・提供することがまったくできないかもしれない。しかしその経験は，将来の複雑困難事例への支援に必ず生かせるので，悲観する必要はない。

2. 家族への支援

家族の歴史の中で，本人と家族の関係性がどのようなものであったのかが，家族が本人の支援にどこまで協力してくれるかに大きく影響する。また，家族自身が高齢になってくると，自分のことで精いっぱいになり，「きょうだいや子どものことまで面倒を見きれない」と言われることがある。このため支援者として「家族には，本人を支援できる力量があるかどうか」「家族は本人の支援において，どのような役割を果たすことができるのか」という見きわめを適切に行うことが重要である。また冒頭で説明したように，複雑困難事例の家族も健康・生活課題を抱えており，本人と同じように支援が必要な場合が多々ある。このため，本人の健康・生活課題をアセスメントするときと同じ視点で支援を考え，検討する必要がある。

特に，同居している家族が本人を虐待している場合や，お互いが経済的に依存し合っている場合には，本人が生命の危機に瀕することがあるので，注意が必要である。本人と家族の健康・生活課題は互いに深く関連し合っているが，まずは1人ずつの課題を取り巻く背景要因を検討することが重要である。たとえば虐待の事例では，本人の心身の安全を確保することが第一優先事項になるため，関係者と協力して本人が安心して療養生活を営めるように環境整備を進めることが重要である。また家族が本人の年金で生活している場合や，預貯金などの金銭搾取がある場合には，健康上の課題よりも先に経済的な課題を支援したほうが，後々の支援を円滑に展開できることがある。たとえば，行政の協力を得て世帯分離を行い，本人の年金は本人しか使えないように金銭管理を行い，同居家族の生計は本人と分けるように支援するとよい。また，同居している本人と家族の健康・生活課題が互いに深く関連している場合，衣食住の基本的な生活が自分たちで回せなくなると，健康状態が一気に悪化することがある。このため，支援者は対象者が地域での安定した生活を継続するため，関係機関と連携して支援を提供するしくみづくりを進める必要がある。

3. 他職種・地域との連携

複雑困難事例への支援には，多くの関係機関が携わっている。関係機関が増えれば増えるほど，本人や家族に直接支援を提供する関係者の数も増加する。各支援者のもつ情報量は，本人や家族に直接会う頻度の多寡によって差が生じる。本人や家族と頻回に接している支援者は多くの情報をもっているが，本人や家族にめったに会わない支援者は情報をもち合わせていないという状況が生じる。情報共有が十分にできていないと，本人や家族への対応がちぐはぐになったり，支援者がまったく正反対の言動をしたりして，本人や家族との信頼関係にひびが入ってしまうことがある。このため，互いの関係機関のもつ情報量をできる限り同じレベルになるようにそろえ，関係機関の違いによって対応や支援に齟齬（そご）が生じないようにするために，支援目的や具体的な方法について協議・検討する必要がある。また，地域では様々な職種が力を合わせて複雑困難事例の支援に当たっているが，それぞれの教育背景の違いから，得意とするアセスメント領域や支援のアプローチ方法が異なっている。お互いの違いを生かしながら対象者の支援に注力できればよいが，時には互いの行うアセスメントや支援に対して「腑に落ちない」「受け入れ難い」と感じることがある。こうした状況を改善し，本人や家族にとってより良い支援について検討するために，関係機関どうしが一堂に会して調整する**連携会議**を開催することがある。

関係機関との連携会議では，主に本人とその家族に関する①情報の共有，②短期的・中長期的な支援目標の立案，③具体的な支援方法と関係機関の役割分担について協議・検討する。本人や家族が住み慣れた地域でできるだけ長く自立生活を送ることができるように，関係機関どうしが建設的な意見交換を行う。また病院と異なり，地域では本人や家族へのすべての支援を専門職だけでは提供できないことがある。たとえば，病院では管理栄養士が1日に必要な栄養価を計算したうえで調理された食事が患者ごとに配膳されている。しかし，地域では専属の管理栄養士は不在であり，病院食のように完璧な栄養バランスの食事を毎食用意することは難しい。本人や家族が自力で買い物や金銭管理ができる場合には，主食と副菜などの食べ合わせを考えて購入するように支援者が助言し，本人がある程度その助言を受け入れて実行できれば問題ない。また食事の支度が苦手であれば，3食のうち1食分を配食サービスやホームヘルプサービスの導入によって賄うのも一つの方法である。おのおのの関係機関が提供する個別支援が有効に機能するように，関係者が力を合わせてしくみをつくる必要がある。

また地域には民生・児童委員や自治会，住民ボランティア，NPO（Non-Profit-Organization）など様々な主体が活動をしている。専門的で対価の支払いを伴うサービスだけなく，住民の力を借りて複雑困難事例の見守りや生活面への支援を充実することも重要である。

D 複雑困難事例への支援例

1. 事例の概要

療養者：Iさん（70歳），男性
疾患：糖尿病，高血圧，脳梗塞
状態：約2年前に脳卒中で倒れた後，左足に麻痺が残り，杖歩行となった。家事はほとんどできないため，スーパーで購入した総菜や近所の居酒屋で食事をしていた。3か月前にかぜをひいてから「ウイルスが怖い」と言って外出しなくなり，自宅にひきこもっている。病院嫌いで内科の通院は1年半前から自己判断で中断。要介護認定は受けていない。
家族構成：独居。妻とは30年前に死別。
住環境：長屋スタイルの木造アパートの2階に居住していたが，失禁を繰り返しているため，室内が汚物で不衛生な状態となり，ねずみや害虫が発生。見かねた同じアパートの住民が大家にかけ合って本人を1階の空き部屋へ引っ越しさせたが，1階の部屋もたちまち不衛生な状態になっている。
地域特性：都市圏の商店街。木造のアパートが多く，住民は互いに顔見知りで助け合って暮らしている。

2. 情報収集

Iさんは家で1日中ごろごろしており，掃

除，洗濯，入浴はほとんどしない。同じアパートや近所の商店街には友人が多い。Ｉさんが自宅にひきこもっていることを聞きつけた同じアパートの住民が交代で買い物に行き，Ｉさんに好物のクリームパンや総菜を届けてくれている。証券会社で勤務していたため，年金はあるので，買い物の代金はそのつど清算している。本人は失禁がひどく，室内が不衛生になっているが，あまり気にしていない様子。Ｉさんのことを心配したアパートの住民が地域包括支援センターに相談に来た。

3. アセスメント

失禁症状が悪化しているため，新たな脳梗塞により神経が障害を受けている可能性が考えられる。自己判断で治療を中断しているため，早急に医療につなげる必要がある。またアパートの住民からクリームパンや総菜が届けられているが，糖尿病や高血圧の増悪を防ぐためにも，糖分の少ないパンや塩分控えめの総菜を購入するように協力を得る必要がある。さらに室内環境の衛生状態が悪いため，できれば要介護認定を受けてホームヘルプサービスを導入する必要がある。Ｉさんの強みとして，同じアパートの住民からの支えがあるため，病状のコントロールと環境整備ができれば，自宅での生活を続けていくことはある程度可能である。キーパーソンがいないため，本人と相談しながら支援方針を決めていく必要がある。

4. 計画

❶ Ｉさんの看護目標

住環境を衛生的に改善し，失禁症状を改善するために早急に医療につなげ，自宅生活を継続することができる。

❷看護計画

(1) 受診に向けた計画の立案

・本人が早急に内科の主治医に受診できるよう，本人や関係機関と相談する。
・陰部の清潔を保つため，尿パッドや紙おむつの使用について本人に提案する。

(2) 糖尿病・高血圧の悪化を防ぐ食生活

・糖尿病・高血圧の悪化を予防するため，理想的な食事や食べ合わせをアパートの住民に示し，糖分の低い食物や野菜中心の総菜を購入してもらえるうように協力を依頼する。
・内科の主治医や本人と相談し，健康管理のための訪問看護の導入を検討する。

(3) 室内の環境整備

・本人がホームヘルプサービスを利用してもよいと思えるように，まず地域包括支援センターの担当者が本人と一緒に室内の清掃に取り組む。

(4) 閉じこもりの改善

・アパートの住民の協力を得て，本人が近所の商店街へ買い物に一緒に行けるように働きかける。

5. 実施

Ｉさんに，「失禁症状が悪化しているので，主治医に相談してみてはどうか」と持ちかけた。Ｉさんは失禁症状によって陰部の発赤と瘙痒感があるため，まずはその改善をしたいと考えていた。そこでＩさんの意向をふまえ，まず皮膚科を受診し，そこから内科の主治医へつないでもらうこととした。病院の地域連携室の協力を得て，皮膚科と同じ日に内科を受診できるようにあらかじめ予約を入れ受診した。主治医の診断の結果，新たな脳梗塞により，神経が圧迫されて尿失禁が生じていると指摘された。主治医から尿パッドを使用して陰部を清潔に保つことと，訪問看護やホームヘルプサービスの導入が勧められた。しかし，Ｉさんが新たなサービスの導入について難色を示したため，主治医とＩさんの間で２週間に１回定期的に外来通院するという約束を交わした。内服薬の管理は，Ｉさんだけでは飲み忘れのリスクが高いため，アパートの住民に買った物を届けるときに，玄関横の壁にかけた服薬カレンダーを確認してもらうことにした。また，アパートの住民に対して，糖尿病や高血圧の食事に関するリーフレットを渡し，糖分の低い食物や野菜中心の総菜を購入するように協力を依頼した。

6. 評価

Ｉさんが外来受診につながったことにより，内科の主治医が定期的に病状をモニタリングできるようになった。失禁症状はあまり改善していないので，尿パッドや紙おむつを使用し，陰部の清潔を保てるように訪問時に助言している。また，アパートの住民の協力によって食事内容のバランスが良くなり，受診前よりも血糖値や血圧も改善しつつある。本人は，外来受診時以外は外出したがらないが，アパートの住民とは会話できているので，病状コントロールと，今後本人が「外へ出てみたい」という気持ちが生まれるまで見守る必要がある。また，Ｉさんは新たなサービスの導入は拒否し続けているため，今後の病状悪化を見越して要介護認定だけでも受けてみてはどうかと粘り強く提案を続ける。

文献

1) 長江弘子：看護にいかすエンド・オブ・ライフケア，日本看護協会出版会，2018，p.4
2) 前掲書 1) p.62.
3) Howard B, Yongjoo R; Brief communication: the relationship between having a living will and dying in place, Ann Intern Med, 2004, 141(2)：113-7.
4) Karen M Detering, Andrew D Hancock, Michael C Reade, et al.: The impact of advance care planning on end of life care in elderly patients: randomised controlled trial, BMJ, 340：c1345, 2010.
5) WHO Definition of Palliative Care（2002）. http://www.who.int/cancer/palliative/definition/en/
6) 板谷博美：看取り後のグリーフケア；訪問看護ステーション，緩和ケア，15（4）：291-295，2005
7) 高橋美保，高橋紀代子：当訪問看護ステーションのグリーフケアの現状について，死の臨床，28（2）：271，2005.
8) 厚生労働省：令和２年度衛生行政報告例（令和２年度末現在）.
9) 厚生労働統計協会編：国民衛生の動向 2019/2020，厚生労働統計協会，2019，p.170-176.
10) 厚生労働省：令和元年国民健康・栄養調査報告．https://www.mhlw.go.jp/stf/newpage_14156.html（最終アクセス日：2021/10/19）
11) Alexandra K. Lee1, et. al.: The Association of Severe Hypoglycemia With Incident Cardiovascular Events and Mortality in Adults With Type 2 Diabetes. Diabetes Care; 41：104–111, 2018.
12) 日本糖尿病学会編・著：高齢者糖尿病診療ガイドライン，光文堂.
13) Whitmer RA, et. al.: Hypoglycemic episodes and risk of dementia in older patients with type 2 diabetes mellitus. JAMA, 2009, p.1565–1572.
14) Aulivola B, et. al.: Major lower extremity amputation: outcome of moder series. Arch Surg 139（4）, 395-399, 2004.
15) e-STAT. 人口動態調査 - 人口動態統計　確定数　死亡　下巻２　死亡数，性・年齢（５歳階級）・死因（死因簡単分類）別。各年次，https://www.e-stat.go.jp/dbview?sid=0003214763　（最終アクセス日：2021/2/22）
16) 日本呼吸器学会：加熱式タバコや電子タバコに関する日本呼吸器学会の見解と提言．https://www.jrs.or.jp/uploads/uploads/files/citizen/hikanetsu_kenkai_kaitei.pdf（最終アクセス日：2021/2/22）
17) ３学会合同呼吸リハビリテーションテーションに関するステートメントワーキンググループ，他：日本呼吸器学会　呼吸リハビリテーションテーションに関するステートメント。日本呼吸ケアリハ学会誌。27（2）：95-114，2018.
18) Mark B. et, al.: An Official American Thoracic Society Statement: Update on the Mechanisms, Assessment, and Management of Dyspnea. Am J Respir Crit Care Med 185,（4）：435–452, 2012.
19) Zwerink M, et, al.: Self management for patients with chronic obstructive pulmonary disease（Review）Cochrane Database of Systematic Reviews 2014, Issue 3. Art. No.: CD002990, 2014.
20) 日本呼吸器学会 COPD ガイドライン第５版制作委員会編：COPD（慢性閉塞性肺疾患）診断と治療のためのガイドライン第５版，メディカルレビュー社，2018.
21) 厚生労働省：令和３年（2021）人口動態統計（確定数）の概況．https://www.mhlw.go.jp/toukei/saikin/hw/jinkou/kakutei21/index.html（最終アクセス日：2022/9/27）
22) E J Clark, E L Stovall. Advocacy: the cornerstone of cancer survivorship．Cancer Pract.4（5）：239, 1996.
23) American Society of Clinical Oncology Clinical Practice Survivorship Guidelines, Endorsements and Adaptations. https://www.asco.org/sites/new-www.asco.org/files/content-files/advocacy-and-policy/documents/Survivorship-Summary-of-Recs-Binder.pdf（最終アクセス日：2021/10/23）
24) がん疼痛による薬物ガイドライン 2020 年版，日本緩和医療学会　緩和医療ガイドライン作成委員会編，金原出版　2020.
25) 日本リハビリテーション病院・施設協会：地域リハビリテーション　定義・推進課題・活動指針．https://www.rehakyoh.jp/teigi.html（最終アクセス日：2021/11/20）
26) 厚生労働省：高齢者の地域における新たなリハビリテーションの在り方検討会報告書，2015．https://www.mhlw.go.jp/stf/shingi2/0000081906.html（最終アクセス日：2019/7/3）
27) 朝田隆研究代表，厚生労働科学研究費補助金（認知症対策総合研究事業）：都市部における認知症有病率と認知症の生活機能障害への対応，平成 23 ～ 24 年度総合研究報告書，2013.
28) Bruscoli M, Lovestone S.: Is MCI really just early dementia? A systematic review of conversion studies, Int Psychogeriatrics, 16（2）：129-140, 2004.
29) 認知症サポーターキャラバン：認知症サポーター数．http://www.caravanmate.com/result/（最終アクセス日：2022/9/27）
30) 厚生労働省：地域包括ケアシステムの更なる深化・推進について（追加資料）．https://www.mhlw.go.jp/content/12300000/000943855.pdf（最終アクセス日：2022/6/27）
31) 介護予防マニュアル改訂委員会：介護予防マニュアル（改訂版）．http://www.mhlw.go.jp/topics/2009/05/dl/tp0501-1_1.pdf（最終アクセス日：2019/7/18）
32) 厚生労働省：令和４年版厚生労働白書．https://www.mhlw.go.jp/wp/hakusyo/kousei/21/dl/2-08.pdf（最終アクセス日：2022/6/27）
33) Clegg A., et al.: Frailty in elderly people, Lancet, 381（9868）：752-762, 2013.
34) Ferrucci L., et al.: Biomarkers of frailty in older persons, J Endocrinol Invest, 25（10 Suppl10）：10-15, 2003.
35) Abellan van Kan G., et al.: The I.A.N.A Task Force on frailty assessment of older people in clinical practice, J Nutr Health Aging, 12(1)：29-37, 2008.

36) Fried L.P., et al.: Frailty in older adults: evidence for a phenotype, J Gerontol A Biol Sci Med Sci, 56（3）：M146-156, 2001.
37) kojima G, et al：prevalence of frailty in Japan：A systematic review and meta-analysis, JEpidemiol, 27（8）：347-353, 2017
38) 新開省二：疫学調査からみた高齢者の生活機能の変化とその要因，地域保健，34（3）：48-59，2003.
39) 鳥羽研二：老年症候群とは〈日本老年医学会編：老年医学系統講義テキスト〉，西村書店，2013，p.92.
40) Tinetti M.E., et al.: Risk factors for falls among elderly persons living in the community, N Engl J Med, 319（26）：1701-1707, 1988.
41) Tinetti M.E., Kumar C: The patient who falls: "It's always a trade-off", JAMA, 303（3）：258-266, 2010.
42) Bollwein J., et al.: Nutritional status according to the mini nutritional assessment（MNA®）and frailty in community dwelling older persons: a close relationship, J Nutr Health Aging, 17（4）：351-356, 2013.
43) 葛谷雅文：後期高齢者診療ガイド　これからの時代に求められる高齢者医療とは？［後期高齢者に多い老年症候群　低栄養］，治療，92（1）：139-144，2010.
44) 葛谷雅文：栄養不良〈鳥羽研二編著：高齢者の生活機能の総合的評価〉，新興医学出版，2010，p.109-114.
45) 遠藤英俊：うつの評価〈鳥羽研二監：高齢者総合的機能評価ガイドライン〉，厚生科学研究所，2003，p.109-110.
46) 厚生労働省：令和元年介護サービス施設・事業所調査．http://www.mhlw.go.jp/toukei/list/24-22-2.html（最終アクセス日：2022/9/28）
47) Stuart, H., et al.: Community attitudes towards people with schizophrenia, Canadian Journal of Psychiatry, 46：245-252, 2001.
48) Emrich, K., et al.: Positive attitude: An essential element for effective care of people with mental illnesses, Journal of Psychosocial Nursing & Mental Health Services, 41：18-25, 2003.
49) Happell, B., et al.: Changing attitudes: The role of a consumer academic in the education of postgraduate psychiatric nursing students, Archives of Psychiatric Nursing, 17：67-76, 2003.
50) Hoencamp, E.: 'Yes doctor, no doctor': What do patients want from you?, Acta Psychiatrica Scandinavica, p.100, 319-320, 1999.
51) Murray, M., et al.: Attitudes of case managers toward people with serious mental illness, Community Mental Health Journal, 35：505-514, 1999.
52) Katakura, N., et al.: Home-visit nurses' attitudes for providing effective assistance to clients with schizophrenia, International Journal of Mental Health Nursing, 19：102-109, 2010.
53) 片倉直子，他：統合失調症をもつ利用者に効果的な訪問看護を提供するための教育プログラムの開発，日本在宅ケア学会誌，11（2）：65-74，2008.
54) 前掲書 52).
55) 伊藤正男，他編：医学書院 医学大辞典，第2版，医学書院，2009，p.1982.
56) 兼田康宏：認知機能障害の臨床的問題点について，精神医学，57（9）：697-702，2015.
57) 前掲書 56).
58) Green, M.F., et al.：Neurocognitive deficits and functional outcome in schizophrenia: are we measuring the "right stuff"?, Schizophr Bull, 26 : 119-136, 2000.
59) Penn, D.L., et al.：Social cognition in schizophrenia: an overview. Schizophr Bull, 34：408-411, 2008.
60) Nicklin, D.: Physical Assessment, In Gallo, J., et al.：*Handbook of Geriatric Assessment*. Massachusetts, Jones and Bartlett Publishers, 2006, p.273-317.
61) 厚生労働省：障害のある人に対する相談支援について．http://www.mhlw.go.jp/bunya/shougaihoken/service/soudan.html（最終アクセス日：2019/7/3）
62) 厚生労働省：精神障害にも対応した地域包括ケアシステム構築支援情報ポータル「精神障害にも対応した地域包括ケアシステム構築のための手引き（2019年度版）」．https://www.mhlw-houkatsucare-ikou.jp/ref.html#sec02（最終アクセス日：2021/08/24）
63) 片倉直子，他：統合失調症をもつ利用者に対する効果的な訪問看護の目的と技術に関する研究，日本看護科学学会，27（2）：80-91，2007.
64) 前掲書 63).
65) 前掲書 63).
66) 池淵恵美：「病識」再考，精神医学，46：860-819，2004.
67) 式守晴子：精神看護における家族に対する援助，保健の科学，44（5）：343-347，2002.
68) 前掲書 63).
69) 平成27年厚生労働省：在宅医療ケアが必要な子どもに関する調査.
70) 前掲書 69).
71) 文部科学省：特別支援学校等における医療的ケアへの今後の対応について．http://www.mext.go.jp/b_menu/hakusho/nc/attach/1314530.htm（最終アクセス日：2021/10/28）.
72) 吉岡京子，吉永陽子，伊波真理雄：スーパーバイズでお悩み解決！地域における支援困難事例15，医学書院，2016.
73) 厚生労働省社会保障審議会：生活困窮者の生活支援の在り方に関する特別部会報告書 平成25年1月25日．https://www.mhlw.go.jp/content/000362588.pdf（最終アクセス日：2021/10/30）
74) 厚生労働省：地域共生社会のポータルサイト 重層的支援体制整備事業について．https://www.mhlw.go.jp/kyouseisyakaiportal/jigyou/（最終アクセス日：2021/10/30）
75) 厚生労働省：地域包括ケアシステム．https://www.mhlw.go.jp/stf/seisakunitsuite/bunya/hukushi_kaigo/kaigo_koureisha/chiiki-houkatsu/（最終アクセス日 2021/2/27）
76) 厚生労働省：子育て世代包括支援センター業務ガイドライン．https://www.mhlw.go.jp/file/06-Seisakujouhou-11900000-Koyoukintoujidoukateikyoku/kosodatesedaigaidorain.pdf（最終アクセス日 2021/2/27）
77) 厚生労働省：精神障害にも対応した地域包括ケアシステム構築支援情報ポータル．https://www.mhlw-houkatsucare-ikou.jp/ref.html（最終アクセス日 2021/2/27）
78) 前掲 73).
79) 厚生労働省：「地域共生社会」の実現に向けて．https://www.mhlw.go.jp/stf/seisakunitsuite/bunya/0000184346.html（最終アクセス日 2021/2/27）

参考文献

- K. K. キューブラ，他著，鳥羽研二 監訳：エンドオブライフ・ケア；終末期の臨床指針，医学書院，2004.
- 浅倉次男監：重症心身障害児のトータルケア；新しい発達支援の方向性を求めて，へるす出版，2006.
- 石垣和子，金川克子編：高齢者訪問看護の質指標；ベストプラクティスを目指して，日本看護協会出版会，2008.
- 伊藤利之，鎌倉矩子：ADL とその周辺；評価・指導・介護の実際，第 3 版，医学書院，2016.
- 梅田恵，田村恵子，他：事例で理解する最新緩和ケア，看護の科学社，2015.
- 大阪障害者センター・ICF を用いた個別支援計画査定プログラム開発検討会編：本人主体の「個別支援計画」ワークブック，かもがわ出版，2014.
- 柏木哲夫，今中孝信監：死をみとる 1 週間〈総合診療ブックス〉，医学書院，2002.
- 金川克子監，田高悦子，河野あゆみ編著：老年症候群別 看護ケア関連図 & ケアプロトコル，中央法規出版，2008.
- 金川克子，野口美和子監：地域・在宅における高齢者への看護〈最新高齢者看護プラクティス〉，中央法規出版，2005.
- 川村佐和子監，中山優季編：難病看護の基礎と実践；すべての看護の原点として，桐書房，2014.
- 岸恵美子，他編：セルフ・ネグレクトの人への支援；ゴミ屋敷・サービス拒否・孤立事例への対応と予防，中央法規出版，2015.
- 厚生労働省：認知症施策推進総合戦略（新オレンジプラン）；認知症高齢者等にやさしい地域づくりに向けて（参考資料集），2015. https://www.mhlw.go.jp/file/04-Houdouhappyou-12304500-Roukenkyoku-Ninchishougyakutaiboushitaisakusuishinshitsu/05.pdf（最終アクセス日：2019/6/6）
- 厚生労働省：市町村・都道府県における高齢者虐待への対応と養護者支援について（平成 30 年 3 月改訂）。https://www.mhlw.go.jp/stf/seisakunitsuite/bunya/0000200478.html（最終アクセス日：2019/6/6）
- 佐藤禮子監，浅野美知恵編：絵でみるターミナルケア，改訂版，学研メディカル秀潤社，2015.
- 島田裕之編：フレイルの予防とリハビリテーション，医歯薬出版，2015.
- 鈴木康之，舟橋満寿子監，八代博子編著：写真でわかる重症心身障害児（者）のケア アドバンス；人としての尊厳を守る療育の実践のために，インターメディカ，2017.
- 全国国民健康保険診療施設協議会：新しい総合事業（地域リハビリテーション活動支援事業）にリハビリ専門職の技術を活かすためのメニューリスト及び参考事例集，2014.
- 田中道子，前田浩利編著：小児・重症児者の訪問看護〈Q&A と事例でわかる訪問看護〉，中央法規出版，2015.
- 地域包括支援センター運営マニュアル検討委員会：地域包括支援センター運営マニュアル 2 訂，長寿社会開発センター，2018.
- 辻一郎監，三菱総合研究所ヒューマン・ケア研究グループ編：実践事例で学ぶ介護予防ケアガイドブック，中央法規出版，2007.
- 南條浩輝，岩井るり子：小児在宅医療実践の手引き；病院と在宅の“連携・協働”，日総研，2015.
- 日本 ALS 協会編：新 ALS ケアブック・第二版；筋萎縮性側索硬化症療養の手引き，川島書店，2013.
- 日本在宅ケア学会編：子どもを支える在宅ケア〈在宅ケア学　第 4 巻〉，ワールドプランニング，2015.
- 日本社会福祉士会編：市町村・地域包括支援センター・都道府県のための養護者による高齢者虐待対応の手引き，中央法規出版，2011.
- 日本社会福祉士会編：市町村・都道府県のための養介護施設従事者等による高齢者虐待対応の手引き，中央法規出版，2012.
- 日本神経学会監，「認知症疾患診療ガイドライン」作成委員会編：認知症疾患診療ガイドライン 2017，医学書院，2017.
- 日本訪問看護財団：在宅認知症者のステージごとの生活障害と行動・心理症状に応じたケアガイド，2014.
- 認知症介護研究・研修東京センター，他監：図表で学ぶ認知症の基礎知識〈認知症介護実践研修テキストシリーズ 3〉，中央法規出版，2008.
- 平澤秀人：図説 認知症高齢者の心がわかる本，講談社，2010.
- 本田彰子：難病を患う療養者の理解と在宅看護のポイント〈渡辺裕子監：家族看護を基盤とした在宅看護論 I　概論編〉，第 3 版，日本看護協会出版会，2014.
- 山田雅子代表編，小野若菜子編著：こんなときどうする？在宅看護 Q & A；小児から高齢者まで，メディカ出版，2015.
- 厚生労働省：医療的ケア児等の支援に係る施策の動向，https://www.mhlw.go.jp/content/10800000/000584473.pdf（最終アクセス日：2021/2/17）
- 厚生労働省：医療的ケア児について，https://www.mhlw.go.jp/file/06-Seisakujouhou-12200000-Shakaiengokyokushougaihokenfukushibu/0000118079.pdf（最終アクセス日：2021/2/17）
- 厚生労働省：重症心身障害児者等コーディネーター育成研修テキスト，https://www.mhlw.go.jp/stf/seisakunitsuite/bunya/0000123659.html（最終アクセス日：2021/2/17）
- 高度専門 5 病院における小児在宅移行支援体制整備事業：大阪発〜こな椅子るねん！小児在宅医療移行支援，http://www.pref.osaka.lg.jp/attach/3073/00000000/shounizaitakuikousien.pdf（最終アクセス日：2021/2/17）
- 羽鳥 麗子：重症心身障害児（特集 知っておきたい小児の栄養）--（疾患と栄養指導・食事療法），小児科臨床 72（4），567-572，2019.
- 鈴木康之，舟橋満寿子：新生児医療から療育支援へすべてのいのちをはぐくむために，インターメディカ，2019.
- 鈴木康之，舟橋満寿子：写真でわかる重症心身障害児者のケアアドバンス，人として尊厳を守る療育の実践のために，インターメディカ，2018.
- 朝倉次男：重症心身障害児のトータルケア新しい発達支援の方向性を求めて改訂第 2 版，経るす出版，2017.
- 小川勝彦，児玉和夫：重症心身障害児・者医療ハンドブック第 2 版，三学出版，2020.
- 大沼直樹：重度・重複障害のある子どもの理解と支援，基礎・原理・方法・実際，明治図書.
- 田中道子，前田浩利：小児・重症児者の訪問看護，中央法規，2017.
- 前田浩利，戸田剛，石渡久子：医療的ケア児・者在宅医療マニュアル，南山堂，2020.
- 坂口しおり：障害の重い子どもの評価と支援，コミュニケーション支援の実践から，ジダイ社，2019.
- 末光茂，大塚晃：医療的ケア児等コーディネーター養成研修テキスト，中央法規，2019.
- 島田療育センター：重症心身障害児者の療育 & 日中活動マニュアル，日総研，2019.
- 倉田慶子，樋口和郎，麻生幸三郎：重症心身障害児の看護，へるす出版，2020.

・倉田慶子，市原真穂，仁宮真紀：重症心身障害児の看護計画，へるす出版，2019.
・田村正徳，梶原厚子：在宅医療は必要な子どものためのケアテキスト，メディカ出版，2020.
・梶原厚子：子どもが元気になる在宅ケア，南山堂，2017.
・前田浩利，岡野恵里香：病気をもつ子どもと家族のためのおうちで暮らすガイドブック，メディカ出版，2019.
・岡田喜篤，井合瑞江，石井光子，他：新版重症心身障害療育マニュアル，医歯薬出版株式会社，2020.
・北住映二，口分田政夫，西藤武美：重症心身障害児・者診療・看護ケア実践マニュアル，診断と治療社，2017.

第7章

地域・在宅看護の援助技術・技法

この章では

- 家庭訪問の特徴やプロセス，技術を理解する。
- ケア会議の進め方について理解する。
- 住民への啓発の技法を理解する。
- 住民組織・ボランティアとの協働の意義と方法を理解する。
- 地域・在宅看護における排泄のアセスメントと援助方法を理解する。
- 地域・在宅看護における清潔のアセスメントや，援助方法を理解する。
- 地域・在宅看護における移乗・移動動作のアセスメントと援助方法を理解する。
- 福祉用具の活用や住環境の調整，移乗・移動時の転倒予防について理解する。
- 地域・在宅看護における呼吸のアセスメントと援助方法を理解する。
- 地域・在宅看護における褥瘡のリスクアセスメントと予防ケアを理解する。
- 地域・在宅看護における服薬管理と服薬支援の方法を理解する。
- 日常生活の中で起こる事故の内容とその防止方法を理解する。

I 生活を支えるコミュニケーション技術

A 家庭訪問

家庭訪問の目的は，対象者の生活の場である家に出向き，対象者・家族の生活習慣や価値観を理解し，有する能力に応じて自立した生活を営むことができるよう援助することである。地域・在宅看護で定期的に行われる家庭訪問には，主に地域包括支援センターと訪問看護ステーションから行われるものがある。

1. 訪問の準備

❶事前情報の確認をする

訪問前に対象者の情報収集を行う。初回訪問の場合は，主治医，居宅介護支援事業所などの関係職種からの記録，本人・家族からの聞き取りにより，基本情報（氏名，性別，年齢，家族構成など），診断名，病歴，日常生活動作などの情報を得る。継続して訪問している場合は，訪問記録から，これまでの経過，健康状態などを把握する。

❷目的を明らかにする

事前に得られた情報をもとにアセスメントし，訪問目的を明確にする。

❸訪問の約束をする

対象者に連絡し，訪問の約束をする。連絡の方法は電話ですることが多い。所属先，氏名，訪問目的を伝え，日時を相談する。

❹訪問する家の場所や経路の確認をする

訪問する家までの交通手段，道順を決定する。対象者が訪問を近隣者に知らせたくないと思っている場合は，事業所の名前のついた車を使用しないなど配慮が必要である。

❺訪問かばんに必要物品の準備をする

対象者の状況を予測し，訪問かばんに，必要な物品を準備する（図 7-1）。物品は，清潔と不潔に分けて，取り出しやすいように整理整頓をして入れておく。

2. 訪問の実際

1 地域包括支援センターからの訪問の実際

地域包括支援センターでは，介護予防を必要とする高齢者や認知症高齢者を対象に，介護支援専門員，社会福祉士，保健師または看護師などが，家庭訪問を行う。主に，権利擁護や要支援者の介護予防に向けたサービス利用など相談援助やケアマネジメントを目的とする。

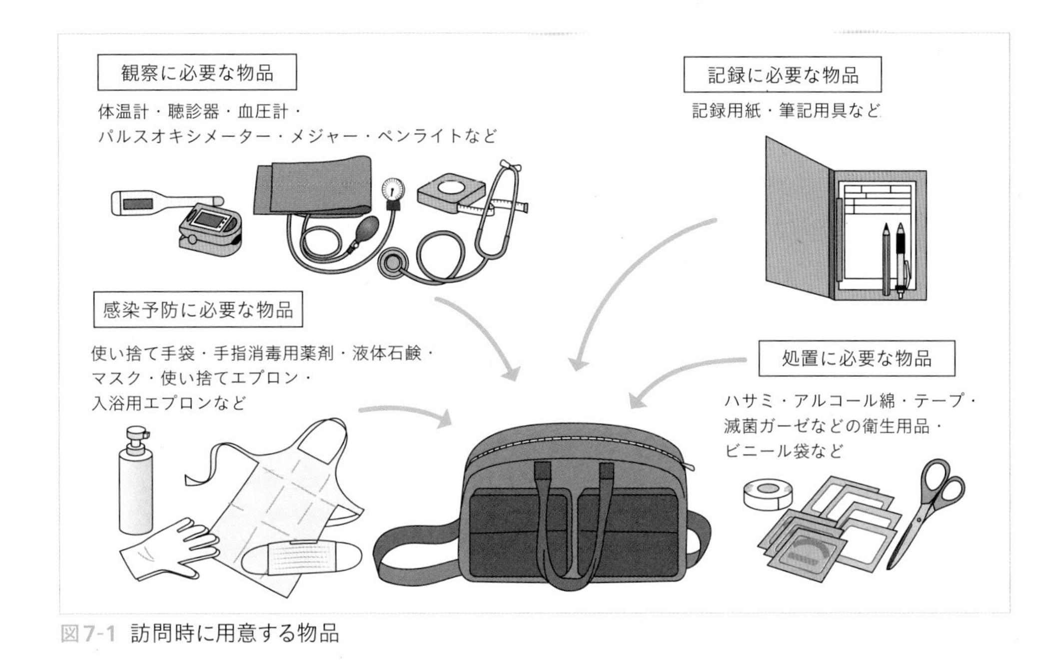

図7-1 訪問時に用意する物品

❶あいさつ

訪問時間を守り，氏名，所属先，訪問目的をわかりやすく伝える。

❷健康状態，生活状況のアセスメント

対象者の健康状態，移動・排泄・食事などの身体状態，日常生活の様子，社会参加，部屋の様子などの観察や聞き取りから状態をアセスメントする。

❸対象者・家族の現状理解の支援と目標設定

対象者・家族が置かれている現状を，わかりやすく説明する。そして，対象者自身が主体的に目標を設定し，問題解決できるための情報提供やアドバイスをする（本章-Ⅰ節-B-2「相談技術」参照）。

❹関係機関との連携

問題解決をサポートする社会資源をマネジメントし，利用の調整をする。地域の実情に合わせて，住民による見守り体制をつくるなど，ネットワークを構築していく。

❺定期的なモニタリング

対象者の問題が解決できているか，目標は達成できているのか，定期的に訪問し，評価する。必要に応じて，解決方法やサービスを見直す。

2 訪問看護ステーションからの訪問の実際

訪問看護ステーションでは，主治医の訪問看護指示書のもとに，訪問看護師が疾病や障害がありながら療養する対象者の家庭に訪問し，在宅での生活が継続できるように支援をするものである。療養者は継続的な医療的管理や看護ケアを必要としている場合が多く，週1〜3回，定期的な訪問が行われる。

❶あいさつおよび訪問の契約

訪問時間を守り，氏名，所属先，訪問目的をわかりやすく伝える。初回訪問時は，対象者・家族の状態を確認し，訪問看護に対する希望や目的を共有し，訪問の契約を行う。

❷健康状態と生活状況のアセスメント

定期的な訪問時は，前回と今回の訪問の間に対象者に変化がないかを聞きとりや連絡ノートで把握する。そして，対象者や家族の訴え，表情・身体の動きや居室の様子などを注意深く観察し，対象者の状態をアセスメントする。安定しているときの状態を把握して比較することも大切である。

❸ケアの実施

対象者の状態に沿って必要なケア・医療処置を決められた時間内で行う。物品は，原則自宅にあるものを必ず対象者・家族の了承を得て用いる。また，次回の訪問までに起こり得るトラブルや合併症を予測し，対象者・家族に予防方法を指導する。緊急時の対応や連絡方法も伝えておく。

❹家族の介護負担への配慮

家族の身体･精神状態を把握し，ねぎらいの声かけや負担軽減のための方法を提案する。

❺かたづけ，記録

物品をもとどおりにかたづける。連絡ノートがある場合は訪問時の状況を記載する。

❻訪問終了後の対応

訪問から戻ったら，手洗い・うがいを行い，使用した物品の消毒をする。訪問看護記録を作成し，上司やスタッフに報告する。また，状態の変化やケア内容に変更があった場合は，主治医や関係機関の職員へ連絡・報告する。

3. 訪問時の留意点

❶在宅での感染管理

感染予防のためのスタンダードプリコーションは病棟と同様に，徹底する。手洗い用の石けんやタオルは持参する。医療処置に使用した物品は，自治体の医療廃棄物処理の規則に従って破棄する。また，感染症を発症している対象者は最後に訪問するなど，訪問の順番にも配慮する。訪問着は毎日洗濯する。

❷訪問時の身だしなみ

対象者・家族は，自宅に訪問する看護師が信頼できる人間かどうか，まず「見た目」で

連絡ノートとは

在宅生活をする対象者や家族と，サービスを提供する機関・施設との連絡に使用されるノート。対象者宅にあり，訪問時の療養者の状況やサービスの実施内容，他の専門職への連絡事項などを記入してある。

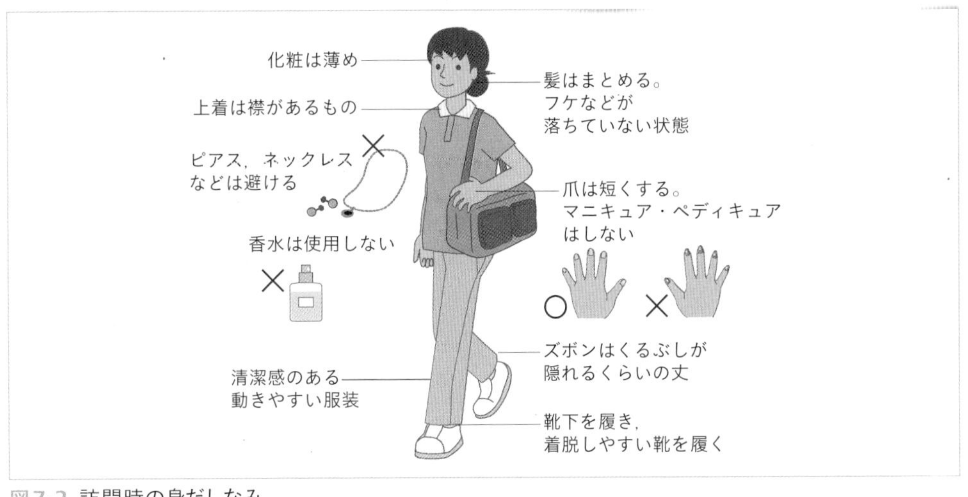

図7-2 訪問時の身だしなみ

部屋の中をキョロキョロ見ない
家の物品（ティッシュペーパー，洗面器，シャンプーなど）を使うときは，了承を得る
・金品を受け取らない
・茶菓子などのもてなしは原則として受けない
雨具やコートは濡れた側を内側にしたたみ，ビニル袋に入れて置く場所を尋ねる
対象者と目の高さを合わせて話す
部屋への入退室時はあいさつをする
看護師は，対象者と家族から顔が見える位置に立つ
居室以外に立ち入る場合は了承を得る
脱いだ靴は，玄関の端に置く

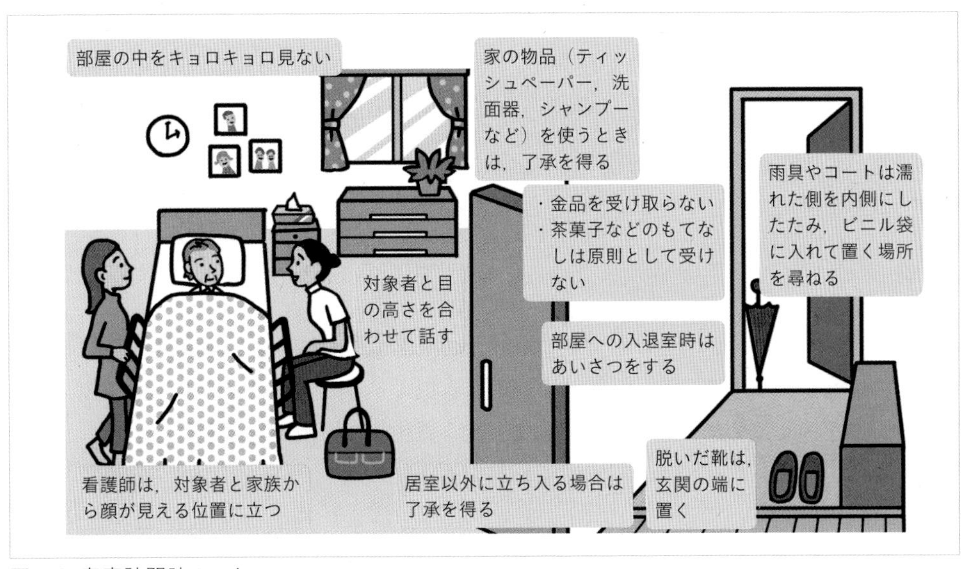

図7-3 家庭訪問時のマナー

判断する。そのため，身なりやマナーといった身だしなみには十分配慮する。身なりで最も大切なのは清潔感である（図7-2）。また，マナーの悪さが信頼関係を壊すことにもなりうるため，日頃から社会人としての基本的なマナーを身につけておくことが大切である（図7-3）。

B 面接・相談技術

1. 面接技術（対象者・家族との信頼関係を形成するための技術）

家庭訪問は，対象者・家族の生活空間に入り込むため，信頼関係が不可欠である。ここ

表 7-1 バイスティックの 7 原則

❶個別化の原則：対象者・家族のもつ価値観を尊重する。 ❷意図的な感情の表出の原則：対象者・家族が意図的に感情表現をできるようにする。 ❸統制された情緒関与の原則：自分の感情を自覚し，コントロールする。 ❹受容の原則：対象者・家族の行動・態度をありのまま受け止める。 ❺非審判的態度の原則：自分の価値観・倫理観のみで，対象者や家族の行動の善悪を判断しない。 ❻自己決定の原則：対象者・家族の自己決定を促し，否定しない。 ❼秘密保持の原則：対象者・家族のプライバシーを保護し，守秘義務を守る。

では対人援助にかかわる援助職の態度である「バイスティックの 7 原則」[1] を参考とした（表 7-1）。地域で生活する対象者・家族との信頼関係を形成するための面接技術は，次のとおりである。

1　対象者・家族のもつ価値観を尊重し，ありのままを受け止める

対象者・家族は，自らのもつ習慣や生活史など，「ありのままの自分を受け止とめてほしい」という感情をもっている。看護師は，対象者と家族の思いや苦痛を受け止め，話してくれたことのお礼を言う。同時に，対象者・家族の行動や思考の是非を判断したり，批判したりしない。

2　対象者・家族が感情表現ができるようにする

看護師は，表情，うなずき，共感の声かけ，座る位置などに気を配り，対象者と家族がポジティブな感情やネガティブな感情を自由に表現できる雰囲気をつくる。対象者・家族は，自分の感情を大切に扱われたと感じたとき，看護師を信頼することができる。

3　誠実な態度をとる

対象者・家族のもつ課題に対し，共に考えていくことを伝える。また，その場で判断しかねる質問には曖昧な返事はせず，次回までに答えることを約束し，調べたうえで答える。

4　プライバシーを保護し秘密を保持する

家庭訪問では，対象者と家族の個人情報やプライバシーの内容を知り得ることが多い。プライバシーを保護し，得た情報を他に漏らさないことが，信頼関係につながる。チームメンバーと共有する必要がある場合は，必ず相手の了承を得る。また，対象者の前で他の対象者の噂話をすることも慎む。

2. 相談技術

対象者・家族からの相談は，生活の困り事，治療内容，家族の介護体制，サービス利用，療養場所，看取りなど様々である。看護師は，対象者や家族が，不安や疑問が軽減でき，

自己決定できるように支援することが大切である。対象者と家族への相談技術は次のとおりである[2]。

1　対象者・家族の悩みを引き出す

看護師は，訪問中は，余裕のある態度を心がけ，悩んでいる内容や根底にある感情を引き出す。対象者・家族がお互いに遠慮をし，思っていることを言えない場合は，その関係性を理解しながら代弁や仲介をする。対象者・家族からの思いを引き出したら，「あなたは○○のことで悩んでいるのですね」と要約し，悩みを明確にする。

2　解決のための情報提供をする

対象者・家族の悩みを解決するための情報を提示する。看護師が適切と思う内容だけでなく，いくつかの選択肢がもてるようにする。そして，対象者・家族が自己決定できるように，情報の利点や欠点，選択した場合の結果などをわかりやすく具体的に伝える。

3　対象者・家族が自ら解決策が見出せるように見守る

看護師は「待つ」姿勢をもち，対象者・家族が，納得がいく形で解決策を見つけられるようにする。対象者・家族から意見を求められた際は専門職としての意見を伝え，自己決定を支援する。

4　対象者・家族の決定したことを支持する

看護師は，対象者・家族が出した結論は支持することを伝え，実践しやすいように支援する。必要に応じて，他機関につなぎ，チームで支える。決定した解決策がうまくいかない場合や対象者の心身の健康を損なう場合は，批判はせず，原因を一緒に考え，再考できるように情報提供を行う。

C 教育技術

生活の場では24時間医療者がいるわけではなく，日ごろの健康管理や医療的処置は対象者と家族が担う。看護師は，対象者・家族が健康や医療の管理ができるように価値観や生活を尊重しながら，共に考えていく姿勢で，教育的支援を行う。

1. 対象者への療養指導

地域で生活する対象者は，高血圧，心疾患など慢性疾患をもちながら療養している人が多く，疾患のコントロールには，生活改善を必要とする。対象者のモチベーションが保て，変更した生活習慣を長期間にわたって継続していけるように支援していく。

❶対象者が自身の健康状態が把握できるように，病状や治療方針などについてわかりやすく説明する。
❷到達目標を対象者と共に設定する。実践できることをスモールステップで設定する。
❸生活改善は，対象者が実行しやすい内容のものから開始する。できていることには「がんばっていますね」「少し慣れてきていますね」とねぎらいの言葉をかけ，継続を促す。
❹家族に対しても対象者の状況を説明し，理解や協力を得られるような働きかけをする。
❺他のサービスと連携し，あらゆる場面で一貫してサポートできる体制をつくる。

2. 家族への介護技術・医療処置の教育

在宅療養では，家族が介護や医療処置を担うため，方法が複雑だったり実施が頻回であったりすると，家族の負担が大きくなる。教育を行う頻度の高い介護技術・医療処置には，おむつ交換，食事介助，胃瘻からの注入，吸引，褥瘡ケアなどがある。家族の介護をねぎらい，家族ができるだけ負担を感じず，実施できるように支援していく。

❶パンフレットなどの視覚教材を使用し，家族に一連の手順と注意事項を説明する。
❷家族と手順や使用物品などを相談し，実践できる方法を考える。
❸家庭でできる安全で正確な手順を指導する。
❹最初は看護師が主導で行い，徐々に家族が主導で行えるようにする。
❺家族が確実に行えるようになっても，正確に行えているか時々確認する。

D 他職種とのコミュニケーション

1. 他職種とのコミュニケーション方法

地域で生活する対象者を支えるためには，多職種連携が欠かせない。そのためには，他職種と円滑なコミュニケーションを図り，信頼関係を構築することが必要である。しかし，各職種は，異なる専門性と教育背景をもち，使用する専門用語も違い，所属する事業所も違うため，コミュニケーションのギャップが生じやすい。したがって，職種の特性を理解し，必要とする情報を取得しやすい手段で提供し合うことが大切である[3)]。コミュニケーションの方法には，カンファレンスなど直接対面で話をするほか，連絡ノートなどの記録や電話，会議，ICTによる通信などがある。

2. 他職種とのコミュニケーションの実際

看護師とかかわりの深い職種とのコミュニケーションの実際は以下のとおりである。

1 医師

看護師は，医師に対象者の病状を報告し，必要な指示を仰いだり往診を依頼したりする。しかし，地域・在宅看護の場では医師とその場で顔を合わせて相談をするという場面が病院に比べて少ない。医師への報告・相談では，対象者の訪問時の状態に加え，看護師としてのアセスメントを報告し，医師に判断を仰ぎたいこと，依頼内容を簡潔に伝える。また，報告・相談は，診療の妨げにならない工夫をする必要がある。診療時間を考慮した時間帯に電話や面接をしたり，タブレットやメールなどを用いたりする。事前に報告の必要な内容や緊急時の連絡方法などを確認しておくのもよい。

2 介護支援専門員（ケアマネジャー）

介護支援専門員は，要介護者の在宅生活を支えるための居宅サービス計画書を作成し，利用するサービスの連絡・調整をしている。そのため，予定以外のサービスを行った場合は介護支援専門員に報告する。また，要介護者の状態に応じて，看護師として専門的立場からサービス内容や回数の変更を提案する。介護支援専門員は，基礎資格が医療職ではない場合があるので，対象者の状態や医師の指示などの医療情報はわかりやすく伝える工夫が必要である。

3 介護職員

訪問介護や通所介護では，ホームヘルパーや介護福祉士などの介護職員が従事し，日常生活の援助を担当している。介護職員は，看護師に医療的知識や技術面でのサポートを期待している。看護師は，専門用語を具体的にわかりやすい言葉に言い換え，介護職員が理解し行動ができるように伝えることを意識する。

E ICTによるコミュニケーション

1. 地域・在宅看護におけるICTツール

在宅ケア関連施設において，**ICT**（Information and Communication Technology：情報通信技術）の活用が，近年進んできている。電子カルテやICTを活用することは，看護の質の確保，業務の効率化，地域連携への活用などのメリットがある[4)]。

訪問看護ステーションでは，電子カルテを導入し，スマートフォンやタブレットなどのモバイル端末を使用することで，紙カルテを持ち運ぶことなく対象者の情報が確認できたり，看護師どうしの情報や画像の共有ができる。24時間対応時には，当番の看護師がタブレットなどから対象者の訪問看護指示書や過去の状態を確認することで，迅速な対応につながる。また，ICTによる業務支援システムの利用は，看護記録，看護計画書，看護報告書の入力の簡素化など，事務作業の時間短縮につながる。ICTを活用し訪問看護実績をデータ化し分析することで，看護の質の担保につながる。

最近では，医療介護用SNSやネットワークシステムなど多職種で共通の端末を使用することで，対象にかかわる関係機関が書き込み，閲覧して情報共有ができ，スムーズな連携につながっている。たとえば，訪問時にタブレットで褥瘡の写真を撮影し，医師と共有することで，タイムリーに指示を仰ぎ，早期治癒や悪化予防につなげることができる。

2. ICTによる情報管理

地域・在宅看護実践においてICTを使用する際，個人情報の取り扱い，情報漏洩の防止などのセキュリティ対策に注意しなければならない。個人情報の取り扱いについては，誰と，いつ，どのような内容を，どのようにして共有するのか，対象者に説明し同意を得る。また，日ごろから事業所内外の個人情報の取り扱いのルールを定め，研修を行うなど，情報を安全に取り扱うことのできる体制づくりが必要である。パソコンやモバイル端末を使用する場合，セキュリティソフトの導入だけでなく，アクセス権限の制限，ログインの際のID・パスワードを設定するなど，重要な情報が他者に知られることがないよう適切に管理する。

II 生活を支える地域づくりの技法

地域・在宅看護実践では，対象となる人々が暮らしやすい地域となるようにかかわることも重要であり，ここでは，対象となる人々の生活を支える地域づくりの技法について述べる。

A ケア会議の進め方

地域では，人々の健康や生活にかかわるケアの提供機関や住民組織が連携して地域づくりを行う。**ケア会議**には，地域課題に対し様々な立場から地域での解決策を見出す地域ケア会議や，対象者個人のケアプラン変更時に開催するサービス担当者会議がある。

1. ケア会議の機能

1 情報共有

ケア会議に限らず多くの場合，会議では情報を共有する。情報を共有することで会議参加者が対象について共通に理解し，組織間の連携をとることができる。個人や家族，地域の現状，生じている事象から考えられる課題を個人や地域にかかわる職種や組織，地域の人々が共通して理解し，共通の認識をもてるよう，情報共有を行う。

2 課題の共通認識

共有された情報を基に，それぞれの立場からアセスメントし，意見を述べることで，そこで生じている課題を確認することができる。一つの事業所または組織から見た対象の状態だけでなく，様々な立場から見た対象の姿について話し合うことで，背景にある課題まで掘り下げて共通認識をもつことができる。また，多面的にアセスメントすることで，一方向からのアセスメントでは発見されなかった課題を抽出することができる。

3 アプローチと役割分担

対象へのアプローチと対策について会議の参加者の立場から検討し，全体の方針を決定する。どの職種や立場からどのようにかかわり，どのような対策を立て，全体として同じ方針のもとでどのように対応するのか，共通の認識をもつ必要がある。また，対象にかかわる際には役割，介入，必要な対策について検討し共通認識をもって対応する。

4 評価と再アセスメント

立案した方針に則って各職種，組織が対応していくなかで，一定の目標の到達状況などを評価し，その結果を再度アセスメントして今後の方針を決定していく。かかわった結果について参加者で情報共有を行い，共通の認識をもつ。さらに，対象に合わせて計画を修正してよりよい介入を継続的に実施する。役割分担についても確認し，修正をしていく。

2. ケア会議のプロセス

1 会議の招集

ケア会議を開催する場合，会議の招集を行う。

地域ケア会議の場合は**地域包括支援センター**または**市町村**が会議を招集する。地域課題の原因や背景をあらかじめ把握，整理したうえで，主催者が必要な参加者を選定する。地域課題として行政職員からの提言が出されることにより開催に至る場合や，各参加者からの提案により開催される場合がある。

サービス担当者会議の場合は，サービス提供機関から発信される場合においても療養者の担当**介護支援専門員**が会議を招集する。

2 会議の準備

会議の準備として，会議で参加者が地域課題や対象者の課題を共通理解できるような資料作成を行う。また，個人情報保護のために，個別のケースについて情報共有する場合は，事前に当事者および家族の同意を得ておくことが大前提となる。会議での守秘義務は当然であるが，自治体によっては地域ケア会議に携わるものは知り得た秘密を漏洩しない誓約書を作成している[5)]。

3　会議の実施

会議の開催日時と開催場所などを調整した後，会議招集の連絡をして，会議を開催する。その際，会議の目的を参加者一同が共有し，議題や検討事項，会議時間などをあらかじめ明確にしておくとよい。また，どの機関がどのような役割を今後果たしていくのか，具体的にいつまでに何をどのようにするのかなど，会議で決定した事項を確認し，議事録を作成する。個人情報に関する内容が記載されている資料などは会議後シュレッダーなどで廃棄処分とする。

4　フィードバック

地域づくりに関する地域課題の短期間での解決や成果は難しい。しかし，検討した地域課題の解決に導く社会資源が構築されているのか，住民自身がどのくらい解決に向け参加しようとしているのか，経過などを確認し，関係者や住民にフィードバックする。住民組織やボランティア活動との協働などにより社会資源の開発を行う場合など，協力した住民のモチベーションの維持や経過を知ることによって，住民自身の「自分たちの暮らす地域をよりよくする」という地域づくりの意識を高め，住民主体とする地域づくりにつながる。

サービス担当者会議にてケアプラン決定から短期目標の到達を確認することで対象者の生活状況を把握し，会議の成果をフィードバックすることができる。また，成果を確認したら担当介護支援専門員に状況の報告をするとともに，介護支援専門員をとおしてサービス担当者間での情報を共有することで，成果を共通認識できる。

5　会議の進行役の心得

ケア会議では，参加する各組織の役割を理解したうえで，当事者である対象者や地域の人々，家族の希望や困りごとをうまく表出できるように進行役を務める。各組織の役割が果たせるように話を進め，看護職として**代弁者**の役割や**調整者**の役割を果たす。

6　参加の心得

ケア会議では，有限の時間の中で最大限の成果がみられるよう，それぞれの役割を理解して発言を積極的に行い，発言には当事者や家族，住民を傷つけない表現を用いる。参加する個人の興味のあるなしに関係なく，会議の議題を真摯（しんし）に検討する姿勢と，各機関ででき得る最大限のかかわりは何かを常に考える。また，個人情報の保護と守秘義務に努め，会議で知り得た秘密を漏洩（ろうえい）しない。会議に参加した個人ではなく，組織が責任をもって対応すること，そのために組織内での情報共有を図り，課題や方針について組織全体は共通認識をもって取り組む。対象者の支援のための情報共有は目的内使用であるため，組織内での情報共有は個人情報の漏洩にはあたらない。

B 住民への啓発の技法

地域住民への啓発活動に用いられる技法には健康教育がある。健康教育の目的には①**知識の習得，理解**②**態度の変容**③**行動の変容**の3つ[6]があり，目的に応じて対象や実施方法を設定する。

1. 企画作成

1 テーマの選定

健康教育を行うテーマを選定する。選定する基準は季節的な課題，地域で生じている課題など様々である。地域・在宅看護において健康教育のテーマには，住民が適切な知識を得ることでQOLを維持向上できる可能性のあるものを含めて考えるとよい。

健康教育のテーマ例を表7-2に示す。

2 目的の設定

選定したテーマに合った目的を設定する。「知識の習得，理解」を目的とするならば，どのような内容をどの程度理解できるように，「態度の変容」を目的とするならば，どのような態度をどのように変容するように，「行動の変容」を目的とするならば，どのような行動をどのように変容するように目指すのかを明確にする。

3 対象者の設定

テーマと目的に合致した対象者を設定する。地域のどのような対象者に対し健康教育を行うのかを考える。対象者の設定と目的の設定は同時に検討されることもある。たとえば，テーマを認知症高齢者の支援，目的を「知識の習得，理解」としたときには，一般的な認知症に関する知識の普及を目的に，対象者を設定する。より詳細な内容を知ってもらい，直接高齢者を支援する住民に理解してもらうことを目的とする場合には，地域のボラン

表7-2 地域・在宅看護における健康教育のテーマ例

テーマ例	目的	タイトル例
介護保険制度の理解	知識の普及・理解	介護保険制度について理解しましょう
		介護保険の利用方法について知りましょう
介護予防の必要性の理解		介護予防はなぜ必要でしょうか
介護予防の方法	態度の変容	介護予防のための食事を考えてみましょう
	行動の変容	介護予防のために生活改善してみましょう
認知症予防	知識の普及・理解	認知機能低下の要因について知りましょう
	態度の変容	ご近所づきあいをしていますか？
	行動の変容	認知症を疑われる人との接し方を学びましょう

ティア組織や民生委員など認知症高齢者にかかわる可能性のある人々を対象者に設定する。

4 実施方法の設定

住民への啓発を行うための健康教育の方法は**個別的な働きかけや個別教育・指導，話し合いが中心の集会，一方交通的な集会**など[7]がある。健康教育の実施方法を設定する場合には，健康教育計画書を作成すると検討しやすい。健康教育計画に必要な項目と認知症が疑われる高齢者への適切な声かけについての健康教育計画に必要な項目（表 7-3）とその計画書の例（表 7-4）を示す。この健康教育の目的は「行動の変容」，健康教育の主な方法は話し合いが中心の集会である。健康教育の実施場所や時間（タイミング）あるいは事業，対象者，所要時間，内容，媒体，評価などをどのように行うのか，といったことを計画する。

2. 設定方法

1 話し合いが中心の集会

少人数のグループでテーマを取り上げ，参加者どうしで話し合い，気づきを得て，今後の方向性を見いだすなどの行動の変容と態度の変容の効果を得ることができる。話し合いが中心の集会の場合，参加者が自分で考え，気づく過程があり，身近なこととして考察する機会となる。

2 一方交通的な集会

一方交通的な集会は，主に講演会といった形式で，講演者から受講者に向けて一方向で知識を伝える。多くの人数に対して実施することができ，知識の習得をするには効率のよい方法である。多くの場合，態度や行動の変容までは期待できない。地域での住民の集まりの場面で健康講座などを開催する場合もこの方法になることが多い。

3. 健康教育に活用される技法

1 グループダイナミクス

グループダイナミクスは，少人数でのグループで生じる**力動的相互作用**である。グループでの意思決定や態度の変容に影響する。相互に癒し合い，学び合い，新しい活動に向かう意思が生じるという特徴がある。

2 ピアアプローチ

ピアアプローチは，グループのメンバーが対等な関係である仲間（ピア）に対し情報提供や教育提供を行うことである。同世代や同じ悩みをもった仲間からのメッセージが伝わりやすく，自分のこととして受け止めやすい。

表 7-3 健康教育計画に必要な項目

項目	具体例
テーマ：	認知機能の低下が疑われる高齢者への適切な関わり方
対象者：	○○地区ボランティア組織・民生委員
実施日時：	○月○日 ◎◎時～○○時
実施場所・会場：	○○地区老人集会所
対象への周知，募集方法：	ボランティア組織と民生委員会でのチラシ配布と口頭伝達
目的：（具体的に）	ボランティア組織及び民生委員が認知症を疑われる高齢者に対し適切な対応ができる
到達目標： （目的を達成するために，時間内に対象者に到達してほしいこと）	認知機能の低下が疑われる症状を知る 症状に合わせた適切な言葉の選択ができる 高齢者に落ち着いてもらえる声かけができる
留意点： （対象者の特性，場所，媒体，事前準備，協力者など特に留意すべき点）	参加者自身が高齢者のため音声を明瞭に，大きく，低めの声で伝える 資料は大きな字で作成する
評価： （実施した健康教育をいつどのように評価するか具体的に）	最後のロールプレイで実際に認知症高齢者役に声をかけてもらう アンケート
時間配分	○分 （その内容にかかる所要時間を示す）
学習内容のポイント・ねらい	高齢者の会話内容やしぐさから認知機能の低下が疑われる症状を理解する 認知症高齢者に対する声かけとして適切な言葉を考えられる 認知症高齢者を興奮させない言葉のかけ方ができる
教育の具体的内容・方法・シナリオ	導入「みなさんこんにちは・・・」 認知症が疑われる症状について解説「それでは，認知症かもしれないと思う症状について説明していきます・・・」 症状に合わせた言葉かけについて解説「それでは，症状に合わせて高齢者の方を否定しない言葉かけについて説明していきます・・」 グループワーク ・認知機能の低下だったかもしれない高齢者との関りの体験の話し合い ・どのような関り方が適切だったかの話し合い「それでは，これまでの経験でもしかしたら認知症だったのかもしれないと思うような体験がありましたら，グループで話し合ってみてください・・・・」 ロールプレイ「それでは最後にお互いに高齢者役と地区の世話役になって，道で出会ったときの会話をしてみましょう・・」
用いる教材・媒体	パワーポイント 認知症を疑う症状の例（図と解説）配布資料 記録用 A4 用紙

表 7-4 健康教育計画書の例

時間配分	学習内容のポイント・ねらい	教育の具体的内容・方法・シナリオ	用いる教材・媒体
○分	高齢者の会話内容やしぐさから認知機能の低下が疑われる症状を理解する	導入「みなさんこんにちは……」 認知症が疑われる症状について解説「それでは，認知症かもしれないと思う症状について説明していきます……」	パワーポイント 配布資料
○分	認知症高齢者に対する声かけとして適切な言葉を考えられる	グループワーク ・認知機能の低下だったかもしれない高齢者との関りの体験の話し合い ・どのような関り方が適切だったかの話し合い「それでは，これまでの経験でもしかしたら認知症だったのかもしれないと思うような体験がありましたら，グループで話し合ってみてください……」	模造紙
○分	認知症高齢者を興奮させない言葉のかけ方ができる	ロールプレイ「それでは最後にお互いに高齢者役と地区の世話役になって，道で出会ったときの会話をしてみましょう……」	「高齢者」「世話役」と書いた画用紙

3 ブレインストーミング

ブレインストーミングは，メンバーが自由奔放に意見を出し合い，短時間に大量のアイデアを得る方法である。あらゆる角度から意見を出し合い，他者の意見に対する批判や否定が禁止され，自由な連想から様々なアイデアを生み出すことができる。

4. 広報

複数の人々を対象とする小集団の話し合いが中心の集会や多くの人々を対象とする一方交通的な集会を行う場合は広報が必要となる。発信する情報には健康教育の実施日時，場所，テーマ，対象者，収容人数，予約の有無，受け付け開始時間，費用などを明記し，当日に混乱が生じないような配慮が必要である。

5. 評価

健康教育の評価には，アウトカム評価，プロセス評価，ストラクチャー評価がある。これらの評価方法は健康教育の計画段階から考えることが非常に重要である。

アウトカム評価はその健康教育の目的がきちんと果たせ，期待された成果が得られたかどうか評価する。たとえば知識の習得，理解や態度の変容が目的であれば，アンケートを健康教育の最後に実施することで評価するといった方法が多く用いられている。

プロセス評価は健康教育の過程で対象者が効果的に学ぶことができる計画となっていたか評価する。たとえば適切な参加者数であったか，参加者の満足度はどうだったかなどを評価する。

ストラクチャー評価は健康教育を設定した場が適切であったか，媒体や方法が問題なく実施できるような構造になっていたか評価する。これは健康教育実施後にスタッフ間の振り返りで行うこともある。

C 住民組織・ボランティアとの協働

1. 住民組織・ボランティアとの協働の意義

地域づくりの主体は，そこで暮らす人々である。地域づくりにおいては，どのような場面でも地域で暮らす住民組織との協働が重要である。

協働の手法として，地域ケア会議への住民の参加や住民組織の協力を得た健康教育の企画など，地域住民を巻き込んだ取り組みがある。また，最終的にどのような事業を実施するのか，といった意思決定にも地域住民が参画することが重要である。一般高齢者事業などでは，あらゆる人々を対象とした事業を企画することができるため，行政や地域包括支援センターと地域の老人会や小中学校のPTA，ボランティア組織，民生委員会などの住民組織と協働して事業を展開する。企画段階から住民の意見を取り入れ，実施の際には住民の協力を得て，住民を巻き込んだ活動を行う。

2. 協働の方法

企画段階から住民の意見を取り入れる場合,「どのような暮らしを望むか」といった,人々が望む暮らしを目的において，それを実現するためにどのような企画を立案するのかを住民と共に話し合う。地域の住民組織・ボランティア組織の代表者や，協力者メンバー募集など広報により集められた住民などに参加を求める。「やりたいこと」ではなく,「実現できる理想とする暮らし」を思い描いてそのために今回の企画ではどのようなことを実施していくか，対等のパートナーシップをもって進めるという具体化を図る。

ボランティアとの協働では，ボランティア団体の育成や支援を行うことにより，持続可能な活動を目指す。住民が自主的に組織した様々な団体の活動を支援し，団体と協働して地域課題の解決に取り組むことで，ボランティア団体が地域課題を解決するための社会資源として活用できるようになる。

III 生活を支える技術と医療ケア

A 食事・栄養の援助

1. 食事・栄養の援助の基本

療養者の栄養摂取の方法は，**①経口摂取**，**②経管栄養法**，**③中心静脈栄養法**のいずれかが選択される。経管栄養法，中心静脈栄養法への移行については，療養者の咀嚼(そしゃく)・嚥下(えんげ)機能，消化機能を踏まえて医師がその必要性を判断し，療養者や家族に説明し，療養者やその家族が十分に理解したうえで実施される。経口摂取以外の方法を選択する場合の基準として，日本老年医学会では「高齢者ケアの意思決定プロセスに関するガイドライン」*を示している[8]。

地域・在宅看護で重要なことは，療養者が経口摂取ができなくなり低栄養が疑われる状態になる過程で，少しでも咀嚼・嚥下機能の低下を防ぐようにかかわること，また，咀嚼・嚥下機能は維持できているか，機能が低下して経口摂取が危険を伴うおそれはないか，き

---

* **高齢者ケアの意思決定プロセスに関するガイドライン**：主に，栄養法の選択の意思決定プロセスに関するガイドラインである。患者の退院時に，地域の在宅サービス事業所が提供できるケアについての情報を病院（地域医療連携室など）が把握していれば，退院後の生活場所について，あるいは胃瘻造設を行うか否かの意思決定などに役立つ可能性があることにも触れており，在宅サービス事業所の対応も意思決定に影響することを示している。

ちんと見極めることである。また，経口摂取が難しくなり，新たな栄養摂取の手段として経管栄養法や中心静脈栄養法が選択された場合，療養者や家族が問題なく管理できるよう支援することである。

2. 食事・栄養のアセスメント

1 食事のアセスメント

居宅で生活する人が，食事の準備や摂取行動を自立して行えない場合，援助が必要となる。その場合，家族やホームヘルパー，配食サービスなど療養者以外の人による援助を期待し，調整することも支援の一つである。地域・在宅看護における食事のアセスメントでは，療養者本人の「食事を摂取する」という動作のほかに，「買い物をする」「食事の準備をする」という動作をアセスメントする必要がある。

また，**咀嚼機能と嚥下機能のアセスメント**も必要である。嚥下機能の低下により，適切に嚥下できない場合は，**誤嚥(ごえん)性肺炎**などを引き起こす可能性があり，生命の危機につながるおそれがある。療養者が徐々に機能が低下していくなかで安全に療養生活を送るために，療養者本人の状態だけでなく介護者についてもアセスメントし，療養者と介護者が様々な変化に適切に対応する力をもてるよう支援することが重要である。

2 栄養のアセスメント

居宅では食事の内容は療養者や家族が考え，準備するため，看護師はその内容が療養者にとって適切なものであるかどうかアセスメントすることが必要である。食事摂取が自立していても，準備された食事が嗜好により偏った内容となってしまっていたり，食事摂取量が少なかったり，あるいは過剰であったりなど不適切である場合，**栄養障害**が生じる可能性があるので，療養者の栄養状態をアセスメントする必要がある。

介護予防を目的とした支援では，基本チェックリスト[9]を用いて高齢者の栄養状態をアセスメントし，栄養改善が必要と判断された高齢者を栄養改善事業の対象者としている。また，糖尿病，肝疾患，腎疾患など食事療法を行わなければいけない場合においても，食事内容が適切かどうかアセスメントする必要がある。

3. 経口摂取の援助

1 食事に関する援助

食事については，療養者本人へのケアのほか，介護者への指導も行う。在宅療養では，療養者の食事のたびに看護師が直接援助を行うことは不可能に近く，療養者が食事に関して自立できていない場合，療養者は家族などによる介護を受けることになる。したがって，在宅看護では，介護者に対して適切な援助の指導を行うなどの教育が重要になる。

食事はできる限り経口摂取ができるように援助する。また，経口摂取を行えるよう，療養者の機能を維持・向上できるようかかわる必要がある。食事のアセスメントのポイントと視点・援助について表7-5に示す。

2 栄養障害に対する援助

栄養のアセスメントを行い，その結果栄養障害が疑われた場合は，速やかに対処する必要がある。栄養状態に関して何らかの異常が生じていると判断された場合は，主治医に報告し指示を仰ぐ。

食事内容や食事量，回数など，療養者や家族の意向を踏まえつつ，実施可能な食事内容の改善について一緒に考えていくことが重要である。健康障害に影響を与える可能性のある食事内容について，教育的な介入を行って療養者や家族に理解してもらうとともに，療養者のQOL（quality of life，生活の質）が維持できるよう留意する。

低栄養だが食事摂取量がなかなか増加しない場合は，**栄養補助食品**なども活用することを検討する。主治医と相談し，療養者の意向を確認しながら進めていく。

栄養のアセスメントのポイントと視点・援助について表7-6に示す。

4. 経管栄養法と看護

1 経管栄養法の種類

経口摂取量が少ない場合や，嚥下機能が低下して経口摂取が難しい場合などは低栄養となることが考えられ，必要と判断されたときは，医師の指示のもとに**経管栄養法**による栄養摂取を行う。経管栄養法には，経鼻経管栄養法と経皮経管（胃瘻（いろう）・腸瘻）栄養法がある。ここでは，主に使用される経鼻経管栄養法と経皮経管栄養法のうちの胃瘻栄養法について示す。

2 経鼻経管栄養法

経鼻経管栄養法は，カテーテル（図7-4）を鼻腔から咽頭，食道を経て胃まで挿入して固定し，留置しておき，必要時に栄養剤を注入する栄養法である（図7-5）。カテーテルの交換は療養者の居宅で看護師が実施する。経鼻経管栄養法を終了するときはカテーテルを抜去すればよい。

経鼻経管栄養法では，鼻腔から胃までカテーテルが留置されるため，不快感や違和感によるストレスが生じやすい。また，カテーテルを固定するためのテープ貼付部分やカテーテルの当たる部分に皮膚障害が生じることがある。これらのストレスへの対処としては，なるべく柔らかいカテーテルを使用することや，場合によっては一時抜去を医師と相談する，テープの貼付箇所は毎日変更するなどがあげられる。

表7-5 食事のアセスメント（視点と援助）

		療養者		介護者	
ポイント		アセスメントの視点	援助	アセスメントの視点	援助
食事摂取	姿勢	適切な姿勢保持が可能か	適切な姿勢に整える	食事に適切な姿勢を知っているか	食事に適切な姿勢について説明する
				適切な姿勢を保持するための援助を知っているか	クッション，介護ベッドなどの機能を利用した姿勢保持について説明する
	食器	箸やスプーンなど食事で使用する食器等を適切に使用することが可能か	補助具の利用を勧める	療養者に適切な道具を準備できるか	療養者に適切な補助具を選択し，選択のポイントについて説明する
	咀嚼（そしゃく）機能	食事を適切に咀嚼できているか	咀嚼機能に合わせた形態の食事に変更するよう説明し，了承を得る	咀嚼が難しいことに気がつくことができるか	いつまでも咀嚼している，あるいはなかなか嚥下しない状態である場合，咀嚼機能が低下していることを疑い，状態について看護師に連絡するよう指導する
		口腔ケアは実施できるか	口腔ケアを行う 歯科受診について調整する	口腔ケアの介助は実施できるか	口腔ケアの介助を行ってもらう 歯科受診の必要性を説明し，理解してもらう
	嚥下（えんげ）機能	食物を適切に嚥下できているか	姿勢の確認をする 嚥下体操を行う	嚥下が難しいことに気がつくことができるか	飲み込みにくさやむせなどが生じた場合，嚥下機能の低下を疑い，状態について看護師に連絡するよう指導する 嚥下体操を療養者が実施するようかかわってもらう 嚥下体操について説明し理解してもらう
		むせなどが生じていないか	食品形態を工夫し，ゼリー状やとろみ状にするなど嚥下しやすい工夫をする	むせなどが生じたときに対処できるか	食品形態を工夫し，ゼリー状やとろみ状にするなど嚥下しやすい工夫について説明する
		誤嚥性肺炎を疑う症状が発生していないか	誤嚥性肺炎に関連する観察項目について確認する	誤嚥性肺炎の症状について早期発見できるか	誤嚥性肺炎に関連する観察項目について説明し，介護者が異常を発見できるように指導する
			誤嚥性肺炎の疑いが生じた場合は速やかに看護師や医師に連絡をするよう指導する		誤嚥性肺炎の疑いが生じた場合は速やかに看護師や医師に連絡をするよう指導する
	楽しさ	食事を楽しむことができるか	療養者，家族の状況に合わせた工夫を一緒に考える	食事を楽しめる環境を設定できるか	家族と一緒に食事をする，または療養者一人きりでの食事とならない工夫について一緒に考える
食事準備	献立	食べたいものを伝えることができるか	療養者の希望を代弁する	療養者に適した献立を考えることができるか	
		食べたいものを考えることができるか	療養者が希望し，表出できるような環境を整える		療養者の希望を確認するための方法を一緒に考える
		適切な献立を考えることができるか	どのような献立が療養者に適しているか説明し一緒に考える		
	食事形態	療養者の咀嚼機能に適した形態に調理できるか	療養者の咀嚼機能に適した形態の食事について説明し，作り方を一緒に考える 市販の介護食などを紹介する	療養者の咀嚼機能に適した形態に調理できるか	療養者の咀嚼機能に適した形態の食事について説明し，作り方を一緒に考える 市販の介護食などを紹介する
	調理等準備	毎日，1日3回の食事の準備をすることが可能か	1日に3回の食事の準備を毎日行うことが難しい場合，ホームヘルパー利用やほかの介護者の協力を得る，宅配サービスの利用などについて療養者や家族に説明し，調整を行う 介護支援専門員がいる場合は介護支援専門員に報告する	毎日，1日3回の食事の準備をすることが可能か	1日に3回の食事の準備を毎日行うことが難しい場合，ホームヘルパー利用やほかの介護者の協力を得ること，宅配サービスの利用などについて療養者や家族に説明し，調整を行う 介護支援専門員がいる場合は介護支援専門員に報告する
	社会資源	療養者本人，介護者共に行えない場合，宅配サービスやホームヘルパーなど社会資源を利用することが可能か		療養者本人，介護者共に行えない場合，宅配サービスやホームヘルパーなど社会資源を利用することが可能か	
買い物	食材調達	献立に合わせた食材を考えることができるか	介護者の協力が難しい場合，インフォーマルなサポート，ホームヘルパー，宅配サービスなどの社会資源の導入について調整し，安定した買い物ができる体制を整える 介護支援専門員がいる場合は介護支援専門員に報告する	介護者は適切に行えるか	介護者の協力が難しい場合，インフォーマルサポート，ホームヘルパー，宅配サービスなどの社会資源の導入について調整し，安定した買い物ができる体制を整える 介護支援専門員がいる場合は介護支援専門員に報告する
		商店に出向いて購入したい食材を選択できるか			
		買い物の場面でお金を適切に支払い，管理できるか			
		買い物に出ることが難しい場合，代わりの手段（宅配品の購入など）があるか			
		買い物を家族や介護者以外の人（インフォーマルサポート）に頼める環境があるか			

表7-8 栄養のアセスメント（視点と援助）

ポイント		療養者 アセスメントの視点	療養者 援助	介護者 アセスメントの視点	介護者 援助
食事内容	バランス	嗜好による偏りが生じていないか	栄養の偏りを修正する必要性について指導する	療養者の嗜好に合わせて偏った内容の食事ばかり準備していないか	栄養の偏りを修正する必要性について指導する
				食事のバランスについて理解しているか	
	サプリメント	特定の栄養素に関し，サプリメントの服用に頼っていないか	食事による栄養摂取の必要性と食品のなかでのサプリメントの位置づけ（あくまで栄養補助食品である）を指導する	サプリメントの服用を不必要に勧めていないか	食事による栄養摂取の必要性と食品のなかでのサプリメントの位置づけ（あくまで栄養補助食品である）を指導する
	食事療法	療養者本人が食事療法の必要性を理解しているか	食事療法の必要性と具体的な内容の例を指導し，理解してもらう	介護者が療養者の食事療法の必要性を理解しているか	食事療法の必要性と具体的な内容の例を指導し，理解してもらう
		疾患に合った食事療法となっているか	疾患に合った食事内容を一緒に考える	疾患に合った食事療法を理解しているか	疾患に合った食事内容を一緒に考える
食事量	回数	食事の回数が1回または2回に減少していないか	回数が減少したままになる場合は1回の食事内容を一緒に考え，工夫するよう指導する	食事の回数を減少させていないか	回数が減少したままになる場合は1回の食事内容を一緒に考え，工夫するよう指導する
	摂取量	1回の摂取量が以前と比較して減少していないか	1回の摂取量が少ないままになる場合は1回の食事内容を一緒に考え，工夫するよう指導する	1回の食事量を減らして準備していないか	1回の摂取量が少ないままになる場合は1回の食事内容を一緒に考え，工夫するよう指導する
		食事の回数が3回でも，1回の摂取量が少なくないか	食事内容と摂取量が少ない場合，主治医に相談する		食事内容と摂取量が少ない場合，主治医に相談する
		食事摂取量が減少していることに気がつき，看護師等援助者に申告することができるか	以前と比較して食事摂取量の減少に気づいた場合は，看護師に相談するよう指導する	療養者の食事摂取量の減少について気がつき，看護師等援助者に申告することができるか	以前と比較して食事摂取量の減少に気づいた場合は，看護師に相談するよう指導する
栄養状態	BMI	BMI<18.5（やせ）となっていないか	栄養障害が疑われる場合，主治医に報告し指示を仰ぐ	体重測定の介助が可能か 体格の変化に気がつくことができるか	体重測定を一緒に行う 衣服がからだに合わなくなるなど体格の変化の徴候について指導する 体格の変化の徴候に気づいた場合は看護師に連絡するよう指導する
		BMI≧25（肥満）となっていないか			
	皮膚状態	褥瘡（じょくそう）や皮膚障害などの低栄養により生じる可能性のある問題が生じていないか		わずかな褥瘡や皮膚障害などでも生じていることに気がつくことができるか	褥瘡の徴候や皮膚障害の症状について指導する
	身体状態	血液検査による血清アルブミン値が3.8g/dL以下となっていないか		血液検査結果を提示し，看護師等援助者に申告することができるか	血液検査結果のモニタリングの重要性について指導する

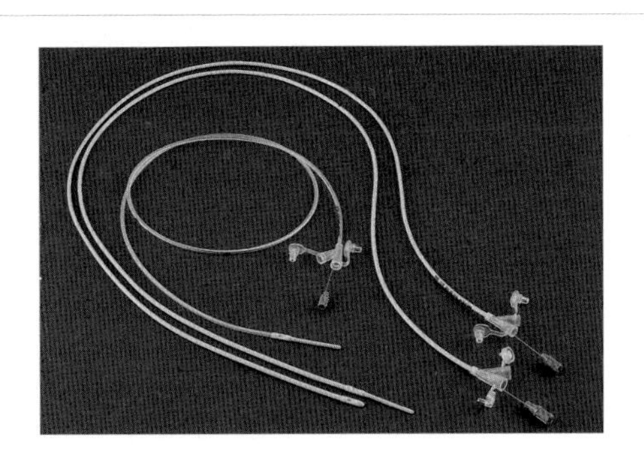

写真提供／ニプロ株式会社

図7-4 経鼻経管栄養カテーテル

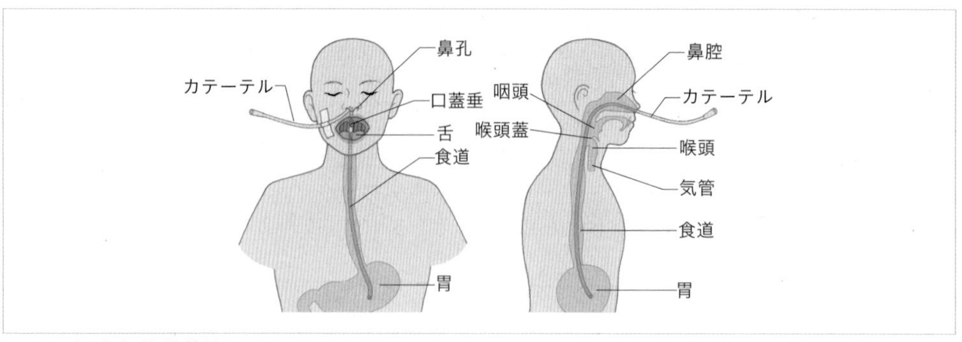

図7-5 経鼻経管栄養法

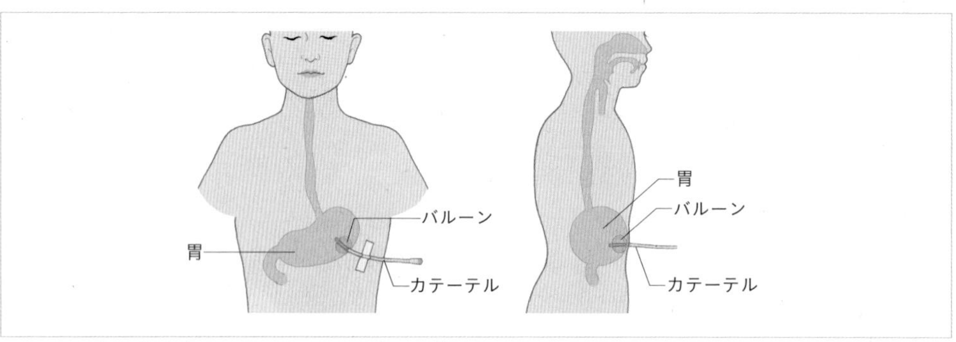

図7-6 胃瘻栄養法（バルーン型・チューブタイプ）

表7-7 胃瘻カテーテルの種類と留置状態

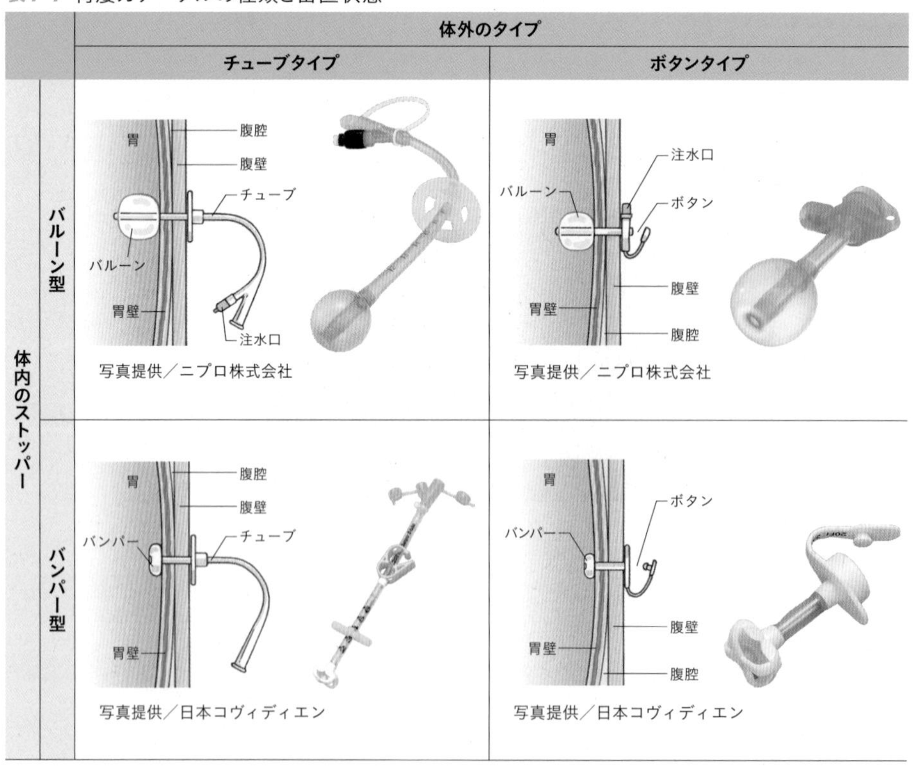

		体外のタイプ	
		チューブタイプ	ボタンタイプ
体内のストッパー	バルーン型	胃 腹腔 腹壁 チューブ バルーン 胃壁 注水口 写真提供／ニプロ株式会社	胃 注水口 バルーン ボタン 腹壁 胃壁 腹腔 写真提供／ニプロ株式会社
	バンパー型	胃 腹腔 腹壁 バンパー チューブ 胃壁 写真提供／日本コヴィディエン	胃 ボタン バンパー 腹壁 胃壁 腹腔 写真提供／日本コヴィディエン

3 胃瘻栄養法

胃瘻栄養法（図 7-6）を行う場合，**経皮内視鏡的胃瘻造設術**（percutaneous endoscopic gastrostomy；**PEG**）を実施することが多い。PEGでは開腹手術は不要であるが，入院して内視鏡的手術により胃瘻を造設する。胃瘻カテーテルの種類は，体内のストッパーが「バルーン型」「バンパー型」の2種類，体外の部分が「チューブタイプ」「ボタンタイプ」の2種類があり，これらの組み合わせで4種類の形状のものがある（表 7-7）。

4 経管栄養法を実施している療養者への看護

経管栄養法は，何らかの原因により低栄養になる可能性がある場合に実施するため，栄養状態の維持・改善を目指して看護を行う。そのため，アセスメント時には，栄養のアセスメント（前掲表 7-6 参照）の栄養状態に関連するポイントを中心にチェックする。また，不適切な管理下では胃食道逆流が起こり，嘔吐や誤嚥性肺炎などが生じることがある。

経管栄養法では，日常的な管理を家族が行うことが多いため，適切に経管栄養法が実施できるかどうか，療養者と介護者の理解状況や手技について確認し，指導することが大切である。また，胃瘻や腸瘻のチューブが抜けたら，主治医や訪問看護師に直ちに連絡するなど緊急時の対応を指導する。

Column

嚥下調整食と半固形状流動食

嚥下調整食とは，嚥下機能障害に配慮して調整した（整えた・用意した・手を加えた）[1]食品を示す。食品の形態は，箸やスプーンで切れるやわらかさからゼリー状のもの，とろみ状のものまで7分類ある。とろみ状，ゼリー状のものの次の段階はペースト状となる。とろみをつけるには「とろみ剤」があり，またこうしたやわらかい形態のものが「介護食」として多く市販されている。介護食では，ユニバーサルデザインフード[2]の「容易にかめる（区分1）」から「かまなくてよい（区分4）」の区分と「とろみ調整」で表す食品の形態をパッケージに示しており，購入の際参考にできる。

経管栄養法の栄養剤には，液体の栄養剤と半固形化栄養剤がある。半固形化栄養剤は，生理的な消化吸収が得られるうえ，栄養剤を注入する時間を短縮でき，扱いが簡単で食道への逆流や栄養剤の漏れが防げるという利点がある。このような栄養剤を半固形状流動食[3]といい，家庭でも作ることができる。水につけた寒天を温めて溶解し，人肌程度の温度の栄養剤と混ぜ，シリンジに吸い上げてプリンやゼリーのように冷やし固める。寒天を使用しているので，食物繊維を摂取することもできる。

文献／1）日本摂食・嚥下リハビリテーション学会医療検討委員会：日本摂食・嚥下リハビリテーション学会嚥下調整食分類2013，日本摂食・嚥下リハビリテーション学会誌，17（3）：255-267，2013.
2）日本介護食品協議会ホームページ．http://www.udf.jp/（最終アクセス日：2019/7/4）
3）日本静脈経腸栄養学会編：静脈経腸栄養ガイドライン；静脈・経腸栄養を適正に実施するためのガイドライン，第3版，照林社，2013.

❶アセスメント

経管栄養法では，療養者の状態のほか，介護者による管理の状況についてもアセスメントする。経鼻経管栄養法に関するアセスメントの視点と援助を表 7-8 に示す。

胃瘻栄養法では，経鼻経管栄養法に関するアセスメントの栄養剤注入時に関する項目のほかに，胃瘻のトラブルを防止するための留意点についてアセスメントする必要がある。胃瘻のトラブルに関するアセスメントの視点と援助を表 7-9 に示す。

❷経鼻経管栄養法に関する援助の留意点

療養者が安全に経鼻経管栄養法によって栄養摂取ができるように，また，介護者が安全に経鼻経管栄養法の管理が行えるように指導することが重要である。栄養状態のアセスメントを引き続き行って，適切な量の栄養剤が摂取されているか，栄養障害が改善されているか確認する。

❸胃瘻栄養法に関する援助の留意点

胃瘻のトラブルを回避するためには，日頃の管理方法を理解し，確実に実施してもらう必要がある。ふだんから瘻孔部周囲の皮膚の状態を観察し，チューブの位置や固定されている状態を確認し，清潔保持に努める。入浴も可能であり，安心して入浴してもらうよう指導し，入浴後の管理を適切に行えるかどうか確認する。カテーテルを動かし，潰瘍が生じないようにする。トラブル発生時には，直ちに医療職が対処しなければならない場合があるため，家族にふだんの観察と対処法について指導しておくことが重要である。

5. 在宅中心静脈栄養法と看護

1　中心静脈栄養法

中心静脈栄養法（total parenteral nutrition；**TPN**）は，中心静脈にカテーテルを留置し，高カロリーの輸液剤を注入する栄養法である。中心静脈栄養法は血管に輸液剤を注入する方法である。

中心静脈栄養法の対象は，消化機能が低下し，栄養剤を注入しても消化できず栄養摂取が難しい療養者である。導入が必要かどうかの判断は医師が行う。療養者，家族に十分に説明し，理解してもらったうえで決定してもらい，導入する。また，ふだんの感染予防などの管理が重要であるため，療養者や家族による管理が可能かどうかも，導入の決定要因となる。

在宅で中心静脈栄養法を実施することを**在宅中心静脈栄養法**（home parenteral nutrition；**HPN**）という。中心静脈は CV（central venous），中心静脈栄養法で用いるカテーテルは CVC（central venous catheter，中心静脈カテーテル）と略される。

中心静脈栄養法には，体外式カテーテル，皮下埋め込み式ポート（CV ポート），末梢静脈挿入式中心静脈カテーテル（peripherally inserted central venous catheter；PICC）の 3 種類の方法がある。

表7-8 経鼻経管栄養法に関するアセスメント（視点と援助）

ポイント		療養者		介護者	
		アセスメントの視点	援助	アセスメントの視点	援助
栄養剤注入時	姿勢	適切な姿勢保持が可能か	適切な姿勢に整える	栄養剤注入に適切な姿勢を理解し，実施しているか	栄養剤注入に適切な姿勢について指導する
				適切な姿勢を保持するための援助を理解し，実施しているか	クッション，介護ベッドなどの機能を利用した姿勢保持について指導する
	準備	適切に胃にチューブが留置されているか	胃チューブに空気を注入し音を確認する	毎回，適切に胃にチューブが留置されていることを確認することを理解し，実施しているか	確認方法を指導する
		栄養剤の温度は適切か	注入前に栄養剤を温める	栄養剤や道具の適切な準備ができるか	栄養剤や道具の適切な準備について指導する
		清潔な栄養剤を準備しているか	作り置きや開封している栄養剤は使用せず，清潔な栄養剤を使用する		
		清潔な道具を準備しているか	注入に使用する道具は清潔なものを使用する		
	滴下	療養者に適切な滴下の設定となっているか	滴下数を確認し，適切な滴下に設定する	療養者に適切な滴下の設定ができるか	適切な滴下の設定について指導する
	身体状態	悪心，嘔吐が発生していないか	悪心，嘔吐，逆流などが出現した場合はいったん中止する 注入速度を遅くする 姿勢を修正し挙上角度を大きくする	悪心，嘔吐などが発生しているときは気づくことができるか	悪心，嘔吐が出現した場合の対処について指導する
				悪心，嘔吐が発生した場合の対処について知識があるか	
		下痢が発生していないか	下痢が発生した場合は栄養剤の温度を確認する 注入をいったん中止する 便の性状などを観察し，感染性胃腸炎を疑ってみる 医師に報告する	下痢が発生しているときは気づくことができるか	下痢の発生要因について指導する
				下痢が発生した場合の対処について知識があるか	下痢が発生した場合，いったん注入を中止し看護師に連絡するよう指導する
	栄養剤	療養者に適した栄養剤を準備しているか	処方された栄養剤であるか確認する	療養者に適した栄養剤を準備しているか	処方された栄養剤であるか確認する
栄養剤注入時以外	カテーテル	適切な長さで固定されているか	抜去の可能性がある場合，再挿入し，一時固定する 医師に報告する	カテーテルに関し不適切な状態である場合，気づくことができるか	カテーテルに関する不適切な状態について説明する 何らかの問題が疑われるときには看護師に報告するよう指導する
		カテーテルの汚染がないか	汚染があった場合は交換する	カテーテルに関する不適切な状態を看護師に連絡することができるか	
	皮膚状態	カテーテル固定部分の皮膚に損傷がないか	テープ貼付（ちょうふ）部分を毎日変更する	皮膚損傷が生じない対処方法について知識があるか	テープ貼付部分を毎日変更するよう指導する 状態を観察し，異常があれば看護師に連絡するよう指導する
	身体状態	便秘になっていないか	便秘が疑われる場合は，尿量が少なければ水分補給をする 腹部マッサージを行う 食物繊維の豊富な流動食となるものを注入する 日中動くよう勧奨する 医師に報告する	3日以上排便がない場合，看護師に報告することができるか	3日以上排便がない場合，看護師に報告するよう指導する 動けるようであれば，日中，散歩など身体活動を行うよう働きかけてもらう
		誤嚥性肺炎を疑う症状が発生していないか	誤嚥性肺炎が疑われる場合は医師に報告する	誤嚥性肺炎の症状について早期発見できるか	誤嚥性肺炎の症状について理解してもらう 誤嚥性肺炎が疑われるときは医師，看護師に報告するよう指導する
	ストレス	精神的な苦痛が生じていないか	傾聴し，苦痛の除去に努める	精神的な苦痛が生じていないか	傾聴し，苦痛の除去に努める
	栄養剤	栄養剤のストックがあるか	栄養剤のストックを確認し，不足がある場合は処方してもらうよう説明する	栄養剤のストックがあるか	栄養剤のストックを確認し，不足がある場合は処方してもらうよう説明する

▶ **体外式カテーテル**　体外式カテーテルは，体外から経皮的にカテーテルを血管に穿刺（せんし）して，カテーテルを大静脈内に留置する方法である（図7-8）。血管内に留置しているカテーテルが体外に一部露出し固定されている状態であるため，感染に十分注意する必要がある。カテーテルの例を図7-9に示す。

表7-9 胃瘻のトラブルに関するアセスメント（視点と援助）

			療養者		介護者	
ポイント		トラブル	アセスメントの視点	援助	アセスメントの視点	援助
バルーン型	カテーテル	バルーンの縮小	バルーンの固定は適切か	バルーンの固定水を入れ，固定を確認する		
		カテーテルの抜去	外部ストッパーが適切な位置で固定されているか	抜去の可能性があるときは瘻孔をふさがないようにしたうえで医師に報告する	カテーテル抜去があった場合，すぐに主治医，看護師に連絡することができるか	カテーテル抜去があった場合，医師，看護師に連絡するよう説明し理解してもらう 速やかに連絡できるよう連絡先を見えやすい場所に貼っておいてもらう
バンパー型		胃瘻埋没症候群	カテーテルを回転させることができるか	カテーテルを回転させられることを確認する 回転ができない場合や抵抗がある場合は医師に報告し，注入を行わない	回転できない場合，看護師に連絡することができるか	カテーテルを回転させ，同一部位に長時間の圧迫を与えないようにしてもらう 回転できない場合は，看護師に連絡するよう説明し理解してもらう
共通	カテーテル	カテーテルの破損・汚染	チューブまたはボタン部分に汚染や破損はないか	カテーテルの汚染予防には栄養剤または薬剤注入後白湯をフラッシュし，カテーテル内を洗い流すようにする	チューブまたはボタン部分に汚染や破損がある場合，看護師に報告することができるか	チューブまたはボタン部分に汚染や破損がある場合は，看護師に報告するよう指導する
		カテーテルの閉塞	閉塞はないか		ふだんの管理方法について知識があるか	汚染や閉塞を防ぐための管理方法について指導する
	皮膚状態	皮膚障害	ただれはないか 潰瘍や肉芽などの皮膚障害が発生していないか	何らかの症状が出現していないか観察する 何らかの問題が発生している場合は医師に報告する	皮膚の清潔，同じところにカテーテルが当たることを避けることを実施できるか	ふだんの入浴，栄養剤注入後の皮膚の清潔，同じところにカテーテルが当たらないようにすることについて，必要性と実施方法を指導する 皮膚障害の予防には，ふだんから入浴して清潔を保ち，同じ方向にカテーテルの向きが偏らないよう，カテーテルを動かして瘻孔に潰瘍が生じないようにすることを指導する
	瘻孔	感染	出血，膿などが生じていないか		出血，膿などを発見した場合は，主治医や看護師に連絡することができるか	出血，膿などを発見した場合は，医師か看護師に連絡するよう指導する
	身体状態	腹膜炎	腹膜炎を疑う症状が発生していないか	栄養剤注入前には空気を注入し，胃の音を確認する，または胃液を吸引し，カテーテルが胃に留置されていることを確認する 腹膜炎が疑われる場合は医師に報告する 何らかの症状が出現していないか確認する	腹膜炎の症状について理解しているか	栄養剤注入前には空気を注入し，胃の音を確認する，または胃液を吸引し，カテーテルが胃に留置されていることを確認するよう指導する 腹膜炎の症状について説明し，疑いがあれば医師か看護師に連絡するよう指導する

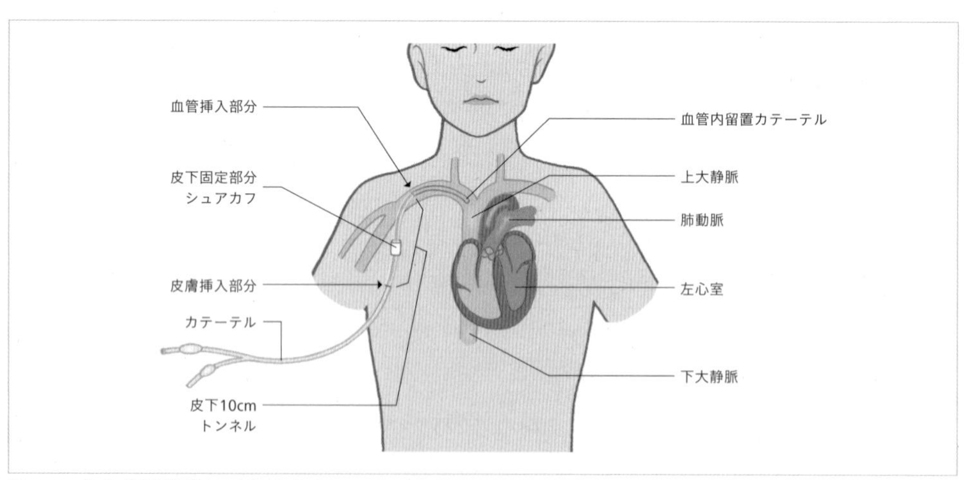

図7-8 中心静脈栄養法（体外式カテーテル）

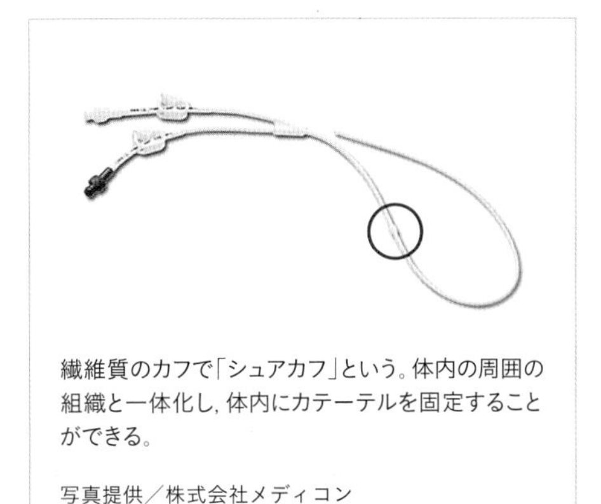

繊維質のカフで「シュアカフ」という。体内の周囲の組織と一体化し，体内にカテーテルを固定することができる。

写真提供／株式会社メディコン

図7-9 体外式カテーテル（例）

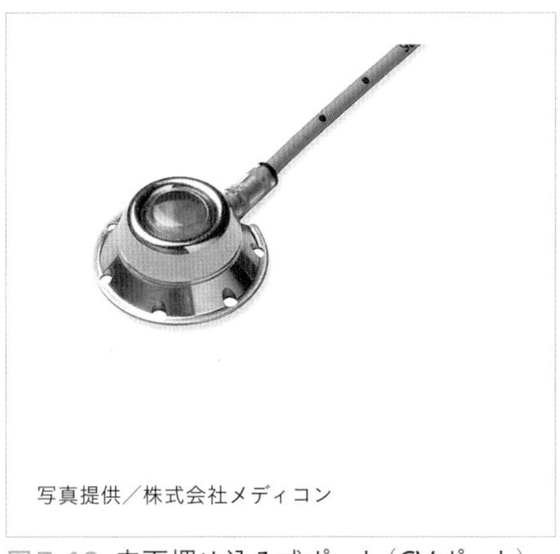

写真提供／株式会社メディコン

図7-10 皮下埋め込み式ポート（CVポート）

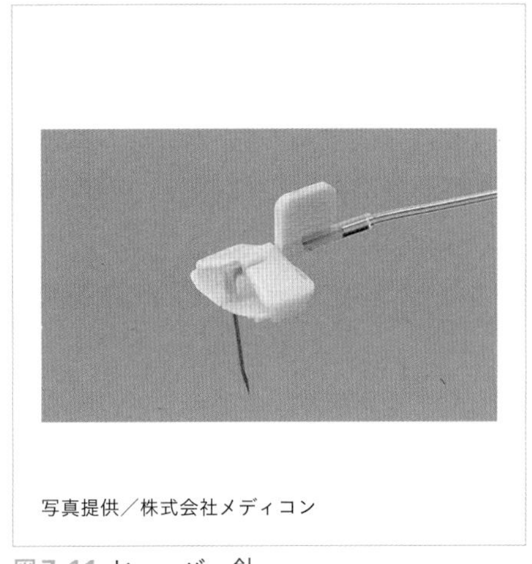

写真提供／株式会社メディコン

図7-11 ヒューバー針

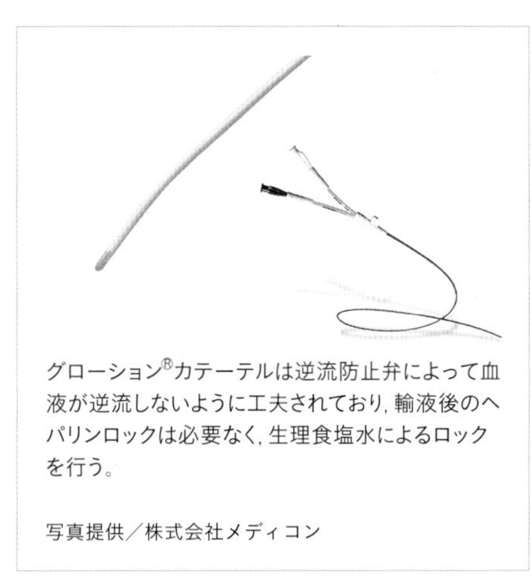

グローション®カテーテルは逆流防止弁によって血液が逆流しないように工夫されており，輸液後のヘパリンロックは必要なく，生理食塩水によるロックを行う。

写真提供／株式会社メディコン

図7-12 PICCカテーテル（例）

▶ **皮下埋め込み式ポート**　皮下埋め込み式ポート（CVポート）は，体内に図7-10に示すような「ポート」が埋め込まれ，血管に留置されたカテーテルとつながっている。体外には何も見えないが，輸液を行うときは，ポートにヒューバー針（図7-11）とよばれる専用の針を穿刺して輸液ラインを接続する。ポートは前胸部や上腕部など体内の治療しやすい部分に埋め込まれる。ヒューバー針の穿刺部からの感染が生じる可能性があるので，十分に注意する。

▶ **末梢静脈挿入式中心静脈カテーテル**　末梢静脈挿入式中心静脈カテーテル（PICC）は，肘部の末梢静脈から中心静脈へカテーテル（図7-12）を挿入し，留置する方法である（図7-13）。穿刺に伴う苦痛は少なく，カテーテル挿入時の合併症は少ないが，肘関節を屈曲すると滴下数や滴下速度に影響を及ぼす可能性がある。また，血栓性静脈炎を起こしやすい。

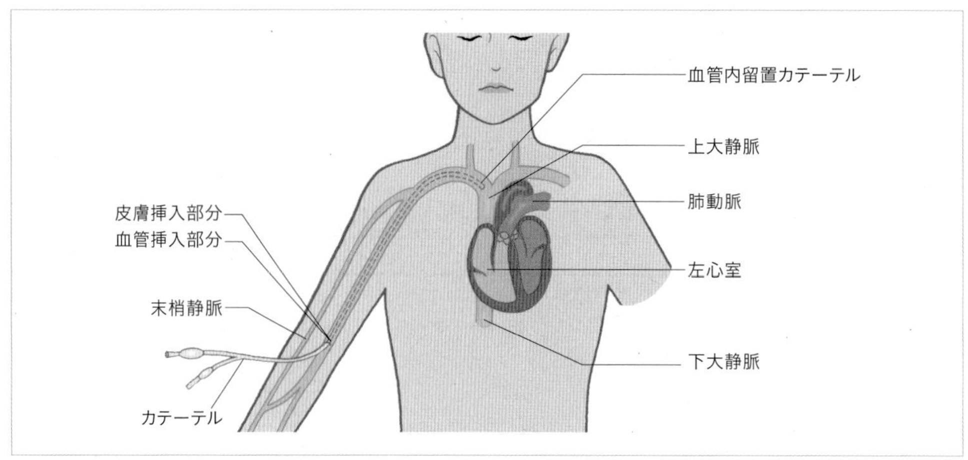

図7-13 末梢静脈挿入式中心静脈カテーテル(PICC)

2 中心静脈栄養法を実施している療養者への看護

▶ **観察** 中心静脈栄養法が適応となる療養者は，消化機能が低下して状態が悪い場合や消化器難病である場合が多い。したがって，全身状態を観察し，状態の変化(悪化)の早期発見に努める。また，血管にカテーテルが留置されるため，感染に十分留意し，感染徴候(発赤(ほっせき)，腫脹，疼痛(とうつう))の出現の有無を観察する。

そのほか，胸痛，咳，血栓性静脈炎の徴候の有無などを観察する。

▶ **消毒** 体外式カテーテル，PICCの接続部分，カテーテル刺入(しにゅう)部，皮下埋め込み型ポートの穿刺(せんし)部分を消毒する。カテーテル刺入部は入浴時に観察を行い，入浴後に療養者または介護者が消毒する。また，接続部からの感染を防ぐために，輸液バッグ交換時は手洗いをする。

▶ **入浴** 中心静脈栄養法を行っていても入浴，シャワー浴は可能である。感染に十分注意し，防水フィルムドレッシング材を使用して入浴，シャワー浴を実施する。また，その際にカテーテル刺入部，ポート穿刺部の消毒と観察を行う。

▶ **指導** カテーテルを留置する手術のための入院時に，どのような中心静脈栄養法の管理のための指導がされ，どの程度の管理を療養者および家族介護者が実施可能であるか確認する。在宅療養中の輸液管理は，療養者や家族の生活状況に合わせて注入時刻を調整する。また，療養者が入院している医療機関と退院前から連携し，継続して指導していける体制をつくる。

退院後は，療養者および介護者に高カロリー輸液の滴下状態の管理，消毒，入浴，状態の観察について指導を行う。異常が発生しないよう，ふだんの管理を適切に行えるように，また，異常が発生した際には早期に気づくことができるように指導する。刺入部周囲に発赤(ほっせき)や腫脹が認められる場合は感染の可能性があるため，主治医や訪問看護師に連絡するよう指導する。

B 排泄の援助

1. 排泄のアセスメント

1 排泄の障害による影響

排泄は，ヒトの生命維持に不可欠な行為であるとともに，尊厳やQOLに大きくかかわる行為である。排泄の障害は，療養者の自尊心を低下させたり，外出を躊躇させたりするなど，心理的・社会的にも影響を及ぼす。また，療養者の援助を行う家族や介護者にとっても負担となることが多く，在宅療養の継続を困難にする要因となる（表7-10）。

在宅療養における排泄の援助においては，①**療養者の尊厳を守り，残存能力を考慮する，**②**家族の介護負担を考慮する，**③**療養生活が継続できるよう，予測的な視点をもち支援をする**という3つの視点が重要である。

2 排泄のアセスメント

排泄のアセスメントは，健康状態の把握と異常の早期発見のため，また，日常生活における排泄援助の必要性を判断するために行う。

まず，生理的な側面としては，排泄の状況と排泄に影響する疾患や治療・服薬の有無について確認する。排泄の状況は，①頻度（回数，間隔，量など），②性状（色，便の形状，尿混濁の有無など），③排泄に伴う自覚症状（腹痛や腹部膨満感，悪心・嘔吐，残便感，排便困難感，残

表7-10 排泄の障害による影響

	本人（療養者）		家族（介護者）
身体面	○尿失禁や頻尿 • 皮膚トラブル • 感染症，悪臭 • 睡眠障害 • 水分を制限してしまうことによる脱水 ○排尿困難や尿閉 • 腹痛 • 腎機能低下，感染症 • 残尿感，尿勢低下	○下痢 • 皮膚トラブル • 感染症，悪臭 • 睡眠障害 • 脱水 • 食思不振，栄養障害 ○便秘 • 腹痛 • 悪心，嘔吐 • 食思不振 • 糞便塞栓，痔核	• 疲労感 • 腰痛 • 睡眠障害
心理面	• 羞恥心 • 自尊心低下 • うつ，厭世観 • 介護者への罪悪感や負担感 • 尿失禁・便失禁・便秘への恐怖心		• 腹立ち，負担感，うつ • 腹立ち・負担感を抱くことや，十分なケアができなかったことへの罪悪感 • 尿失禁・便失禁・便秘への不安
社会面	• 行動範囲が狭まる，閉じこもり • 社会参加の断念 • トイレやベッド周囲の環境の悪化		• 経済的負担（おむつ代など） • 自由な時間の減少，行動範囲が狭まる • トイレ環境の悪化

尿感，排尿時痛の有無など），④症状に対する対処行動について把握する。これらについて，療養者や家族・介護者に尋ねたり，排泄日誌を見たりして確認する。さらに，全身状態の観察と腹部のフィジカルアセスメントを行う。在宅療養の場合は得られる情報が限られるため，五感を使って情報を補完し，総合的にアセスメントする。

次に，排泄の全体像をとらえる。排泄は，膀胱（ぼうこう）・尿道，あるいは大腸といった局所の機能だけではなく，上下肢や心肺機能などの全身の運動機能，認知機能や意欲などの精神的側面，住環境や介護状況，生活習慣などの社会的側面が総合的に働くことによってコントロールされている。表 7-11 は排泄に関する行動の一連のプロセスとアセスメントの視点を示したものである。排泄にかかわるどの場面に問題が生じているか，多角的な視点から情報収集し，アセスメントする。その上で，現在の排泄状況が療養者・家族の心身と生活にどのような影響を及ぼしているのかを把握し，目標をどこに置くか，療養者・家族と話し合い，適切な援助方法を一緒に考えていくことが大切である。

居宅では，常に医療者がいるわけでなく，何かあれば療養者本人や家族が対応せざるを得ない。そのため，看護師は，下剤の調整方法を事前に説明したり，身体症状の出現を予測し，環境の調整を行ったりするなど，次の訪問日までに起こり得ることを予測し，行動することが求められる。

2. 尿失禁と看護

1 排尿のメカニズムと排尿の障害

排尿は，尿をためる蓄尿機能と尿を出す排尿機能の 2 つの機能が正常に働いて初めてコントロールできる。成人の場合，膀胱に 200mL 程度の尿がたまると膀胱内圧が上昇し，膀胱壁が伸展して大脳皮質に信号が伝わり尿意を感じる。しかし，大脳は橋排尿中枢を抑制し，尿道括約筋が緊張，膀胱排尿筋が弛緩するため，300 ～ 500mL 程度は蓄尿することができる。排尿を始めようと意図すると橋排尿中枢および骨盤神経を介して，尿道括約筋が弛緩し，膀胱排尿筋が緊張することにより，膀胱内の尿が排出される。

尿失禁とは不随意な尿漏もれのことであり，一般的に日本では病態や原因によって表 7-12 のタイプに分類されることが多い。

2 尿失禁への援助

尿失禁への援助にあたっては排泄のアセスメントを行い，尿失禁のタイプについて把握し，療養者と家族それぞれの希望を聞き，どこまでケアができるのかを見極める。**排尿日誌**をつけてもらうと，アセスメントや排尿誘導などの排尿ケアに役立つ。排尿日誌には，排尿時刻，排尿量，尿失禁の有無，飲水量，尿意切迫感などを記録し，最低 3 日間は記録があるとよい（図 7-14）。必要時，ホームヘルパーやデイサービスの職員など，支援にかかわるチームメンバーに記録を依頼する。次に尿失禁への援助方法を示す。

表7-11 排泄行動のプロセスとアセスメントの視点

排泄のプロセス	アセスメントの視点	
	療養者に関する観察項目	環境に関する観察項目
①取り込む	水分摂取量 食事量・食事内容・食事の摂取方法 内服薬（下剤や利尿剤など） 咀嚼・嚥下機能	買い物・調理・片づけの状況 衛生環境 食事の介助方法
②代謝される	腸蠕動音（聴診） バイタルサイン 血液検査（BUN，Cr など） 生活習慣	室温・湿度
③膀胱や直腸に内容物がたまる	ガスや便の貯留（触診／打診） 膀胱の緊満 腹部膨満感や不快感の有無 腹痛・嘔吐の有無 排尿・排便回数	
④尿意や便意を知覚する	尿意・便意の有無 意識レベル・認知機能 神経伝達機能	介護者の対応（声かけ，確認）
⑤排尿・排便を我慢する	尿意・便意の切迫感 尿失禁・便失禁の有無 欲求を伝えられるか 遠慮や羞恥心	トイレまでの距離 介護者の対応，負担感，介護力
⑥トイレに移動する	ADL（起居・立位・歩行動作） 自助具（杖など）の使用 意欲・認知機能 呼吸状態・血圧変動や気分不快の有無	トイレまでの環境（段差，距離，障害物，手すり，室内照明，室温） トイレ内の環境（扉の種類，手すり，広さ，便器の種類，便座の高さ，清潔さ） 介護力・介護方法
⑦下着を下ろし，立位・座位をとる	手指の巧緻性 四肢の筋力／可動域 座位／立位の保持ができるか 着衣の種類 認知機能	
⑧排泄する	腹圧・努責がかけられるか 排泄量／排泄にかかる時間 排泄物の性状 残尿感／残便感の有無 排尿時痛／肛門痛の有無 呼吸状態・血圧変動や気分不快の有無	トイレ内の環境（便器の種類，便座の高さ，手すり，室温）
⑨後始末をする	手指の巧緻性 四肢の筋力／可動域 認知機能 疲労感／満足感	温水洗浄便座・自動洗浄の有無 トイレットペーパーの位置 洗面所の位置・環境 介護者の負担感 経済的負担（おむつ代など） 廃棄方法，廃棄場所（おむつなど）

▶ **適切な水分・食事摂取の勧め**　水分の摂取し過ぎは夜間多尿や心不全の増悪につながるが，高齢者は尿失禁や頻尿を気にして水分摂取を控えることが多い。脱水や尿路感染の予防のため，適切な排尿量を保てるよう水分を摂取する。カフェインやアルコールは利尿作用があるため，外出前や就寝前の摂取は控えるよう伝える。肥満は腹圧性尿失禁を悪化させることがあるため，適切な体重維持ができるよう生活を見直す。

▶ **排尿誘導**（トイレ誘導）　生活習慣や排尿日誌から排尿間隔を把握し，定期的にトイレに行くよう促し失禁を予防する。また，腹圧がかかりそうな動作前にはトイレを済ますよう促

表7-12 主な尿失禁のタイプと特徴

タイプ	特徴	基礎疾患・背景要因
腹圧性尿失禁	咳やくしゃみ，重いものを持つなど，腹圧が上昇するときに尿が漏れる。女性に多い。	骨盤底筋群の機能低下，肥満，便秘，経産婦，前立腺手術後など
切迫性尿失禁	急に強い尿意切迫感があり，我慢できずに尿が漏れる。1回量は少ないが頻尿を伴うことが多い。	過活動膀胱，脳血管障害，パーキンソン病，前立腺肥大症，尿路感染症など
混合性尿失禁	腹圧性と切迫性が混在し，尿意切迫感だけでなく，咳やくしゃみなど腹圧上昇に関連して尿が漏れる。	脳・脊髄損傷，腹圧により誘発される排尿筋過活動など
機能性尿失禁	身体・精神機能障害や高次機能障害などの排尿機能以外の障害により，排尿に関連した動作や判断ができずに漏れる。	ADL低下，認知能力の低下，精神疾患に伴う意欲低下など
溢流（いつりゅう）性尿失禁	下部尿路閉塞や排尿筋収縮不全により尿の排出が困難となり，多量の残尿が生じ漏れ出る。放置しておくと腎不全などにより生命の危機に至るおそれがある。	前立腺肥大症，前立腺がん，糖尿病，二分脊椎，直腸がんや子宮がんの術後など

月　　日　：　起床してから24時間後までの排泄について記載してください

時間	排尿量	失禁	失禁量	尿意切迫感	排便（量, 性状）	備考（自覚症状, 飲水量など）
6:10	100ml	○	パッド1/2	○		起床, 水150ml
6:50	少し			○		朝食, 茶150ml
7:50	50ml				バナナ大	ジュース100ml
8:30	100ml	○	パッド1/3			
9:30	少し					デイサービス
〜	〜	〜	〜	〜	〜	〜
21:30	100ml					就寝, 水100ml
23:45	50ml	○	パッド1/2	○		
1:20	少し			○		
3:00	80ml					
4:50	150ml	○	パッド1/2	○		尿意で目覚め, 眠れず
1日の尿回数(15回)，尿量(950ml)，失禁量(パッド3枚分＝240g程度)，飲水量(1050ml：食事を除く)						

過活動膀胱がある療養者の記入例：排尿日誌により，1回排尿量および1日排尿量は少なく，頻尿・夜間頻尿を認めること，また，尿意切迫感に伴う失禁が1回40g程度生じていることがわかる。

図7-14 排尿日誌（例）

す。

▶ **骨盤底筋訓練と膀胱訓練**　骨盤底筋訓練は腹圧性尿失禁や切迫性尿失禁に対して有効である。膀胱訓練は意識的に排尿をがまんする方法であり，頻尿の改善を目的に行う。

▶ **薬剤の検討**　頻尿によって負担感や睡眠障害が生じている場合や溢流性尿失禁の場合などは，医師と相談し，薬物療法を検討する。薬剤服用時は，症状の変化や有害作用の有無を観察する。

▶ **皮膚トラブルの予防・対応**　尿失禁や便失禁がある場合，皮膚障害や尿路感染が起こりやすくなる。おむつ使用時には排泄間隔や量を把握し，適切なおむつの選択，交換ができるようアドバイスや環境の調整を行う。おむつ交換時は十分に泡立てた石けんや洗浄剤を使用し，微温湯を用いて優しく洗浄する。石けんや洗浄剤を用いた頻回の洗浄は，皮脂膜や角層にダメージを与えるため 1 日 1 回程度にとどめ，それ以外は微温湯を用いて洗浄する。また，皮膚の浸軟予防に，洗浄後，撥水性クリームや被膜剤を塗布する。

▶ **環境の調整の提案**　機能性尿失禁や切迫性尿失禁の場合は，すぐにトイレに行けるよう床や廊下に物を置かないなど室内環境を調整する。また着脱しやすい衣服にする。ADL を評価し，立ち上がりの動作が困難な場合は，補高便座や手すりを活用したり，歩行が困難な場合はポータブルトイレの使用を検討したりする（図 7-15）。

●トイレ内の補助用具（主な対象：移動ができる人）

手すり

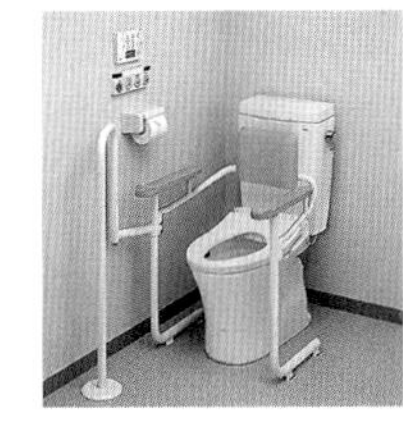

写真提供／TOTO 株式会社

補高便座

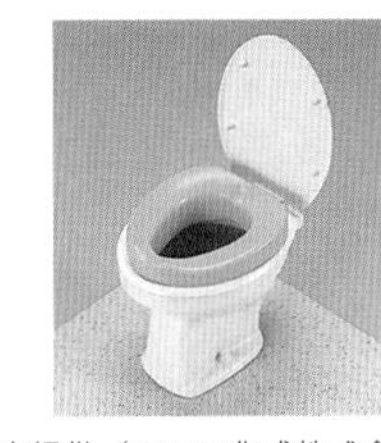

写真提供／アロン化成株式会社

ワンハンドカット紙巻器

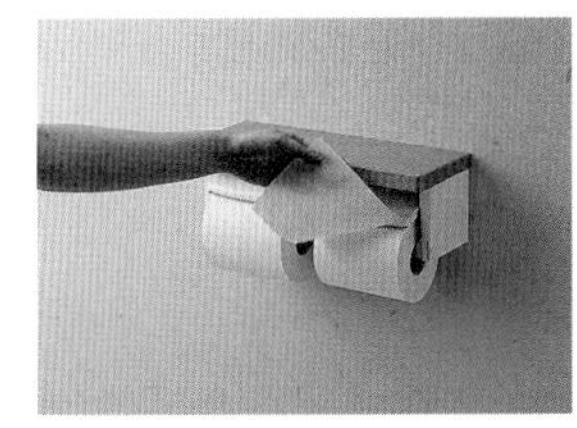

写真提供／TOTO 株式会社

●ベッド周囲で使用できる補助用具（主な対象：ヘッドアップまたは座ることができる人）

ポータブルトイレ

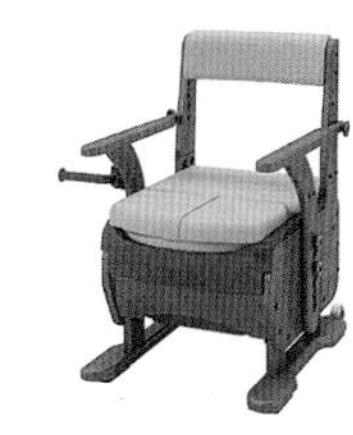

写真提供／アロン化成株式会社

尿器

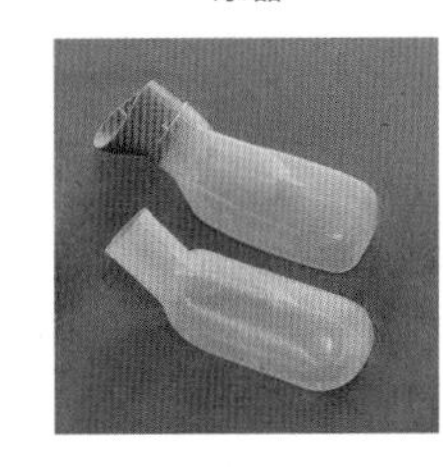

紙パンツ

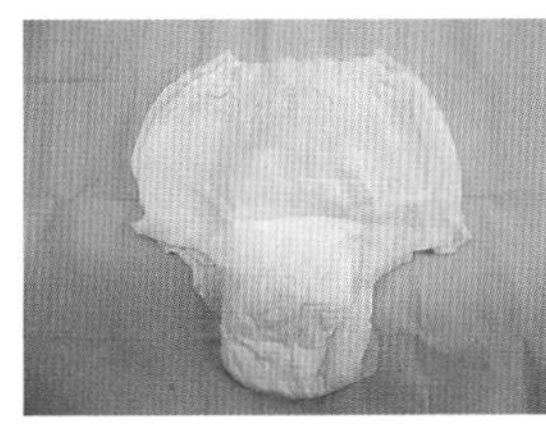

●臥床した状態で使用できる補助用具（主な対象：寝たきりで座ることが難しい人）

おむつ

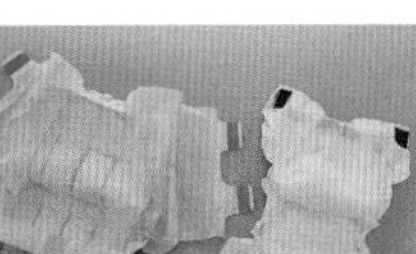

自動採尿器

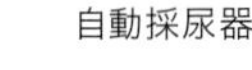

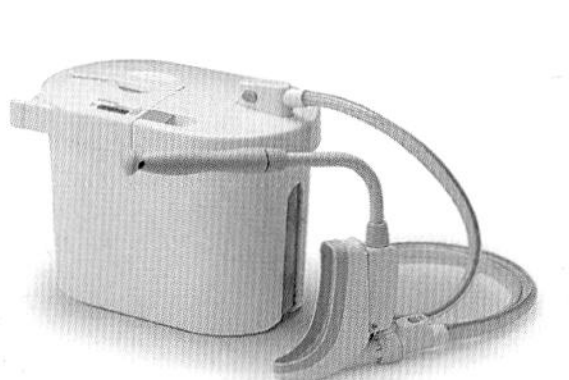

写真提供／パラマウントベッド株式会社

安楽尿器（男性用）

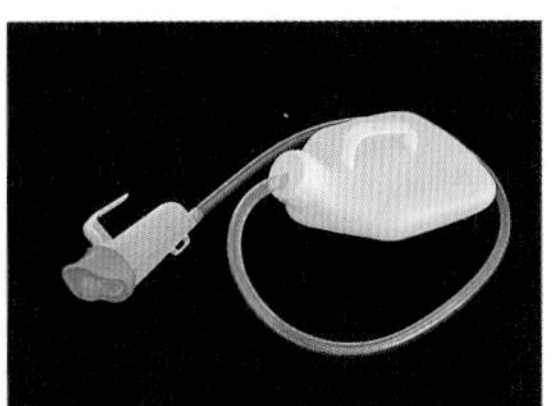

写真提供／浅井商事株式会社

図 7-15　様々な排泄補助用具

▶ **排泄補助用具の選択**　排泄行動は療養者のリハビリテーションにもなる。安易におむつや収尿器を使用することは，療養者の尊厳を傷つけるだけでなく，廃用症候群を引き起こし，療養者の QOL を低下させる。したがって，排泄補助用具を導入する場合には，排泄のアセスメントを十分に行い，病状，療養者の思いや家族・介護者の介護の状況，生活様式，経済状況を総合的に判断し，安全かつ快適に使用できるものを選択する（図 7-15）。手すりや排泄補助用具等を導入する際は，介護支援専門員や市区町村の障害福祉担当者と連携し社会資源を活用する。

3. 導尿，膀胱留置カテーテルと看護

導尿や膀胱（ぼうこう）留置カテーテル挿入は，居宅では主に，神経因性膀胱や前立腺肥大症などに伴う尿閉により自然排尿が困難な療養者に対して，医師の指示のもとで行われる。そのほかに，尿失禁があり褥瘡（じょくそう）などを悪化させるおそれがある場合の一時的使用や，終末期で排尿を行うことが本人の大きな負担となっている場合の苦痛緩和目的で使用される。しかし，長期にわたり膀胱留置カテーテルを使用すると，膀胱萎縮により膀胱機能が失われたり，尿路感染症や膀胱結石などの合併症を引き起こすため，原則，介護負担軽減目的の場合はカテーテル留置の適応とならない。

1　間欠的導尿と看護

間欠（かんけつ）的導尿は，一定時間ごとに尿道から膀胱内にカテーテルを挿入し，たまった尿を排出する方法である。留置カテーテル法と比べて，合併症が少ない，体動制限がなく社会参加がしやすいという利点がある。適応の前提として，療養者本人または家族が間欠的導尿の必要性や方法を理解し，手技を獲得できることなどがあげられる。

間欠的導尿を実施している療養者の看護ポイントを次に示す。

▶ **手技獲得の援助**　間欠的自己導尿に対する療養者や介護者の理解のしかたを把握し，心理的サポートを行いながら，正しい手技が獲得できるようかかわる。高齢者の場合は，加齢に伴う手指の機能低下や認知機能の変化によって，それまで行えていた手技が困難になることがあるため，必要に応じて他職種と連携し，支援していく。

▶ **実施間隔の評価**　適切な間隔で実施されなかった場合，腎機能障害や溢流（いつりゅう）性尿失禁，尿路感染症などが起こる可能性がある。実施状況を把握し，自己中断や実施間隔のばらつきがみられる場合は，療養者・手技介助者の話をよく聞き，原因をアセスメントする。

▶ **感染予防対策の確認**　尿路感染症予防のために，カテーテル挿入前には石けんで手洗いを行う。また，再利用型カテーテルの場合は，1 日 1 回消毒液を交換することが望ましい。

▶ **異常の早期発見と対応**　受診を検討する症状（出血・疼痛（とうつう）・発熱などの尿路感染症症状）について事前に説明し，日常的に身体症状や尿性状の観察を行うよう指導する。

2 膀胱留置カテーテルと看護

居宅における膀胱留置カテーテル管理は，療養者，家族，ホームヘルパーやデイサービスの職員など支援にかかわるチームメンバー全員が正しい知識をもち，尿路感染症を可能な限り予防し，異常の早期発見・早期対処に努めることが重要となる。カテーテルの挿入や交換は，医師または看護師が行うが，前立腺肥大がある男性の場合，尿道損傷のリスクが高くなるため，主治医と相談して決める。また抗凝固薬を服用している場合は出血しやすいため，特に注意する。

カテーテルの挿入や交換は無菌操作が原則である。交換の頻度はカテーテルの材質や内部の汚染状態，閉塞のリスクにより判断する。また，トラブルに備え，事前に主治医と報告基準について話し合い，衛生材料を1セット常備できるよう物品支給の調整をしておくとよい。

膀胱留置カテーテルを留置している療養者，家族・介護者に対する指導のポイントと，起こり得るトラブルとその対処方法を表7-13に示す。

▶ **観察** 決まった時間帯に蓄尿袋の尿を破棄し，尿の観察（量・色・混濁や浮遊物の有無）と

表7-13 膀胱留置カテーテルのトラブルとその対処法

現象	考えられる原因	確認事項・対処
尿が出ない 流れが悪い	• 水分摂取量の不足 • カテーテルの閉塞（浮遊物や血塊などによるつまり） • 流出路の障害	○療養者・家族への指導 • 水分・食事摂取量が減少していないか確認，減少時は水分を摂取する • カテーテルの屈曲や圧迫がないか確認 • カテーテルの固定位置を確認，テープ固定をしなおす • ミルキング • 上記の対処をしても出なければ，医師・看護師へ連絡 ○医師・看護師 • 閉塞時は交換
尿道口から尿が漏れる	• カテーテルの閉塞 • 固定水の減少 • サイズが合っていない • 留置カテーテルの刺激や細菌感染による膀胱の無抑制収縮	○療養者・家族への指導 （上記，尿が出ないときの確認事項・対処を行う） • 改善しなければ，必要時医師・看護師に報告 ○医師・看護師 • 膀胱刺激症状や尿路感染症症状の確認 • 固定水の確認，再注入 • カテーテルのサイズ，材質の調整
カテーテルが抜けた	• 固定水の減少 • 不適切なカテーテル固定や不用意な体動 • 自己抜去	○療養者・家族への指導 • 抜去時は医師・看護師に連絡。出血や外傷があれば，清潔なガーゼを当てて止血。バルーンがしぼんでいるか確認（膨らんだままだと，抜去時に尿道損傷のおそれがある） • 止血できない場合や疼痛がある場合は医師へ報告 ○医師・看護師 • 抜去の原因を探り，固定方法や固定位置を見直す。カテーテル留置の継続を含めて管理方法を検討 • 出血や疼痛がない場合は，新しいカテーテルを挿入
尿に血が混じる	• カテーテルの挿入や抜去に伴う損傷 • 感染，結石や腫瘍	○療養者・家族への指導 • 閉塞を予防するため，水分を十分に摂取する • 血尿以外の症状の有無を確認 • 疼痛がある場合や，トマトジュースのように濃い血尿が出る場合は医師・看護師へ連絡

尿路感染症を疑う徴候（発熱や残尿感，下腹部痛）がないかを確認する。また，陰部洗浄時に陰部を観察する（尿道口の腫脹や亀裂，滲出液の有無）。ふだんの状態を知り，異常があれば医師または看護師に相談するよう指導する。

▶ **膀胱留置カテーテルの適切な取り扱い**　尿の逆流による感染症を防ぐため，蓄尿袋は常に膀胱より低い位置に保ち，かつ床につかないようにする。また，外出や入浴前には蓄尿袋の尿を破棄する。カテーテルの屈曲や圧迫に注意し，適宜ミルキングを行い，スムーズな尿流出を保つ。自然抜去や尿道の損傷を防ぐため，男性は下腹部に，女性は大腿部にカテーテルをテープで固定する。

▶ **清潔の保持**　感染予防のため1日1回，あるいは排便による汚染時はそのつど，カテーテル挿入部を優しく洗浄する。介護者の負担が大きい場合は，訪問介護などのサービス利用も検討する。

▶ **水分摂取**　尿量が少ないと膀胱内に尿が停滞し，細菌繁殖を起こしやすい。そのため，水分制限がなければ十分な尿量が確保できるように水分摂取を勧める。

4. 排便コントロール

口から入った食べ物は，消化・吸収され，通常24～72時間で便として排泄される。排便は食事や水分量の影響を受けやすい。便秘や下痢に関して，からだへの影響と療養者本人，家族・介護者の困り具合により，援助の必要性を判断する。

たとえば，毎日排便があっても排便困難感が強ければ対策が必要であるし，本人が困っていなくても肝性脳症や腸閉塞のリスクが高ければ，便が十分に出るようコントロールする必要がある。介護保険で訪問看護を利用する療養者の6割以上が何らかの排便の問題を抱えており[10]，便秘や下痢は家族・介護者の心身，社会・経済的負担を高める[11]。幅広い視点から排便のアセスメントを行い，療養者に合った頻度で排便ができるよう援助する。

1　便秘の予防と援助

疾患や治療に伴う腸の器質的変化や膀胱直腸障害，内服薬の副作用，水分の経口摂取不足による便の硬化，活動量低下による腸蠕動運動の減少，筋力低下によるいきむ力の減弱などにより，在宅療養者は**便秘**になりやすい。血便や便の細さなど腫瘍や炎症による器質的な便秘を疑う所見がないかを鑑別の上，便秘の原因となる疾患や薬剤使用の有無，食事習慣，生活環境などを把握し，便秘の原因をアセスメントする。

便秘の対処としては，まず，心身への負担が少ない方法で自然な排便を促す。具体的には，食事量や食事内容（表7-14），水分量を見直し，食物繊維や発酵食品を摂取する。また，朝食後にトイレに行く習慣をつけ，便座に前傾座位姿勢で座れるよう足台を使用したり，腹壁マッサージをおこなったりする。そのうえで，排便コントロールが不十分な場合は，下剤の服用や浣腸，摘便を行う。在宅では，排便に伴う療養者，家族・介護者の負担感を

表7-14 排便に影響する食品

特徴	成分・食材
便の量を増し，蠕動運動を高める	（不溶性食物繊維）豆類，きのこ類，根菜，玄米など
便を軟らかくする	（水溶性食物繊維）海藻類，リンゴ，オクラ，アボカドなど
腸内の善玉菌を増やす	（発酵食品，乳酸菌が好む食品）ヨーグルト，納豆，キムチなど
便の通過を良くする	（油類）オリーブオイルなど
便が硬くなりやすい	米飯，餅，パン，うどん，里芋など
下痢を起こしやすい	炭酸飲料，酒，アイスクリームなど
ガス（おなら）を発生させやすい	炭酸飲料，いも類，根菜，豆類，魚介類など
便臭を強くする	にんにく，ねぎ類，にら，チーズなど
便臭を抑える	緑茶，レモン，オリゴ糖類など

軽減するため，これら3つを組み合わせ，下剤を調整したうえで，週2～3回の訪問看護で浣腸と摘便を実施し，定期的に排便を促す方法もある。

▶ 下剤の服用　在宅療養でよく使用される下剤には，便の容量を増加させて軟らかくし排泄しやすくする浸透圧性下剤（酸化マグネシウムなど）や腸管の水分量を調整する上皮機能変容薬（ルビプロストンなど），腸蠕動を亢進させる刺激性下剤（ピコスルファートナトリウム水和剤，センノシドなど）などがある。

酸化マグネシウムは作用が穏やかで，長期服用しても薬剤依存性が生じにくいためよく用いられるが，腎不全の人や高齢者では，マグネシウム中毒の危険性に留意する。刺激性下剤は習慣性があるため頓用の使用にとどめ，生活に合わせて服薬時間を調整する。下剤使用時は，排便状況に合わせた調整方法を事前に本人，家族に説明しておく。下剤量調整時は排便回数と量，ブリストルスケールに準じた便形状を記録してもらうとよい。がんの疼痛緩和のために麻薬性鎮痛剤の使用を開始する場合は，便秘の出現を予測して，下剤の服用について事前に説明しておく。

▶ 坐薬・グリセリン浣腸　**坐薬**は比較的，療養者が自分で実施しやすいという特徴がある。**グリセリン浣腸**は，グリセリン液の浸透作用により便が軟らかく出やすくなるほか，刺激により直腸の蠕動運動を活発にする効果がある。市販のディスポーザブルグリセリン浣腸器を用いた場合，介護職による浣腸の実施*も可能である。しかし，グリセリン浣腸は，立位で実施したことによる直腸穿孔（せんこう）の事故が報告されており[12]，左側臥位での適切な実施方法や適応について，看護師が判断し管理を行う必要がある。

▶ 摘便　**摘便**は，苦痛や羞恥心を伴うため最小限にとどめるべきであるが，在宅療養者に対して訪問看護師がよく行う技術の一つである。直腸に硬便がたまると排出路をふさぎ，さらなる便秘，腹痛，宿便性穿孔を起こす危険性があるため，機能性便排出障害や脊髄損傷などにより自力で排便できない場合は実施する必要がある。浣腸同様，直腸壁を傷つけ

＊ **介護職による浣腸の実施**：挿入部の長さが5～6cm程度以内，グリセリン濃度50%，成人用の場合で40g程度以下，6歳から12歳未満の小児用の場合で20g程度以下，1歳から6歳未満の幼児用の場合で10g程度以下の容量のものに限る[13]。

る危険性があるため，実施前に痔核や直腸疾患の有無，出血傾向の原因となる疾患や薬剤服用の有無を確認する必要がある。

2 下痢と援助

下痢は，感染，薬，食事，ストレス，疾患など多岐にわたる原因によって起こる。感染症が疑われる急性の下痢の場合は重症度を把握し，必要時，主治医への報告や受診の調整を行う。早急な受診や訪問診療の必要がない下痢の場合は，脱水に注意して，水分や食事の摂(と)り方を説明する。また，皮膚トラブルの予防対策をする。

5. ストーマと看護

ストーマ（人工肛門）には，便の排泄孔である**消化管ストーマ**（回腸ストーマ，結腸ストーマなど）と，尿の排泄孔である**尿路ストーマ**がある。ストーマ保有者は，原疾患に加え，自分の意志で便や尿を体内に貯留しておくことができないという随意排泄コントロールの喪失と，体表に排泄孔を開口させるというボディイメージの変化を体験する。原疾患とそれに伴う排泄経路の変更が，身体的・心理的・社会的に及(およ)ぼしている影響をアセスメントし，必要な援助を行うとともに，療養者が希望する生活に合わせたセルフケアを確立し，QOL を維持・向上できるよう支援する（図 7-16）。

また，加齢や疾病の進行に伴ってセルフケアが困難になってきた場合は，残存機能とセルフケア能力，介護状況をアセスメントし，療養者の自尊心に配慮しながら，セルフケアが困難な部分について，家族・介護者の手技習得を支援したり，多職種のチームで補えるよう介護支援体制を構築したりする。

合併症や皮膚トラブル出現時には，専門家のアドバイスも重要となる。皮膚・排泄ケア

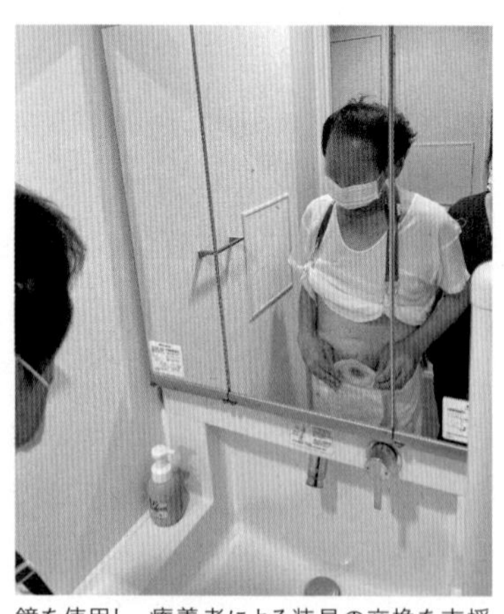

鏡を使用し，療養者による装具の交換を支援している場面

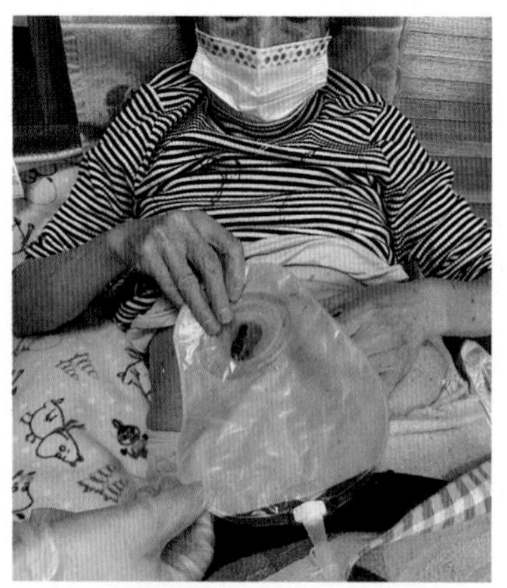

枕で体位を調整し，療養者による装具の交換を支援している場面

図 7-16 訪問看護師によるストーマのセルフケア確立支援の実際

認定看護師に相談したり，ストーマ外来を受診したりできる体制づくりをしておく。

1 消化管ストーマの特徴

消化管ストーマでは，造設位置により，排泄される消化管液，糞便の性質や量に違いがあるため，特徴を踏まえた看護が必要である（図 7-17）。

2 ストーマに生じやすいトラブル

▶ **排泄物の漏れ** ストーマは，ストーマ装具の面板を腹部に貼付し，ストーマ袋にたまった排泄物を定期的に捨てて管理する。排泄物の漏れは，皮膚炎や自尊心の低下を引き起こし，療養者の QOL を低下させる。ストーマ装具からの漏れを予防するため，①貼付時の手技に問題がないか，②ストーマと装具が合っているか，③装具の交換頻度は適切かを確認する。

▶ **ストーマ周囲皮膚炎** ストーマ周囲の皮膚は，排泄物の付着や装具の剝離刺激により皮膚炎を起こしやすい。特に小児は，皮膚が脆弱であるため皮膚トラブルが起こりやすい。消化管ストーマでは，アルカリ性の水様便が多量に排泄される回腸ストーマで皮膚炎のリスクが高い。皮膚炎が生じるとセルフケアが困難になるため，特に①排泄物の付着を避ける（面板開口部のサイズ調整，適切な装具交換頻度），②機械的刺激を避ける（面板を剝がすときは粘着剝離剤を用いて愛護的に剝がす）といった予防が大切である。

▶ **合併症** ストーマの晩期合併症には，ストーマ狭窄，ストーマ脱出，傍ストーマヘルニアなどがある。療養者や家族が交換時にストーマの色，大きさ，周囲皮膚の状態，排泄量・性状を観察し，変化に気づけるよう，また異常があれば医師や看護師に相談できるようかかわる。尿路ストーマでは，尿路感染症や尿路結石症を起こす危険性があるため，十分な尿量確保のための水分補給について指導する。

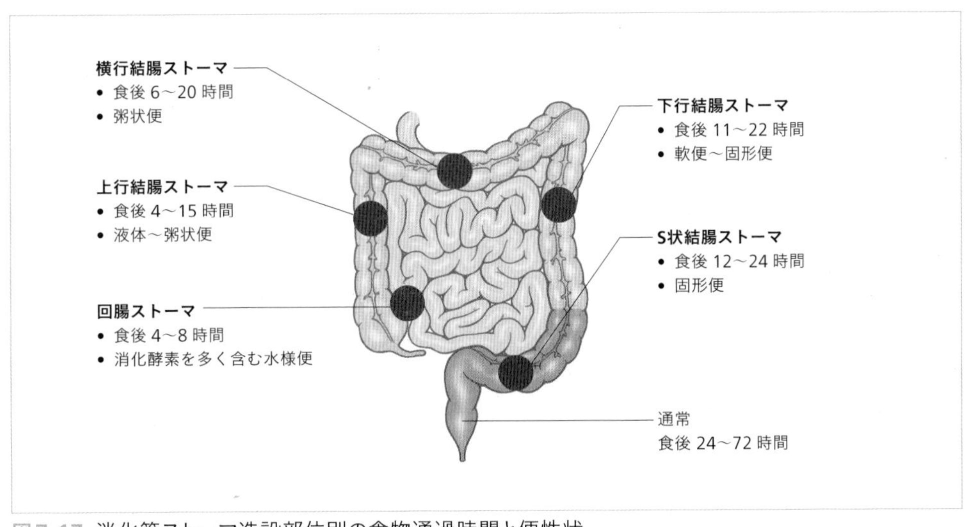

図 7-17 消化管ストーマ造設部位別の食物通過時間と便性状

▶ **食事** 食物繊維を多く含む食品は，消化管ストーマに詰まることがあるため，あらかじめ刻むなど調理方法を工夫し，よく咀嚼（そしゃく）して摂取するよう説明する。また，回腸ストーマは水様便が多量に出るため脱水を起こしやすく，スポーツドリンクなどミネラルを多く含んだ水分を十分摂取する必要がある。便やガスのにおいの対策としては，前掲の表 7-14 を参照し，食事のアドバイスをする。

▶ **睡眠** 睡眠中に排泄物があふれて漏れることを予防するために，就寝前にストーマ袋内の排泄物を破棄する。尿路ストーマの場合は，夜間はストーマ装具に畜尿袋を接続することで尿があふれて漏れることを防ぐことができ，夜間に尿の破棄をする必要もなくなる。

▶ **外出** 外出や旅行時は，不意の漏れに備えて交換用のストーマ装具一式を携帯しておく。尿路ストーマの場合，足に装着するタイプの畜尿袋を使用することでストーマ袋から尿があふれて漏れることを予防できる。事前に**オストメイト**対応トイレの場所を調べておくと安心である。ストーマ袋の交換時は，排泄物をトイレに流した後，漏れないよう新聞紙やポリ袋で包み，居住地の指定に従い廃棄する。

▶ **福祉制度** 永久的なストーマの造設は，身体障害者手帳の交付対象となる。身体障害者手帳が交付されると，各自治体の規定に沿ってストーマ装具の購入費が給付される。また，公共運賃などの割引や税金の減免などのサービスを受けられる。

▶ **災害時の対応** 災害時の備えとして，2 週間分程度のストーマ装具と交換に必要な物品を持ち出せるように準備しておく。使用しているストーマ装具の製品名や補助具販売店の連絡先を控えておくよう，療養者，家族に説明しておく。

C 清潔の援助

1. 清潔のアセスメント

在宅療養において，身体を清潔に保つことは皮膚などの保護や感染予防といった目的以上に，在宅療養者の生活意欲の向上にもつながる大切な援助である。清潔援助には，入浴・清拭・部分浴，口腔ケアや洗髪などが含まれる。在宅療養者はできるだけセルフケアを維持できることが望ましいが，何らかの障害を抱えて生活する人にとっては容易でないことも多い。また，在宅療養者の清潔保持に関しては，家族などの介護者や医療介護の専門職など多職種でかかわることになる。在宅療養者が清潔を保ち，心身ともに満たされた状態で生活できるよう，訪問看護師は清潔ニーズやリスクについて広い視野で清潔保持の過不足を確認するために適切にアセスメントする必要がある。安全性に十分配慮しつつ療養者・家族の安心と満足感を高め，在宅療養者の自立を引き出すような清潔ケアの実践が望ましい。情報収集を行う際に重要なのは，病態・治療・服薬状況といった医療情報，心身の障

表7-15 清潔援助に関する情報収集のポイント

項目	ポイント
医療情報	既往歴，治療・服薬の状況，循環動態の変動の有無，アレルギーの有無，皮膚損傷などの有無
心身機能	認知機能，ADLの状況，排泄パターン，1日の生活リズム
療養者の習慣とニーズ	清潔習慣（もともとの入浴・洗髪・歯みがきの頻度，入浴時間・温度など），清潔への価値観（清潔好きか否かなど），これからの生活で清潔に関して重要と考えていること
家族のニーズ・介護力	家族の年齢・身体状況，清潔ケアへのニーズ，経済状況
住環境	室内の清潔度，浴槽の段差・手すりの設置状況，トイレの状況［温水洗浄便座（ウォシュレット®など）や手すりの有無など］，給湯器の状況，冷暖房の状況

害の状況などの心身機能の情報，療養者や家族の介護力と清潔ニーズについての情報，住環境情報などである（表7-15）。

1 医療情報

療養者の現病歴・既往歴・内服薬（服薬状況含む）・継続的に必要な医療処置・検査データといった医療情報を把握したうえで，現在の心身の状況と関連づけてアセスメントを行う。病態によって実施できる清潔ケアやその頻度なども検討する必要があるため，適切な評価が求められる。特に入浴行動は，多くのリスクを伴うため，細心の注意が必要である（column）。

退院直後の療養者であれば，リハビリテーションの進行状況などの情報と併せて，入院中の清潔ケア実施状況をていねいに確認しておく必要がある。

2 心身機能

病態評価と並行して，実際の生活状況をみながら現在の心身機能を評価する。心身機能は，病状や活動性の変化によって著しく変化することがあり，また個別性が非常に大きいことから，在宅療養生活の実際を注意深く観察し，様々な場面におけるADL状況と認知機能を把握することが必要である。また，看護師による評価のみでなく，在宅療養者にかかわる多職種からの情報をもとにして評価を行い，できる活動・できない活動としている活動・しない活動について把握し，本人のセルフケア力を的確に把握したうえでどのような支援方法が適切なのかの決定につなげる。

3 療養者本人の清潔習慣とニーズ

療養者のこれまでの居宅での清潔習慣，清潔に対する価値観などの情報を収集したうえで，清潔ケア内容を決定していく必要がある。

清潔ニーズは，季節や心身機能によって変化する。特に居宅においては夏と冬では気温の差が大きいため，清潔ニーズは大きく変わる。そのため，清潔援助実施後には常に療養者・家族の満足感や心身機能変化を評価する必要がある。特に夏場など発汗が多くなる季節には，週1度の入浴よりも週2回のシャワー浴のほうが好まれる場合もある。

4 清潔についての家族のニーズと介護力

清潔援助を行うことは，その準備や後かたづけ・洗濯物の増加など，独居の場合は療養者本人の負担も考慮が必要であるとともに，家族の介護負担や経済的負担の増大につながるため，家族にも配慮する必要がある。家族の介護力や心身の状態，そのほかの協力者の有無に関しても，情報収集が必要である。同時に，経済的負担についても十分な配慮が必要である。

Column

入浴のメリットとデメリット：入浴事故を防ぐために

入浴は気持ちをリラックスさせて，血液循環を良くするとともに，夜間の安眠効果がおおいに期待できる清潔行動である。しかし，日本では年間1万9000人が入浴事故により死亡していると推計されている[1]ことから，特に心身に障害がある在宅療養者にとって，入浴は危険を伴う清潔行為として十分な留意が必要である。入浴のメリットとデメリット，入浴事故予防のための対策について示す。

● **メリット**：温熱作用

- 中温浴（37～40℃）→リラックス効果（副交感神経優位）
- 静水圧作用による血液循環と新陳代謝の促進
- 浮力による筋肉の負担軽減

● **デメリット**：入浴時の負荷

- エネルギー消費：40℃ 20分→110kcal，42℃ 20分→220kcal
- 高温浴（42℃以上）：脈拍・呼吸・血圧上昇
- 発汗・不感蒸泄：41℃→300mL
- 静水圧作用による循環動態の急激な変化

● **入浴事故予防のための対策**[2]

①湯温は39～41℃くらいとして，長湯をしない（適温の場合は10分程度が目安）。
②脱衣場や浴室の室温が低くならないよう工夫する。
③食事直後や深夜に入浴しない。
④気温の低い日は早めの時間に入浴する。
⑤心肺の慢性疾患や高血圧症をもつ人では半身浴が望ましい。
⑥浴槽内での急な立ち上がりは，静水圧解除による血圧低下を招く。
⑦発汗時の自覚が交感神経活動の賦活化指標である。発汗前に浴槽から出るようにする。
⑧疲労感が強いとき，リハビリテーションなどの運動直後，食事直後および空腹時などは，なるべく入浴を避ける。

文献／1）松田智子，他：アンケート調査による入浴事故対策事業の評価，日本公衆衛生雑誌，63（2）：68-74，2016.
2）長寿科学振興財団：入浴事故〈健康長寿ネット〉．https://www.tyojyu.or.jp/net/byouki/kango/nyuyokujiko.html（最終アクセス日：2019/7/4）

5 住環境

清潔援助の実施には湯の使用が不可欠であるため，湯を使用する際の動線や清潔物品の置き場所，物品の状況を把握する必要がある。入浴介助に関しては，療養者の身体状況を考えたうえで，浴室周辺の環境整備が可能かどうかについての評価も重要である。

2. 清潔援助実施に際しての注意点

1 清潔援助を行ううえでの注意事項

清潔援助には，清潔保持，感染予防といった効果のみならず，療養者の特性を理解し，リスクマネジメントを行ったうえで個別性のある清潔援助計画を立案する必要がある。

療養者には高齢者が多いため，皮膚の生理的変化にも配慮したケアを組み立てる必要がある。皮膚のターンオーバー周期は約20日間といわれているが，加齢によって遅延すること，皮膚は弱酸性に保つ必要があること，皮膚の保湿性が低くなっているためドライスキンによる弊害が多くみられることなどへの配慮が必要である。石けん類の使用頻度や乾燥に配慮して，入浴後や清拭後には保湿クリームを塗布するなどのケアを行うことにより，皮膚のバリア機能が保たれ，外界刺激への曝露を低減できるため，感染予防や瘙痒感(そうようかん)の予防にもつながる。

2 清潔保持方法・手段の検討

居宅における清潔援助の実施方法は，時間と場所，療養者の心身の状況，家族の身体状況，経済状態によっても様々な工夫が必要になる。具体的にどのような清潔保持の方法を用いるのかについては，療養者・家族をはじめ，そこにかかわる他職種からの意見も参考にして検討・決定しなければならない。居宅で行う清潔援助は，病院や施設とは異なり専用の物品を準備できず，空間的な制約のあるなかで実施することが多い。介護保険制度による入浴用品購入などの検討も必要であるが，経済的な負担への配慮を行い，専用の物品を購入しなくても，家庭にあるものを活用して，様々な工夫による清潔援助を考慮する。

3. 清潔援助の実際

1 入浴

入浴はリスクを伴う清潔ケアである一方，満足度も高く，在宅療養者の日常生活のなかでは，入浴がこのうえない楽しみとなることもある。よって，十分に安全・安楽に入浴できる環境を整えたうえで援助をすることが望ましい。

療養者の身体状況と経済状況を考えながら，効果的に活用できる入浴用品を購入することや，浴室用手すり設置などの住宅改修による環境整備を行うことは，安全・安楽な入浴を行うためにまず検討しなければならないことである（図 7-18）。

介護保険制度では，浴槽に入る際に使用する着脱可能な浴槽手すりや，座った姿勢で浴槽に出入りするために使用する浴槽ボード，シャワーチェアなどの福祉用具は，特定福祉用具販売の制度により購入することができる（図 7-19）。また，浴槽内での立ち上がりを補助するために，浴槽の上に乗せて固定するだけのバスリフトのレンタル（福祉用具貸与）も介護保険で利用できる。さらに，浴室内の移動に使用するための浴室用手すりなども住宅改修費支給制度を活用できる。

居宅での入浴が難しいと判断された場合であっても，主治医から入浴の許可が得られた場合には訪問入浴サービスの利用を検討することがある。**訪問入浴サービス**は，看護師を

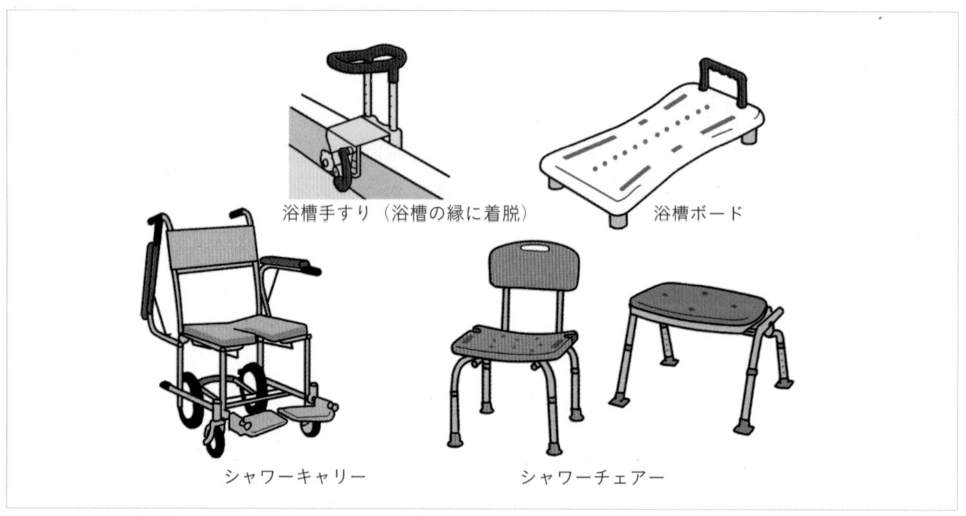

図 7-18 介護保険で購入できる入浴用品（例）

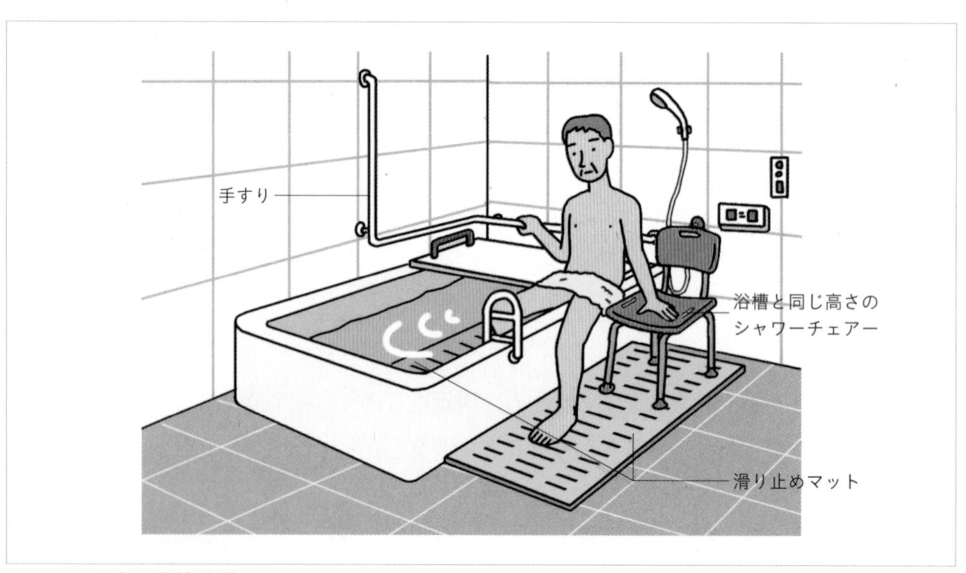

図 7-19 浴室の環境整備

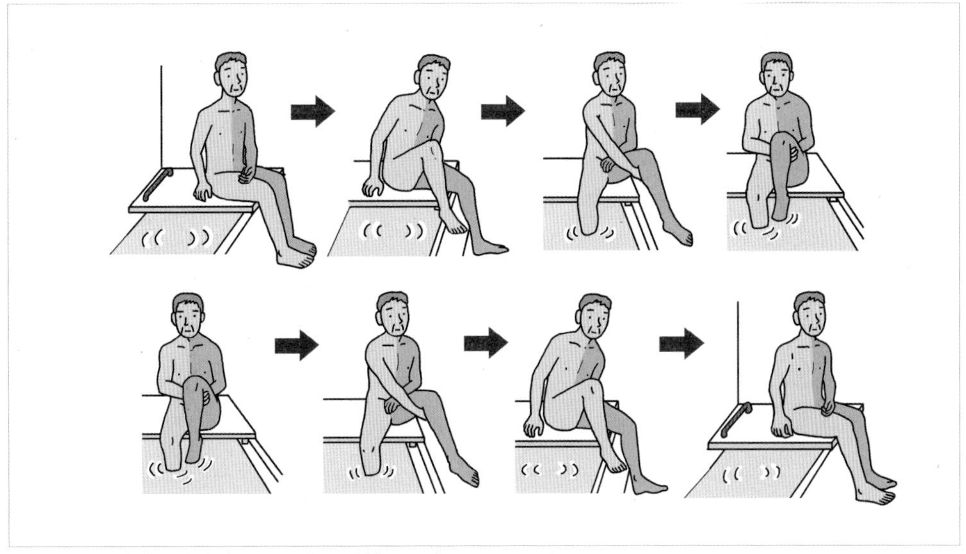

図7-20 左半身に片麻痺がある人の浴槽への出入りのしかた

含む3名のスタッフによって入浴介助が行われるため，要介護度が重度の場合や看取り期であっても，最後まで入浴のニーズを満たすことが可能である。MRSAや緑膿菌に感染していても利用可能であるが，訪問入浴サービスのその日の順番を最後に設定するなどの配慮を行い，入浴用品や介助者への所定の消毒を徹底することが必要となる。

入浴介助時には療養者は衣服をつけていないことから，療養者がバランスを崩したときなど介助者がとっさにからだを支えることが難しいため，転倒には十分な注意が必要である。特に麻痺がある人の場合，最も転倒リスクが高いのは浴室や浴槽への出入りの機会である。より安全な方法が求められるため，安全に配慮した環境整備とともに，介助方法を統一することや，療養者への指導も含め，十分な注意が必要である（図7-20）。また，療養者の身体状況によっては，複数人数の介助で入浴することがあるため，羞恥心の軽減に配慮することが必要である。

入浴介助のポイントを表7-16に示す。

2 シャワー浴

シャワー浴は，入浴に比べてエネルギー代謝率が少なく，入浴の前段階の清潔援助として取り入れられることが多い。療養者のからだへの侵襲を最小限にしつつ，爽快感や清潔保持ができるため，効果的な清潔援助である。しかし，特に外気温の低い冬場には療養者の循環動態の急激な変化につながるため，事前に浴室を保温しておくなどの配慮が必要である。シャワー浴は，立位が困難な療養者でもシャワーチェア（図7-21）に座ったままで安全に行える。はじめに湯をかける際には，湯の温度を介助者の手で確認した後，療養者の足や手など，末梢から順に体幹に向かってかけていくことが望ましい。シャワーチェアは座面に穴が開いているものも多く，シャワーを下から当てて洗浄することが可能である。

表7-16 入浴介助のポイント

事前準備	• 食事前後でないことを確認する • 居室と脱衣所，浴室内の温度差をなくしておく • 血圧など，循環動態を確認する • 浴槽の湯の量と温度を確認する（量は多過ぎず，温度は38～40℃）
入浴中	• 足元からゆっくりと湯をかける • 石けんでこすり過ぎないようにし，石けんを十分に洗い流す • 浴槽への出入り時はできるだけ座位の状態で行う • 安心感が得られる声かけを常に行う
入浴後	• 血圧など，循環動態を確認する • 保温と保湿に努める • 水分摂取を促す • 安静に休める環境を整える

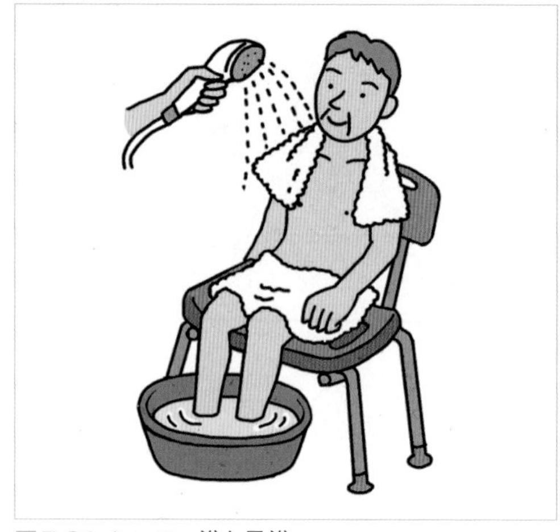

図7-21 シャワー浴と足浴

さらに，足浴は入浴に近い効果と満足感を得られ，保温や循環促進につながるため，療養者の身体状況に応じて，足浴を同時に行うことを検討するとよい。

3 清拭

座位が保てない，心肺機能や循環動態が不安定である，負担をかけられないなどの理由で入浴が困難な療養者に対しては，温タオルを用いて清拭を行う。湯の温度は，室温24℃の場合で1分ごとに1℃低下するといわれるため，50℃以上の湯を準備しておくことが望ましいが，湯の準備が難しい場合は電子レンジを活用した温タオルを数枚準備しておき，保温バッグに入れて1枚ずつ使用する方法も有効である（図7-22）。

清拭は，入浴よりもからだへの負担が少ないが，体温の低下や体位変換による循環動態の変化には注意が必要である。温湯を用いての清拭であっても，清拭直後に体表から水分が蒸発し，気化熱により体温が低下するため，保温には十分留意する。足し湯の準備には保温ポットに熱いお湯を入れておくなどの工夫もよい。

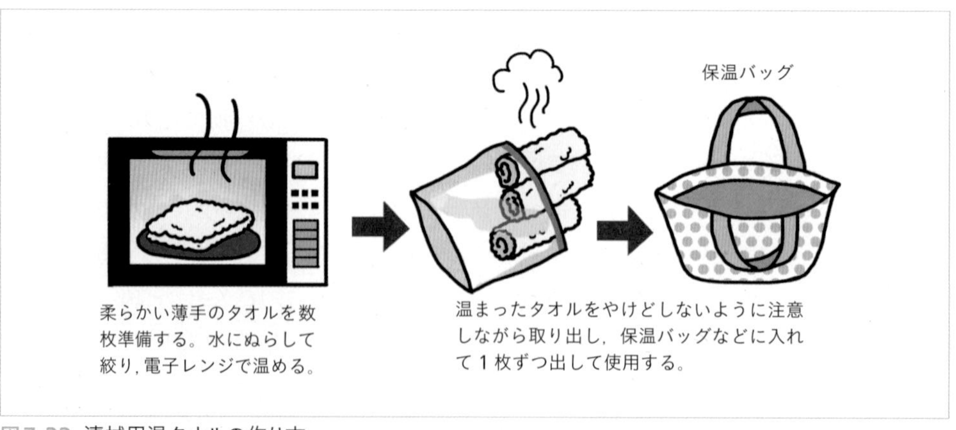

図7-22 清拭用温タオルの作り方

全身清拭の場合は，顔→両手→首から前胸部→腹部→両大腿（だいたい）・下腿部→背部（はいぶ）→陰部の順に行う。清拭後には保湿クリームなどを塗布する。

4 口腔ケア

80歳の平均残存歯数は6～8本といわれ，歯の喪失原因は，う歯と歯周病がほとんどである。また高齢者の40～50%は口腔乾燥症状がある。

口腔内乾燥の原因としては，服用している薬剤の有害作用や，かまない･話さないなど，唾液腺への物理的刺激の減少も考えられる。加齢による唾液分泌量の低下という生理的変化に加え，義歯の使用による口腔内損傷や味覚の低下，咀嚼（そしゃく）・嚥下（えんげ）機能の低下などの問題が生じる。また，経口摂取が難しくなった療養者では，特に口腔内が乾燥しやすく不潔になりやすい。この状態が続くことによって，さらに食欲低下や意欲の低下が促進される。全身状態の悪化につれて，痰の喀出（かくしゅつ）も自分自身では困難となり，痰が口腔内などにこびりつきやすくなり，誤嚥性（ごえんせい）肺炎などの呼吸器疾患の発症リスクが非常に高まる。口腔ケアの実施状況は在宅療養者のQOLや予後に大きく影響するため，介護者の認識を高める指導が必要である。口腔ケアの自立度のチェックポイントを表7-17に示す。うまくできていないところを確認し，介助する。

臥床療養者の口腔ケアにおいては，誤嚥のリスクが伴うため，十分な配慮が必要である（図7-23）。また，義歯を使用している療養者には，義歯の洗浄が定期的に行われているかを確認し，定期的な洗浄を継続することが重要である。

口腔内を観察する際に忘れてはならないのは舌苔（ぜったい）の有無である。口腔ケアを実施する際には舌苔の除去も行う（図7-24）。

5 臥床者の洗髪

臥床療養者の洗髪に関しては，在宅の現場では病院・施設で使用するようなケリーパッドは準備しづらいこともあるため，自宅にある物品を用いてケリーパッドを手作りして洗髪することも多い（図7-25，26）。

表7-17 口腔ケアの自立度のチェックポイント

準備段階	• 口腔ケアを行う場所までの移動が可能か • 必要物品の準備が可能か • 口腔ケアを行う姿勢が取れるか
口腔ケア動作	• 水を口に含んでブクブクうがいが可能か • 義歯を取りはずせるか • 歯みがき剤の容器を開けられるか • 歯みがきができるか • 歯間ブラシ，スポンジブラシが使えるか
後かたづけ	• 義歯をしっかり装着できるか • みがき残しの有無が確認できるか • 口腔ケア用具をかたづけられるか

●臥位による歯みがき

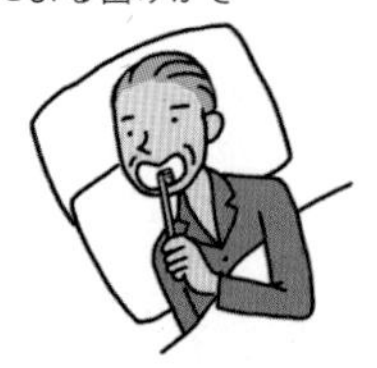

座位ができなければ，顔を横に向ける。
麻痺のある人は，麻痺側を上にする。
できるだけ，自分でみがいてもらうようにする。

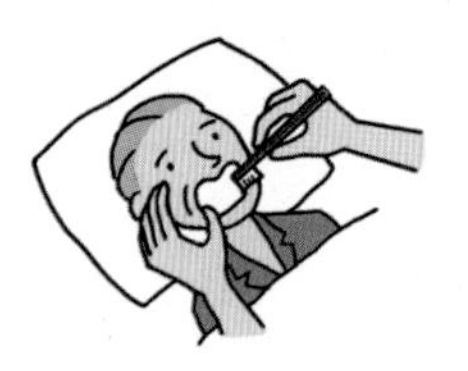

介助する場合は，片手を添える。

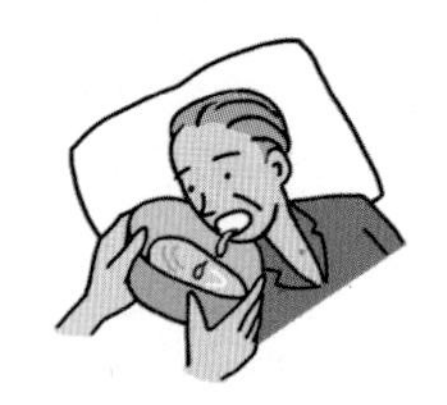

顎が上向きすぎると誤嚥してしまうため，顔を真横に向けて含嗽介助を行う。

●義歯の手入れ

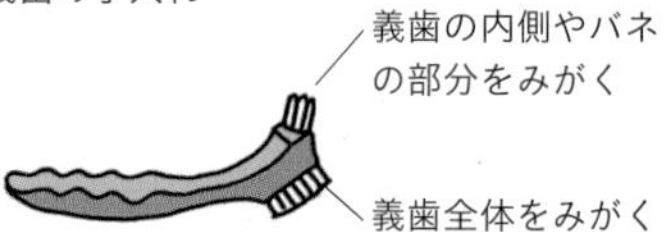

食後は義歯を外して義歯用ブラシで洗う。

義歯を外した際は，歯肉が傷ついていないか確認する。

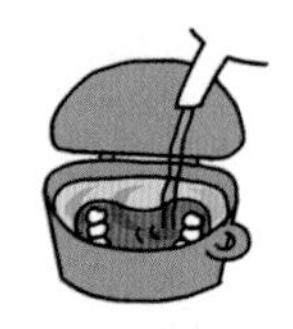

義歯は乾燥するとひび割れや変形が生じるため，外した後は水につけて保管する。

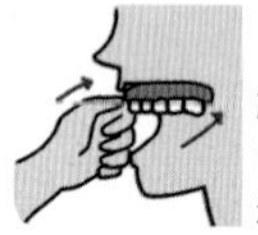

総義歯を装着するときは，自分で上顎から入れると装着しやすい。

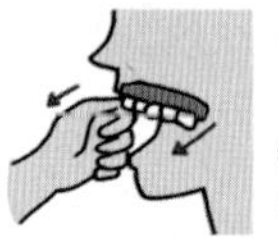

義歯を外すときは，奥の方を下げるようにする。

図7-23　臥床者の口腔ケア

奥から前へ
ブラシを洗いながら
舌ブラシ
スポンジブラシ

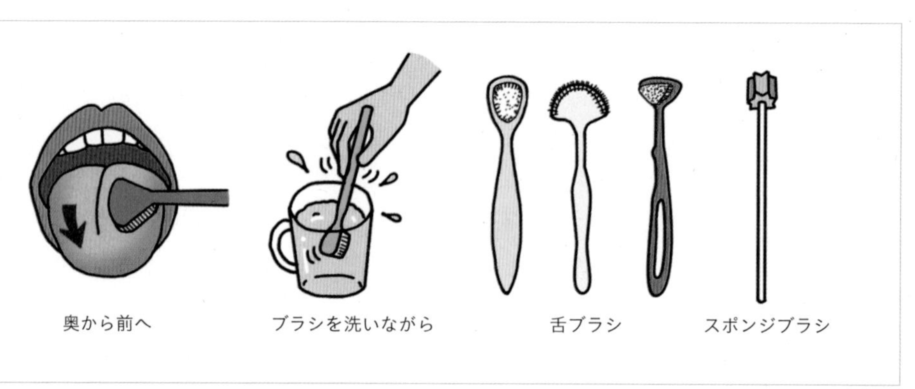

図7-24　舌苔の除去のしかた

D 移乗・移動の援助

1. 移乗・移動のアセスメント

移乗・移動動作は，健康な人は無意識に行っているが，心身の機能が低下した人にとっては困難な場合が多いうえ，**転倒**などの危険を伴う。また，援助方法によっては，危険性

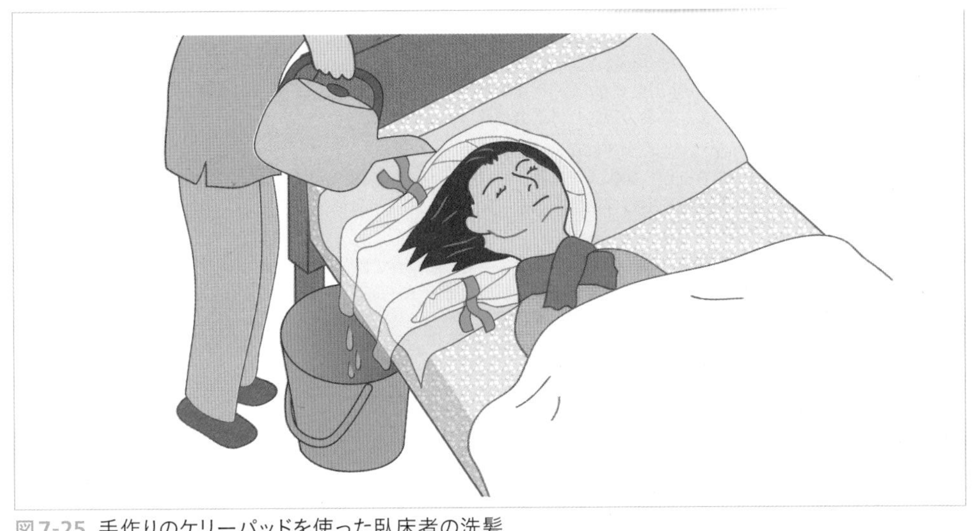

図7-25 手作りのケリーパッドを使った臥床者の洗髪

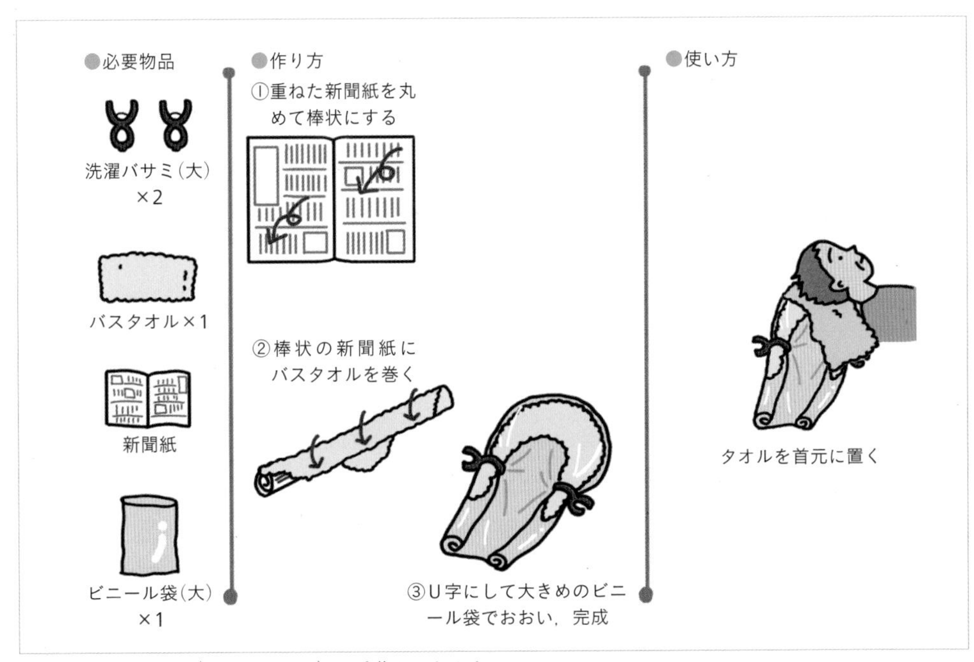

図7-26 洗髪用具（ケリーパッド）の手作りのしかた

が高くなり，療養者と援助者に不安や苦痛が生じることもある。そのため，移乗・移動動作については，療養者の理解や健康状態，援助者の健康状態や援助技術，環境についてアセスメントを十分に行う必要がある（表7-18）。居宅においては家族が援助者となる場合があること，療養者と家族介護者の健康状態は常に変化することを理解し，アセスメントは状況に応じて繰り返し実施することが重要である。

表7-18 移乗・移動のアセスメント

項目		主な内容
療養者	理解（認知機能）	「今から何をするのか」「できるかできないか」の理解 移乗・移動の目的や方法の理解
	姿勢保持と動作	座位や立位の姿勢保持 立ち上がり動作，着座動作，回転動作，移動動作 福祉用具などの適切な使用
	健康状態や治療	骨・関節疾患，麻痺，パーキンソン症候群などの疾患・障害 関節可動域，筋力，バランス能力，感覚器の機能 疼痛や不快感，睡眠不足，疲労など 睡眠薬，精神安定薬，降圧薬など
援助者（家族）	理解	療養者の健康状態などの理解 移乗・移動の目的や方法の理解
	技術	適切な援助技術，福祉用具の適切な使用
	健康状態	疾患・障害，疼痛，年齢や体力など
住環境	物理的環境	ベッド・椅子・テーブルなどの家具，福祉用具とそれらの配置 部屋の広さ，トイレまでの距離，段差や手すりなど 部屋や廊下の明るさ，音など
	心理・社会的環境	対象者の生活リズムに合わせた援助のタイミングやスケジュール 家族との触れ合い，近隣・友人などとのつきあいなど

1 療養者の理解（認知機能や意欲）

療養者が移乗・移動を拒否する場合や協力が得られない場合は，転倒リスクが高くなり，介護負担も大きくなる。療養者が「今から移乗・移動する」「ある動作を自分はできる・できない」ことを理解（認識）できるかどうかを確認する。

2 姿勢と動作

移乗・移動動作は座位や立位の姿勢，立ち上がりや回転の動作を組み合わせて行うため，その1つずつの姿勢と動作を一連の流れとして，ていねいに観察する。

▶ **座位** 療養者の座位の特徴を観察し，骨盤が後傾した仙骨座り（ずっこけ座り）になっていないか，骨盤が左右に傾いていないかなどを確認する。次に，端座位で両足を床に付けて30秒程度座ってもらい，「手の支持なしで座位可能」「手の支持で座位可能」「座位不能」の座位保持能力を確認する（ホファー［Hoffer, M. M.］座位能力分類による）。このときには，座面の柔らかさなどが影響することに留意する。

▶ **立ち上がり動作** 立ち上がり動作は，①座位でからだを前方に倒して骨盤を前傾させる，②体重が足にかかるように重心を前下方に移動する，③殿部を浮かす，④股関節や膝関節を伸展する，⑤重心を後上方に戻して立位になる，という順で行われる。これらの動作がタイミングよくスムーズにできるかを観察する（図7-27）。仙骨座りからの立ち上がりは困難であるため，動作を行う際の姿勢の観察は重要である。

▶ **回転などの動作** 座位では骨盤を左右に傾けるなどして殿部の位置を少しずつ変えることができるか，立位では片足ずつ踏み替えるなどしてからだを回すことができるかを観察

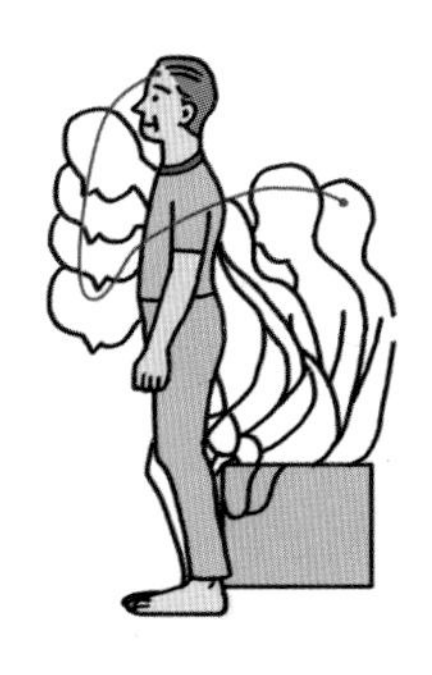

図 7-27 立ち上がり動作における頭部の位置

表 7-19 歩行時の観察

項目	主な内容
体幹	脊柱の彎曲（円背など），骨盤の傾き（後傾など）
足の運び	歩幅・速さは適切か，スムーズに足を運べているか，左右差はないか
方向転換	カーブを曲がるとき，方向を変えるときにふらつきはないか
視線	足元ばかり見ていないか，頭の向きや視線を自由に変えられるか
その他	歩行時に会話はできるか，コップなどを水平に持てるか

する。

▶ 立位　立位では，円背などの脊柱の彎曲（わんきょく）はないか，股関節や膝関節が屈曲していないかなどを観察する。支えなしで安定した立位が保てるかを確認する。履物や立つ場所などが影響することに留意する。

▶ 移動動作　移動には，歩行，車椅子，四つ這（ば）いなど様々な方法がある。

歩行は，左右の脚の交互運動を周期的に繰り返して行う動作である。歩行では，からだの傾き，足の運び，方向転換，視線の向きなどを観察する（表 7-19）。

3 疾患・障害，薬剤による影響

移乗・移動動作は疾患や障害によって特徴がある。たとえば，片麻痺では健側下肢に体重をかける，パーキンソン症候群ではすくみ足や小刻み歩行がみられる。長期の安静臥床による機能低下，疼痛や不快感，睡眠不足や疲労，転倒の経験なども影響する。日々の健康状態や生活リズムなどを理解することも重要である。

睡眠薬や抗うつ薬，降圧薬や血糖降下薬，抗アレルギー薬，排尿障害の治療薬などを服用すると，めまいやふらつきが起こる場合がある。使用している薬剤と服用状況を確認する。

4 援助者（家族など）の理解と健康状態

在宅療養では家族が援助者となる場合があるため，家族が移乗・移動の援助について十分に理解しているかどうかを確認する必要がある。療養者の健康状態の確認，移乗・移動時の姿勢や動作1つずつに合わせた援助の手順，その際のリスクなどについて指導する。

5 住環境

移乗・移動に関連する家具や福祉用具とそれらの配置，部屋の広さや距離，段差などの物理的環境のアセスメントを行う。また，療養者が生活リズムに合わせて気遣いなく援助を求められるか，療養者の動作の速さに合わせた援助がされているかなどの心理・社会的環境についてもアセスメントを行う。

2. 移乗・移動の援助

1 移乗の援助

移乗には，立位移乗，座位移乗，そのほかにリフトを使う方法があり，療養者の身体機能によって援助する方法は異なる。必要に応じて，理学療法士や作業療法士などに相談し，適切な援助方法を選択し，その技術を修得する必要がある。

▶ 立位移乗の援助　**立位移乗**では，①立ち上がり動作，②立位保持，③回転動作（方向転換），④着座動作を援助する。この援助はあくまでも療養者の動きの補助であり，療養者を持ち上げることではない。力まかせに持ち上げるのは，療養者の苦痛や援助者の負担が大きくなる誤った方法である（図7-28）。

援助を行う際は，立ち上がりやすい座面の高さであるか，療養者の足元に車椅子のフットサポートなど障害物がないか，履物は適切かなどを確認する。援助者は療養者の両足が

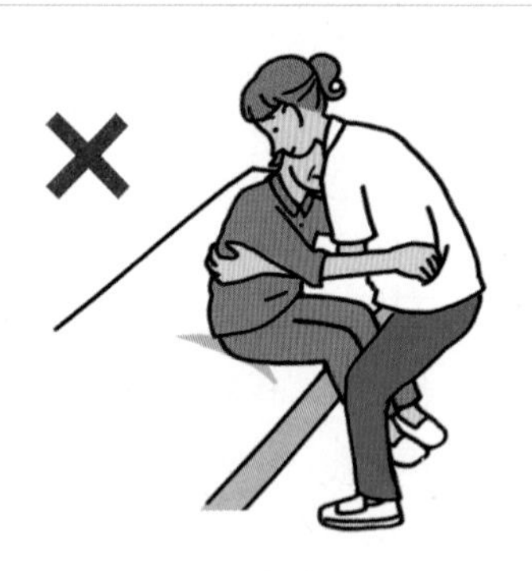

- 端座位が深いため，療養者は足をベッド側に引くことができない。
- ベッドが低いため，療養者は足に体重をかけることができない。
- 介助者が前に覆いかぶさっているため，療養者は体幹を前傾できない。

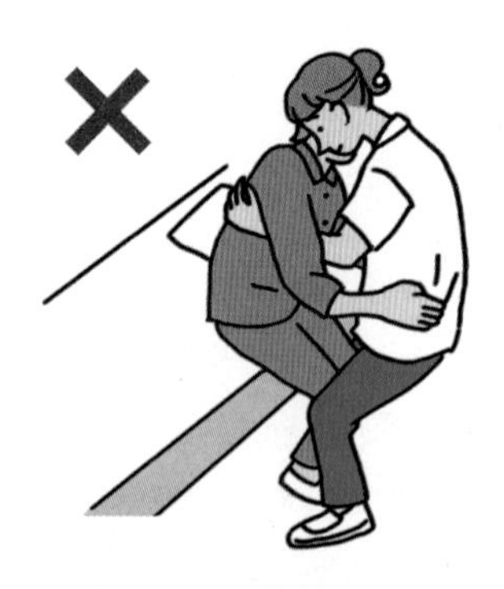

- 介助者が強引に療養者を持ち上げようとする方法は，療養者の苦痛や，介助者の負担が大きい。

療養者は自分の力を発揮することができず，介助者の負担も大きくなる。

図7-28 力まかせの移乗援助（例）

●立ち上がり動作

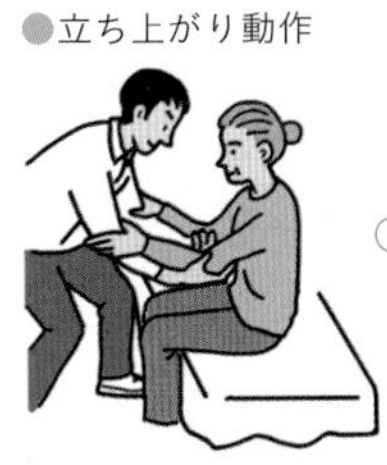

①肘を持ち腰をかがめる

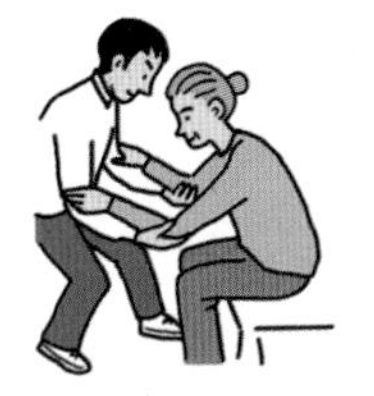

②重心を足の方向へ移動する

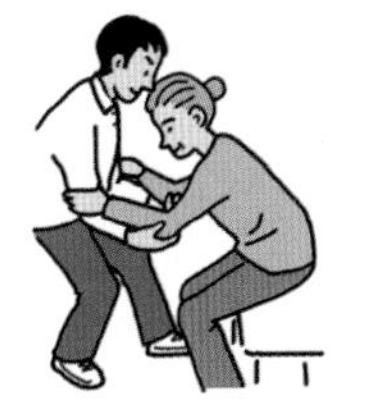

③肘を引き上げる

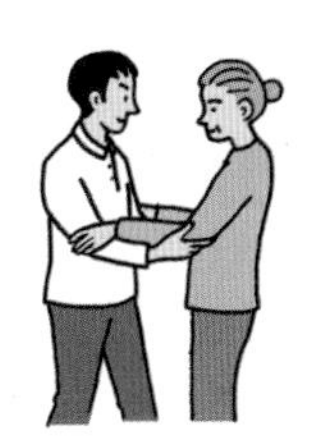

④立位をとる

●着座動作

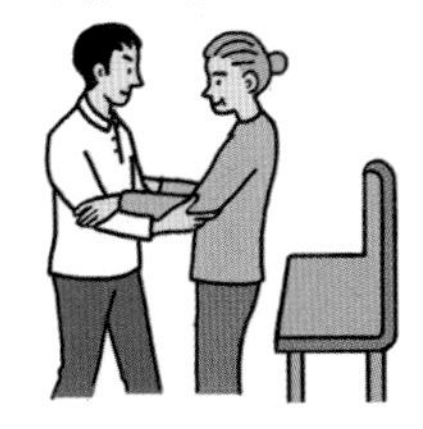

①椅子の前に誘導する

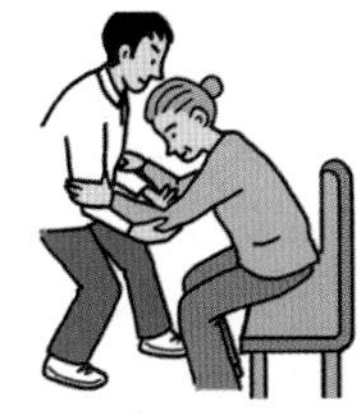

②肘を下げながら着座姿勢をとってもらう

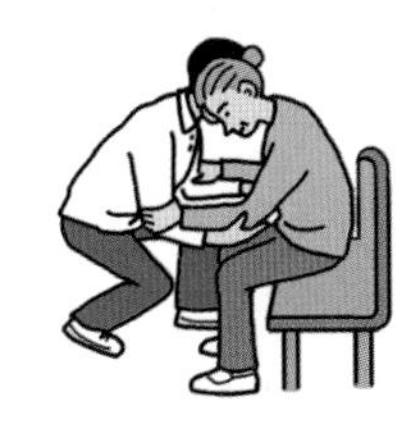

③重心を椅子の方向へ移動してもらう

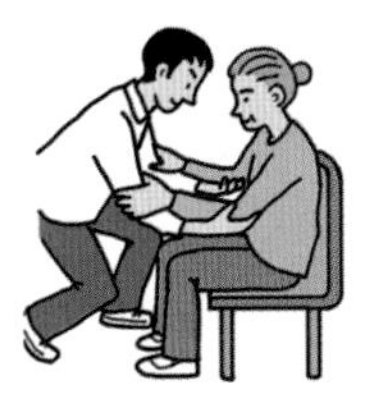

④肘を持ちながら着座してもらう

図7-29 立位移乗援助（例）

十分に床に接地した座位姿勢であることを確認し，肘を持った手を引き上げて療養者を前下方に誘導する。援助者は療養者の立位が安定したら，療養者と共に片足ずつ踏み替える。療養者の肘を下方に押し下げて着座を誘導する（図7-29）。これらの動作を誘導する際には，介助用ベルト（図7-31参照）を用いるとよい。

▶ **座位移乗の援助** 座位移乗は，療養者が殿部（でんぶ）の位置を少しずつ変えて移動する方法，療養者を持ち上げずにスライディングボードの上で殿部を滑らせる方法などがあり，療養者の状態や，援助者の理解や技術により選択する。

2 移動の援助

移動は，杖や車椅子などを使用して行う場合がある。移乗動作と同様に，療養者の身体機能に応じて援助できるように，援助方法の選択と技術が必要である。

▶ **片麻痺の場合の杖歩行** 平地で杖を使う3動作歩行は，①健側で持った杖を前に出す，②患側の足を前に出す，③健側の足を前に出す動作で行う（図7-30）。援助者は必要に応

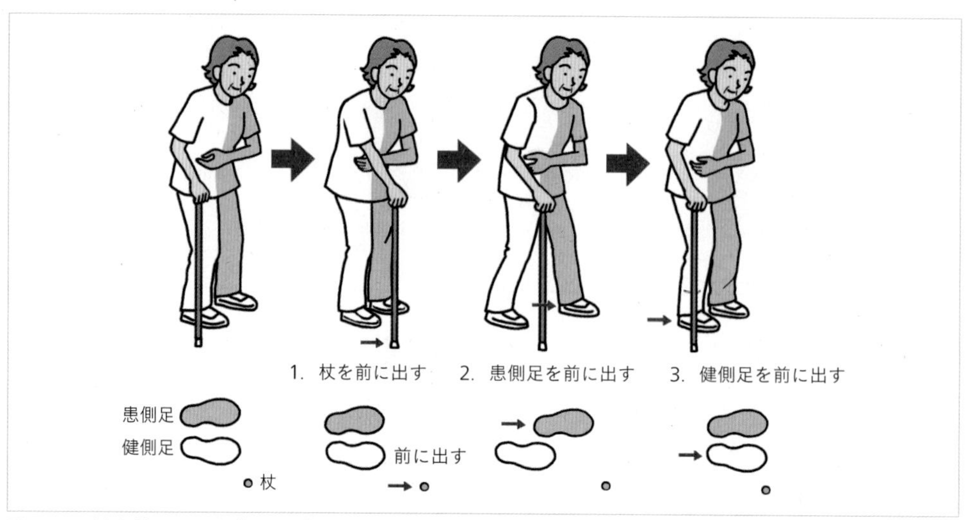

図7-30 杖を使った3動作歩行（左半身に片麻痺がある場合）

じて介助用ベルトを使い療養者の支持・誘導を行う。援助者の立つ位置は状況によって異なるが，一般的には療養者の杖と反対側（患側）の斜め後方に立つ。療養者の歩行動作に合わせ，ベルトを引っ張り過ぎない，押し過ぎないように気をつけて援助する。

▶ **車椅子による移動**　車椅子は様々な種類があるが，一般的に使用されている折りたたみ可能な普通型車椅子は短時間の移動用であり，椅子代わりに使用するものではない。

援助者は，療養者が座面中央に深く座っているか，駆動輪やキャスターに上下肢が巻き込まれるなどの危険がないかなどを確認する。

3. 福祉用具の活用

介護保険法では，福祉用具は貸与（レンタル）を基本とするが，再利用に抵抗感を伴うものや，形態・品質が変化するものは「特定福祉用具」として販売対象とする。福祉用具は，要介護度によって利用の適用が定められている（表7-20）。

福祉用具の利用については，要介護認定を受けた療養者・家族や介護支援専門員を中心に，福祉用具の専門的知識をもつ理学療法士，作業療法士，義肢装具士，福祉用具専門相談員などと相談し，福祉用具サービス計画を作成する。療養者および居宅の環境などに合わせた設置・調整，使い方の指導，使用状況の確認（モニタリング），保守管理（メンテナンス）が重要である。また，障害者総合支援法では，市町村による地域生活支援事業の一つとして日常生活用具給付等事業がある。

移乗・移動に使用する主な福祉用具を図7-31，32に示す。

▶ **ノーリフトケア**　移乗・移動動作などの援助により腰痛などを起こす援助者は少なくない。これは無理な姿勢や力任せに療養者を持ち上げるなどの不適切な援助方法が原因であり，援助者だけでなく療養者の安全を脅かし，自立の妨げにもなりかねない。援助時には人力のみではなく福祉用具を適切に使用し，ノーリフトケア（日本ノーリフト協会）をすす

表7-20 介護保険制度の福祉用具(貸与)

種目	要支援	要介護		概要
		1	2以上	
車椅子(いす)			○	自走用標準型車椅子,普通型電動車椅子,介助用標準型車椅子。座位変換形(ティルト,リクライニング等),パワーアシスト形等を含む。
車椅子付属品			○	クッションまたはパッド(車椅子のシート,背もたれに置いて使用できる形状),電動補助装置,テーブル(車椅子に装着して使用可能),ブレーキ(車椅子の速度を制御または固定する機能)
特殊寝台			○	サイドレールが取り付けてあるものまたは取り付けることが可能なもので,背部または脚部の傾斜角度が調整できる機能,床板の高さが無段階に調整できる機能を有するもの
特殊寝台付属品			○	サイドレール,マットレス,ベッド用手すり,テーブル,スライディングボード,スライディングマット,介助用ベルト
床ずれ防止用具			○	送風装置等を備えた空気パッドが装着された空気マット,水やエアなどからなる全身用のマットで,耐圧を分散することで圧迫部位の圧力を減ずるもの。
体位変換器			○	空気パッドなどをからだの下に挿入し,てこ・空気圧などにより,仰臥位から側臥位または座位への体位変換を容易に行うもの。
手すり	○	○	○	ベッド用手すりを除き,居宅の床に置いて使用するもの,便器等を囲んで据え置くもの。工事を伴わないもの。
スロープ	○	○	○	段差解消のためのものであって,持ち運び困難なものや工事を伴わないものは除く。
歩行器	○	○	○	歩行が困難な者の歩行機能を補う機能を有し,移動時に体重を支える構造を有するもので,車輪を有するものはからだの前および左右を囲む把手などを有するもの,四脚を有するものは上肢で保持して移動させることが可能なもの。
歩行補助杖	○	○	○	松葉杖,カナディアン・クラッチ,ロフストランド・クラッチ,プラットフォーム・クラッチ,および多点杖。
認知症老人徘徊感知機器			○	認知症である老人が屋外に出ようとしたとき等,センサーにより感知し,家族,隣人等へ通報するもの。
移動用リフト(つり具の部分を除く)			○	床走行式,固定式または据え置き式であり,身体をつり上げまたは体重を支える構造を有するもの(住宅改修を伴うものを除く)。
自動排泄処理装置	○	○	○	尿または便が自動的に吸引されるもので,尿や便の経路となる部分を分割することが可能な構造を有するもので,居宅要介護者等またはその介護を行う者が容易に使用できるもの。交換可能部品は除く。排便機能を有するものは,要介護4以上。

注1) これらのほかに,再利用に心的抵抗感を伴うもの,使用により形態・品質が変化するものは「特定福祉用具」として販売対象となる。具体的には,腰掛便座,自動排泄処理装置の交換可能部品,入浴補助用具,簡易浴槽,移動用リフトのつり具の部分など。

注2) 要介護度によって使用できる種目に制限があるが,次のような場合は例外給付となることがある。状態が変化しやすい(例:パーキンソン病),状態の急速な悪化(例:がん末期),からだへの重大な危険性または症状の重篤化の回避等の医学的判断

出典/厚生労働省:「介護保険の給付対象となる福祉用具及び住宅改修の取り扱いについて」の一部改正について,介護保険最新情報,Vol.543,2016.

める必要がある。

4. 住環境の調整

住まいはそこに住む人が安心して日常生活を営む場であり,ゆっくりと休息できる場でもある。援助を必要とする状態になっても,自立を目指して,安全で住みやすい住環境を整えることが重要である。移乗・移動の援助を必要とする療養者には,転倒と関連する環

介助用ベルト

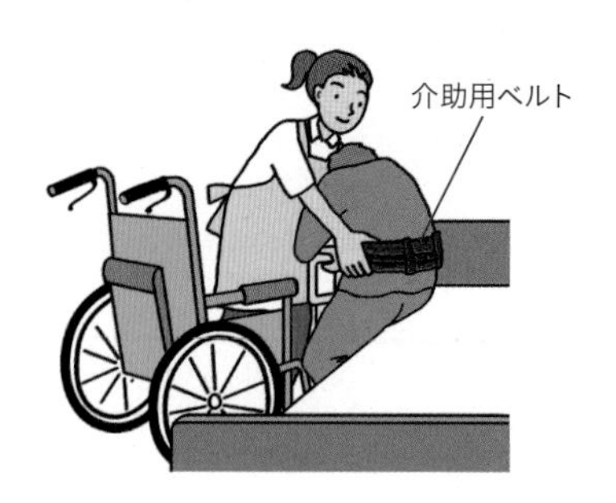

写真提供／パラマウントベッド株式会社

トランスファーシート

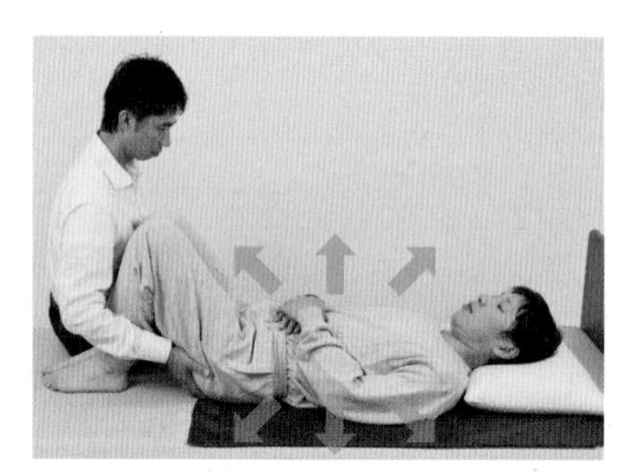

写真提供／株式会社ウィズ

スライディングボード

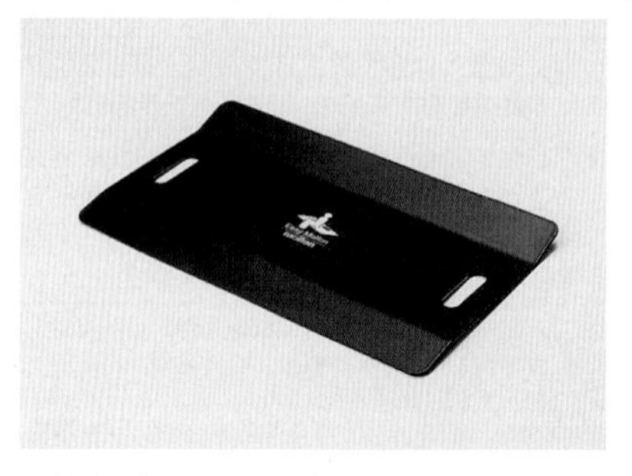

リフト

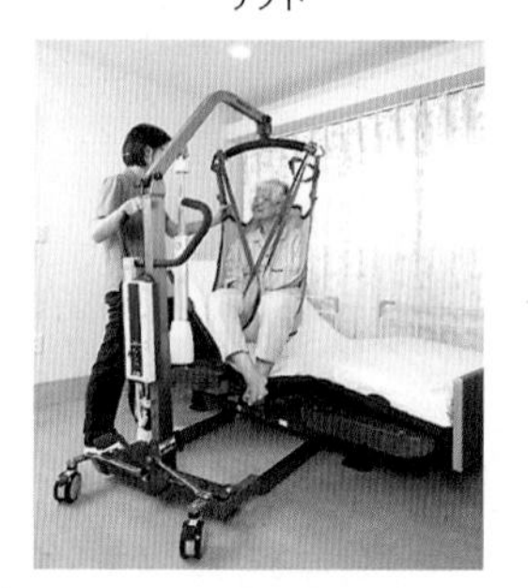

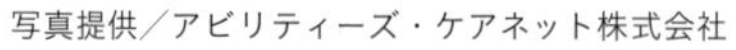
写真提供／アビリティーズ・ケアネット株式会社

図7-31 移乗に用いる福祉用具

境要因がないかを確認し，対応する必要がある。手すりの太さは握り締めると指先が届く程度とするなど，住宅改修の内容は，療養者の生活機能や身長などの体格，使用する福祉用具，介護の状況など，将来予測を含めて検討する。その際には，療養者および家族の意向を聞きながら，医師，理学療法士，作業療法士などとのプランニングが重要である。介護保険による住宅改修について表7-21に示す。

モジュラー車椅子

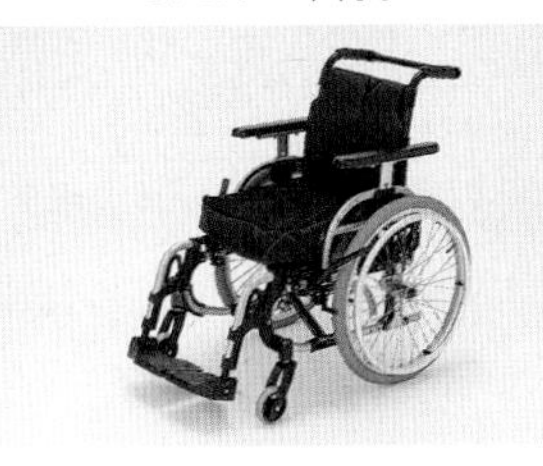

車軸の位置，ホイールの大きさ，アームサポートなど構成する部品（モジュール）を使用者に合わせて選択できる。

ティルト・リクライニング車椅子

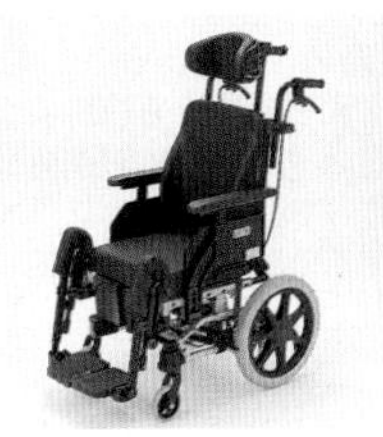

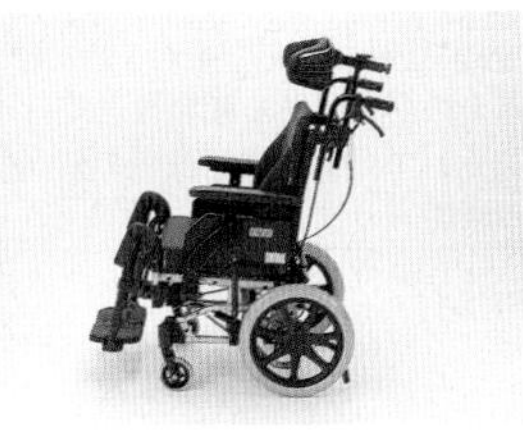

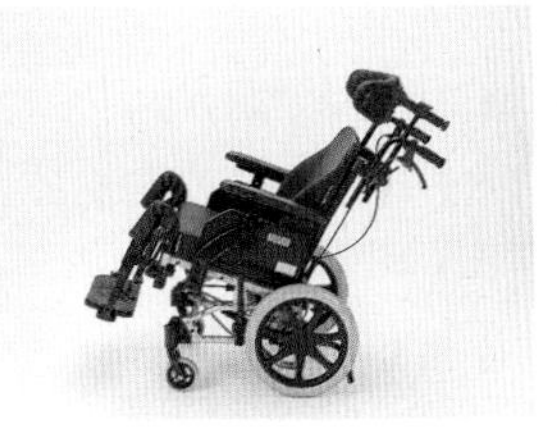

座面は床と水平（0度）　　座面が後ろに傾く（20度）

椅子や普通型車椅子での座位が困難な人に使用するが，寝かせるためのものではない。座位姿勢は食事ではやや前傾，リラックス時はやや後傾，そのほかにも同一姿勢による不快感や痛みを軽減するために体幹や上下肢などの角度を少しずつ，頻回に変化させることができる。

車椅子用クッションと硬質インサート（普通型車椅子にクッションなどを使用した例）

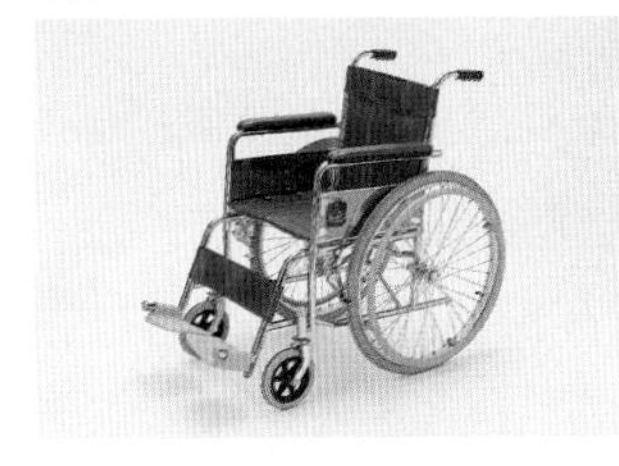

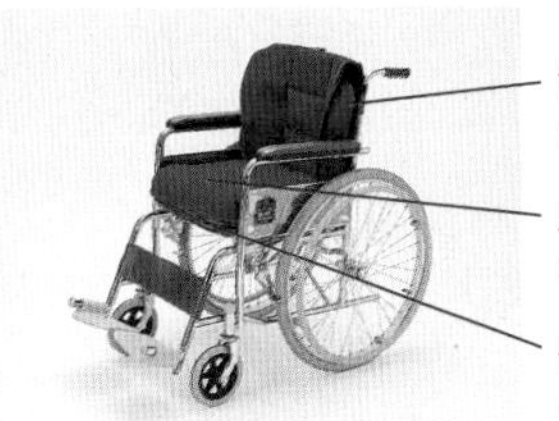

シルバーカー

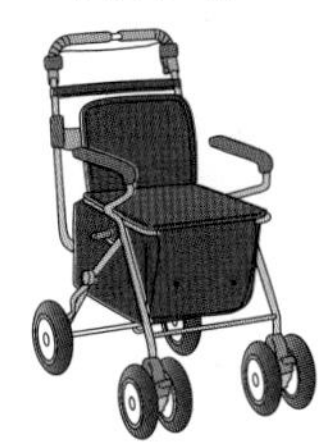

※介護保険対象外
外出時の買い物や休憩などに便利な用具である。ただし，歩行を補助するものではない。把手がからだの前にあり，歩行時に前かがみになりやすい。前に回らないと座れない。後輪の車軸が足元にあるため歩幅が小さくなる。療養者の歩行状態などを考慮して使用する。

歩行車

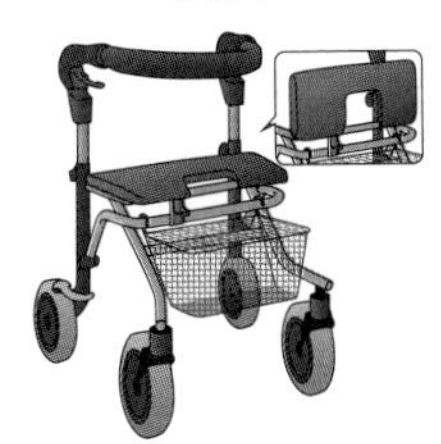

※介護保険対象
歩行を補助する用具である。把手がからだの左右にあり，歩行時に前かがみの姿勢になりにくく，足を大きく踏み出す（振り出す）ことができる。歩行車の前に回らなくても，その場で両足を踏み替えてからだを回転させれば座ることができる。

図7-32 移動に用いる福祉用具

表7-21 介護保険の給付対象となる住宅改修

種類	内容
手すりの取り付け	廊下・トイレ・浴室・玄関・玄関から道路までの通路などに転倒防止，もしくは移動または移乗動作に資することを目的として設置するもの。
段差の解消	居室・廊下・トイレ・浴室・玄関などの各室間の床の段差，および玄関から道路までの通路などの段差を解消するためのもの。
滑り防止および移動の円滑化のための床または通路面の材料変更	居室においては，畳敷きから板製床材やビニル系床材などへの変更，浴室においては床材の滑りにくいものへの変更，通路面においては滑りにくい舗装材への変更など。
引き戸などへの扉の取り替え	開き戸を引き戸，折れ戸，アコーディオンドアなどに取り替えるといった扉全体の取り替えのほか，ドアノブの変更，戸車の設置など。ただし，扉の取替えにあわせて自動ドアとした場合は，自動ドアの動力部分の設置は含まない。
洋式便器などへの便器の取り替え	和式便器を洋式便器に取り替えることや，既存の便器の位置・向きを変更すること。ただし，購入の対象である腰掛け便座は除く。また，和式便座から暖房便座，洗浄機能等が付加されている洋式便座への取り替えは含まれるが，既に洋式便器である場合のこれらの機能等の付加は含まれない。
その他，前各号の住宅改修に付帯して必要となる住宅改修	①手すりの取り付けのための壁の下地補強，②浴室の床の段差解消に伴う給排水設備工事，スロープの設置に伴う転落や脱輪防止を目的とする柵や立ち上がりの設置，③床材の変更のための下地の補修や根太の補強または通路面の材料の変更のための路盤の整備④扉の取り替えに伴う壁または柱の改修工事⑤便器の取り替えに伴う給排水設備工事

資料／厚生労働省：「介護保険の給付対象となる福祉用具及び住宅改修の取り扱いについて」の一部改正について，介護保険最新情報，Vol.543，2016.

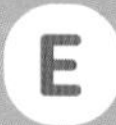 呼吸管理

1. 在宅における呼吸アセスメント

1 在宅における呼吸アセスメントの必要性

呼吸のアセスメントでは，主観的情報をもとにして客観的情報を収集し，呼吸の状態だけでなく全身状態を把握する必要がある。それは，呼吸が全身状態に及ぼす影響が大きいからである。

場合によっては，療養者の状態から緊急性を判断し対応する必要がある。しかし，居宅においては医療機関と同じように迅速なX線撮影や血液検査を行うことはできない。そのため，フィジカルアセスメントがいっそう重要となる。

2 呼吸アセスメントの実際

問診にて療養者の病歴や個人歴，生活状況，セルフケア能力など，療養者から主観的情報を聴取し，必要に応じて，視診，聴診，触診，打診などの客観的情報を追加し，療養者が抱える健康問題を総合的に判断する。

2. 呼吸リハビリテーション

1　呼吸リハビリテーションとは

▶ 定義　**呼吸リハビリテーション**は，療養者の症状を軽減し，QOLを向上させてADLを拡大し，より積極的に社会参加を促すことを目的とし，その日常生活活動を全人的に支援する，科学的根拠に基づいた医療介入である[14)]。

▶ 目的　呼吸リハビリテーションの目的は，呼吸困難の軽減，運動耐用能の改善，および健康関連QOLの向上とADLの拡大である。十分な薬物療法を先行させることにより，呼吸リハビリテーションの効果は相乗的に改善することが明らかになっている。

2　呼吸リハビリテーションの実際

▶ 医療チーム構成　呼吸リハビリテーションにおける医療チームの構成は，医師，看護師，理学療法士，作業療法士，呼吸療法認定士，管理栄養士，薬剤師，酸素機器業者，社会福祉士，心理療法士，介護福祉士，臨床工学技士などで，必要に応じて療養者を支援する家族やボランティアも参加する。

▶ 包括的呼吸リハビリテーション　呼吸リハビリテーションの内容は，呼吸介助，呼吸訓練，ストレッチ体操，呼吸筋トレーニング，上・下肢トレーニング，歩行訓練，ADLトレーニング，教育，栄養療法など多岐にわたる。このような包括的呼吸リハビリテーションは，居宅において継続実施することが重要である。

▶ 対象疾患　呼吸リハビリテーションの対象疾患としては**COPD**をはじめ肺結核後遺症，間質性肺炎，肺がんなどの慢性呼吸不全を起こす呼吸器疾患，急性呼吸不全などがあげられる。

3　呼吸リハビリテーションにおける看護師の役割

▶ 呼吸練習

- **口すぼめ呼吸**：口をすぼめて息を吐くことで気道内圧を上昇させ，気道の虚脱を起こしにくくする呼吸法である。特にCOPDなどの閉塞性換気障害の療養者に有用とされており，吸気と呼気の比率を1：2～5として長く吐くことで，呼吸数の減少，1回換気量の増加，呼吸仕事量の減少などの効果が期待できる。看護師は，療養者が口すぼめ呼吸を習得できるように指導する。
- **横隔膜呼吸**：横隔膜を用いた呼吸を行うことによって，1回換気量を増加させ，換気率の改善や呼吸補助筋の活動の抑制に有用である。しかし，呼吸筋疲労を認めるような療養者への適応に関しては，呼吸効率の悪化という逆効果をもたらすおそれもあるため注意が必要である。そのような療養者には口すぼめ呼吸を中心として，横隔膜を意識せずに無理なくゆっくりとした大きな呼吸を行うように指導する。

▶ **酸素吸入**　安静時，歩行時，入浴時など生活場面での活動に応じた酸素流量を説明し，必要量の酸素が吸入できているか確認を行う。療養者は，「面倒だから」「ちょっとだけだから」と，酸素吸入をせずに動作することもあるが，食事・入浴・排泄時など労作時には，安静にしているときよりも多くの酸素を必要とすることを療養者に説明し，労作時には流量を増やして正しく吸入することが大切であることを伝える。

▶ **呼吸困難への対応**　呼吸器疾患の療養者にとって**呼吸困難**は活動性を制限する重要な症状の一つであり，可能な限りこの症状を緩和するようにかかわる必要がある。呼吸困難の直接の原因は低酸素血症や気道抵抗の増大，呼吸筋の努力性の増加，肺のコンプライアンスの低下などであるとされている。しかし，呼吸困難は主観的感覚であるため，個人差が大きく，必ずしも呼吸器疾患の重症度や低酸素血症のレベルと相関するわけではない。呼吸器疾患療養者の活動性を維持するためにも，呼吸困難を自己管理できるように対処法を伝える。

▶ **日常生活動作の指導**　一般的に呼吸器疾患の療養者が息苦しさを自覚する動作は，上肢挙上動作，腹部圧迫動作，息を止める動作，反復動作，坂道・階段歩行などがあげられる[15]。療養者自身がこれらの動作を十分に認識するとともに，エネルギー消費を節約し，息切れを軽減するための効率のよい日常生活動作を習得できるような指導が重要である。

- **上肢挙上動作**（例）：洗髪，上着の着脱，高い所の物を取る動作は胸郭の動きが制限される。
- **腹部圧迫動作**（例）：靴下やズボンを履(は)く，床にある物を拾う動作は横隔膜の動きが制限される。
- **息を止める動作**（例）：排便，洗顔，会話，重いものを持ち上げる動作は息を止めやすく酸素を取り込めないことで心臓の負担が増加する。
- **反復する動作**（例）：洗体，歯みがき，掃除機をかける動作。動作が速くなりやすく力が入り続けるため，酸素消費量が増加する。

▶ **薬物療法（吸入療法を含む）の支援**　**薬物療法**は，呼吸症状およびQOLの改善，運動耐容能と身体活動性の向上および維持，増悪の予防に有用である。薬物療法の中心は気管支拡張薬で，喀痰(かくたん)量の多さや喀出困難を訴える患者では喀痰調整薬，急性増悪予防のためマクロライド系抗菌薬が使用される[16]。

吸入療法では，ステロイド薬，ステロイド＋β_2刺激薬，β_2刺激薬，抗コリン薬が使用される。薬剤によって薬効（症状改善，QOLの改善，急性増悪予防）と有害作用（口腔カンジダ症，頻脈，手指の振戦など）は異なるので理解を促し，吸入の手技を確立してもらう。特にステロイド薬では，口腔カンジダ症予防のための吸入後の含嗽が必ず行えているか確認する必要がある。

▶ **排痰(はいたん)援助，排痰法の指導**　**排痰**は咳嗽(がいそう)や気道抵抗増大による呼吸困難などの緩和，また，肺炎や無気肺などの合併症の予防を目的として行われる。

排痰手技には様々な方法があるが，触診・聴診所見などの評価をもとに気道内分泌物の貯留部位を確認しながら，気道内分泌物の移動に関与する因子を考慮して方法を選択する。

▶ **感染予防，禁煙指導**　感染による急性増悪を予防するために，うがい，手洗い，口腔ケアを行う。また，インフルエンザ予防接種や肺炎球菌ワクチンの接種，禁煙（喫煙による線毛運動低下で排痰が困難にならないように）を勧める。

▶ **食事療法の支援**　慢性呼吸不全の療養者では，栄養不良状態の悪化，体力・免疫能の低下という悪循環をきたしやすい。COPDでは，肺の過膨張，横隔膜の平坦化により少量摂取でも腹部膨満感を感じやすく，また呼吸困難に伴う食欲低下も加わり，摂取カロリーの減少をきたしやすい。さらに，肺の過膨張，横隔膜の平坦化，気道閉塞を原因とする呼吸効率の低下，呼吸筋の仕事量および酸素消費量の増加，感染や合併症による多臓器不全のため代謝が亢進し，呼吸に伴うエネルギー消費量は，健常者36～76kcal/日と比較すると，COPDの療養者では430～720kcal/日であり，かなり多い。

栄養状態は，活動や免疫に大きく影響するため，適切に管理する必要がある。慢性呼吸不全の療養者にとっては生命予後およびQOLにかかわるため，栄養管理は重要課題であり次の点に留意する。

- 十分なエネルギーを摂取する。
- 十分なたんぱく質，特に分岐鎖アミノ酸の豊富な食品を摂取する。
- ミネラル（P，K，Ca，Mg）は呼吸筋の機能に大切である。
- 肺性心を合併する場合は，塩分制限（7～8g/日以下）を行う。
- 利尿薬投与時にはカリウムを補給する。

▶ **運動療法の支援**　**運動療法**では，呼吸器障害に由来する運動耐用能の低下（骨格筋機能の低下），呼吸困難，健康関連QOLの低下，精神面における不安や抑うつなどの改善や軽減を目的とする[17]。在宅看護における運動療法は，呼吸法と日常生活動作への応用（歩行，階段昇降，入浴，洗髪など），呼吸介助，ハッフィングなどの排痰手技，日常生活動作指導，ペットボトル・ゴムバンドを使用しての運動や歩行訓練を行う。

3. 在宅酸素療法と看護

1　在宅酸素療法の適応基準

在宅酸素療法（home oxygen therapy：**HOT**）の適応基準は，あらかじめ酸素吸入以外に有効と考えられる治療（抗菌薬，気管支拡張薬，利尿薬の投与など）が積極的に行われており，その後少なくとも1か月以上の観察期間を経て安定期にあり，表7-22の条件を満たすことである。

表7-22 在宅酸素療法の適応基準

❶安静，空気呼吸下でPaO_2が55mmHgに満たない者
❷上記条件でPaO_2が55mmHg以上60mmHg以下でも，臨床的に明らかな肺性心，肺高血圧（平均肺動脈圧20mmHg以上），睡眠中あるいは運動時に長時間にわたり著しい低酸素血症（$PaO_2$55mmHg未満あるいはこれに相当する低酸素血症）となる者
❸肺高血圧症，チアノーゼ型先天性心疾患，慢性心不全

▶ **酸素機器の取り扱いおよび日常生活の過ごし方**　在宅酸素療法はADLの拡大とQOLの向上が目的である。入浴や排泄などの日常生活を，酸素吸入を行いながら負担なく送ることができるように環境を整備すること，外出など社会活動が継続できるように携帯酸素の使用方法・呼吸法を教育することが必要である。

酸素機器の取り扱い方法として，酸素濃縮装置（図7-33）の使用方法，酸素ボンベの交換，呼吸同調器（図7-34）の使用方法・電池交換，加湿器蒸留水の交換，フィルター洗浄，経鼻カニューレ交換，酸素機器トラブル時の対処について説明し，緊急連絡先を伝えておく。

▶ **火気厳禁**　在宅酸素療法では引火の危険性があり火気厳禁となるため，酸素機器は火元から2m以上離して設置する。また，喫煙や調理など火の取り扱いに十分気をつける必要がある。特に，冬は静電気が起こらないように，電気毛布，電気カーペットの使用を禁止し，ナイロンやポリエステルの衣服を着用しないようにする。

▶ **定期受診**　毎月1回以上は医師の診察を受け，動脈血酸素分圧測定を月1回程度実施する（パルスオキシメーターによる酸素飽和度の測定可）ように指導する。

▶ **日常生活上の注意**　定期的に**経皮的動脈血酸素飽和度**（**SpO_2**）*を測定する。

自宅での生活における移動では，酸素濃縮装置に延長チューブを取り付けて使用する。外出時は携帯用液体酸素機器や携帯型酸素ボンベに呼吸同調器を取り付けて使用する。排泄や入浴では延長チューブを使用して酸素吸入を継続する。入浴中の注意点としては動悸が生じた際には休息をとり，状態が安定するのを待つ。洗身ではシャワーチェアを使用するなど，からだの負担を軽減する工夫が必要である。入浴の湯温が高いと，消費エネルギー量や酸素消費量が増加し，からだに負担がかかるため，39～40℃程度のぬるめの湯を使

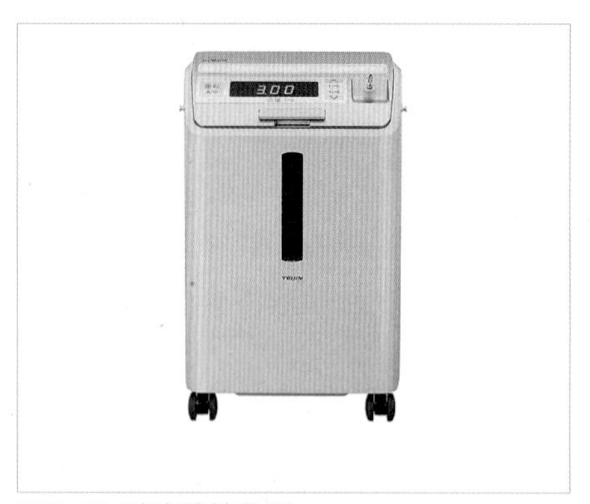

図7-33 酸素濃縮装置

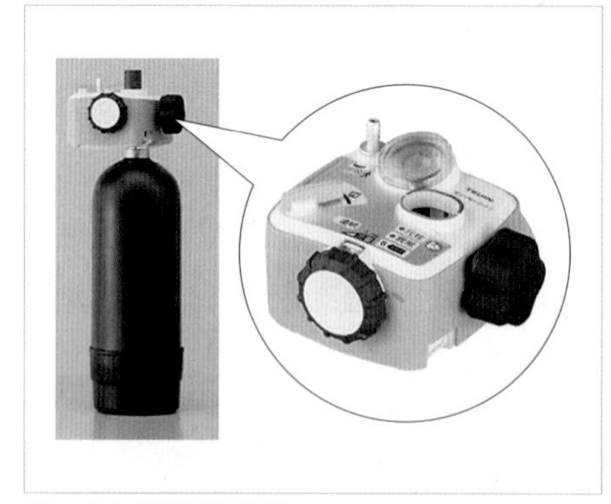

図7-34 呼吸同調器

* **経皮的動脈血酸素飽和度**（**SpO_2**）：在宅酸素療法では，SpO_2の測定は慢性呼吸不全の急性増悪の受診を判断する重要なポイントとなる。増悪症状に加えて，SpO_2がふだんの値から3～4%低下した場合は，増悪により緊急で治療を要する可能性が高いと考えられ，早めに主治医を受診することが必要となる。特に，SpO_2が90%を下回ることが続く場合は，呼吸不全と考えられ，速やかな主治医への報告・受診が必要となる。

用する。

日常生活の中で呼吸法・排痰法を使用し，症状緩和，感染予防，日常生活が維持・改善できるようにかかわる。

▶ 低酸素血症・CO_2 ナルコーシス　**低酸素血症**は，呼吸困難，不眠，頻脈，顔面蒼白，意識障害（記銘力低下，見当識障害）などの症状を呈する。

CO_2 ナルコーシスは，慢性のⅡ型呼吸不全増悪例で，不用意に高濃度酸素吸入がなされた場合に，高二酸化炭素血症による意識障害が起こる。症状としては，二酸化炭素の上昇に伴い頭痛，発汗，顔面紅潮，羽ばたき振戦，血圧上昇を認め，さらに二酸化炭素が上昇すると傾眠・昏睡となる。

▶ 緊急時対応　緊急時対応については，療養者の病状把握を行い，呼吸器感染症，低酸素血症，CO_2 ナルコーシスなどの症状が現れたときの対応方法について，あらかじめ主治医に確認して，緊急時体制について検討しておく必要がある。

▶ リハビリテーション　本節-E-2「呼吸リハビリテーション」を参照。

4. 在宅人工呼吸療法と看護

1　在宅人工呼吸療法

▶ 在宅人工呼吸療法とは　**在宅人工呼吸療法**（home mechanical ventilation；**HMV**）とは，人工呼吸器を自宅に設置して，療養者・家族が使用・管理することである[18)]。人工呼吸器を装着しての生活が療養者・家族の日常生活となる。導入の条件には，表7-23に示すものがある。

▶ 在宅人工呼吸療法の適応

- **呼吸器疾患**：慢性的な呼吸器疾患で，病態が比較的安定している療養者が対象となる。主な呼吸器疾患は，①陳旧性肺結核，②慢性気管支炎，③肺気腫，④肺線維症である。
- **神経・筋疾患**：神経・筋疾患は，難治性かつ慢性的な病態を呈するのが特徴である。主な神経・筋疾患は，①進行性筋ジストロフィー，②筋萎縮性側索硬化症，③脊髄性進行性筋萎縮などである。
- **そのほかの疾患・障害**：そのほか，①胸郭(きょうかく)運動障害，脊椎後側彎(そくわん)症，胸郭形成術後，②睡眠時無呼吸症候群，③低酸素脳症，④出生時仮死などである。

表7-23　在宅人工呼吸療法導入の条件

❶療養者が適切な療養環境を得て，よりよい社会生活を営むことができる
❷臨床的に在宅人工呼吸療法が可能な病態である
❸主治医と療養者・家族との間で合意がある
❹人工呼吸器と関連する医療機器の使用上の知識・技術が習得できている
❺中心となる医療施設の支援体制が確立されている
❻緊急時の受け入れ体制が確立されている

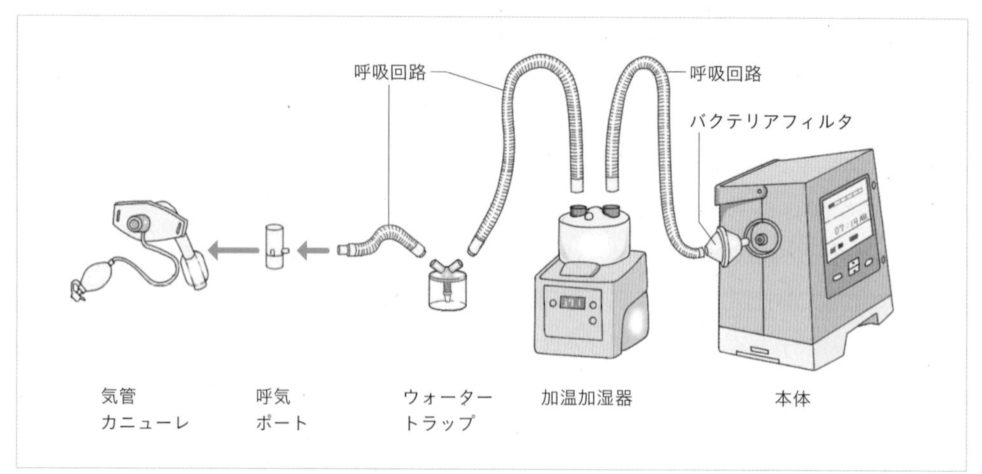

図7-35　在宅で使用される人工呼吸器回路例（TPPV）

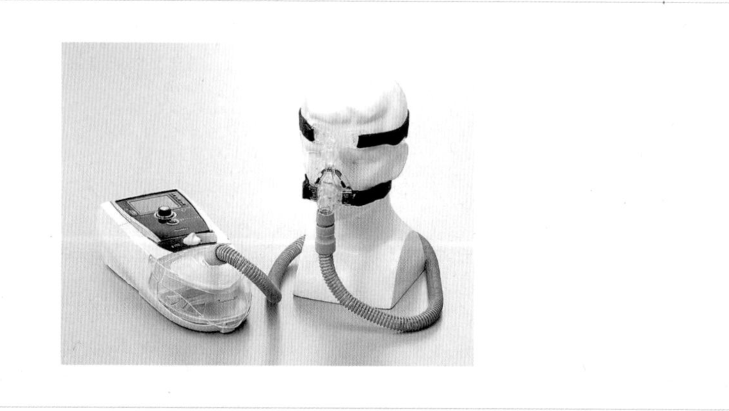

図7-36　在宅で使用される人工呼吸器例（NPPV）

▶ 在宅人工呼吸療法の種類　在宅人工呼吸療法の種類としては，**気管切開下陽圧呼吸療法**（tracheostomy positive pressure ventilation；**TPPV**）と**非侵襲的陽圧換気療法**（non-invasive positive pressure ventilation；**NPPV**）がある。

TPPVは，気管切開を行い，人工呼吸器と接続して換気を行う方法である（図7-35）。酸素化の維持・改善，換気の維持，呼吸仕事量の軽減を目的とする。

NPPVは，鼻・フェイスマスクを用いて，気道内に陽圧をかけて換気を行う方法である（図7-36）。換気の改善，呼吸仕事量の軽減，酸素化の改善を目的とする。NPPVの実施には療養者の理解と協力が不可欠であり，マスクフィッティングが重要となる。

2　在宅人工呼吸療法における看護

▶ 気管カニューレ管理　気管カニューレの適応とカフ圧の管理方法，看護について示す。

- **気管カニューレの適応**：気管カニューレの適応は，重症心疾患，神経筋疾患，慢性呼吸不全，高度意識障害などである。

• **カフ圧管理**：気管壁の粘膜下の血流圧は，約25〜35mmHgであり，それよりカフ内圧が高くなると気管粘膜は虚血状態になり，壊死や肉芽（にくげ）・潰瘍形成などを引き起こす（図7-37）[19]。適正なカフ圧管理のために，常に患者から声が漏（も）れていないか，気道内圧や換気量が低下していないかなどを注意深く観察する。カフ内圧は，気道内圧の影響で時間とともに低下するため，定期的にカフ内圧を確認する。人工気道を挿入している患者の口腔ケアの際には，誤嚥（ごえん）予防のためにケア前にカフ内圧を高めにする。気管壁への影響を最小限にするために，口腔ケアは速やかに行い，カフ内圧を元に戻すことを忘れないよう気をつける。

• **気管カニューレ抜去時**：気管カニューレ抜去時は，医師に連絡し，肺炎などの感染予防のために新しいものを挿入してもらう。

• **加湿**：気管切開した者に対しては，加温加湿器以外に人工鼻を使用することも多い。

▶ 排痰ケア

• **吸引**：人工呼吸療法に際して，喀痰の吸引は必要不可欠な医療ケアである。しかし，その医療ケアには侵襲を伴うため，次の点に注意する必要がある。

吸引に時間がかかると療養者に苦痛を与えるだけでなく，低酸素血症などの合併症を招く。吸引圧が一点に集中すると，絨毛（じゅうもう）上皮細胞を吸引し，気管支粘膜が損傷する危険性がある。また，気管支壁への刺激により，迷走神経反射からの徐脈，心停止，血圧低下，ファイティングが発生する。また，気管支攣縮（れんしゅく）により，低酸素血症を起こすことがある。吸引チューブを無理に挿入すると，気管支粘膜を損傷し出血することがある。

• **体位排痰法**：体位排痰法（体位ドレナージ）は，痰のある肺区域を最も高い位置において，重力を利用し痰の移動を促進させる方法である。就寝時などは，長時間同一体位になることで痰が貯留しやすい。呼吸器合併症を予防するためには，就寝前などに体位ドレナージを行い，自力で排痰しやすくなるよう支援する。

• **カフアシスト**：**カフアシスト**とは，気道に陽圧をかけて肺に空気をたくさん入れた後に，

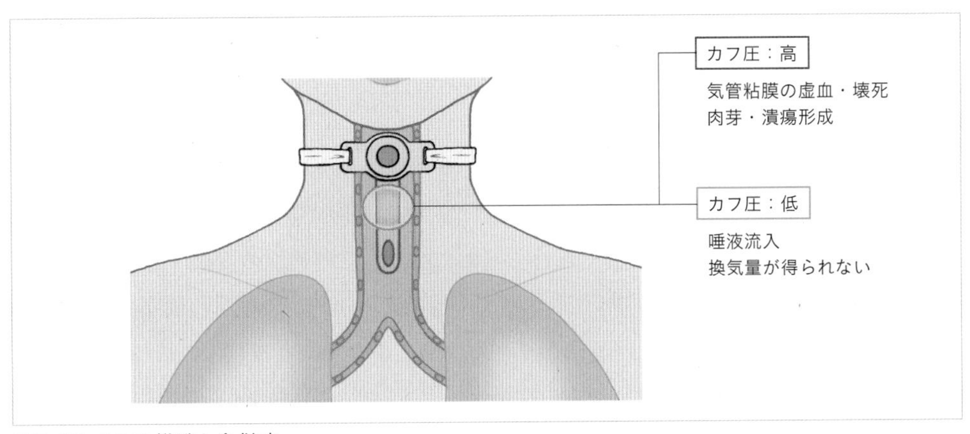

図7-37 カフの構造と合併症

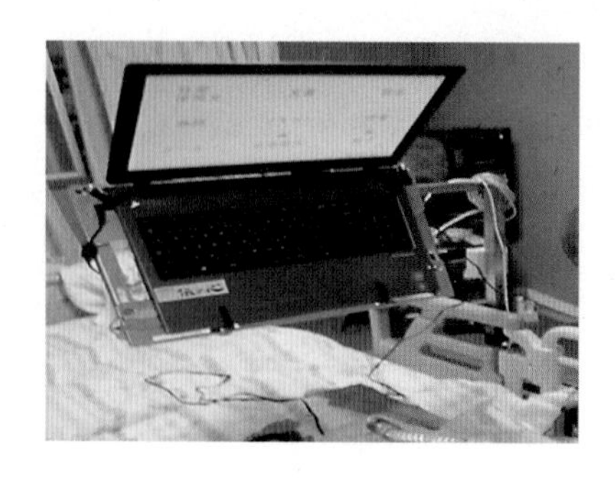

図7-38 コミュニケーション機器（例）

陰圧で吸引するように息を吐き出させることによって，咳の介助をして，気道内分泌物を除去するのを助ける機器である。非侵襲的に排痰の補助を行い，気道内吸引による気道への負担を軽減させて効果的な排痰が行えるため，呼吸器合併症の予防につながる。

▶ 口腔ケア　人工呼吸器関連肺炎の予防のために，口腔内清潔保持に努める。口腔内が不潔な場合，口腔内の細菌が気管カニューレカフを通過し，気管内に流入し肺炎の原因となる。

▶ リハビリテーション　過度の安静臥床は，運動耐性を低下させ筋疲労が生じやすくなるだけでなく，呼吸・循環機能を低下させ，さらに，うつ状態となることもある。そのため，可能な範囲で離床を図る必要がある。離床できない場合も，可能な範囲で床上でのトレーニングを実施する必要がある。

▶ コミュニケーション　挿管中の療養者は，言いたいことが伝わらない，誰かを呼ぼうとしても声が出ないなど，コミュニケーションが不可能になることで多大な不安や恐怖感を抱くため，文字盤を使うなどコミュニケーション方法を工夫する。

コミュニケーションの方法としては，筆談，文字盤の使用，読唇，ボディランゲージ，コミュニケーション機器（図7-38）の使用などがある。伝えたい内容や量，患者の残存機能に応じたコミュニケーション手段を検討することが必要である。

▶ 排便コントロール　便秘により腹部膨満が生じると，横隔膜が挙上し呼吸運動が制限されるため，排便コントロールが必要である。

3　療養者・家族指導および環境整備

▶ 療養指導・環境整備　在宅療養に必要な事項について，家族はもちろんであるが，介護職，理学療法士など，療養者にかかわる人々すべてに対し，その職種の役割に応じて，「人工呼吸器・気管カニューレの取り扱い方」「回路交換の方法，加湿器の水の補充方法（加温加湿器には滅菌蒸留水を使用する）」「バッグ・バルブ・マスクの使用方法」「吸引」「トラブル時の対処方法」「災害時の対応方法」「おむつ交換・体位変換，口腔ケア」の内容について指導を行う必要がある。

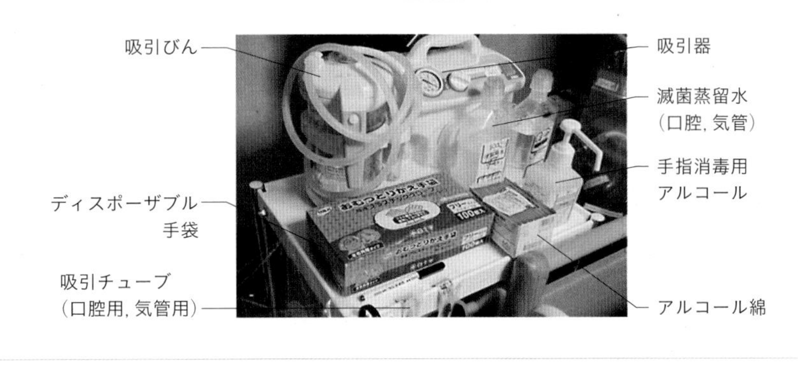

図7-39 人工呼吸器に関連する機器・用具（例）

TPPV・NPPVともに，アラームの原因と対処方法について，利用者・家族の状況に応じて指導を行う。たとえばNPPVでは，実施時に機器が過剰送気を示したときは，回路の亀裂，空気漏(も)れの有無などの点検を行う。

また，人工呼吸器とそれに関連する医療機器・用具（吸引器，バッグ・バルブ・マスク，吸引チューブ［口腔，気管］，吸引用蒸留水［口腔・気管］，アルコール綿，手袋，手指消毒用アルコール，人工呼吸器予備バッテリー，カフアシスト，カフ圧計など）を管理する（図7-39）。また，多くの電源を使用することになるため，ブレーカーが落ちないように電源がとれる所を確保し，吸引チューブやアルコール綿などの衛生材料が供給されるように環境整備を行う必要がある。

▶ **緊急時対応** 緊急時に備え，あらかじめ次のような準備をしておく。

①緊急連絡先リスト（専門医療機関，主治医，訪問看護ステーション）を作成し明確にしておくとともに，退院前カンファレンスにおいて緊急時の受け入れ態勢について確認する。
②災害時や機器故障時に使用できる外部バッテリー，非常用電源，呼吸器回路の予備を準備する。
③バッグ・バルブ・マスクを用いた呼吸補助の方法や，吸引，回路交換の方法を家族に指導する。
④災害時個別支援計画の策定を行い，避難方法や避難先の確保を検討する。
⑤人工呼吸器使用者が入浴する場合は，緊急時の迅速な対応方法を家族，介護職員，主治医，看護師であらかじめ検討しておく。

4 支援体制

▶ **レスパイトケア** 人工呼吸器を装着している療養者の家族は，多くの医療的ケアと介護と共に，人工呼吸器の管理を行うことに常に緊張を強いられている。そのため，訪問看護と訪問介護の連携により日常のレスパイトケアを行うことと，専門医療機関での計画的入院を行うことを組み合わせ，介護者の負担を軽減する。

▶ **介護職員との連携** 2012（平成24）年に，「介護サービスの基盤強化のための介護保険法の一部を改正する法律」が施行された。高齢者が可能な限り住み慣れた地域で，その有する能力に応じ自立した日常生活を営むことができるように，介護福祉士などによる喀痰吸引等の実施措置を講ずることが盛り込まれた[20]。

従来は，違法性を阻却すること*によって行われてきたが，以後は介護福祉士などによる喀痰吸引等の行為が，医師の指示のもとに特定行為（一部の医行為）として行えるようになった。

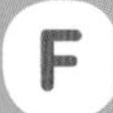 褥瘡管理

1. 褥瘡とは

在宅療養者，特に要介護高齢者や障害者には，**褥瘡**をはじめとする様々な慢性創傷や皮膚障害が生じやすい（図7-40）。慢性創傷は，療養者の全身状態に加え，療養生活・環境や不適切なケアが原因となって生じる。慢性創傷は，疼痛や創感染・全身感染を伴いやすいだけでなく，入院や再入院の増加，医療コスト・介護負担の増大，利用できる介護サービスの制限など社会的問題にもつながる。居宅における慢性創傷発生の予防と，発生後に悪化させないケアが重要である。

褥瘡は，臥床時などにかかる外力（圧迫と摩擦・ずれ）が原因となる皮膚疾患である[21]。外力が皮膚表層や皮下組織の血管を閉塞させ（虚血），組織の低酸素化，物理的な細胞変形を引き起こすことで，皮膚の細胞が壊死し，褥瘡となる。**褥瘡の好発部位**は仙骨，尾骨，踵，大転子などの骨突出部位である（図7-41）。特に臥床時には仙骨，大転子，踵に発生しやすく，車椅子を利用する高齢者や筋萎縮・麻痺のある脊髄損傷者・神経難病者では坐骨，尾骨に発生しやすい。

近年，「床」ではなく，種々のチューブやカテーテル，酸素マスク，モニター機器，弾性ストッキング，体幹装具などの圧迫によって四肢や鼻翼など従来とは異なる部位にできる褥瘡を，医療関連機器圧迫創傷（MDRPU）とよび[22]，「従来の自重による褥瘡」と区別して対処する。MDRPUの発生要因には「機器要因（サイズ・形状の不一致，情報提供不足）」，「個体要因」，「ケア要因」とその組み合わせである「中止困難」，「フィッティング」がある。

また，褥瘡と所見が類似する病態，たとえば，失禁関連皮膚炎（IAD），皮膚カンジダ症，スキン-テアなども在宅療養者に生じやすい[23),24]。これらは骨突出部以外の圧迫のかからない部位（殿裂，四肢）にもできること，形が異なることが特徴である。しかしIADは尾骨・仙骨部にも生じ，褥瘡との混合型も存在する。スキン-テアとは「摩擦・ずれによって，皮膚が裂けて生じる真皮深層までの損傷（部分層損傷）」であり，四肢に生じやすい。原因としては，テープ剝離刺激やベッド柵・車いすなどにぶつけたり，介護者が腕をつか

* **違法性を阻却すること**：療養者の同意と適切な医学管理下で実施することによって，違法と推定される行為について，特別の事情があるために違法性がないとすること。

外力の種類：圧迫＋摩擦・ずれ

自重による褥瘡

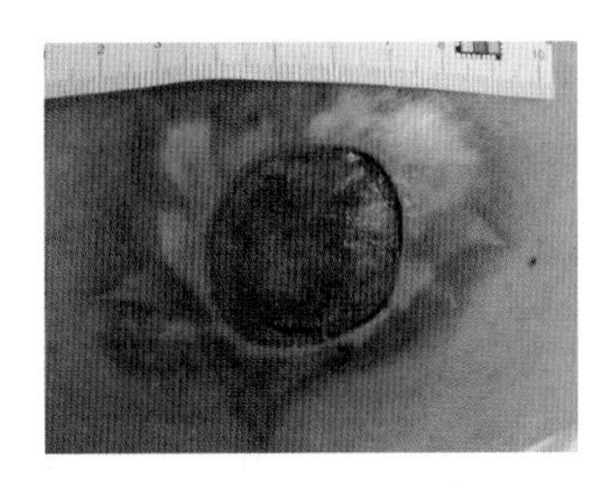

医療関連機器圧迫創傷

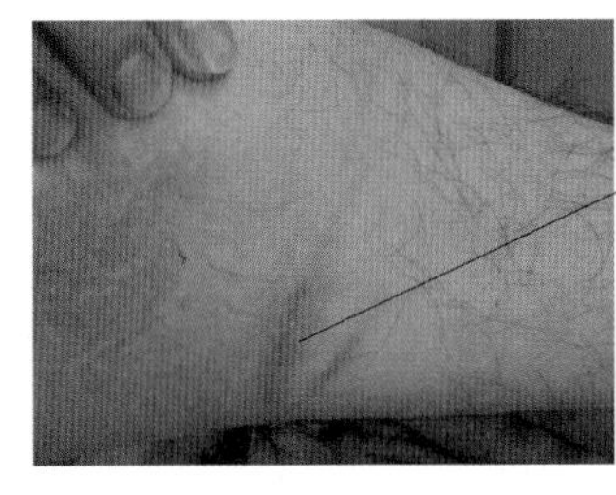

広義の褥瘡

外力の種類：摩擦・ずれ

スキン-テア

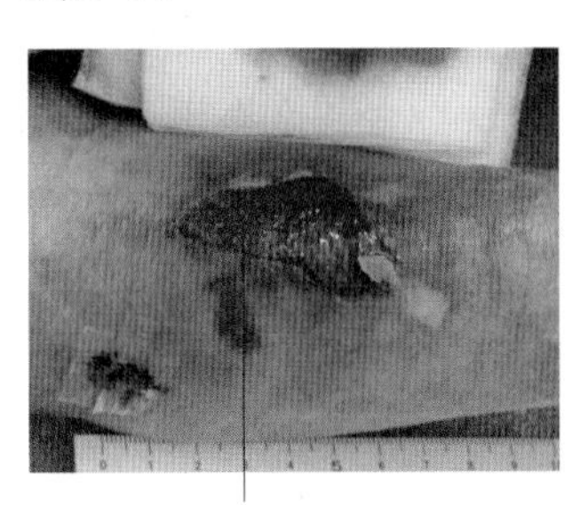

化学的刺激

失禁関連皮膚炎（IAD）

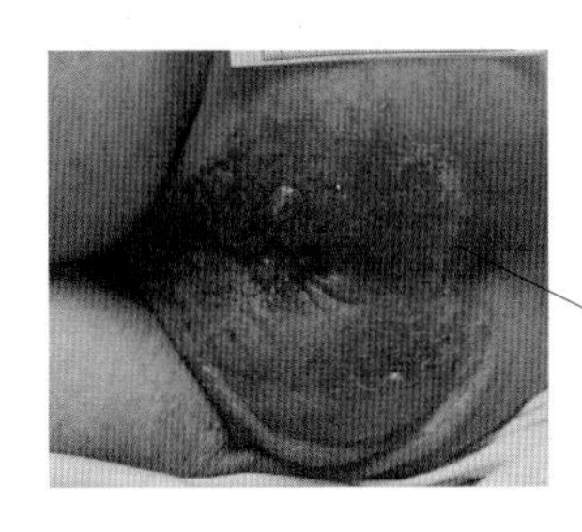

図7-40 在宅療養者に多い創傷・皮膚障害

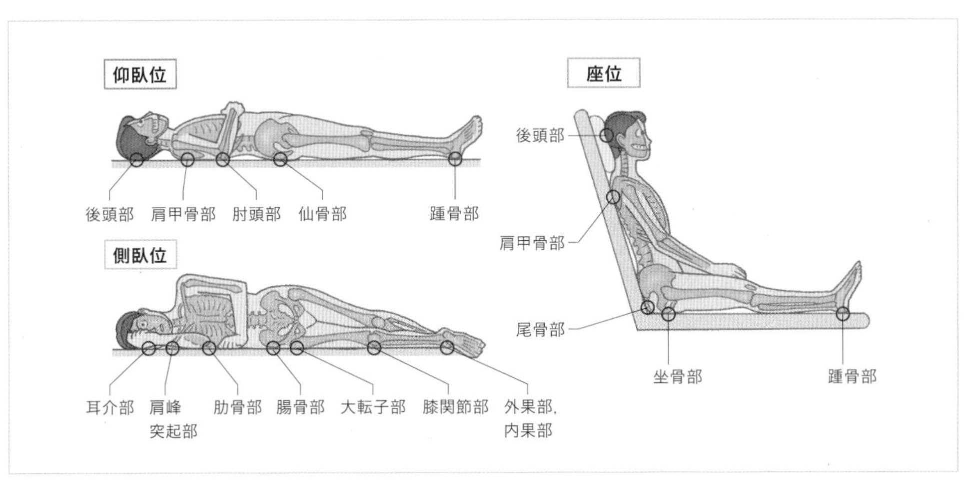

図7-41 褥瘡の好発部位

んだりした際に生じやすい。虐待と疑われることがスキン‐テアの問題点である。

日本では，居宅における褥瘡ケアの質が著しく向上してきた。2016（平成28）年の実態調査では，訪問看護利用者の褥瘡有病率は1.93％，推定発生率は0.91％であり，一般病院における褥瘡有病率2.46％，推定発生率1.20％と同等となっている[25]。しかし，訪問看護などの介護保険サービスを利用していない者において，全身状態悪化に伴い，褥瘡が発生・悪化し，感染を起こして入院に至るケースはいまだにある。

2. 褥瘡のアセスメント

居宅における褥瘡予防・管理（ケア・治療）の流れの全体像を図7-42に記す。

1　褥瘡発生のリスクアセスメント・全身観察

❶リスクアセスメントツール

まず，療養者の全身状態を観察し，褥瘡発生リスクをアセスメントする[26]。褥瘡の発生には療養生活上の要因が深くかかわる。主なリスクアセスメントツールは次のとおりである。

▶ ブレーデンスケール　**ブレーデンスケール**（表7-24）は，世界共通のリスクアセスメントツールであり，圧迫（可動性，活動性，知覚の認知）と組織耐久性（湿潤，摩擦とずれ，栄養状態）の6項目からなる[27]。各項目に対し4段階または3段階にて評価する。合計点は6～23点であり，17点以下（入院中は14点以下）の場合，褥瘡発生リスクが高いと判断する[28]。

▶ 褥瘡に関する危険因子評価票（厚生労働省）　褥瘡に関する**危険因子**の評価（表7-25）は，入院基本料や訪問看護療養費の算定要件である「褥瘡対策の診療計画書」にある項目である。日常生活自立度の低い療養者に対し，基本的動作能力，病的骨突出，関節拘縮，栄養状態低下，皮膚脆弱性（浮腫，スキン‐テア）を二件法（できる／できない，なし／あり）で評価

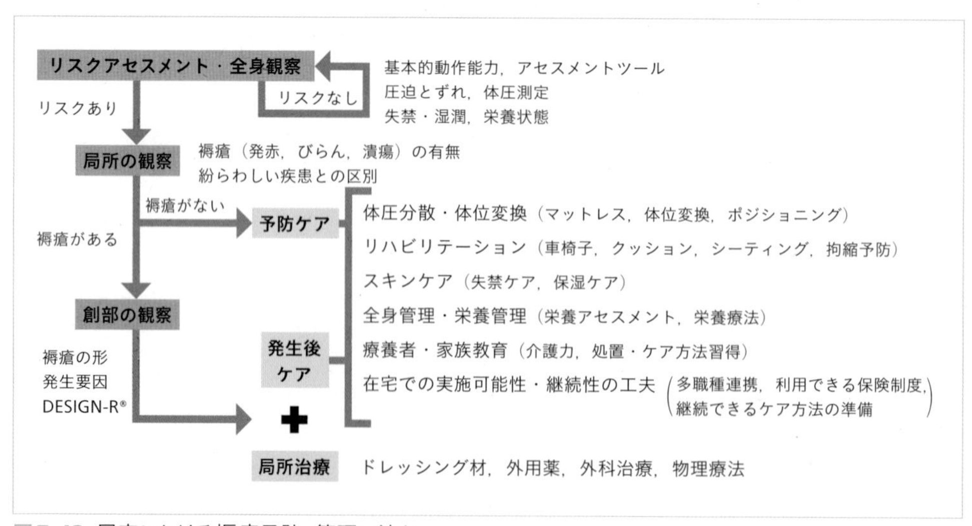

図7-42 居宅における褥瘡予防・管理の流れ

表7-24 ブレーデンスケール

知覚の認知	1. 全く知覚なし	2. 重度の障害あり	3. 軽度の障害あり	4. 障害なし
湿潤	1. 常に湿っている	2. たいてい湿っている	3. 時々湿っている	4. めったに湿っていない
活動性	1. 臥床	2. 座位可能	3. 時々歩行可能	4. 歩行可能
可動性	1. 全く体動なし	2. 非常に限られる	3. やや限られる	4. 自由に体動する
栄養状態	1. 不良	2. やや不良	3. 良好	4. 非常に良好
摩擦とずれ	1. 問題あり	2. 潜在的に問題あり	3. 問題なし	

注）各得点には判断基準が定められている。詳細は，在宅褥瘡予防・治療ガイドブック 第3版を参照。
出典／Braden and Bergstrom, 1988. 訳：真田弘美 / 大岡みち子（North West Community Hospital, IL, U. S. A.）.

表7-25 褥瘡に関する危険因子評価票（抜粋）

基本的動作能力	**（ベッド上　自力体位変換）**	できる	できない
	（椅子上　座位姿勢の保持，除圧）	できる	できない
病的骨突出		なし	あり
関節拘縮		なし	あり
栄養状態低下		なし	あり
皮膚湿潤（多汗，尿失禁，便失禁）		なし	あり
皮膚の脆弱性（浮腫）		なし	あり
皮膚の脆弱性（スキン-テアの保有，既往）		なし	あり

「あり」もしくは「できない」が1つ以上の場合，看護計画を立案し，実施する。
資料／厚生労働省：褥瘡対策に関する診療計画書，2018，一部改変.

する。

▶ 在宅版K式スケール　**在宅版K式スケール**は，日本の在宅高齢者用に作成されたスケールである。前段階要因（自力体位変換不可，骨突出，栄養状態悪い，介護知識がない）と引き金要因（体圧，湿潤，ずれ，栄養）をYes／Noで採点し，合計点を評価する[29)]。

これらのツールを使用する場合には，点数をつけるだけではなく，各項目にかかわる療養者の状態や生活環境をていねいにアセスメントすることが大切である。訪問時の状態のみでなく，ふだんの1日の過ごし方や介護のしかたを家族やホームヘルパーからも情報収集する。リスクがある場合には，家族やホームヘルパー，関連するサービス事業者と共に予防計画を立案する。

❷圧迫とずれ

療養者の基本的動作能力（臥床，座位）と自力体位変換能力を確認する。自力体位変換ができない場合，体位変換の間隔や姿勢保持の方法，移乗時の介助方法，ずれの原因となる頭側挙上の角度・時間などを家族やホームヘルパーから確認する。四肢麻痺や関節拘縮がある場合，可動域や保持できる体位を確認し，局所への体圧の集中やずれの程度を評価する。現在のマットレス上で骨突出部の底付き（骨突出部がマットレスの底面やベッドフレームに接してしまうこと）がないか，手を入れて確認する。簡易体圧測定器やセンサーシートを使用すると，ふだん過ごす体位での圧力を直接測定でき，姿勢を調整できる。

居宅においては，圧迫やずれにかかわる療養上の環境（ベッド上の物の配置，リネンやおむつの枚数・しわ・当て方，テレビのある方向など）も確認する。また，酸素マスクやカテーテル類などの医療機器やケア用品が接する皮膚は定期的に観察し，MDPRU 予防のために適切なフィッティングや保護を行う。

❸失禁・湿潤

尿・便失禁は皮膚を浸軟させ，外力への耐久性を低下させ，圧迫や摩擦の影響を強める。失禁の程度，おむつやパッドの交換頻度を確認する。特に下痢便失禁は，消化酵素を含むため IAD や混合型の褥瘡を起こしやすくなる。下痢の原因として，感染や薬剤に加え，経管栄養時の注入速度や温度，含有成分（乳糖，食物繊維など）を評価する。失禁を心配するあまり，尿取りパッドや横シーツ，敷きタオルを過剰に使用すると，かえって圧迫や発汗による皮膚湿潤につながる。また，皮膚の乾燥も摩擦の影響を強くする。

❹栄養状態

低栄養および貧血や脱水，浮腫は皮膚の脆弱化や病的骨突出，褥瘡治癒遅延の原因となる。肥満では，体重がかかる殿部や皮膚どうしが重なる腹部・鼠径部に褥瘡が発生しやすくなる。糖尿病や腎機能低下，悪液質は，栄養管理を困難にし，褥瘡の治癒を遅延させる。

低栄養のアセスメントには，体重減少率，食事摂取量，主観的包括的評価（SGA），高齢者には簡易栄養状態評価表（Mini Nutritional Assessment®；MNA®）が推奨される。血清アルブミン値は炎症，脱水の影響を強く受ける点に注意が必要である。体重の評価は栄養管理に必須であるため，定期的（月 1 回）に評価する。居宅において体重測定が困難な場合，デイサービスや外来通院時に測定できるように連携する。食事摂取量と合わせて，食事の回数，咀嚼・嚥下機能と食事の形態，調理や介助方法，経腸栄養の手技・静脈栄養の管理方法も確認する。

2　局所・創部の観察：褥瘡の有無の評価

次に療養者の皮膚の状態を観察し，褥瘡や発赤の有無を確認する。発赤があった場合，プラスチック板や指を押し当てて色が消えるかどうか確認する。「消退しない発赤」は褥瘡と判断するが，「消退する発赤」も褥瘡の前段階と考え，なぜ発生したかを療養者の 1 日の日常生活のなかで考え，原因を取り除く。

褥瘡があれば創の状態を正確に評価し，褥瘡の創傷治癒過程に合わせた適切な治療・ケアを提供する。褥瘡の評価には，多職種間の共通言語である **DESIGN-R®** 2020 年版を用いる（表 7-26，385 頁 **Column** 参照）[30)～32)]。評価項目は，深さ（Depth），滲出液（Exudate），大きさ（Size），炎症／感染（Inflammation/Infection），肉芽組織（Granulation tissue），壊死組織（Necrotic tissue），ポケット（Pocket）の 7 項目で，「D4-e3 s8 i1 G5 N3 P9: 29」のように表記する。アルファベットの大文字は重症，小文字は軽症を表し，大文字の項目から治療を優先する（重症度分類）。さらに，D を除く E ～ P の点数を足し，褥瘡の総合的な重症度を示す合計を算出する（経過評価）。DESIGN-R® は週に 1 度，または褥瘡部や全身状態に急激な変化があった場合に評価する。

褥瘡の深さは治癒過程を決める最も重要な要素である。浅い褥瘡には d1（持続する発赤）

表7-26 DESIGN R®2020

DESIGN-R®2020　褥瘡経過評価用

カルテ番号（　　　　　　　）
患者氏名　（　　　　　　　）

Depth[*1] **深さ** 創内の一番深い部分で評価し，改善に伴い創底が浅くなった場合，これと相応の深さとして評価する					
d	**0**	皮膚損傷・発赤なし	**D**	**3**	皮下組織までの損傷
				4	皮下組織を超える損傷
	1	持続する発赤		**5**	関節腔，体腔に至る損傷
				DTI	深部損傷褥瘡（DTI）疑い[*2]
	2	真皮までの損傷		**U**	壊死組織で覆われ深さの判定が不能
Exudate 滲出液					
e	**0**	なし	**E**	**6**	多量：1日2回以上のドレッシング交換を要する
	1	少量：毎日のドレッシング交換を要しない			
	3	中等量：1日1回のドレッシング交換を要する			
Size 大きさ 皮膚損傷範囲を測定：[長径(cm)×短径[*3](cm)][*4]					
s	**0**	皮膚損傷なし	**S**	**15**	100以上
	3	4未満			
	6	4以上　16未満			
	8	16以上　36未満			
	9	36以上　64未満			
	12	64以上　100未満			
Inflammation/Infection 炎症/感染					
i	**0**	局所の炎症徴候なし	**I**	**3C**[*5]	臨界的定着疑い（創面にぬめりがあり，滲出液が多い。肉芽があれば，浮腫性で脆弱など）
	1	局所の炎症徴候あり（創周囲の発赤・腫脹・熱感・疼痛）		**3**[*5]	局所の明らかな感染徴候あり（炎症徴候，膿，悪臭など）
				9	全身的影響あり（発熱など）
Granulation 肉芽組織					
g	**0**	創が治癒した場合，創の浅い場合，深部損傷褥瘡（DTI）疑いの場合	**G**	**4**	良性肉芽が創面の10%以上50%未満を占める
	1	良性肉芽が創面の90%以上を占める		**5**	良性肉芽が創面の10%未満を占める
	3	良性肉芽が創面の50%以上90%未満を占める		**6**	良性肉芽が全く形成されていない
Necrotic tissue 壊死組織 混在している場合は全体的に多い病態をもって評価する					
n	**0**	壊死組織なし	**N**	**3**	柔らかい壊死組織あり
				6	硬く厚い密着した壊死組織あり
Pocket ポケット 毎回同じ体位で，ポケット全周（潰瘍面も含め）[長径(cm)×短径[*3](cm)]から潰瘍の大きさを差し引いたもの					
p	**0**	ポケットなし	**P**	**6**	4未満
				9	4以上16未満
				12	16以上36未満
				24	36以上

部位［仙骨部，坐骨部，大転子部，踵骨部，その他（　　　　　　　　　　）］

＊1　深さ（Depth：d/D）の点数は合計には加えない
＊2　深部損傷褥瘡（DTI）疑いは，視診・触診，補助データ（発生経緯，血液検査，画像診断等）から判断する
＊3　“短径”とは“長径と直交する最大径”である
＊4　持続する発赤の場合も皮膚損傷に準じて評価する
＊5　「3C」あるいは「3」のいずれかを記載する。いずれの場合も点数は3点とする

http://jspuorg.jpn/info/pdf/design-r2020.pdf

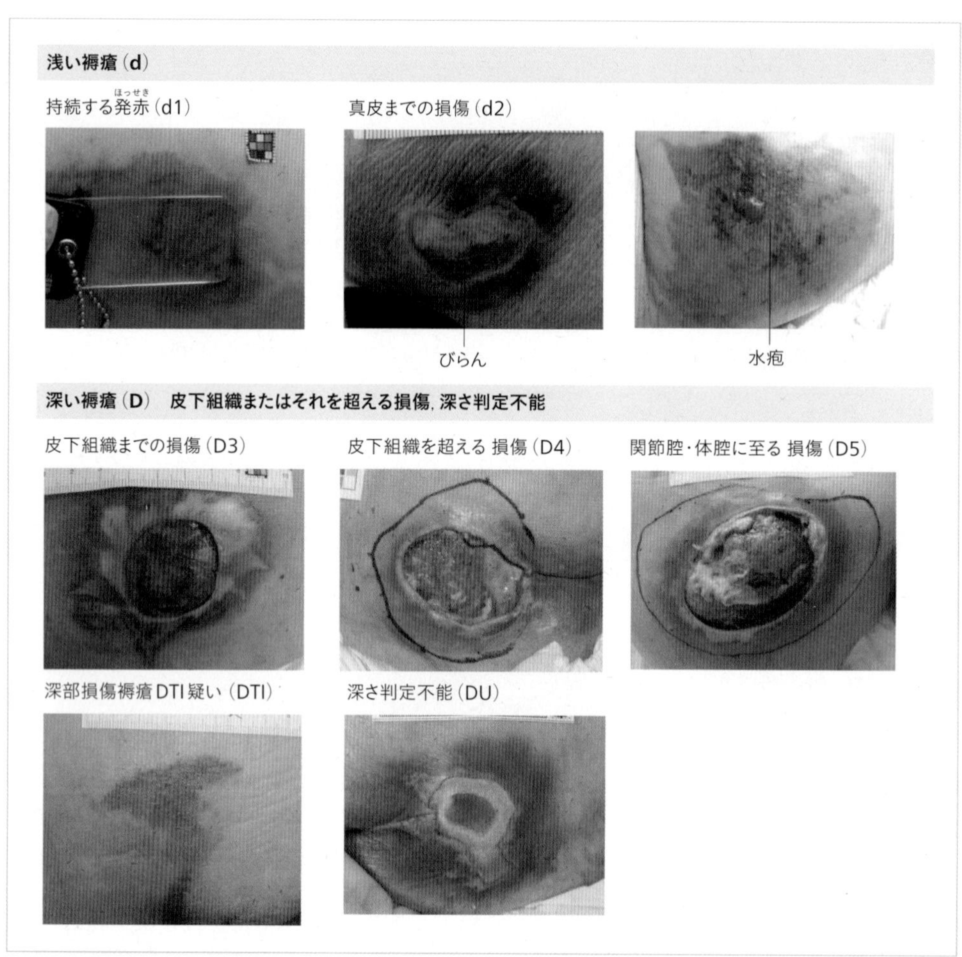

図7-43　様々な深さの褥瘡

とびらん・水疱の d2（真皮までの損傷）がある。深い褥瘡は，創周囲と明確な段差があり，創底に見える組織によって，皮下組織までのD3，皮下組織を越えるD4，関節腔，体腔に至るD5に分類される。また，急性期の深部損傷褥瘡（DTI）疑いと深さ判定不能U（Unstageable）がある（図7-43）。

3. 褥瘡予防とケア

褥瘡の予防ケアには，体圧分散・体位変換・姿勢保持，リハビリテーション，スキンケア，全身管理・栄養療法，療養者・家族教育が含まれる。褥瘡発生後には，予防時のケアに加え，褥瘡部を意識したケアを実施する。

1　体圧分散・体位変換・姿勢保持

圧迫やずれの予防方法には，体圧分散用具（マットレス，クッション）の活用と体位変換や姿勢保持，頭側挙上制限がある。体圧分散マットレスは素材（エア，ウレタンフォーム），厚

Column DESIGN-R®（2020年版）

●Depth（深さ）

創の最も深い部分に対し，「創と創縁の段差」「創底に見えている組織」を評価する。段差がなく創内に毛包が確認できれば浅い褥瘡（d），段差があれば深い褥瘡（D）となる。黒色壊死組織に完全に覆われた深さ判定不能の場合はU，急性期に一見すると皮膚に損傷はないが栗色や紫色を示すものは深部損傷褥瘡（DTI）疑いとし，今後悪化する可能性が高い。

●Exudate（滲出液）

滲出液は，1日のドレッシング材の交換回数から評価する。在宅療養者では，交換のタイミングが訪問時に限定されるため，剥離したときのドレッシング材への滲出液の広がりから評価する。滲出液がドレッシング材全体に広がる，または漏れている場合には，E6とする。ドレッシング材の種類により吸収量が異なるが，ガーゼを想定して採点する。仙骨や尾骨では，尿や便による汚染と滲出液量を区別する。

●Size（大きさ）

大きさは皮膚欠損範囲の長径（cm）×長径に直交する最大径（cm）で求め，10までの偶数の2乗（4，16，36，64，100cm²）を基準に分類する。ポケットは含まない。

●Inflammation/Infection（炎症/感染）

正常な治癒過程でも生じる炎症の徴候（発赤，腫脹，熱感，疼痛）はⅠ1，局所創感染の徴候（排膿，悪臭など）はⅠ3と区別する。明らかな感染兆候はないが，創面にぬめりがあり，滲出液が多く，肉芽が浮腫性で脆弱な状態は，臨界的定着疑い（クリティカルコロナイゼーション）Ⅰ3cとする。創の感染徴候に加え，著明な体温上昇など全身への影響がある場合はⅠ9になる。細菌培養検査の結果は利用しない。

●Granulation tissue（肉芽組織）

肉芽組織は，深い褥瘡の治癒過程において生じるコラーゲンや新生血管からなる結合組織である。まず，肉芽が良性（鮮やかな赤色で，ひきしまった肉芽）かどうかを評価する。白っぽい色やでこぼこした浮腫状の肉芽，壊死組織，出血などは不良と判断する。

次に，良性肉芽が創面の何％を占めるか評価し，分類する。創が治癒した場合や，浅い褥瘡，深部損傷褥瘡（DTI）疑いはg0となる。

●Necrotic tissue（壊死組織）

壊死組織の種類を評価し，黒く，鑷子でつまめない硬い壊死はN6，黄色または白く軟らかい壊死はN3とする。

●Pocket（ポケット）

ポケットとは表面からは観察できない創周囲の皮下の死腔で，治癒遅延の最大の要因である。専用の計測器具や綿棒を使い，評価する。ポケットを拡大させるおそれのある鋭利な器具などは使わないようにする。ポケットサイズは，ポケット全周［潰瘍面も含めた長径（cm）×長径に直交する最大径（cm）］からサイズ（S）を引いて求める。ポケットの広がる方向やポケット内部の壊死組織の残存も評価する。

●合計

合計点によって治癒期間の目安がつけられる。9点以下は1か月以内，10〜18点は3か月以内に治癒し，19点以上は3か月以上，治癒までに要する可能性が高くなる。治癒期間を考慮してドレッシング材の使用期間を見積もるなど，長期的な褥瘡管理計画に活用する。

み（普通のマットレスに重ねて使う上敷き型，厚みがあり単独で用いる交換型），機能（圧切替型，自動体位変換機能，背上げ対応，拘縮対応，換気）などによって分類される（表 7-27）。自力体位変換ができない人や高齢者には，圧分散力の高い二層式の圧切替型エアセルマットレスを用いる。端座位や車椅子移乗が必要な人には，安定したウレタンマットレスが使用される。

体圧分散用具の劣化や破損を定期的に確認・メンテナンスする。エアマットレスでは，不適切な内圧設定による底付きやエアセルの破損，ポンプとの連結部のはずれに注意する。ウレタンマットレスでは経年劣化に注意する。特にすでに褥瘡がある場合，褥瘡部にかかる体圧や底付きを評価し，圧が高い場合にはマットレスの内圧や種類，機能を再検討する。また，マットレスのみでは踵の十分な圧分散ができないため，クッションで下腿全体を支え，踵を浮かせるようにする。

体位変換の頻度はこれまで2時間ごとが推奨されてきたが，居宅では容易ではない。二層式の体圧分散マットレス上では4時間を超えない範囲でもよく，また，自動体位変換機能付きのマットレスが利用されることも増えている。体位として，リスクの高い骨突出部や褥瘡部に体重がかからないようにし，骨盤と体幹がねじれず，筋緊張のない安楽な姿勢

表 7-27 体圧分散寝具（マットレス）の分類

素材	定義	イメージ図
エア	空気で構成されているもの	
ウレタンフォーム	ポリウレタンに発泡剤を入れて作られたもの。弾性（復元力）の異なるウレタンフォームを重ねたものもある	
ゲル	液体のような凝集状態でありながら，弾性の特性をもっているもの	
ハイブリッド	複数の素材で構成されているもの	
厚み	**定義**	**イメージ図**
上敷き型	標準マットレス（圧再分配機能なし）の上に重ねて使用する。	薄い / 標準マットレス / ベッドフレーム
交換型	ベッドフレームの上に直接置くようにデザインされたマットレス。厚みがあり，自力体位変換できない療養者や骨突出のある療養者に用いる。	厚い / ベッドフレーム
多層式	複数の層を重ね合わせたマットレス。各層が異なる弾性や機能（圧切替層，フィッティング層など）を有する場合が多い。	二層式
特殊ベッド	ベッドフレームとマットレスが一体になって機能する。	
機能	**定義**	**イメージ図**
圧切替型	加圧と減圧が周期的に起こり，圧再分配を行うもの	
ローリング（自動体位変換機能）	療養者を側方へ回転させるもの。最近では，エアセルを部位ごとに周期的に膨張させ，軽度に身体を傾ける機能（スモールチェンジ）もある。	
ローエアロス	皮膚の温度と湿潤（寝床内環境）管理を支援するために空気の流れを供給するもの	

注）療養者の褥瘡発生リスク，ADL，寝心地に応じて選択する。そのほか，背上げ対応，拘縮対応など様々な機能がある。
出典／須釜淳子：6 外力の管理［2］体圧分散寝具〈真田弘美，宮地良樹編著：New 褥瘡のすべてがわかる〉，永井書店，2012，p.85-90 をもとに作成．

を保持する。従来，側臥位の角度は30度が勧められてきたが，殿筋の萎縮した高齢者では，かえって仙骨部の圧迫，創の変形によるポケット形成・拡大の原因になることもある。

居宅ではホームヘルパーや家族が体位変換を行うことが多いため，イラストや写真を用いて体位変換のスケジュールや姿勢保持用のピローの使い方を説明・掲示する。体位変換時に無理に力を入れて療養者のからだを引っ張ることや，ピローの押しこみ過ぎも，褥瘡発生のリスクとなる。スライディンググローブやシートを用いることにより，摩擦とずれを軽減しながら体位変換できる。

ずれ予防のために，頭側挙上角度は原則30度未満にする。ただし，食事時の誤嚥のリスクや呼吸状態を同時に考慮し，適切な角度を決める。頭側挙上後と仰臥位に戻したときには，背抜きをし，ずれを解消する。

2 リハビリテーション

車椅子では，車椅子用クッションを使用する。1日の座位で過ごす時間を確認し，長時間同一部位が圧迫されないよう，定期的に座面から浮かす（プッシュアップ）ように指導する。座位姿勢は，仙骨座りにならず，各関節が90度になることを原則に，車椅子のフットレストの高さ，座面，背張りを調整する。円座の使用と発赤部のマッサージは，褥瘡のリスクとなるため避ける。四肢に拘縮がある場合，小枕を膝や脇，肘にはさみ，拘縮部位どうしが圧迫されることによる褥瘡を予防する。

3 スキンケア

失禁がある場合，撥水性オイルやクリームを殿部に塗布すると，尿・便が皮膚に付着しにくくなる。また，便が付着しても洗い流しやすくなるため，過度の洗浄による皮膚損傷を防ぐことができる。

皮膚に乾燥所見（鱗屑や粗造，亀裂など）が認められる場合には，十分量の保湿ローションやクリームを用いて保湿する。回数は1日1~2回を目安とし，特に入浴後短時間以内の保湿がよい。なお，白色ワセリンは，保湿よりも失禁からの保護を目的としている。

高齢者の骨突出部の摩擦を軽減するために，ポリウレタンフィルム，高すべり性フィルムを用いてもよい。仙骨部や尾骨などに褥瘡がある場合，創部が汚染されないようガーゼの上からポリウレタンフィルムを貼付し，保護する。

4 全身管理・栄養療法

低栄養の療養者が，エネルギーとたんぱく質を十分に摂取できるよう計画を立てる。摂取量低下の原因を全身状態，食事の分量・形態・味つけ，食事環境などから評価する。特に，褥瘡保有者の食事摂取量が急に低下した場合，創感染による発熱が原因である可能性がある。食事のみでは不足する場合，高エネルギー・高たんぱく質の補助食品を勧める。補助食品は一般のドラッグストアや通信販売でも入手しやすくなっている。栄養状態の維持・向上のみではなく，食事の楽しみが続くように，本人，家族，ホームヘルパーとともに食事内容や補助食品の味や見た目を工夫する。腎機能や嚥下（えんげ）機能などの基礎疾患の状態によって，栄養剤・輸液の必要量や投与量，投与経路，治療目標を慎重に選択する。

褥瘡保有者への栄養療法では，エネルギー 30kcal/kg/ 日以上，たんぱく質 1.0g/kg/ 日以上を目安に，褥瘡の程度（大きさや滲出液量），基礎疾患・合併症に応じて調整する。さらに，亜鉛，アルギニン，抗酸化ビタミン（ビタミンCやE），コラーゲンペプチドを総合的に補給してもよい。

4. 褥瘡ケア

1　局所治療

居宅では，看護師が現在の治療法について適切かどうかを判断し，主治医に処置の変更を提案する。そのためには，褥瘡の治癒過程と治療原則の理解が必要である。

治療法は外用薬，ドレッシング材（創傷被覆材），外科治療，物理療法に分類され，治癒過程や滲出液の量により使い分ける。褥瘡の治癒過程は凝固期，炎症期，増殖期，成熟期に分類される（図 7-44）。外用薬は基剤と薬効成分からなり，基剤が創の湿潤環境を左右する。滲出液の多い時期には，吸収能の高い水溶性基剤（ポビドンヨードシュガー，カデキソマービーズなど）の外用薬を，滲出液が少ないときには創保護効果の高い油脂性基剤（アルプロスタジルアルファデクス軟膏など）や水中油型の乳剤性基剤（スルファジアジン銀含有クリームなど）を用いる。

ドレッシング材には，滲出液吸収能の高いポリウレタンフォーム，ソフトシリコン，アルギン酸などと，湿潤環境を維持するためのハイドロコロイドなどがある。また保険適用上，真皮に至る創傷用と皮下組織に至る創傷用のドレッシング材がある。

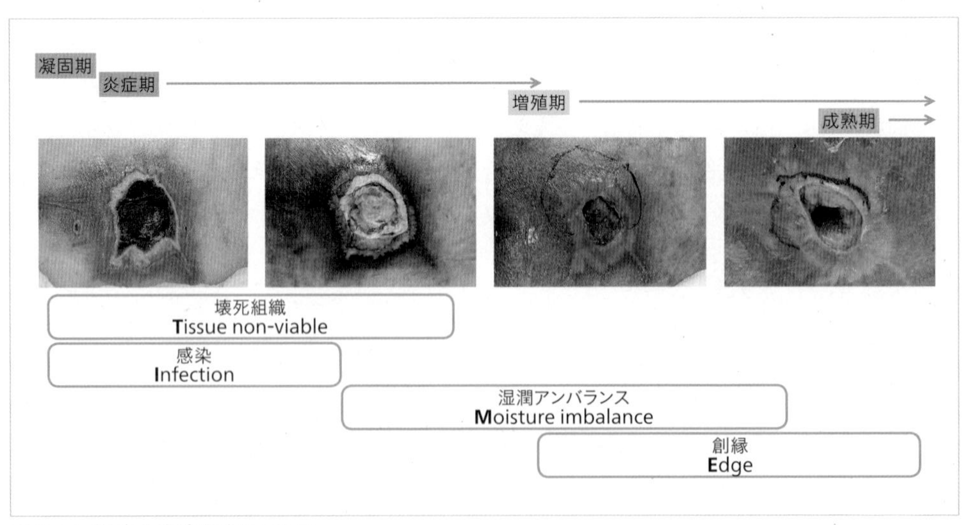

図 7-44　褥瘡の治癒過程とTIME

褥瘡治療の基本は**創底管理**（wound bed preparation）であり，慢性創傷特有の**TIME**（壊死組織：Tissue non-viable，感染：Infection，湿潤アンバランス：Moisture imbalance，創縁：Edge）（図7-44）という阻害要因を取り除く。

急性期褥瘡の場合，保護効果の高い油脂性基材の外用薬や，創部を観察しやすい透明なポリウレタンフィルムによる保護を選択する。慢性期で炎症期の褥瘡では，外科的デブリードマンや乳剤性基剤の外用薬を用いて，残存する壊死組織を速やかに除去する。感染を伴う場合，ヨウ素や銀などの局所的な抗菌作用のある外用薬を選択する。増殖期には，肉芽形成促進や創縮小を目的とし，適度な湿潤環境を保持するドレッシング材や，肉芽形成促進・創縮小作用のある外用薬を選択する。ドレッシング材が頻繁に便や尿に汚染される場合には，コストの問題から外用薬に切り替えることもある。

物理療法である陰圧閉鎖療法は創面をフィルムで閉鎖し，専用の機器で陰圧をかけて過剰な滲出液を除去するとともに，血流を促進し，肉芽形成を促す治療法である。滲出液の管理がしやすく，週に数回の交換で済むため，介護負担も軽減する。2020年度診療報酬改定により，在宅においても医師や創傷管理関連の特定行為のできる看護師によって陰圧閉鎖療法（単回使用型のキットに限る）を実施・交換した場合に，処置点数や特定保険医療材料費を算定できるようになった。

処置前には，創面・創周囲・ポケット内部の洗浄が不可欠である。洗浄剤をよく泡立てて，創周囲を愛護的に洗う。創面は洗浄ボトルを使って圧をかけて洗浄する。ポケット内部は，シリンジとカテーテルを使って，残存する遊離壊死組織を除去するように洗浄する。シャワー浴や訪問入浴によっても，創部や皮膚の清潔を保つことができる。

2 利用できる保険制度

居宅においては，衛生材料の使用や処置方法を工夫することが必要である。訪問時に，薬剤や衛生材料が不足していないか，いつ，どのように調達できるかを確認する。家庭にある用品を利用し，代替できるとケアが継続しやすい。たとえば，薬剤を塗布する際には，アイスクリームなどのプラスチックスプーンを使用してもよい。訪問前には，褥瘡の評価に用いるものさし（ディスポの計測シール）やカメラ，体圧測定器なども準備する。

居宅で利用できる，褥瘡予防・治療の保険制度を示す（2022［令和4］年現在，表7-28）。居宅で療養を行っている通院困難な療養者のうち，皮下組織に至る褥瘡を有し，在宅療養指導管理料を算定している場合には，創傷被覆材を処方箋により保険薬局から供給でき，3週間以上使用できるようになった。雑品扱いのポリウレタンフィルム，予防に用いるスキンケア用品は療養者や訪問看護ステーション・病院のいずれかがコストを負担するため，本人・家族の意向を事前に確認する。

3 利用者・家族教育，多職種連携

居宅における褥瘡ケアでは，看護師以外にも家族やホームヘルパー，主治医など様々な

表 7-28 在宅褥瘡治療において利用できる保険制度

褥瘡治療・ケア	利用できる制度
医師の訪問による褥瘡治療	[医] 在宅時医学総合管理料, 在宅寝たきり患者処置指導管理料
外用薬	[医] 薬剤料
保険適用の創傷被覆材 (皮膚欠損用創傷被覆材, 非固着性シリコンガーゼなど)	[医] 特定保険医療材料 (条件により保険薬局から支給可)
局所陰圧閉鎖療法 (単回使用型のみ)	[医] 局所陰圧閉鎖処置 (入院外) 局所陰圧閉鎖処置用材料 陰圧創傷治療用カートリッジ
衛生材料 (ガーゼなど)・保健医療材料	[医] 在宅療養指導管理料を算定する保険医療機関から支給, または衛生材料等提供加算
マットレス, 車椅子(いす), クッション	[介] 福祉用具貸与
栄養補助食品	一部の種類は薬剤扱い, 他は食品
皮膚・排泄ケア認定看護師 (褥瘡ケア, 人工肛門, 人工膀胱ケア) または特定行為研修修了者 (創傷管理関連) の訪問	[医] 在宅患者訪問看護・指導料 3 訪問看護管理療養費
医師, 看護師, 管理栄養士 (当該保険医療機関以外からも可) を含む在宅褥瘡対策チームの訪問	[医] 在宅患者訪問褥瘡管理指導料
歯科医師, 管理栄養士などの専門職種の訪問	[介] 居宅療養管理指導 [医] 在宅患者訪問栄養食事指導料, など

注) [医] は医療保険制度, [介] は介護保険制度を示す。

職種がケアにかかわるため，ケア目標 (治癒を目指す, 感染予防など) や情報の共有が欠かせない。入院中から居宅への移行を見据えて，マットレスの準備や居宅で継続できる処置方法などを，病院関係者や介護支援専門員，居宅サービス事業者と話し合う。

家族やホームヘルパーには，創感染の徴候などの観察点と異常時の対応についてパンフレットを用いて説明し，ケアの手順を一緒に実施するなど理解度を確認する。日本褥瘡学会や日本褥瘡学会·在宅ケア推進協会から教育用パンフレットが公開されている。一方で，家族に過度の負担がかからないよう，電話相談などができるように配慮する。

褥瘡ケアでは，創部や体位を写真に撮影し，家族への説明や多職種の情報共有に用いるとよい。治癒が進まない場合や感染が悪化する場合には，皮膚科·形成外科の医師や皮膚·排泄ケア認定看護師のいる専門機関へのコンサルテーション・通院を検討する。今後はICT (情報通信技術) を用いた情報共有やコンサルテーションが期待されている。

G 服薬管理

1. 服薬のアセスメント

1 在宅療養における服薬管理

2021 (令和 3) 年，超高齢社会下の日本は，高齢化率 28.9% に達している [33]。2019 (令和元) 年，訪問看護利用者のうち介護保険制度による利用者は 67.6% であり，これを年齢階級別にみると 80 ～ 89 歳が 43.0% で最も多く，90 歳以上の利用者 (23.8%) を加え

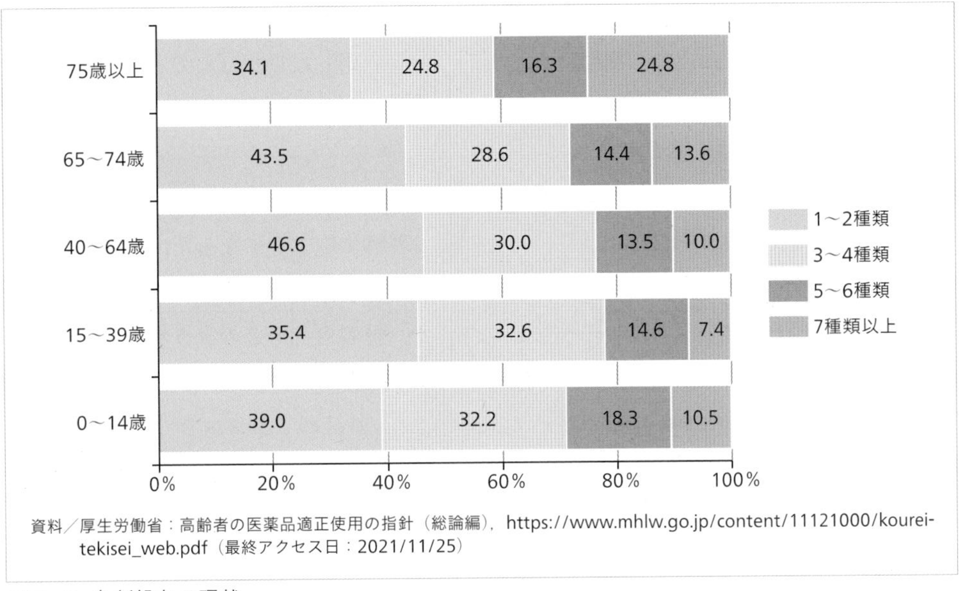

資料／厚生労働省：高齢者の医薬品適正使用の指針（総論編），https://www.mhlw.go.jp/content/11121000/kourei-tekisei_web.pdf（最終アクセス日：2021/11/25）

図7-45　多剤投与の現状

ると，80歳以上が66.8%と，過半数を超える状況である[34]。

在宅療養者は，複数の慢性疾患を有していることが多く，複数の医療機関から薬が処方されることで，薬物有害事象のリスク増加，服薬過誤，服薬アドヒアランス低下等の問題につながる**多剤投与状態**（**ポリファーマシー**）になりやすい。2018（平成30）年5月に厚生労働省の開示したデータでは[35]，高齢になるほど処方薬剤数と平均受診医療機関数が増加する傾向にあり，75歳以上の4割が5種類以上，約1/4が7種類以上の薬剤を処方されている（図7-45）。

居宅で安定した生活を過ごすために，薬物療法は不可欠であり，適切な服薬管理が求められる。しかし，服薬管理を行うのは，病院では看護師や薬剤師であることが多いのに対し，在宅では療養者とその家族が行うことが多い。前述した多剤投与の現状に加えて，在宅療養者は，加齢に伴う認知機能の低下（飲み忘れ，病識の欠如，服薬無理解），身体機能の低下（視力･聴力の低下，**手指の巧緻性***の低下，嚥下機能の低下），環境的要因（外来診察が可能であるか，同居者の有無，家からかかりつけ薬局までの距離）によって，適切な服薬管理が妨げられることがある。

安全で有効な薬物療法を実施継続していくためには，在宅療養者とその家族の特徴や薬の使用上の問題点をアセスメントし，把握することと同時に，在宅療養者に関連する医療職・介護職が連携して対応にあたることが必要である。

2　服薬コンプライアンスから服薬アドヒアランスへ

従来，医療者は患者の服薬管理状況を**コンプライアンス**の概念を用いてとらえてきた。コンプライアンスとは，「従うこと」「命令や要求に応じること」「果たすべき務めを果たすこと」などの意味をもち，服薬コンプライアンスとは「患者が医師の指示どおり服薬すること」[36]を示す。患者は自分の病態はもとより，なぜ服用しなければならないか十分に理解しないままコンプライアンスが求められることで，中長期的に適切な服薬ができていない（ノンコンプライアンス）患者が多くみられる。

しかし，インフォームドコンセント*の普及によって医療者と患者の関係性が変化し，患者の服薬管理状況を**アドヒアランス**の概念を用いて理解するようになった。慢性疾患の治療のために，継続した服薬管理を必要とする患者は，自分の病態，薬効，薬の副作用，費用などについて十分な説明を受けて理解したうえで，患者自身がどのような薬物療法を行うかの決定に参加するという主体的な行動が重要であるという考え方である。2001年に世界保健機関（World Health Organization；WHO）は，アドヒアランスを「患者の行動が医療従事者の提供した治療方針に同意し一致すること」と定義した[37]。そして，患者の服薬継続支援において，従来の服薬遵守の有無に着目した服薬コンプライアンスから，服薬アドヒアランスの概念を用いることを推奨している。

3 服薬アドヒアランスに影響する因子

服薬アドヒアランスに影響する因子には，①治療内容：薬物や用法・用量，②患者自身に関連した因子，③医療者側の因子，④患者と医療者との相互関係，⑤環境，家族や援助者に関連した因子などがある（表7-29）。その薬物療法は患者にとって実行可能か，服薬を妨げる因子があるとすればそれは何か，それをどう解決できるか，患者と共に考え，決める必要がある[38]。

4 服薬のアセスメント

在宅療養者の服薬管理能力を評価する基準となるアセスメントシートを表7-30に示す。アセスメントシートは，「認知機能障害」「身体機能障害」「服薬管理行動・認識障害」から服薬管理能力を評価する。

まず「認知機能障害」に関する項目に該当する療養者は，認知機能障害があるため服薬自己管理が困難であるとアセスメントする。認知機能障害がないとアセスメントした療養者は，「身体機能障害」「服薬管理行動・認識障害」に関する項目の該当状況に対して，服薬支援を行う。

2. 在宅療養における服薬支援

在宅療養の場でよく使用されている代表的な薬剤とその効果と副作用を表7-31に示す。

* **手先の巧緻性**：手先の器用さや細かさの度合いを意味する。ボタンを押す，箸を持つ，錠剤を包装シートから取り出す，などの指先を使った細かな動作ができることを「手先の巧緻性が高い」と表現する。
* **インフォームドコンセント**：「正しい情報を十分与えられ，それを理解したうえでの合意」を意味している概念である[39]。1990（平成2）年に日本医師会が「説明と同意」を提唱し，1997（平成9）年の医療法の改正により，インフォームドコンセントが医療法上の医師の努力義務として明記された。

表7-29 服薬アドヒアランスに影響する因子

❶治療内容：薬物や用法・用量
- 服薬量が多い（多剤併用）
- 服薬回数が多い（食前，食間，食後）
- 服薬期間の長期化
- 薬剤の形状（錠剤，散剤，顆粒）
- 服薬方法（経口・吸入・点眼・点鼻）
- 薬物の効果（効果不十分，副作用が強い）

❷患者自身に関した因子
- 既往歴（認知症，抑うつなど精神疾患，高次脳機能障害）
- 認知機能の低下（飲み忘れ，服薬無理解，病識の欠如）
- 身体的要因（視力・聴力の低下，手指の巧緻性，嚥下（えんげ）状態）
- 心理的要因（自己判断，疾患の否認，医療不信，副作用体験，健康観）

❸医療者側の因子
- 服薬アセスメント不十分
- 医療者間の連携不足
- インフォームドコンセントの不足（服薬の必要性，服薬の効果・副作用，服薬方法）

❹患者と医療者との相互関係
- 医療者と自分の思いや目標を共有できる
- 医療者と自分の治療経過を共有できる
- 医療者と質問を気兼ねなく行える

❺環境，家族や援助者に関した因子
- 同居家族，援助者の有無
- 医療機関（かかりつけ病院や薬局）との物理的距離，通いやすさ

出典／吉尾隆，他編：薬物治療学，改訂4版，南山堂，2015，p.8，一部改変.

看護師が在宅療養者の服薬支援を行う際には，服薬管理状況を把握することが必要である。看護師は薬剤を服用する在宅療養者とそれを支える家族，服用している薬剤，その薬剤効果，多職種連携情報を把握する。表7-32にその項目を記した。

1 看護師による服薬支援

看護師は在宅療養者とその家族の服薬管理状況から，適切な服薬管理が行われているか否かをアセスメントする。療養者とその家族による服薬管理が十分でない場合は，個々の状況に沿った服薬支援を行う。服薬支援においては，薬剤を指示どおりに服薬できるようにするだけでなく，在宅療養者とその家族が理解・納得して主体的に服薬できるように支援を行う。

❶視力障害・聴力障害がある場合

在宅療養者とその家族が，服用時に適切な薬剤を選択できるように，薬袋や薬をまとめている箱などに薬剤名や服薬時間，服用量などの情報を大きく記載する。文字は太くしたり目立つ色にすることで，在宅療養者とその家族が，服用量や時間を目で確認できるようにする。

❷嚥下障害がある場合

在宅療養者が誤嚥のリスクを軽減し安全に服用できるように，服薬時の姿勢（頸（けい）部前屈）

表7-30 服薬管理能力アセスメントシート

認知機能障害	
記憶障害の有無	• 自分の名前が言えない • 年齢が言えない
見当識障害の有無	• 日付や季節が言えない • 自分がいる場所が言えない
理解・判断力の低下	• 人を間違えることが多い • 忘れ物が多い
身体機能障害	
視力・聴力障害の有無	• 薬袋の文字を読むことができない • 会話が聞こえない
服薬行動の問題の有無	• 薬袋から薬を取り出せない • 包装シートから薬を取り出せない • 薬を口まで運べない
嚥下機能の問題の有無	• 服薬時にむせないで嚥下できない（オブラート・服薬ゼリーの使用考慮）
服薬管理行動・認識障害	
服薬忘れ・間違いの有無	• 薬の残数にばらつきがある • 薬の飲み忘れがある
服薬の必要性の理解	• 薬の効能を言えない • 自分の病気について理解できていない • 服薬の必要性が理解できていない • 服薬自己管理への主体的な意欲がない
薬剤の量と時間の理解	• 服薬する薬剤の種類と量が言えない • 服薬する時間（食前，食間，食後）が言えない
服薬行動	• 自己中断歴がある • 服薬自己調整（量，種類，時間）をしている
服薬行動を阻害する状況	• 薬の種類と量が多い • 薬の変更が多い

を説明する。また，可能であれば，医師・薬剤師に報告し，薬剤の形態変更・服用量の調整なども考慮する。

❸認知力の低下がある場合

認知力の低下による飲み忘れがある場合は，在宅療養者とその家族と相談し，タイマー付きピルケースや目につきやすい配薬カレンダーを使用する。

❹服薬動作に障害がある場合

手指の変形や麻痺などによって服薬動作が行えない場合は，在宅療養者とその家族と相談し，適切に服用できる方法（一包化やホームヘルパーによる服薬介助など）を検討する。薬剤形態変更・服用量の調整などが必要な時は，医師・薬剤師に報告する。

❺服薬支援の工夫

▶ 薬剤の一包化（図7-46a） **一包化**とは，医師の指示のもとで薬剤師に依頼し，個別に処方されている薬剤を，朝・昼・夕など1袋ずつパックにしてまとめることをいう。薬局で，パックした袋に，在宅療養者氏名・服薬時間（「食前」「食後」「9時」など）・日付などを印字することができる。一包化された服薬管理のメリットは，複数の薬剤をそれぞれの包装シートから取り出す必要がなくなり，飲み間違い・飲み忘れを防ぎやすいことである。反面，服用している薬剤の種類がわからなくなる，服薬調整が行いにくい，長期保管ができなくな

表7-31 在宅療養で使われる処方薬（効果と副作用）

薬のタイプ	薬効	主な副作用
循環器系薬剤		
①降圧薬		
カルシウム拮抗薬（Ca拮抗薬）	血管や心筋を収縮させるカルシウムの細胞内への流入を阻止し，冠血管を広げて血圧を下げる。	動悸，頭痛，顔面紅潮（ほてり感），浮腫，歯肉肥厚，便秘，肝機能障害（黄疸，倦怠感）
アンジオテンシン変換酵素阻害薬	血管を収縮させ，腎臓の水分・Na排出を抑えて血圧を上げるアンジオテンシンⅡの生成を阻害して血圧を下げる。	空咳，血管浮腫，高カリウム血症（唇のしびれ，手足の麻痺），急性腎不全（尿量減少，倦怠感）
利尿薬	腎臓の尿細管でNaが再吸収されるのを防ぎ，Naと水分の排泄を促進させて，体液量を減らして血圧を下げる。	血圧低下（めまい，ふらつき），低カリウム血症（口渇，筋力低下），高血糖症（口渇，尿量増加）
②抗狭心症薬		
硝酸薬	血管を拡張させる物質（c-GMP）の生成を高めて冠血管を広げ，心臓への酸素供給量を増加させる。	起立性低血圧（立ちくらみ，めまい），頭痛
カルシウム拮抗薬（Ca拮抗薬）	血管や心筋を収縮させるカルシウムの細胞内への流入を阻止し，**心臓へ酸素や栄養を供給する冠血管を広げる**。	動悸，頭痛，顔面紅潮（ほてり感），浮腫，歯肉肥厚，便秘
抗凝固薬	血液凝固因子の生成に必要なビタミンKと拮抗し，血液凝固を阻害して，血液を固まりにくくする。	出血傾向（歯ぐきの出血，血痰，鼻血，皮下出血）
③心不全治療薬		
強心薬	心臓の収縮に必要なカルシウムを取り込み，心臓の拍動を強め，尿量を増やす。	ジギタリス中毒（食欲不振，悪心，動悸，不整脈）
呼吸系薬剤		
①鎮咳薬	咳の中枢を鎮静し，反射経路を抑える。または，気管支の平滑筋を緩（ゆる）めて，発作を抑制する。	消化器症状（便秘，悪心，嘔吐，食欲不振），眠気，めまい，頭痛
②去痰薬	喀痰の分泌促進，粘稠度の調整によって，気道壁をなめらかにして喀痰喀出を行いやすくする。	食欲不振，悪心，嘔吐，下痢，腹痛
精神神経系薬剤		
①抗うつ薬	神経伝達物質であるセロトニン，ノルアドレナリン，ドパミンを活性化させ，脳内環境を調節する。	口渇，便秘，排尿障害，眠気，頭痛，胃腸障害，性機能障害
代謝系薬剤		
①糖尿病治療薬（インスリン製剤）	**膵臓のランゲルハンス島のβ細胞から分泌されるインスリン**で，糖を体の細胞に取り込み，またはエネルギーに変換して血糖を下げる。	低血糖症状（空腹感，冷汗，寒気，動悸，手指振戦，脱力感）
②糖尿病治療薬（経口血糖降下薬）	膵臓のランゲルハンス島のβ細胞に作用して，インスリンの分泌を促進し，作用増強，ブドウ糖分解抑制によって，血糖コントロールを行う。	低血糖症状（空腹感，冷汗，寒気，動悸，手指振戦，脱力感），消化器症状（悪心，下痢）
下剤		
①塩類下剤	腸管内に水分を移行させ腸管内容物を軟化，増大させ，その刺激により排便を容易にする。	下痢，腹部膨満感，腹痛，悪心
外用剤		
①塗布剤	外皮における炎症，発疹，かゆみ，創傷などの状態に対して，クリーム剤，軟膏剤，液剤，ゲル剤などの形態で局所的に治療する。	かぶれ，発疹，瘙痒（そうよう）感，菲薄化，局所感染
②貼付（ちょうふ）剤	打ち身，捻挫など患部に貼付して治療を行う。経皮吸収型製剤は，狭心症・心筋梗塞，喘息（ぜんそく）などの疾患の治療とがん性疼痛の鎮痛目的に用いられる。	接触性皮膚炎，動悸，頭痛，ほてり感，血圧低下
③坐薬	肛門または腟に適用する半固形の外用剤。胃腸を刺激せず，乳幼児や嚥下障害など経口投与が困難な患者にも適用できる。	冷汗，顔面蒼白，血圧低下
鎮痛補助薬		
①解熱性鎮痛薬	炎症や発熱を引き起こすプロスタグランジン（PG）の生合成を抑制し解熱鎮痛作用を示す。	胃痛，消化管潰瘍，胃腸出血，下血，腎機能障害
②麻薬性鎮痛薬	オピオイド受容体と結合することで，痛みの神経伝達経路を抑制方向に調整し強力な鎮痛効果を示す。経口投与，経皮投与，直腸内投与，持続皮下注・持続静注投与の方法がある。	錯乱，呼吸抑制，消化器症状（便秘，悪心）

注）医療用麻薬，医療物品の取り扱い：鎮痛補助薬として処方される麻薬性鎮痛薬は，経口薬・坐薬・連続注入器などの形があり，在宅療養者とその家族の責任の下で取り扱うことになる。薬剤の破損・紛失・盗難に注意し，使用しなかった麻薬性鎮痛薬は自宅で廃棄せず，医療機関に返却するように指導する。同様に在宅医療処置で使用した穿刺針は，専用容器または蓋付きびんに入れて医療機関に返却するように指導する。

表7-32 服薬状況把握のための項目

療養者について	
身体面	性別，年齢，身長/体重/BMI 視力（薬袋の文字を読めるか），聴力（会話が聞こえるか） 嚥下力（食事や飲水時に，むせはないか） ADL（食事動作ができるか，はさみを使用できるか，指先の動きはどうか）
認知面	疾病に対する理解，治療方針に対する理解，治療への意欲
生活面	生活習慣・生活状況：食事時間・回数，食事内容，水分摂取状況，生活活動の拠点など
治療面	療養への意欲，医療者との信頼関係，理解力・記憶力（病識・薬の必要性），判断力（自己中断歴がないか），表現力（医療者やその家族に質問ができるか）
家族について	
身体面	性別，年齢 視力（薬袋の文字を読めるか），聴力（会話が聞こえるか） ADL（服薬介助動作ができるか）
認知面	疾病に対する理解，治療方針に対する理解
生活面	介護状況：服薬介助，食事介助，移動介助，排泄介助
治療面	療養者との信頼関係，理解力・記憶力（病識・薬の必要性），判断力，表現力（医療者や療養者に質問ができるか）
薬剤について	
服用量と効果	薬剤名，服薬回数と量，服薬時間，服薬期間 薬剤の作用：症状の改善，検査データ，副作用の有無とその程度
薬剤与薬方法	経口，経粘膜，経皮吸入，胃瘻（いろう）（PEG）注入
管理方法	薬剤管理方法：自己管理，服薬介助，薬剤一包化，配薬ボックス，配薬カレンダー
薬剤形態	錠剤，カプセル，顆粒，シロップ，外用剤（塗布，浣腸，点眼，点鼻）
多職種連携情報	
医師	服薬管理状況，症状の変化，有害作用の有無
ホームヘルパー	服薬確認，服薬介助状況
介護支援専門員	服薬確認，服薬介助状況
薬剤師	服薬管理状況，症状の変化，副作用の有無とその程度

出典／前川厚子編著：在宅医療と訪問看護・介護のコラボレーション，改訂2版，オーム社，2016，p.286，一部改変.

るなどのデメリットがある。

▶ **ピルケースまたは配薬ボックスの利用**（図7-46b，c）　**ピルケース**または**配薬ボックス**の区分けされた場所に内服薬を事前に準備しておき，服用時に1回分ずつ取り出して服用する。在宅療養者とその家族が配薬準備をできないときは，看護師が次回の訪問日までの内服薬を準備する。

▶ **配薬カレンダーの利用**（図7-46d）　ピルケース・配薬ボックスと同様に，事前に内服薬を準備して利用する。**配薬カレンダー**は1週間分の内服薬の準備ができるため，訪問日が少なく服薬管理が必要な療養者に使用しやすい。

2 多職種連携による服薬支援

居宅において服薬管理を行うのは療養者とその家族であるため，療養者の負担・家族の介護負担などを考慮し，必要時には社会資源を効果的に活用する。

▶ **主治医との連携**　看護師は，処方された薬剤の服薬管理状況と薬の効果・副作用の出現などの状況を把握し，必要時は主治医に報告する。在宅療養者が適切な服薬管理が行えて

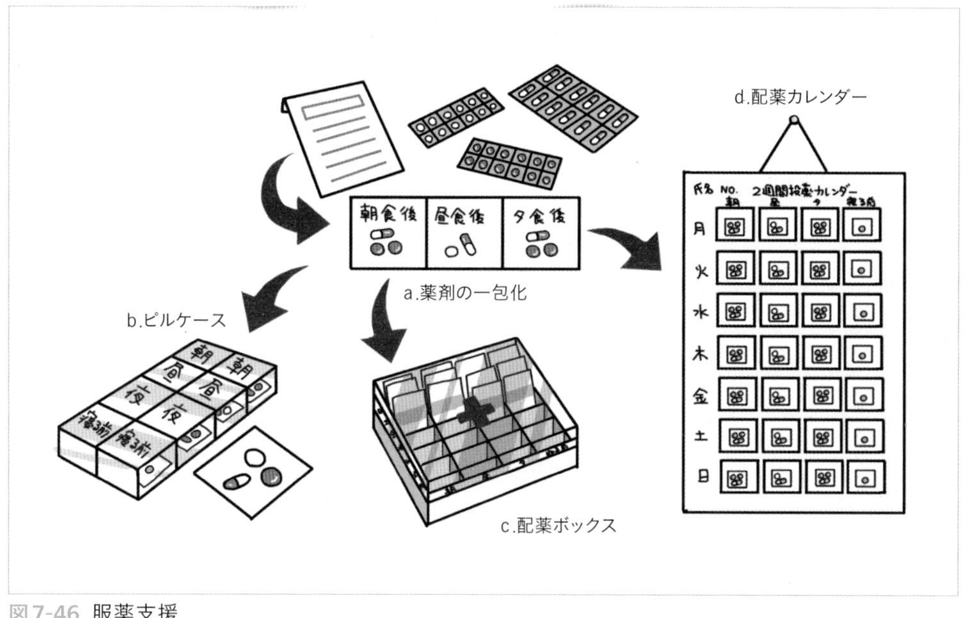

図7-46 服薬支援

いなかったり，薬の効果が弱いまたは強い副作用が認められる場合などは，具体的な改善策（服薬の一包化，服薬量の調整）がとれるかどうかを確認する。

▶ **ホームヘルパーとの連携** 療養者が訪問介護サービスを利用している場合，連絡ノートなどを用いて服薬の確認をホームヘルパーに依頼することも多い。しかし，ホームヘルパーが行えることは服薬管理ではなく，服薬介助*であるため，具体的な薬剤の管理や服薬に

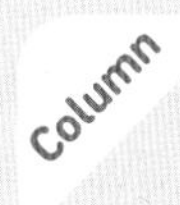

お薬手帳

お薬手帳は，国内の保険薬局や医療機関で患者個人に調剤された薬の履歴（調剤履歴）や既往歴，アレルギー，副作用歴，かかりつけ医療機関など，患者と医療関係者に必要な情報を記載する手帳である。複数の病院を利用する患者の薬物相互作用（飲み合わせ）の管理にも用いられるため，お薬手帳の所有や管理は各患者が行う。

2011（平成23）年に発生した東日本大震災では，数多くの病院・診療所が被災したため，被災した人がかかりつけの病院・診療所で処方を受けられなくなった。また，カルテのデータが失われたケースも多く，被災者が服用していた薬の特定は困難であった。しかし，避難所にお薬手帳を持参した人は，直ちに常用薬の処方を受けることができた。一方，津波災害によって，紙のお薬手帳が汚れたり，流されて使えなくなったりするケースも少なくなかった。このような状況を踏まえ厚生労働省は，紙以外の媒体を使うお薬手帳（電子版）の普及にも取り組んでいる。

* **服薬介助**：2000（平成12）年3月17日に厚生労働省より通知された老計第10号によって，服薬介助は「水の準備→配剤された薬をテーブルの上に出し，確認（飲み忘れないようにする）→本人が薬を飲むのを手伝う→後片づけ，確認」とされた。

関するアセスメントは看護師が行うことを忘れてはならない。

▶ **介護支援専門員（ケアマネジャー）との連携**　介護保険制度の利用者の場合，多くは介護支援専門員がかかわっている。介護支援専門員は医療職の資格を有しているとは限らないため，薬剤に関する共通理解が得られにくいこともある。必要時は看護師が，介護支援専門員に服薬管理状況と薬剤の効果と副作用についての情報を提供し連携する。

▶ **薬剤師との連携**　在宅療養者本人またはその家族が，かかりつけ薬局から処方を受け取り，薬剤師による服薬管理指導を受けていることが多い。薬剤師は医師の指示のもとで，在宅療養者の同意があれば，薬剤の保管状況，服薬状況，重複薬剤の有無などについて薬学的な観点から服薬管理指導を行うことができる。看護師の服薬支援と重なることが多いため，情報を共有し，連携する必要がある。薬剤師による服薬管理指導は，介護保険を活用する場合は「（介護予防）居宅療養管理指導」となり，医療保険を活用する場合は「在宅患者訪問薬剤管理指導」となる。

H 日常生活の事故防止・予防

1. 転倒・転落の防止

1 転倒・転落がもたらす悪影響

人は年を重ね，高齢になると，足腰の筋力低下や視力低下などにより，転びやすくなる。階段からの転落は，骨折などの大事故につながる。高齢者は，加齢変化に伴う骨粗鬆症（こつそしょうしょう）（骨のもろさ）が基盤にある。尻もちをついた転倒では，大腿骨頸部骨折や脊椎圧迫骨折を引き起こしやすい（図 7-47）。このほか，腕を伸ばした状態で転倒すると，上腕骨近位部骨折（図 7-47）や橈骨遠位端骨折（図 7-47）の危険が高くなる。また，転倒により頭部を床や地面に強くぶつけることで脳出血が生じるリスクも高まる。骨折および脳出血の治療は，長期間安静が必要なため，寝たきり状態となりやすく，日常生活動作能力ならびに生活の質の低下へとつながる。

2 転倒・転落の要因

転倒・転落の原因には，転んだ人自身に強くかかわる要因（内的要因）[40] と周囲の環境に関係する要因（外的要因）[41] に加えて，転倒・転落者の「動きたい」または介護者の「動いてほしい」などの意図（行動要因）[42] の 3 要因がある（図 7-48）。

内的要因には，①心理要因（感情要因，高次要因，感覚要因），②身体要因（感覚要因，運動要因）があり，外的要因には，①生活環境・習慣環境（カーペット，家具，照明，階段，履物，風呂など），②薬物要因（睡眠薬，利尿剤，抗パーキンソン病薬など）がある[43]。行動要因には，①対象者の欲求（「トイレに行きたい」「水を飲みたい」など）に基づく要因（対象者要因）と②介護者の要求（移

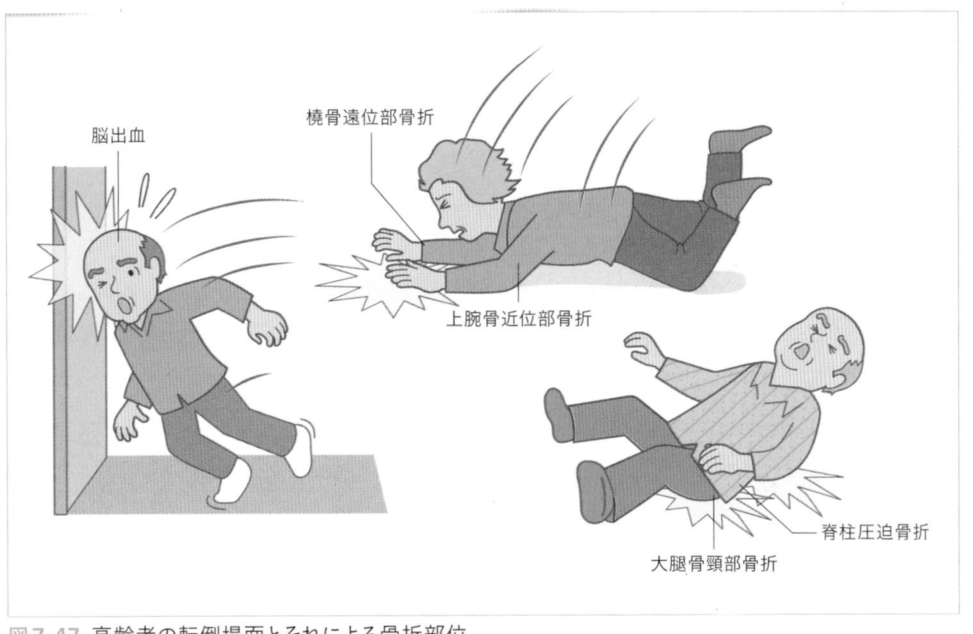

図7-47 高齢者の転倒場面とそれによる骨折部位

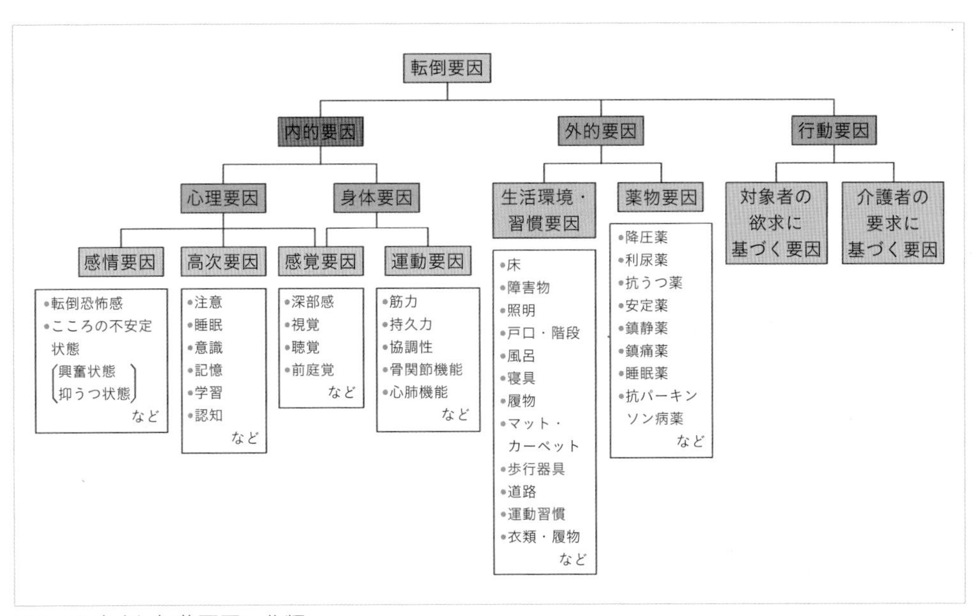

図7-48 転倒・転落要因の分類

乗・移動動作など）に基づく要因（介助者要因）がある[44]。

3 転倒・転落のリスク

対象者の転倒・転落を防止するための情報として，前述の3要因（内的要因，外的要因，行動要因）から転倒リスクを把握する。しかし，地域に住む多くの高齢者に対して，3要因

表 7-33　転倒スコア

転倒要因	番号	質問内容	判定	
内的要因	1)	過去 1 年間に転んだことがありますか 「はい」の場合，転倒回数（　　　回 / 年）	はい	いいえ
	2)	つまずくことがありますか	はい	いいえ
	3)	手すりにつかまらず，階段の昇り降りができますか	はい	いいえ
	4)	歩く速度が遅くなってきましたか	はい	いいえ
	5)	横断歩道を青のうちに渡りきれますか	はい	いいえ
	6)	1 キロメートルぐらい続けてあるけますか	はい	いいえ
	7)	片足で 5 秒くらい立っていられますか	はい	いいえ
	8)	杖を使っていますか	はい	いいえ
	9)	タオルを固く絞れますか	はい	いいえ
	10)	めまい，ふらつきがありますか	はい	いいえ
	11)	背中が丸くなってきましたか	はい	いいえ
	12)	膝が痛みますか	はい	いいえ
	13)	目が見えにくいですか	はい	いいえ
	14)	耳が聞こえにくいですか	はい	いいえ
	15)	物忘れが気になりますか	はい	いいえ
	16)	転ばないかと不安になりますか	はい	いいえ
外的要因	17)	毎日お薬を 5 種類以上飲んでいますか	はい	いいえ
	18)	家の中で歩くとき暗く感じますか	はい	いいえ
	19)	廊下，居間，玄関によけて通るものが置いてありますか	はい	いいえ
	20)	家の中に段差がありますか	はい	いいえ
	21)	階段を使わなくてはなりませんか	はい	いいえ
	22)	生活上，家の近くの急な坂道を歩きますか	はい	いいえ

＊判定時には，原則として「はい」を 1 点とする。ただし番号 3)，5)，6)，7)，9) の質問については「いいえ」を 1 点とする。

出典／鳥羽研二，大河内次郎：転倒リスク予測のための「転倒スコア」の開発と妥当性の検証．転倒ハイリスク者の早期発見の評価方法作成ワーキンググループ．日本老年医学会雑誌 42（3），p.346-352，2005．一部改変．

に関する情報を保健医療，福祉職が詳細に評価する機会はほとんどない。そのため，転倒リスクの見落しが少なく，短時間で簡便な評価表が求められる。鳥羽ら[45]の「転倒スコア」（表 7-33）は，転倒のハイリスク者が選定でき，かつ高齢者自身も記入できる転倒リスク評価表である。その構成は，内的要因（16 項目［1 ～ 16 項目］）と外的要因（6 項目［17 ～ 22 項目］）からなる。全 22 項目は，「はい」･「いいえ」で判定を行い，合算する。10 点以上の合計点は，「転倒のハイリスク者」と判断できる。「転倒のハイリスク者」には，転倒歴がある人も含まれる[46]。転倒を繰り返している場合は，その原因を明らかにする必要がある。行動要因は，対象者（または介護者）の認知行動となるため，対象者の認知程度および行動パターンを把握し，アセスメントする必要がある。

4　転倒・転落の防止

転倒・転落を防止するには，転倒リスク評価を活用し，転倒リスクが高い対象者・家族に対する適切な看護介入（①疾病の予防・治療，②適切な薬剤の使用，③運動能力の維持・向上，④転倒問題に関する教育，⑤環境の整備）が必要とされる[47]。具体的には，対象者の疾病予防を目指した適度な運動のほか，疾病治療や症状緩和を目的とした必要最小限度の薬剤治療や環境整備が重要である。

2. 誤嚥・窒息の防止

1 摂食・嚥下のしくみ

私たちが食事をする際には，まずは食物を認識して何を食べるかを選び（先行期），選んだ物を口に運び，しっかり噛んで（準備期），意識して喉の奥へ飲み込んでいる（口腔期）。飲み込んだ食べ物は，咽頭を通り（咽頭期），その後食道を通って（食道期），胃へと流れる。この一連（先行期・準備期・口腔期・咽頭期・食道期）の流れが，摂食嚥下メカニズム[48]である（図 7-49）。

2 誤嚥・窒息を引き起こす食物の流れ

咽頭には，空気（気管）と食物（食道）の分岐点がある。喉頭蓋は，食道入り口に蓋をすることで，食物は気管ではなく食道を通過する。しかし，脳血管疾患などの構音障害のほか，加齢などによる滑舌低下・食べこぼし・むせ・噛めない食品があるなどの「オーラルフレイル」[49]では，充分な咀嚼ができないことや咽頭蓋が食道入り口を覆うことができなくなり，飲み込んだ食物は気管に流れる場合がある。

よって，誤嚥とは食道に流れる食物や唾液が，何らかの理由で誤って咽頭や気管に入り込むことであり，窒息は，何らかの理由で気管が閉塞し，息ができない状態になる。

3 摂食嚥下のメカニズムの各期で考える評価の視点

口から食べる行為に着目した評価表は，前田ら（2016）の Kuchikara Taberu Index[50]（KT バランスチャート[51]）がある。このチャートでは 4 つの枠組み（①心身の医学的視点，②摂取嚥下の機能的視点，③姿勢・活動的視点，④摂食状況・食物形態・栄養的視点）を基に，13 項目（①食べる意欲，②全身状態，③呼吸状態，④口腔機能，⑤認知機能，⑥捕食・咀嚼・送り込み，⑦嚥下，⑧姿勢・

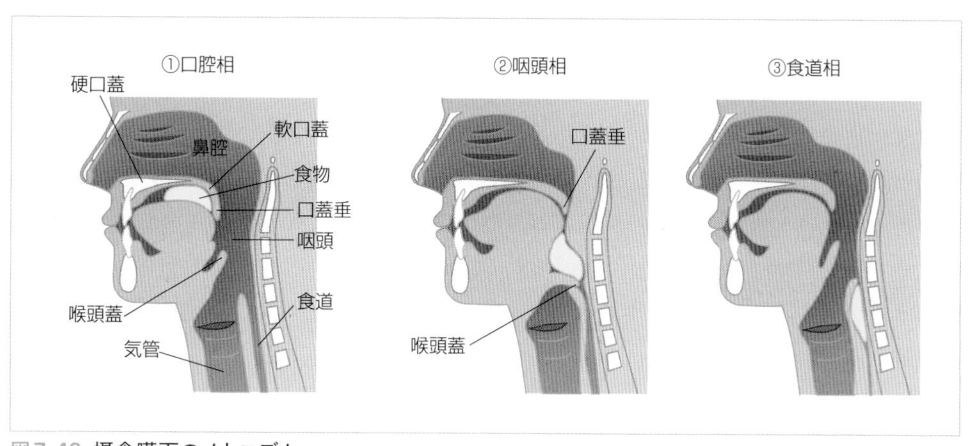

図 7-49 摂食嚥下のメカニズム

耐久性，⑨食事動作，⑩活動，⑪摂食状況レベル，⑫食物形態，⑬栄養状態）について，1（最も悪い）～5点（最も良い）で判定する。得点が高い場合は，良好な経口摂取ができていることを示す。

KTバランスチャート（13項目）のうち，摂食嚥下のメカニズムに関する項目は，④口腔機能では，口腔保清と歯の状態を評価する。⑤認知機能（食事中）では，認知機能や覚醒状態と食事介助の程度で評価する。⑥咀嚼・送り込みでは，口・舌・頬・あごの動きが困難か良好か評価する。⑦嚥下では，嚥下の可否のほかに，むせや咽頭残留物の有無，呼吸状態で評価する。

4 誤嚥・窒息の防止対策

KTバランスチャートの活用により，判定が低い項目（課題項目）や判定が高い項目（強み項目）を把握する。また，口から食べる一連の行為について，先行期から複合的にアセスメント[52]し，課題項目を補いながら，強み項目を生かした看護支援を考えていく。嚥下反射の惹起遅延（なかなか飲み込まない・飲み込めない），咽頭残留，むせなどに原因がある[53]場合には，歯科医および歯科衛生士，言語聴覚士と連携を図る必要がある。

摂食嚥下機能を高めるための看護ケア介入の一つに，「パ」・「タ」・「カ」・「ラ」と発音することで口周囲や舌の筋力を高めることができるパタカラ体操（図7-50）がある[54]。また，少量の水（空気で可）を口に含んで，「ブクブクブク…」と頬を10秒程度動かすことを3～4回繰（く）り返すことで，口周囲の筋力向上と口腔ケアも同時に行うぶくぶくうがい（図7-51）[55]もある。対象者の嚥下機能および口腔状態に適した介入方法を考え，口腔および嚥下機能を維持・向上することが誤嚥・窒息の防止につながる。

3. 熱傷・凍傷の防止

1 調理時や入浴時などに潜む熱傷の危険性

熱傷は，日常生活で最も多いけがの一つである。その原因の多くは，やかんや鍋のお湯，天ぷら油，コーヒーやお茶などの飲み物などによる。乳幼児の熱傷の主な原因は，炊飯器やポットの蒸気に手をかざすこと（図7-52）やグリル付きコンロに触ること[56]があり，高齢者では，飲食や入浴時，調理時など[57]（図7-53）のほか，湯タンポ，電気毛布，カイロなどによる低温やけどがある。調理器具などで熱傷を引き起こす可能性が高いことから，使用時には注意する必要がある。

2 熱傷・凍傷の防止対策

熱傷防止の例として，乳幼児では炊飯器やグリル付きコンロなどの危険な場所に近づかないように，ベビーゲートやフェンスなどで遮ることで，保護者は安全に調理ができる。一方，高齢者では認知機能の低下のほか，糖尿病や神経疾患などの感覚鈍麻も併存してい

1

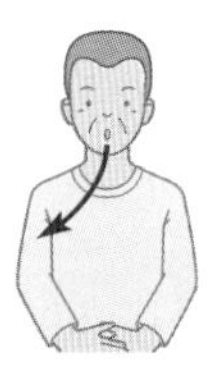

〈深呼吸〉
- ゆっくり2～3回深呼吸する。
- 息を吐くときは口すぼめ呼吸とする。

2

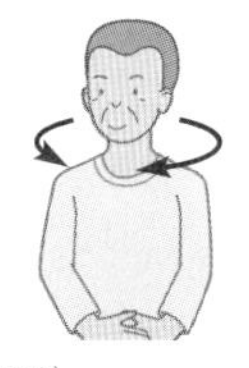
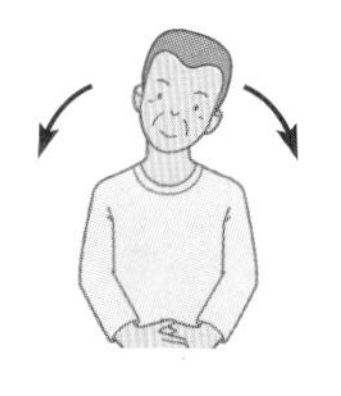

〈首の運動〉
- ゆっくりと右，左1回ずつ横を向き，首を回す。
- 前後，左右に1回ずつ首を曲げる。

3

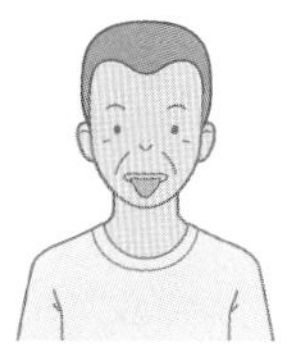
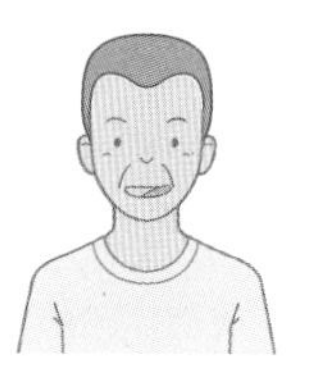

〈肩の運動〉
- 両肩をすぼめるようにしてからすっと力を抜く(2～3回)。

4

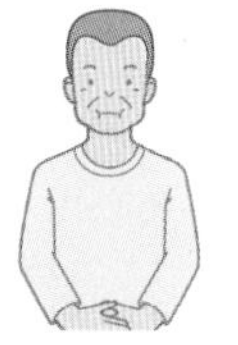
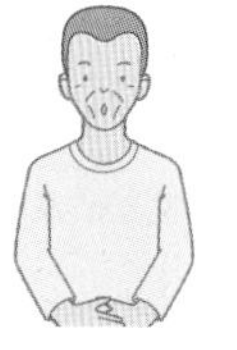

〈ほおの運動〉
- 口を閉じたまま，ほおを膨らませたりゆるめたりする(2～3回)。

5

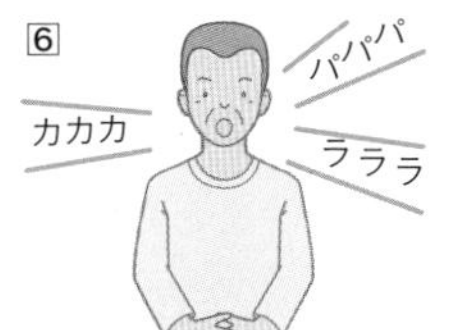
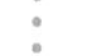

〈舌の運動〉
- 口を大きく開き舌を出したり引っ込めたりする(2～3回)。
- 舌で左右の口角を触る(2～3回)。

6

〈発音練習〉
- パパパパ，ララララ，カカカカと発音する。

7

〈深呼吸〉
- 最後にもう一度深呼吸をする。

図7-50 嚥下体操

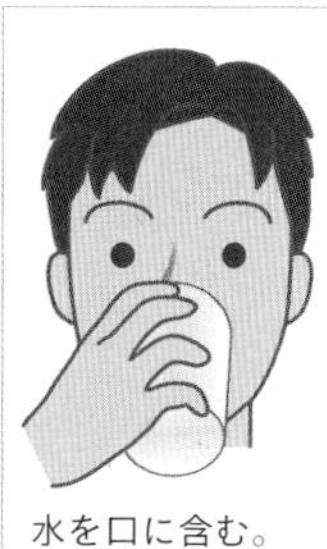
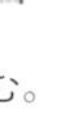

水を口に含む。

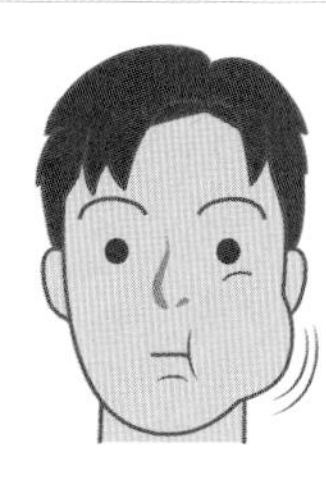

左側の頬を膨らませ，３～４回ブクブクと動かす。

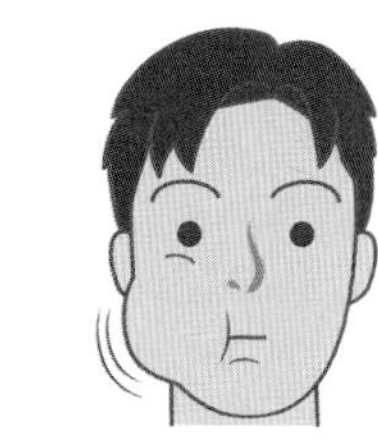

右側の頬を膨らませ，３～４回ブクブクと動かす。

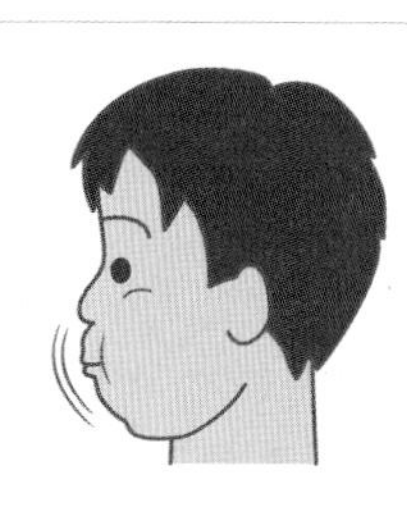

上唇と歯茎の間を膨らませ，顎を上下に動かしながら，３～４回ブクブクと動かす。

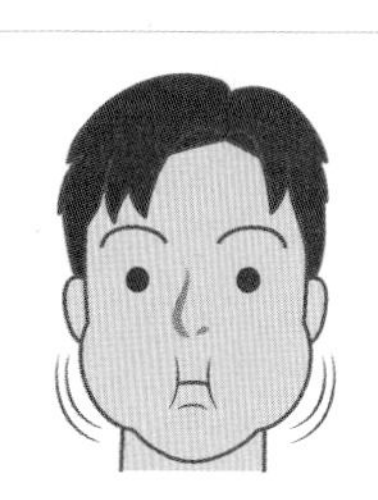

頬全体を膨らませ，３～４回ブクブクと動かす。

図7-51 ぶくぶくうがい

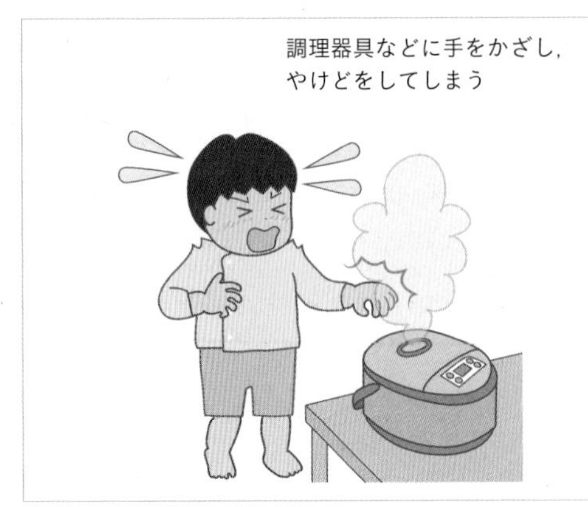

調理器具などに手をかざし，
やけどをしてしまう

図7-52 乳幼児のやけどの例

ガスの炎が衣服に燃え移り，
やけどをしてしまう

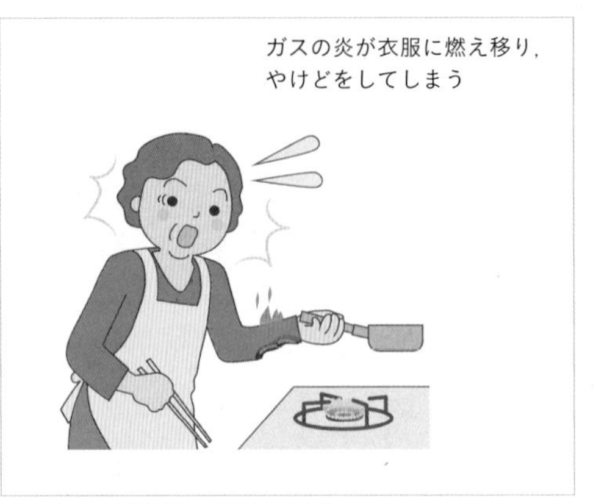

図7-53 高齢者のやけどの例

る可能性がある。調理器具をガスコンロのみではなく，タイマー機能や温度設定が可能な電磁調理器や電子レンジに変更することも提案することも考えていく。

皮膚の感覚鈍麻がある場合は，熱さ（高温）に加え，冷たさ（低温）も自覚しにくい。寒さと空気の乾燥が長時間続くことにより，皮膚のひび割れ，凍傷（しもやけやあかぎれ）が生じることから，冬場の外出時などには，手袋やマフラーなどの防寒対策も必要である。

4. 熱中症の防止

1 室内での発生が多い熱中症

気象庁は，夏季の外気温が35℃を超える日（猛暑日）に高温注意情報[58]を発令している。また，人体と外気との熱のやりとり（熱収集）に着目した暑さ指数（湿球黒球温度：Wet Bulb Globe Temperature）「①湿度，②日射・輻射（ふくしゃ）など周辺の熱環境，③気温」では，28℃（厳重警戒）超から熱中症患者が急増する[59]との報告がある。

2021（令和3）年度の夏季の熱中症による救急搬送の年齢区分別報告では，高齢者（2万6942人（56.3%））が最も多く，次いで成人（1万5959人［(33.3%］)，少年（4610人［9.6%］)，乳幼児（359人［0.7%］）の順となっている[60]。熱中症患者の発生場所では，住居（1万8882人［39.4%］）が最も多く，次いで道路（8378人［17.5%］)，道路工事現場などの職場（5369人［11.2%］)，公衆（屋外）（5298人［11.1%］）の順である[61]。高齢者が高温多湿の室内でクーラーなどの冷房器具を使わずに熱中症で搬送される事例が多い。

2 熱中症を誘発する要因

熱中症とは，①環境，②からだ，③行動[62]の3つの要因によって，体温の上昇と汗や皮膚温度による体温調整バランスが崩れ，からだに熱がたまる状態[63]である。

①環境の例には，気温や湿度の高さ，締め切った屋内，エアコンのない部屋などがある。②からだでは，高齢者や乳幼児・肥満，糖尿病や精神疾患の持病，低栄養状態・脱水状態

などが熱中症の要因としてあげられる。最後に，③行動では，長時間の屋外作業，激しい筋肉運動や慣れない運動，水分補給できない状況がある。

熱中症の要因を極力なくし，また熱中症になってしまった場合に悪化させないためには，①生活環境などの整備，②疾病予防などの健康管理，③外出などの行動計画が必要である。

3 熱中症の防止対策

夏場の室内（労働）環境の基準は，室温 17 〜 28℃以下，湿度 40 〜 70％以下である[64)]。室内環境を整えるとともに，体温調整の維持のために，こまめな水分・塩分補給と体温測定などで熱中症の防止につなげていく。疾病予防などの健康管理は，室内でのラジオ体操や自力での室内移動を積極的に行い，閉じこもり状態とならないような活動習慣をつけることが望ましい。外出時は，非常に気温が高くなる時間帯（11 〜 15 時）はなるべく避け，早朝などの涼しい時間帯に行う。また，涼しい服装や日傘や帽子の利用や首元に冷却タオルを巻くなどの事前準備を行い，麦茶などの水分を入れた携帯用ボトルを持参することも熱中症予防につながる。

5. 独居・認知症高齢者の防災

1 災害時の避難行動

いつ災害が起きるのかを的確に予測することは難しく，災害時では，住まいから避難場所へ移動する時機の判断に悩む人々も多い。しかし近年，災害の発生件数ならびに被害額は，国内[65)]外[66)]ともに増加傾向にあり災害の際の避難行動を予測することの重要性は高まっている。つまり，どの場所に住んでいても災害は起こり得るものと捉え，命を守るための平時からの避難準備が必要である。

気象庁は，住民は「自らの命は自らが守る」意識をもち，自らの判断で避難行動をとる方針[67)]を示した。その内容は，警戒レベルに応じた避難情報および行動を詳しく提示している（図 7-54）。高齢者等の避難段階としては，大雨警報や洪水警報などの警戒レベル 3 相当で速やかな避難を推奨している。気象災害のほかに，地震などの災害もある。都市部で地震が起きた場合，古いビルや建物の倒壊，携帯電話などの不通，車移動などによる交通渋滞，公共交通機関の運休，電気・ガス・水道などのライフラインの停止[68)]が多く発生するとの指摘がある。

2 独居・認知症高齢者の災害時の避難支援

独居高齢者および認知症高齢者は，自らの判断によって，自らの命を守る行動（自主避難）が極めて困難である。

独居高齢者および認知症高齢者の避難支援体制として，地域住民ならびに家族などの支援が必要である。2004 年（平成 16 年）新潟・福島豪雨の被害を受けた新潟県三条市では，

防災気象情報をもとにとるべき行動と，相当する警戒レベルについて

情報	とるべき行動	警戒レベル
• 大雨特別警報※1 • 氾濫発生情報	災害がすでに発生していることを示す警戒レベル5に相当します。**何らかの災害がすでに発生している可能性が極めて高い状況**となっています。**命を守るための最善の行動**をとってください。	警戒レベル5相当
• 土砂災害警戒情報 • 危険度分布「非常に危険」（うす紫） • 氾濫危険情報 • 高潮特別警報 • 高潮警報※2	地元の自治体が避難勧告を発令する目安となる情報です。避難が必要とされる警戒レベル4に相当します。災害が想定されている区域等では，**自治体からの避難勧告の発令に留意**するとともに，**避難勧告が発令されていなくても危険度分布や河川の水位情報等を用いて自ら避難の判断**をしてください。	警戒レベル4相当
• 大雨情報（土砂災害）※3 • 洪水警報 • 危険度分布「警報」（赤） • 氾濫警戒情報 • 高潮注意報（警報に切り替える可能性が高い旨に言及されているもの）	地元の自治体が避難準備・高齢者等避難開始を発令する目安となる情報です。高齢者等の避難が必要とされる警戒レベル3に相当します。災害が想定されている区域等では，**自治体からの避難準備・高齢者等避難開始の発令に留意**するとともに，**危険度分布や河川の水位情報等を用いて高齢者等の方は自ら避難の判断**をしてください。	警戒レベル3相当
• 危険度分布「注意」（黄） • 氾濫注意情報	避難行動の確認が必要とされる警戒レベル2に相当します。**ハザードマップ等により，災害が想定されている区域や避難先，避難経路を確認**してください。	警戒レベル2相当
• 大雨注意報 • 洪水注意報 • 高潮注意報（警報に切り替える可能性に言及されていないもの）	避難行動の確認が必要とされる警戒レベル2です。**ハザードマップ等により，災害が想定されている区域の避難先，避難経路を確認**してください。	警戒レベル2
• 早期注意情報（警報級の可能性） 注：大雨に関して，明日までの期間に［高］又は［中］が予想されている場合	災害への心構えを高める必要があることを示す警戒レベル1です。**最新の防災気象情報等に留意するなど，災害への心構えを高めて**ください。	警戒レベル1

※1　これまでに経験したことのないような降水量の大雨が見込まれる際の大雨特別警報を指します。
※2　暴風警報が発表されている際の高潮警報に切り替える可能性が高い注意報は，避難が必要とされる警戒レベル4に相当します。
※3　夜間～翌日早朝に大雨警報（土砂災害）に切り替える可能性が高い注意報は，高齢者等の避難が必要とされる警戒レベル3に相当します。
資料／気象庁

図7-54　警戒レベルに応じた避難情報および行動

①避難行動要支援者（独居高齢者および認知症高齢者世帯など）と②情報伝達要支援者（家族や介護者がいる場合）に分類して，災害避難体制を構築している[69]。避難行動要支援者には，自治会·自主防災組織，消防団，介護サービス事業者が該当する。情報伝達要支援者には，民生委員，介護サービス事業者が該当する。同じ被害を受けた新潟県見附市では，独居高齢者および認知症高齢者などの災害時要援護者への避難行動を支援する防災ファミリーサポート制度を導入している。その制度とは，①災害時の要援護者（独居高齢者および認知症高齢者など）と，②その支援者世帯（地域住民）を名簿に登録する。その後の災害時において各地域の支援者世帯は，要援護者の避難行動等を支援するという仕組みを整えている[70]。

家族や地域住民・自治会などの避難協力体制の構築は，独居高齢者および認知症高齢者においては必要不可欠である。看護職は，日頃から在宅療養者の地域の人付き合いの状況を把握し，自治会や民生委員などの住民組織や介護サービス事業所，行政機関などと幅広く連携する。

さらに，訪問看護師は，災害時に独居高齢者および認知症高齢者の避難行動が円滑にできるよう，薬（およびお薬手帳）や保存食などの生活必需品をバックパック類に準備できていることを定期的に確認する。

3 福祉避難所での支援

独居高齢者および認知症高齢者のみの世帯では，日頃から近隣住民との交流を行う機会が少ない生活環境にあることも想定される。そのため，災害時に独居高齢者および認知症高齢者が医療・介護・福祉などの各種専門職者の支援を受けながら滞在できる場所として，福祉避難所を活用することがある。避難所では，食事，排泄，清潔などの日常生活支援のほか，食中毒の発生，活動性の低下，健康状態の悪化，メンタルヘルスや認知症状の増悪，情報からの孤立の予防や解決に配慮することが重要である[71]。独居高齢者および認知症高齢者は，他者の助けを受けながら，避難生活を送る必要があり，限られた人材と物資を臨機応変に活用する[72]ことが必要である。

文献

1) 松村ちづか：生活の場における看護の基本　信頼関係の形成・意思決定の支援〈原礼子編：プリンシプル在宅看護学〉，医歯薬出版株式会社，2015，p.93-112. 3
2) 大谷佳子：対人援助の現場で使える 聴く・伝える・共感する技術 便利帖，廣済堂，2017，p.2
3) 石田千絵：地域包括ケアシステムにおける多職種・多機関連携〈臺有桂子，石田千絵，山下瑠璃子：地域療養を支えるケア：ナーシング・グラフィカ在宅看護論①　第6版〉，メディカ出版，2021，p.88-94.
4) 清崎由美子，千木良厚治．ICTで実現できる8つのこと〈全国訪問看護事業協会編：わかる・できる・使える　訪問看護のためのICT　ケアの質向上／業務の効率化／多職種連携を実現する〉，日本看護協会出版会，2019，p.21-35.
5) 厚生労働省：地域ケア会議の運営について，https://www.mhlw.go.jp/file/05-Shingikai-12301000-Roukenkyoku-Soumuka/4_9_2.pdf（最終アクセス日：2021/3/8）
6) 宮坂忠夫，他編，〈最新保健学講座〉別巻1健康教育論，メヂカルフレンド社，2006，p.10
7) 前掲書7)，p.132
8) 日本老年医学会：高齢者ケアの意思決定プロセスに関するガイドライン　人工的水分・栄養補給の導入を中心として，2012. http://www.jpn-geriat-soc.or.jp/proposal/pdf/jgs_ahn_gl_2012.pdf（最終アクセス日：2019/7/4）
9) 介護予防マニュアル改訂委員会：介護予防マニュアル（改訂版），平成23年度老人保健事業推進費等補助金（老人保健健康増進等事業）「介護予防事業の指針策定に係る調査研究事業」，2012. http://www.mhlw.go.jp/topics/2009/05/dl/tp0501-1_1.pdf（最終アクセス日：2019/7/4）
10) 全国訪問看護事業協会：訪問看護事業所におけるサービス提供の在り方に関する調査研究事業報告書，2003. https://www.zenhokan.or.jp/pdf/surveillance/H14-1.pdf（最終アクセス日：2021/4/21）
11) 菊池有紀，他：在宅重度要介護高齢者の排泄介護における家族介護者の負担に関連する要因，国際医療福祉大学紀要，15（2）：13-23，2010.
12) 公益財団法人日本医療機能評価機構医療事故防止事業部：医療事故情報収集等事業第31回報告書，148-152，2012.
13) 厚生労働省：医師法第17条，歯科医師法第17条及び保健師助産師看護師法第31条の解釈について（通知），医政発第0726005号，2005.
14) 石原英樹，他編：呼吸器看護ケアマニュアル，中山書店，2014，p.233，249，252-255.
15) 大阪府立呼吸器・アレルギー医療センター編：在宅酸素療法ケアマニュアル，メディカ出版，2012，p.107-111.
16) 日本呼吸器学会COPDガイドライン第4版作成委員会編：COPD（慢性閉塞性肺疾患）診断と治療のためのガイドライン，第4版，メディカルレビュー社，2015，p.66-71，82.
17) 前掲書9).
18) 道又元裕：人工呼吸ケアのすべてがわかる本，照林社，2007，p.150，347-348.
19) 前掲書18).
20) 日本訪問看護財団：介護職員等のための医療的ケア；喀痰吸引・経管栄養等の研修テキスト，ミネルヴァ書房，2013，p.11.

21）日本褥瘡学会学術教育委員会ガイドライン改訂委員会：褥瘡予防・管理ガイドライン（第5版），褥瘡会誌，24（1）：29-85，2022.
22）日本褥瘡学会編：ベストプラクティス　医療関連機器圧迫創傷の予防と管理，日本褥瘡学会，2016，p.1-113．www.jspu.org/jpn/info/pdf/bestpractice_.pdf（最終アクセス日：2021/8/18）
23）日本創傷・オストミー・失禁管理学会編：IAD ベストプラクティス - IAD － set に基づく IAD の予防と管理，2019，p.1-38.
24）日本創傷・オストミー・失禁管理学会編：ベストプラクティス スキン - テア（皮膚裂傷）の予防と管理，2015，p.1-38. http://www.jwocm.org/pdf/best_practice.pdf（最終アクセス日：2021/8/18）
25）日本褥瘡学会実態調査委員会：第4回（平成28年度）日本褥瘡学会実態調査委員会報告 1．療養場所別自重関連褥瘡と医療関連機器圧迫創傷を併せた「褥瘡」の有病率，有病者の特徴，部位・重症度，褥瘡会誌，20（4）：423-445，2018.
26）Braden B., Bergstrom N. : A conceptual schema for the study of the etiology of pressure sores, Rehabil Nurs, 12（1）: 8-12, 1987.
27）前掲書 22）.
28）前掲書 26）.
29）村山志津子，他：褥瘡発生に関連する介護力評価スケールの作成と信頼性の検討，褥瘡会誌，6（4）：647-651，2004.
30）Matsui Y., et al.: Development of the DESIGN-R with an observational study; an absolute evaluation tool for monitoring pressure ulcer wound healing, Wound Rep Regen, 19 : 309-315, 2011.
31）Sanada H., et al. : Can clinical wound assessment using DESIGN-R predict pressure ulcer healing? ; Pooled analysis from two multicentre cohort studies, Wound Repair Regen, 19 : 559-567, 2011.
32）日本褥瘡学会編：改定 DESIGN-R®2020 コンセンサス・ドキュメント，日本褥瘡学会，2020，p.1-32．http://www.jspu.org/jpn/member/pdf/design-r2020_doc.pdf
33）総務省統計局：人口推計（令和3年10月1日現在）.
34）厚生労働省：令和元年介護サービス施設・事業所調査の概況.
35）厚生労働省：中央社会保険医療協議会 総会（第311回）　議事次第；個別事項（その4　薬剤使用の適正化等について），平成27年11月6日，p.22.
36）平島奈津子：知っておきたい精神医学の基礎知識，第2版，誠心書房，2013，p.323-330.
37）WHO：Adherence to long-term therapies ; evidence for action，2003. http://www.who.int/chp/knowledge/publications/adherence_report/en/（最終アクセス日：2019/7/4）
38）吉尾隆，他編：薬物治療学，改訂4版，南山堂，2015，p.6-9.
39）前掲書 37）.
40）川上治，加藤雄一郎：高齢者における転倒・骨折の疫学と予防，日本老年医学会雑誌，43（1）：7-18，2006.
41）黒川美千代：急性期病院における転倒予防対策チーム医療安全管理者として；患者の行動支援を基本に多職種で検討する，MB Medical Rehabilitation 221，p.8-13，2018.
42）亀井智子：高齢者看護学第3版－第5章高齢者看護の実践－ B 転倒の予防と看護（図4：転倒要因の分類），中央法規，2018，p.200.
43）上内哲男：（アルメディアWEB）転倒につながるリスクとは？. https://www.almediaweb.jp/expert/feature/1911/index02.html（最終アクセス日：2020/2/5）
44）前掲書 43）.
45）鳥羽研二，大河内次郎：転倒リスク予測のための「転倒スコア」の開発と妥当性の検証（転倒ハイリスク者の早期発見の評価方法作成ワーキンググループ），日本老年医学会雑誌，42（3）：346-352，2005.
46）新野直明：在宅医学，メディカルレビュー社，2008，p.282-285.
47）前掲書 43）.
48）竹市美加：患者の「食べたい」をアセスメントする，看護技術，66（10）：17-21，2020.
49）平野浩彦：フレイル・サルコペニア・ロコモを知る・診る・治す，日本老年医学会誌，52：336-342，2015.
50）Maeda K, Shamoto H: Reliability and Validity of a Simplified Comprehensive Assessment Tool for Feeding Support: Kuchi-Kara Taberu Index. JAGS, 64（12）e248-252, 2016.
51）小山珠美：口から食べる幸せをサポートする包括的スキル－ KT バランスチャートの活用と支援，医学書院，2015，p.17-18.
52）小山珠美：特集　地域の「食」を支える取り組み　口から食べるリハビリテーション，日本静脈経腸栄養学会雑誌，30（5）：1113-1118，2015.
53）前掲書 52）.
54）大阪府歯科医師会：高齢者のための新しい口腔保健指導ガイドブック．https://www.oda.or.jp/pdf/pab_m06.pdf（最終アクセス日：2021/8/14）
55）前掲書 54）.
56）政府広報オンライン：暮らしに役立つ情報―家の中に思わぬ危険．乳幼児のやけど事故にご注意を！―．https://www.gov-online.go.jp/useful/article/201802/1.html（最終アクセス日：2021/8/14）
57）若濱菜々子，北川公子：高齢者の日常生活にみられる熱傷原因に関する文献検討，共立女子大学看護学雑誌，7：51-58，2020.
58）気象庁：高温注意情報．https://www.data.jma.go.jp/fcd/yoho/data/kouon/（最終アクセス日：2021/8/14）
59）環境省：暑さ指数（WBGT）とは．https://www.wbgt.env.go.jp/wbgt.php（最終アクセス日：2021/8/14）
60）総務省：令和3年（5月から9月）の熱中症による救急搬送状況．https://www.fdma.go.jp/disaster/heatstroke/items/heatstroke_geppou_2021.pdf（最終アクセス日：2022/9/28）
61）前掲書 60）.
62）環境省：熱中症予防情報サイト．https://www.wbgt.env.go.jp/doc_prevention.php（最終アクセス日：2021/8/14）
63）前掲書 62）.
64）安全衛生センター：労働安全衛生法　事務所衛生基準規制　第2章　事務室の環境管理　第5条3．https://www.jaish.gr.jp/anzen/hor/hombun/hor1-2/hor1-2-36-2-0.htm（最終アクセス日：2021/8/14）
65）中小企業白書 2019．https://www.chusho.meti.go.jp/pamflet/hakusyo/2019/PDF/chusho/05Hakusyo_part3_chap2_web.pdf（最終

アクセス日：2021/8/14）
66）U.S. Billion-Doller Weather & Climate Disasters 1980-2019. https://www.ncdc.noaa.gov/billions/events.pdf（最終アクセス日：2021/8/14）
67）気象庁：防災気象情報と警戒レベルとの対応について．https://www.jma.go.jp/jma/kishou/know/bosai/alertlevel.html（最終アクセス日：2022/6/2）
68）首相官邸：地震では，どのような災害が起こるのか．https://www.kantei.go.jp/jp/headline/bousai/jishin.html（最終アクセス日：2021/8/14）
69）内閣府：防災情報のページ－災害時援護者対策～新潟県三条市～－．http://www.bousai.go.jp/taisaku/hisaisyagyousei/youengosya/pdf/jitsurei_nigata.pdf（最終アクセス日：2021/8/14）
70）内閣府：防災情報のページ－災害時援護者対策～新潟県見附市～－．http://www.bousai.go.jp/taisaku/hisaisyagyousei/youengosya/pdf/jitsurei_nigata2.pdf（最終アクセス日：2021/8/14）
71）兵庫県立大学大学院看護学研究科 / 地域ケア開発研究所：災害時に避難所で高齢者の看護にあたられる皆様へ；避難所で生活する高齢者が抱える問題とその対処．https://www.u-hyogo.ac.jp/careken/wp-content/uploads/2019/06/8db48a901a1e004ff8e92f9565391ffb.pdf（最終アクセス日：2021/8/14）
72）内閣府（防災担当）：避難所運営ガイドライン（平成28年4月）．http://www.bousai.go.jp/taisaku/hinanjo/pdf/1604hinanjo_guideline.pdf（最終アクセス日：2021/8/14）

参考文献

・Nestle Nutrition Institute：簡易栄養状態評価表（Mini Nutritional Assessment：MNA®）．http://www.mna-elderly.com/forms/MNA_japanese.pdf（最終アクセス日：2019/7/4）
・市川洌，他：福祉用具支援論；自分らしい生活を作るために，テクノエイド協会，2006.
・浦部昌夫，他：今日の治療薬 解説と便覧 2019，第41版，南江堂，2019.
・日本訪問看護財団監：訪問看護基本テキスト 総論編，日本看護協会出版会，2018.
・川村佐和子監，中山優季編：改訂版 難病看護の基礎と実践〈ナーシング・アプローチ〉，桐書房，2016.
・木之瀬隆編著：これであなたも車いす介助のプロに！；シーティングの基本を理解して自立につなげる介助をつくる，中央法規出版，2008.
・五味田裕監：臨床場面でわかる！くすりの知識，改訂第2版，南江堂，2019.
・小山茂樹監，西山順博著：胃ろう（PEG）ケアはじめの一歩，秀和システム，2010.
・正野逸子，本田彰子編：看護実践のための根拠がわかる 在宅看護技術，第3版，メヂカルフレンド社，2015.
・田中良子監・編：薬効別服薬指導マニュアル，第9版，じほう，2018.
・鳥羽研二監：高齢者の転倒予防ガイドライン，メジカルビュー社，2012.
・日本呼吸器学会NPPVガイドライン作成委員会：NPPV（非侵襲的陽圧換気療法）ガイドライン，改訂第2版，南江堂，2015.
・日本褥瘡学会：在宅褥瘡予防・治療ガイドブック，第3版，照林社，2015.
・日本褥瘡学会：平成30年度診療報酬改定　褥瘡関連項目に関わる指針．http://www.jspu.org/jpn/info/pdf/hosyukaitei2018_.pdf(最終アクセス日：2019/7/4）
・野中猛，他：ケア会議の技術，中央法規出版，2007.
・播本高志，他：高齢者ケア必携 よく使われる薬ハンドブック，第2版，中央法規出版，2014.
・菱沼典子：看護形態機能学；生活行動からみるからだ，第4版，日本看護協会出版会，2017.
・宮崎歌代子，鹿渡登史子編，池尾美城，他著：在宅中心静脈栄養法／在宅成分栄養経管栄養法〈在宅療養指導とナーシングケア；退院から在宅まで〉，医歯薬出版，2002.
・山内豊明：フィジカルアセスメントガイドブック；目と手と耳でここまでわかる，第2版，医学書院，2011.
・吉浜文洋，南風原泰編：精神科ナースが行う服薬支援：臨床で活かす知識とワザ，中山書店，2010.
・宮田乃有編：はじめてみよう訪問看護 - カラービジュアルで見てわかる！，メディカ出版．
・標奈美子：家庭訪問における保健指導〈中村裕美子：公衆衛生看護技術：標準保健師講座・2　第4版〉，医学書院，2019，p.134-142.
・椎名美恵子，家崎芳恵：ナースのためのやさしくわかる訪問看護，ナツメ社．
・穴澤貞夫，他：排泄リハビリテーション　理論と臨床，中山書店，2009.
・一般社団法人日本創傷・オストミー・失禁管理学会編：排泄ケアガイドブック コンチネンスケアの充実をめざして，照林社，2017.
・後藤百万，渡邉順子：ナーシングケアQ & A第12号　徹底ガイド　排尿ケアQ & A，総合医学社，2006.
・日本コンチネンス協会ホームページ．http://www.jcas.or.jp/index.html（最終アクセス日：2021/4/21）
・宮嶋正子監：はじめてでもやさしいストーマ・排泄ケア　基礎知識とケアの実践，学研メディカル秀潤社，2018.
・CDC: Guideline for prevention of Catheter associated Urinary Tract Infections 2009. https://www.cdc.gov/infectioncontrol/guidelines/cauti/index.html（最終アクセス日：2021/4/21）
・日本消化器病学会関連研究会　慢性便秘の診断治療研究会編：慢性便秘症診療ガイドライン2017，南江堂，2017.

巻末資料：訪問看護関連の診療報酬一覧

1）訪問看護ステーション

2022年4月1日現在

●医療保険　訪問看護療養費（精神以外）

1　訪問看護基本療養費（Ⅰ）
イ保健師，助産師，看護師
（1）週3日まで5,550円　（2）週4日目以降6,550円
ロ准看護師
（1）週3日まで5,050円　（2）週4日目以降6,050円
ハ緩和ケア，褥瘡ケア又は人工肛門ケア及び人工膀胱ケアに係る専門の研修を受けた看護師（管理療養費なし）12,850円
ニ理学療法士，作業療法士，言語聴覚士　5,550円
2　訪問看護基本療養費（Ⅱ）（同一建物居住者で同一日2人までの訪問は（Ⅰ）と同じ報酬，3人以上は以下（同3）と略す）
イ保健師，助産師，看護師（同3）
（1）週3日まで2,780円　（2）週4日目以降3,280円
ロ准看護師（同3）
（1）週3日まで2,530円　（2）週4日目以降3,030円
ハ緩和ケア，褥瘡ケア又は人工肛門ケア及び人工膀胱ケアに係る専門の研修を受けた看護師（管理療養費なし）－12,850円
ニ理学療法士，作業療法士，言語聴覚士（同3）　2,780円
3　訪問看護基本療養費（Ⅲ）（外泊中の訪問看護）　8,500円
○特別地域訪問看護加算 ―― 基本療養費の50/100
○緊急訪問看護加算（診療所・連携診療所等・在宅療養支援病院の指示で1日に2か所目の訪問看護ステーション）　2,650円
○難病等複数回訪問加算　2回：4,500円，（同3）4,000円
3回以上：8,000円，（同3）7,200円
○長時間訪問看護加算：5,200円（週1日：特別管理加算・特別指示／週3日：15歳未満であって，（準）超重症児又は別表第八の対象）
○乳幼児加算（6歳未満）―― 1,500円
○複数名訪問看護加算（1人以上の看護職員との同行）
看護師等（週1日）：4,500円，（同3）4,000円
准看護師（週1日）：3,800円，（同3）3,400円
その他職員（週3日迄。厚生労働大臣が定める場合は週4日以上訪問可）
1日1回：3,000円，（同3）2,700円
2回：6,000円，（同3）5,400円
3回以上：10,000円，（同3）9,000円
○夜間・早朝訪問看護加算 ―― 2,100円
○深夜訪問看護加算 ―― 4,200円

＋

イ機能強化型訪問看護管理療養費1
①月の初日 ―― 12,830円　②2日目以降 ―― 3,000円
ロ機能強化型訪問看護管理療養費2
①月の初日 ―― 9,800円　②2日目以降 ―― 3,000円
ハ機能強化型訪問看護管理療養費3
①月の初日 ―― 8,470円　②2日目以降 ―― 3,000円
ニ訪問看護管理療養費（イロハ以外）
①月の初日 ―― 7,440円　②2日目以降 ―― 3,000円
○24時間対応体制加算（1月回）―― 6,400円
○退院時共同指導加算（1回，がん末期等は2回）―― 8,000円
○特別管理指導加算（特別管理加算の対象のみ）―― 2,000円
○退院支援指導加算（退院日）6,000円又8,400円（長時間の指導を行ったとき：15歳未満の（準）超重症児，別表第八，特別支持の対象）
○在宅患者連携指導加算（月1回）―― 3,000円
○在宅患者緊急時等カンファレンス加算（月2回）― 2,000円
○特別管理加算（月1回）―― 5,000円又2,500円
○看護・介護職員連携強化加算（特定業務）―― 2,500円
○専門管理加算（月1回）―― 2,500円

＋

訪問看護情報提供療養費（月1回）1, 2（要件あり），3 ― 1,500円

＋

訪問看護ターミナル療養費1 ―― 25,000円
同上2（介護老人福祉施設等で看取り介護加算算定）―― 10,000円
○遠隔死亡診断補助加算 ―― 1,500円

※介護老人福祉施設に（一時）入所の末期がん，精神科患者は，指示書により（精神科）訪問看護療養費の算定可
※急性増悪等により週4日以上の頻回の訪問看護が必要な場合，特別訪問看護指示書の交付（月1回，1日につき14日まで，気管カニューレを使用している状態と真皮を越える褥瘡の状態は月2回交付可能）

●介護保険　訪問看護費・介護予防訪問看護費

イ訪問看護ステーションの報酬	（介護）	（介護予防）
（1）20分未満	313単位	302単位
（2）30分未満	470単位	450単位
（3）30分以上1時間未満	821単位	792単位
（4）1時間以上1時間30分未満	1,125単位	1,087単位

○准看護師の場合は所定額の90/100
○理学療法士等は1回20分以上293単位
1日2回を超えた場合は1回90/100の算定，週6回まで（介護予防：283単位1日2回を超えた場合は1回50/100の算定，開始日の属する月から12月超えの場合は1回5単位を減算）
◎事業所と同一敷地内建物等の利用者及びそれ以外の同一建物の20人以上利用者への訪問看護：所定額の90/100
同一敷地内建物等における50人以上利用者：85/100
ハ定期巡回・随時対応型訪問介護看護との連携型訪問看護
（月1回）―― 2,954単位
○要介護5の利用者の場合は800単位の加算（月1回）
○准看護師訪問が1回でもあれば所定額の98/100を算定
○特別指示等医療保険の訪問看護期間は97単位／日の減算
○要介護5の変更，短期入所利用等は日割り計算
◎サービス提供体制強化加算（Ⅰ）（1月回）―― 50単位
◎サービス提供体制強化加算（Ⅱ）（1月回）―― 25単位

＋

○夜間・早朝加算 ―― 単位数の25%
○深夜加算 ―― 単位数の50%

＋

○複数名訪問加算（Ⅰ）―― イ30分未満　254単位
ロ30分以上　402単位
○複数名訪問加算（Ⅱ）―― イ30分未満　201単位
（看護補助者との同時訪問）　ロ30分以上　317単位

＋

○長時間訪問看護加算 ―― 300単位

＋

◎特別地域訪問看護加算 ―― 単位数の15%（回）

＋

◎中山間地域等にある小規模事業所の加算 ― 単位数の10%
◎中山間地域等への訪問看護提供加算 ―― 単位数の5%

＋

◎緊急時（介護予防）訪問看護加算（1月につき）― 574単位
※緊急訪問は所要時間に応じた単位数を算定（2回目以降の早朝・夜間・深夜加算の算定可）

＋

◎特別管理加算（1月につき）（Ⅰ）500単位：（Ⅱ）250単位

＋

○初回加算（新規利用者）（月1回）―― 300単位
又は退院時共同指導加算（1回，特別管理2回）―― 600単位

＋

○看護・介護職員連携強化加算（特定業務）―― 250単位

＋

○ターミナルケア加算 ―― 2,000単位
※医療保険の訪問看護との通算可，介護予防訪問看護費は算定なし

＋

◎サービス提供体制強化加算（Ⅰ）　1回につき6単位
◎サービス提供体制強化加算（Ⅱ）　1回につき3単位

＋

○看護体制強化加算（Ⅰ）（1月回）―― 550単位
○看護体制強化加算（Ⅱ）（1月回）―― 200単位
○看護体制強化加算（介護予防）（1月回）―― 100単位
※ハ以外の加算

※1単位11.40円～10円　※◎は区分支給限度基準額の枠外加算

出典／日本訪問看護財団：2022年版訪問看護関連報酬・請求ガイド，p.95，2022.

2）病院・診療所

2022年4月1日現在

●医療保険　診療報酬

1　在宅患者訪問看護・指導料
（1）保健師，助産師，看護師
（一）週3日まで580点　（二）週4日目以降680点
（2）准看護師
（一）週3日まで530点　（二）週4日目以降630点
（3）緩和ケア，褥瘡ケア又は人工肛門ケア及び人工膀胱ケアに係る専門の研修を受けた看護師　1,285点

2　同一建物居住者訪問看護・指導料
（同一建物居住者で同一日2人までの訪問は「在宅患者訪問看護・指導料」と同じ報酬，3人以上は以下（同3）と略す）
（1）保健師，助産師，看護師（同3）
（一）週3日まで293点　（二）週4日目以降343点
（2）准看護師（同3）
（一）週3日まで268点　（二）週4日目以降318点
（3）緩和ケア，褥瘡ケア又は人工肛門ケア及び人工膀胱ケアに係る専門の研修を受けた看護師　1,285点

○特別地域訪問看護加算 ―― 所定点数の50/100
○緊急訪問看護加算（診療所等との連携で，在宅患者（同一建物居住者）訪問看護・指導料の加算）―― 265点
○難病等複数回訪問加算：　2回450点，（同3）400点
3回以上800点，（同3）720点
○長時間訪問看護・指導加算 ―― 520点
週1日算定：特別管理加算の対象者・特別指示期間にある者
週3日算定：15歳未満であって，（準）超重症児又は別表第八の対象
○乳幼児加算（6歳未満）―― 150点
○複数名訪問看護・指導加算（1人以上の看護職員との同行）
看護師等（週1日）：450点，（同3）400点
准看護師（週1日）：380点，（同3）340点
その他職員（週3日迄。厚生労働大臣が定める場合は週4日以上可）
1日1回：　300点（同3）270点
2回：　600点（同3）540点
3回以上：1,000点（同3）900点
○夜間・早朝訪問看護加算 ―― 210点
深夜訪問看護加算 ―― 420点

＋

○在宅移行管理加算（退院後1月，1人につき1回）（別表第八）
在宅悪性腫瘍患者指導管理・在宅気管切開患者指導管理・気管カニューレ・留置カテーテル管理：500点，その他：250点

＋

○在宅患者（同一建物居住者）連携指導加算（月1回）300点
○在宅患者（同一建物居住者）緊急時等カンファレンス加算（月2回）―― 200点

＋

○看護・介護職員連携強化加算（特定業務）―― 250点
○専門管理加算（月1回）―― 250点

＋

○訪問看護・指導体制充実加算（月1回）―― 150点

＋

在宅（同一建物居住者）ターミナルケア加算イ ―― 2,500点
同上ロ（介護老人福祉施設等で看取り介護加算算定）―― 1,000点
※介護保険の訪問看護と通算可

※介護老人福祉施設に（一時）入所の末期がん，精神科疾患患者は主治医の指示に基づき在宅患者（精神科）訪問看護・指導料の算定可
○退院前訪問看護・指導料（入院中の患者（外泊時含む）の訪問看護または退院当日の訪問看護を含む）―― 580点
○退院後訪問指導料（退院当日除き退院後1月以内に5回を限度，算定は入院医療機関に限る）―― 580点
・訪問看護同行加算（退院後1回限り）―― 20点
○外来感染症対策向上加算（月1回）―― 6点（初診料，再診料，精神科訪問看護・指導料に規定する外来感染対策向上加算いずれかのみ）
●頻回の訪問看護が必要な場合の指示（月1回，1回につき14日まで）
●点滴静脈注射指示による点滴（7日間）

●介護保険　訪問看護費・介護予防訪問看護費

ロみなし指定訪問看護事業所	（介護）	（介護予防）
（1）20分未満	265単位	255単位
（2）30分未満	398単位	381単位
（3）30分以上1時間未満	573単位	552単位
（4）1時間以上1時間30分未満	842単位	812単位

○准看護師については所定額の90/100
◎同一敷地内建物等の利用者，及びそれ以外の範囲の同一建物の20人以上利用者への訪問看護は所定額の90/100，同一敷地内建物等における50人以上利用者は85/100
ハ指定定期巡回・随時対応型訪問介護看護と連携型訪問看護
（月1回）―― 2,954単位
要介護5の利用者の場合は800単位の加算（月1回）
○准看護師は所定額の98/100を算定
○特別指示等医療保険の訪問看護期間は97単位／日の減算
○要介護5の変更，短期入所利用等は日割り計算
◎サービス提供体制強化加算（Ⅰ）（1月回）―― 50単位
◎サービス提供体制強化加算（Ⅱ）（1月回）―― 25単位

＋

○夜間・早朝加算 ―― 単位数の25%
○深夜加算 ―― 単位数の50%

＋

○複数名訪問加算（Ⅰ）―― イ30分未満　254単位
ロ30分以上　402単位
○複数名訪問加算（Ⅱ）―― イ30分未満　201単位
（看護補助者との同時訪問）　ロ30分以上　317単位

＋

○長時間訪問看護加算 ―― 300単位

＋

◎特別地域訪問看護加算 ―― 単位数の15%
（離島等に該当する地域における事業所）

＋

◎中山間地域等の小規模事業所加算 ―― 単位数の10%

＋

◎中山間地域等への訪問看護提供加算 ―― 単位数の5%

＋

◎緊急時（介護予防）訪問看護加算（1月回）：315単位
※緊急訪問は所要時間に応じた単位数を算定（2回目以降の早朝・夜間・深夜加算算定可）

＋

◎特別管理加算（Ⅰ）（1月回）
在宅悪性腫瘍患者指導管理，在宅気管切開患者指導管理，気管カニューレ・留置カテーテルを使用している状態 ― 500単位
◎特別管理加算（Ⅱ）（1月回）その他 ―― 250単位

＋

○初回加算（新規利用者）（月1回）―― 300単位

＋

○看護・介護職員連携強化加算（特定業務）―― 250単位

＋

○ターミナルケア加算 ―― 2,000単位
※医療保険の訪問看護との通算可，介護予防訪問看護費は算定なし

＋

◎サービス提供体制強化加算（Ⅰ）　1回につき6単位
◎サービス提供体制強化加算（Ⅱ）　1回につき3単位

＋

○看護体制強化加算（Ⅰ）（1月回）―― 550単位
○看護体制強化加算（Ⅱ）（1月回）―― 200単位
○看護体制強化加算（介護予防）（1月回）―― 100単位

※1単位11.40円〜10円　※◎は区分支給限度基準額枠外加算

出典／日本訪問看護財団：2022年版訪問看護関連報酬・請求ガイド，p.96，2022.

精神科訪問看護の診療報酬

2022年4月1日現在

1）訪問看護ステーション

●精神科訪問看護療養費

精神科訪問看護基本療養費（Ⅰ）　1日につき

イ保健師，看護師又は作業療法士
- 週3日まで
  - ・30分以上　5,550円　・30分未満　4,250円
- 週4日目以降
  - ・30分以上　6,550円　・30分未満　5,100円

ロ准看護師
- 週3日まで
  - ・30分以上　5,050円　・30分未満　3,870円
- 週4日目以降
  - ・30分以上　6,050円　・30分未満　4,720円

精神科訪問看護基本療養費（Ⅲ）（同一建物居住者で同一日2人以上の訪問）　※2人までは基本療養費（Ⅰ）と同じ報酬，3人以上は以下，「同3」と略す）

イ保健師，看護師又は作業療法士（同3）
- 週3日まで
  - ・30分以上　2,780円　・30分未満　2,130円
- 週4日目以降
  - ・30分以上　3,280円　・30分未満　2,550円

ロ准看護師（同3）
- 週3日まで
  - ・30分以上　2,530円　・30分未満　1,940円
- 週4日目以降
  - ・30分以上　3,030円　・30分未満　2,360円

精神科訪問看護基本療養費（Ⅳ）　8,500円
外泊中の訪問看護1回（特別管理加算や厚生労働大臣が定める疾病等の場合は2回）

○特別地域訪問看護加算 ―― 所定額の50/100
○精神科緊急訪問看護加算 ―― 1日に2,650円
○長時間精神科訪問看護加算 ―― 1日に5,200円
　週1日算定：特別管理加算の対象者・頻回指示期間にある者
　週3日算定：15歳未満であって，（準）超重症児又は別表第八の対象
○複数名精神科訪問看護加算　（30分未満を除く）
イ保健師・看護師と他の保健師・看護師・作業療法士
（3日／週又は回数制限なし）
- （1）1日に1回：　4,500円，　（同3）　4,000円
- （2）1日に2回：　9,000円，　（同3）　8,100円
- （3）1日に3回以上：14,500円，　（同3）13,000円

ロ同上と准看護師（3日／週又は回数制限なし）
- （1）1日に1回：　3,800円，　（同3）　3,400円
- （2）1日に2回：　7,600円，　（同3）　6,800円
- （3）1日に3回以上：12,400円，　（同3）11,200円

ハ同上と看護補助者又は精神保健福祉士（週1回）
―― 3,000円，　（同3）　2,700円

○夜間・早朝訪問看護加算 ―― 2,100円
○深夜訪問看護加算 ―― 4,200円
○精神科複数回訪問加算
　2回／日：4,500円，　（同3）4,000円
　3回以上／日：8,000円，　（同3）7,200円

＋

精神科重症患者支援管理連携加算　イ：　8,400円／月
同上　ロ：　5,800円／月
※訪問看護管理療養費と加算は精神科以外と同様

＋

訪問看護情報提供療養費，訪問看護ターミナルケア療養費
○遠隔死亡診断補助加算 ―― 1,500円

※服薬中断等による急性増悪等により頻回の訪問看護が必要な場合
　精神科特別訪問看護指示書の交付（月1回，1回につき14日まで）

2）病院・診療所

●精神科訪問看護・指導料

精神科訪問看護・指導料（Ⅰ）　1日につき

イ保健師，看護師又は作業療法士，ニ精神保健福祉士
- 週3日まで
  - ・30分以上　580点　・30分未満　445点
- 週4日目以降
  - ・30分以上　680点　・30分未満　530点

ロ准看護師
- 週3日まで
  - ・30分以上　530点　・30分未満　405点
- 週4日目以降
  - ・30分以上　630点　・30分未満　490点

精神科訪問看護・指導料（Ⅲ）
（同一建物居住者で同一日2人以上の訪問）
※2人までは精神科訪問看護・指導料（Ⅰ）と同じ点数3人以上は以下，「同3」と略す）

イ保健師，看護師又は作業療法士，ニ精神保健福祉士
- 週3日まで（同3）
  - ・30分以上　293点　・30分未満　225点
- 週4日目以降
  - ・30分以上　343点　・30分未満　268点

ロ准看護師（同3）
- 週3日まで
  - ・30分以上　268点　・30分未満　205点
- 週4日目以降
  - ・30分以上　318点　・30分未満　248点

＋

○特別地域訪問看護加算 ―― 所定額の50/100
○精神科緊急訪問看護加算　（1日につき）―― 265点
○長時間精神科訪問看護加算・指導加算
　（1日につき）―― 520点
　週1日算定：特別管理加算の対象者・頻回指示期間にある者
　週3日算定：15歳未満であって，（準）超重症児又は別表第八の対象
○複数名精神科訪問看護・指導加算　（30分未満を除く）
（3日／週又は回数制限なし）
イ保健師・看護師と他の保健師・看護師・作業療法士
- （1）1日に1回：　450点　（同3）　400点
- （2）1日に2回：　900点　（同3）　810点
- （3）1日に3回以上：1,450点　（同3）1,300点

ロ同上と准看護師（3日／週又は回数制限なし）
- （1）1日に1回：　380点　（同3）　340点
- （2）1日に2回：　760点　（同3）　680点
- （3）1日に3回以上：1,240点　（同3）1,120点

ハ同上と看護補助者（1日／週）300点　（同3）　270点
○夜間・早朝訪問看護加算 ―― 210点
○深夜訪問看護加算 ―― 420点
○精神科複数回訪問加算
　2回／日：450点　（同3）400点
　3回以上／日：800点　（同3）720点
○看護・介護職員連携強化加算（特定業務）―― 250点

○精神科退院前訪問指導料（入院中の患者又は家族に対して訪問指導を入院中3回，6か月以上の入院が見込まれる患者には入院中に6回算定可，退院日に算定）―― 380点
　看護師，精神保健福祉士等が共同して訪問指導した場合（単一の職種の複数名は対象としない）の加算 ―― 320点

○外来感染症対策向上加算（月1回）―― 6点（初診料，再診料，訪問看護・指導料に規定する外来感染対策向上加算いずれかのみ）

出典／日本訪問看護財団：2022年版訪問看護関連報酬・請求ガイド，p.97，2022.

国家試験問題

1 要介護2と認定された高齢者の在宅療養支援において，支援に関与する者とその役割の組合せで適切なのはどれか。 （107回 AM63）

1. 介護支援専門員 ――― 家事の援助
2. 市町村保健師 ――― 居宅サービス計画書の作成
3. 訪問看護師 ――― 日常生活動作（ADL）の向上のための訓練
4. 訪問介護員 ――― 運動機能の評価

2 ハイリスクアプローチについて正しいのはどれか。 （107回 PM32）

1. 費用対効果が高い。
2. 成果が恒久的である。
3. 一次予防を目的とする。
4. 集団全体の健康状態の向上に貢献する。

3 介護保険被保険者で介護保険による訪問看護が提供されるのはどれか。

（105回 AM62）

1. 脳血管疾患 cerebrovascular disease
2. 末期の結腸癌 colon cancer
3. 脊髄小脳変性症 spinocerebellar degeneration
4. 進行性筋ジストロフィー progressive muscular dystrophy

4 訪問看護ステーションの管理・運営について正しいのはどれか。 （105回 AM63）

1. 事務所を設置する必要はない。
2. 訪問看護の利用回数の調整は市町村が行う。
3. 利用者が希望すれば訪問看護の記録を開示する。
4. 利用者とのサービス契約後に重要事項を説明する。

5 訪問看護師の関わりで最も適切なのはどれか。 （104回 AM69）

1. 看護師の判断で訪問時間を延長する。
2. 療養者のライフスタイルを尊重する。
3. 1人暮らしの療養者では家族のことは考慮しない。
4. 訪問時間以外での療養者との個人的な付き合いを大切にする。

6 **親の介護を行うことになった夫婦のうち，家族発達理論に基づき介護力が最も強いと考えられるのはどれか。** （100回 PM67）

1. 子どものない 20 代の新婚の夫婦
2. 1 歳の子どもがいる 30 代の夫婦
3. 大学生の子どもがいる 50 代の夫婦
4. 子どもが独立したあとの 70 代の夫婦

7 レスパイトケアの主な目的について適切なのはどれか。 （105回 PM62）

1. 高度な治療を集中的に行う。
2. 家族へ介護方法の指導を行う。
3. 居宅サービス料金を補助する。
4. 介護を行う家族のリフレッシュを図る。

8 車椅子で日常生活を送る在宅療養者の住宅改修で適切なのはどれか。**2 つ選べ。** （105回 PM90）

1. 床を畳に変える。
2. 玄関を引き戸にする。
3. 廊下と部屋との段差をなくす。
4. トイレに和式便器を設置する。
5. 廊下の幅は車椅子の幅と同じにする。

9 終末期の癌患者の在宅ケアで正しいのはどれか。**2 つ選べ。** （101回 PM87）

1. 家族の悲嘆のケアも含まれる。
2. 訪問看護は介護保険の適用である。
3. 夜間・休日を含めた連絡体制を整える。
4. ADL が自立している患者は対象とならない。
5. 主治医は在宅療養支援診療所の医師に限られる。

10 気管切開による 24 時間の在宅人工呼吸療法を行う患者と家族への退院指導で適切なのはどれか。**2 つ選べ。** （100回 PM87）

1. 入浴はできない。
2. 外出や旅行は控える。
3. 外部バッテリーを準備する。
4. 呼吸器回路の予備を準備する。
5. 加温加湿器には水道水を入れる。

国家試験問題 解答・解説

1 解答 3

×1・2：介護支援専門員（ケアマネジャー）は，対象者や家族の相談に乗りながら，必要なケアやケアの組み合わせ方を提案し，ケアプランを作成する。入浴，排泄，食事等の介護，調理・洗濯・掃除等の家事，生活等に関する相談，助言その他の必要な日常生活上の世話は，ホームヘルパー（訪問介護員）の業務である。

○3：訪問看護師は，訪問看護ステーションや診療所などの訪問看護部門から，訪問看護師として療養者に看護を提供する。利用者に提供する訪問看護サービスの質は，①訪問看護サービスの回数，時間，時間帯など，② PDCA サイクルの妥当性・適切性，③ ADL や QOL，症状，在宅療養の継続など，個々の利用者に対する目標に照らし合わせて評価・修正し，訪問看護サービスの質の改善につなげていく。

×4：運動機能の評価は，訪問看護師や理学療法士，作業療法士などが実施する。

2 解答 1

○1：ハイリスクアプローチは，対象を絞ることができるため，費用対効果が高いというメリットがある。

×2：ハイリスクアプローチによる1回のスクリーニングや指導のみでは行動を変えることは難しく，成果が一時的・限局的なことが多い。

×3：ハイリスクアプローチは二次予防を目的としている。一次予防を目的とするのは，ポピュレーションアプローチである。

×4：リスクの低い者から高い者まですべてを含む集団全体の健康状態向上を行うのはポピュレーションアプローチである。

3 解答 1

○1：脳血管疾患は，「介護保険法で定める16特定疾病」であるため，第2号被保険者であっても介護保険による訪問看護が受けられる。

×2, 3, 4：いずれも，介護保険第1号被保険者であっても医療保険の訪問看護の対象となる「厚生労働大臣が定める疾病等」に該当する。

4 解答 3

×1：訪問看護を事業所として開設する場合，運営に必要な広さのある専用の事務室を設けることが設置基準として定められている。

×2：介護保険の場合，介護支援専門員が介護度別支給限度額を考慮しながら利用回数を調整する。医療保険の場合，医師による訪問看護指示書に基づき実施する。いずれの場合も，利用者や家族の同意を得ながら進める。

○3：個人情報保護法に基づく「医療・介護関係事業者における個人情報の適切な取扱いのためのガイドライン」では，訪問看護ステーションにおいても利用者本人から記録などの情報開示を求められたときは，開示するよう定められている。

×4：利用者または家族に対し，訪問看護ステーションの運営規程などの重要事項を記した文書を交付して説明を行い，利用申込者の同意を得たうえで契約をする。

5 解答 2

×1：訪問看護は主治医により必要と認められた者が対象となり，病状や介護状況，療養環境，本人や家族の希望などを総合的に判断して回数や時間が決められる。また，訪問看護サービスの費用は医療保険制度の診療報酬や介護保険制度の介護給付などにより支払われるため，看護師の判断だけで時間の延長・短縮はできない。

○2：訪問看護は生活の場でケアを提供することから，療養者とその家族のライフスタイルを尊重しながら進めていくことが最も重要である。

×3：同居していなくても家族の有無や関係性，介護力をアセスメントすることは重要である。

×4：医療施設での看護と同様に，時間外に療養者や家族と個人的に付き合うことは望ましくない。職務上知り得た情報で私的な関係性を築く，法的責任を超える業務を行うことは倫理的側面からも不適切である。

6 解答 3

×1：20歳代は夫婦で家庭を築いていく段階であり，自らの生活基盤の構築が優先される。また妊娠の可能性もあり，介護力は強いとはいえない。

×2：小さな子どもを抱えている家庭では，育児と親の介護の両立は難しい。

○3：巣立っていく子があり手がかからないこと，また50歳代夫婦は経済的にも安定していると考えられることから，最も介護力があると判断される。

×4：高齢者世帯の介護力は弱い。

7 解答 4

×1：高度な治療を目的としてものではない。

×2：介護者の身体的・心理的負担の軽減を目的としており，介護方法の指導は行わない。

×3：居宅サービス料金の補助を目的としてはいない。

○4：レスパイトケアとは，介護による介護者・被介護者の共倒れを防止し，継続できるよう介護者の休息を確保するための支援をいう。介護をしている家族などが介護から解放されることにより，介護者の身体的・心理的負担の軽減を目指すものである。

8 解答 2,3

車椅子で移動しやすい住宅改修は，ADLの拡大や生活の質の向上につながる。介護保険の居宅サービスの住宅改修費の項目として，手すりの取り付け，段差の解消，床などの材料変更，扉の取り替え，便器の取り替えなどがある。

×1：車椅子で移動や方向転換をスムーズにするためには，畳よりも床材のほうが望ましい。

○2：引き戸であれば，車椅子に乗車していても軽い力でドアを開閉することが可能となり，出入りもスムーズにできる。

○3：段差をなくすことで，車椅子はスムーズに，安全・安楽に移動することができる。

×4：洋式便器であれば，車椅子から移乗してトイレで排泄をすることができる。

×5：廊下では，移動するだけでなく車椅子を回転させる場合もあるため，回転できるだけの幅が必要である。

9 解答 1,3

○1：看護の対象は療養者とその家族である。悲嘆のケア（グリーフケア）は，遺族が家族との死別という悲しみを乗り越え，新しい家族として生きる力を得ていく過程を支援する。

×2：要介護認定を受けていれば原則として介護保険に基づくサービスが優先されるが，設問にその情報はなく，またがんの終末期は特定疾病であり，医療保険での訪問看護が優先される。

○3：24時間365日，チームでの支援体制を整える。夜間・休日を含めた緊急時の連絡体制，災害時の対応を家族と相談しておく必要がある。

×4：ADLの状態は訪問看護の対象の条件に含まれていない。

×5：現在，在宅ケアを担う主治医に条件はない。終末期のがん患者が在宅ケアを継続するため，必要な医療が継続でき，療養者の望む在宅生活を支えられる主治医を決めておく。

10 解答 3,4

×1：入浴は可能である。

×2：携帯用の酸素供給装置などの準備を整えれば外出や旅行も可能である。

○3, 4：停電に備えて外部バッテリーを準備する必要がある。また，呼吸器回路の予備や気管カニューレの予備も準備しておく。

×5：感染予防の観点から，加温加湿器には滅菌蒸留水を入れる。なお，この滅菌蒸留水は，適切な水位が保たれるよう，使用のたびに追加補給する。

索引

欧文

和文

あ

い

う

え

お

か

き

く

け

こ

さ

し

新体系看護学全書
地域・在宅看護論
地域・在宅看護論

2002年11月29日　第1版第1刷発行
2006年12月13日　第2版第1刷発行
2012年11月30日　第3版第1刷発行
2016年12月7日　第4版第1刷発行
2019年11月15日　第5版第1刷発行
2021年12月20日　第6版第1刷発行
2024年1月31日　第6版第4刷発行

定価（本体3,200円＋税）

編　集｜河野あゆみ©　〈検印省略〉
発行者｜亀井　淳
発行所｜株式会社メヂカルフレンド社

https://www.medical-friend.jp
〒102-0073　東京都千代田区九段北3丁目2番4号　麹町郵便局私書箱48号
電話｜(03) 3264-6611　振替｜00100-0-114708

Printed in Japan　落丁・乱丁本はお取り替えいたします
ブックデザイン｜松田行正（株式会社マツダオフィス）
印刷｜（株）太平印刷社　製本｜（株）村上製本所
ISBN978-4-8392-3383-9　C3347　000635-034

新体系看護学全書

専門基礎分野

人体の構造と機能❶ 解剖生理学
人体の構造と機能❷ 栄養生化学
人体の構造と機能❸ 形態機能学
疾病の成り立ちと回復の促進❶ 病理学
疾病の成り立ちと回復の促進❷ 微生物学・感染制御学
疾病の成り立ちと回復の促進❸ 薬理学
疾病の成り立ちと回復の促進❹ **疾病と治療1** 呼吸器
疾病の成り立ちと回復の促進❺ **疾病と治療2** 循環器
疾病の成り立ちと回復の促進❻ **疾病と治療3** 消化器
疾病の成り立ちと回復の促進❼ **疾病と治療4** 脳・神経
疾病の成り立ちと回復の促進❽ **疾病と治療5** 血液・造血器
疾病の成り立ちと回復の促進❾ **疾病と治療6**
内分泌／栄養・代謝
疾病の成り立ちと回復の促進❿ **疾病と治療7**
感染症／アレルギー・免疫／膠原病
疾病の成り立ちと回復の促進⓫ **疾病と治療8** 運動器
疾病の成り立ちと回復の促進⓬ **疾病と治療9**
腎・泌尿器／女性生殖器
疾病の成り立ちと回復の促進⓭ **疾病と治療10**
皮膚／眼／耳鼻咽喉／歯・口腔
健康支援と社会保障制度❶ 医療学総論
健康支援と社会保障制度❷ 公衆衛生学
健康支援と社会保障制度❸ 社会福祉
健康支援と社会保障制度❹ 関係法規

専門分野

基礎看護学❶ 看護学概論
基礎看護学❷ 基礎看護技術Ⅰ
基礎看護学❸ 基礎看護技術Ⅱ
基礎看護学❹ 臨床看護総論
地域・在宅看護論 地域・在宅看護論
成人看護学❶ 成人看護学概論／成人保健
成人看護学❷ 呼吸器
成人看護学❸ 循環器
成人看護学❹ 血液・造血器
成人看護学❺ 消化器
成人看護学❻ 脳・神経
成人看護学❼ 腎・泌尿器
成人看護学❽ 内分泌／栄養・代謝
成人看護学❾ 感染症／アレルギー・免疫／膠原病
成人看護学❿ 女性生殖器
成人看護学⓫ 運動器
成人看護学⓬ 皮膚／眼
成人看護学⓭ 耳鼻咽喉／歯・口腔
経過別成人看護学❶ 急性期看護：クリティカルケア
経過別成人看護学❷ 周術期看護
経過別成人看護学❸ 慢性期看護
経過別成人看護学❹ 終末期看護：エンド・オブ・ライフ・ケア
老年看護学❶ 老年看護学概論／老年保健
老年看護学❷ 健康障害をもつ高齢者の看護
小児看護学❶ 小児看護学概論／小児保健
小児看護学❷ 健康障害をもつ小児の看護
母性看護学❶
母性看護学概論／ウィメンズヘルスと看護
母性看護学❷
マタニティサイクルにおける母子の健康と看護
精神看護学❶ 精神看護学概論／精神保健
精神看護学❷ 精神障害をもつ人の看護
看護の統合と実践❶ 看護実践マネジメント／医療安全
看護の統合と実践❷ 災害看護学
看護の統合と実践❸ 国際看護学

別巻

臨床外科看護学Ⅰ
臨床外科看護学Ⅱ
放射線診療と看護
臨床検査
生と死の看護論
リハビリテーション看護
病態と診療の基礎
治療法概説
看護管理／看護研究／看護制度
看護技術の患者への適用
ヘルスプロモーション
現代医療論
機能障害からみた成人看護学❶
呼吸機能障害／循環機能障害
機能障害からみた成人看護学❷
消化・吸収機能障害／栄養代謝機能障害
機能障害からみた成人看護学❸
内部環境調節機能障害／身体防御機能障害
機能障害からみた成人看護学❹
脳・神経機能障害／感覚機能障害
機能障害からみた成人看護学❺
運動機能障害／性・生殖機能障害

基礎分野

基礎科目 物理学
基礎科目 生物学
基礎科目 社会学
基礎科目 心理学
基礎科目 教育学